实用临床护理"三基"

——个案护理

东南大学出版社

南　京

图书在版编目（CIP）数据

实用临床护理三基. 个案护理/霍孝蓉主编. —南京：东南大学出版社，2014.8（2021.11 重印）

ISBN 978 - 7 - 5641 - 5125 - 6

Ⅰ.①实… Ⅱ.①霍… Ⅲ.①护理学 Ⅳ.①R47

中国版本图书馆 CIP 数据核字（2014）第 181667 号

实用临床护理"三基"——个案护理

主　　编　霍孝蓉
出 版 人　江建中
责任编辑　张　慧
出版发行　东南大学出版社
　　　　　（江苏省南京市四牌楼 2 号东南大学校内　邮政编码 210096）
网　　址　http://www.seupress.com
印　　刷　南京京新印刷有限公司
开　　本　700mm×1000mm　1/16
印　　张　26.5
字　　数　503 千字
版次印次　2014 年 10 月第 1 版　　2021 年 11 月第 11 次印刷
印　　数　61001～66000
书　　号　ISBN　978 - 7 - 5641 - 5125 - 6
定　　价　66.00 元

（*东大版图书若有印装质量问题，请直接与营销部联系，电话：025 - 83791830）。

编写委员会名单

主　　编　霍孝蓉

编写人员　（以姓氏笔画为序）：

丁霞芬	于广月	王春樱	王　洁	王爱琳
王雪梅	王　媛	帅　敏	田金萍	冯世萍
戎　辉	朱乃芬	朱亚梅	朱丽娜	朱艳萍
朱　莎	朱海霞	朱霞明	乔成平	任义梅
刘明红	刘晓蓉	刘　萍	刘腊根	汤小磊
巫海娣	李一桔	李瑞玲	李慧珠	吴　娟
余　伟	言克莉	沙　莉	沈　轶	沈　燕
沈蕾蕾	张丹毓	张　宁	张余华	张明媚
张爱琴	陆凤英	陈玉红	陈家琴	武　燕
范春红	金珊珊	周　琴	郑　鹏	赵莉萍
赵惠英	贺　玲	莫永珍	夏珊敏	顾云芬
徐　培	高　霞	黄晓萍	黄　萍	黄　维
曹　清	龚秀琴	常　芸	葛永芹	董申琴
嵇秀明	鲁桂兰	缪爱凤	戴莉敏	

顾　　问　张镇静　谈瑗声　屠丽君

秘　　书　孙翠华

序

　　2010年以来卫生部在全国开展的"优质护理服务示范工程"已取得明显成效。我省这项工作起步较早,现在全省大多数医院已普遍开展,"责任制整体护理"的理念和实践有力促进了护理服务质量和水平的提高,得到了广大患者和社会各界的高度认可,也为医药卫生体制改革,尤其是公立医院改革的深入推进营造了良好的氛围。

　　"责任制整体护理"内涵丰富,但护理"三基",即基础理论、基本知识、基本技能仍然是广大护理人员不可忽视的基本功。随着医疗卫生事业的较快发展和各级各类医院对护理人力资源的高度重视,近十年来,我省护士数量迅速增加,据初步统计,目前二、三级医院参加工作3年以内的年轻护士占护士总数的30%以上。因此,护理"三基"的临床培训任务依然繁重。同时,护理"三基"培训教材也要进一步适应责任制整体护理的要求和护理学科技术的发展,及时更新完善。

　　鉴于此,江苏省卫生和计划生育委员会委托省护理学会在前一版的基础上,组织力量重新编写了《实用临床护理"三基"》系列丛书,将分应知应会、临床护理(个案护理)、专科护理三部分陆续出版。这套丛书,体现了三个基本特点:一是突出针对性,即符合不同层次护理人员的学习和工作需求;二是突出融合性,即把通常在教材中分门别类叙述的护理和诸多护理相关学科的内容以护理理念和方法为主线加以融合,更便于理解和掌握;三是突出实用性,即使培训内容尽可能贴近护理工作实际,有利于广大护理人员在学中干,在干中学。希望本书的出版和使用,能对护理队伍综合素质的提高,对优质护理服务长效机制的建立,对我省"十二五"期间护理事业的健康快速发展发挥积极的作用。

　　《实用临床护理"三基"》的编撰出版,倾注了编写人员的大量心血,也得到了各有关医院的大力支持,在此一并表示衷心感谢。同时也恳请广大护理界同仁和其他读者对本书提出宝贵意见,使其更臻完善。

江苏省卫生和计划生育委员会　黄祖瑚

2014年7月

前　言

2012 年是卫生部在全国卫生系统启动"优质护理服务"的第二年,继续要求各级卫生行政部门和医院紧紧围绕"改革护理模式、履行护理职责、提供优质护理、提高护理水平"的工作宗旨,扎实推进优质护理。

如何建立优质护理服务健康发展的长效机制,提高护理质量,提升服务能力,抓好临床护理培训仍然是重要的途径和手段。

2004 年,我们组织编写了《实用临床护理"三基"》系列丛书,包括理论篇、操作篇、习题篇,其内容在科学性、先进性、实用性上得到了全省广大护理人员的认可与好评,并对各级医疗机构"三基"培训与考核起到了较好的指导与参考作用。

今天,护理学已成为一级学科,随着临床各领域的迅速发展,临床技术的不断更新,我们策划重新编写《实用临床护理"三基"》系列丛书,其编写的宗旨与指导思想除注重科学性、先进性与实用性,更体现如下几个特点:

一、知识分层、人员分级:本系列用书将分为应知应会、临床护理与专科护理三部分,相对应的读者对象分别为从事临床工作 3~5 年、5~15 年和 15 年以上的临床护士。针对不同阶段的阅读对象,在知识结构上进行设置与调整,符合临床护士的不同需求,更符合教育培训的规律。

二、基础人文、贯穿融合:本书将人文学科(包括心理学、伦理学、康复医学以及医学基础)内容贯穿融合在各章节中,不再单列。其目的在于引导护士以护理理念与方法为主线,将其他学科的知识更自如有效地运用于护理之中,而不是将各学科机械地分隔开来。

三、简化要点、短小精悍:书中各知识点通过问题的形式列出,在答案上更强调实用性,因此各题简明扼要,突出要点,易于记忆,便于指导,体现了护理学科的应用性与实践性。

学习和掌握"三基"是临床护士为患者服务的基本功,是职业的需要、专业的需要。我们编写该书更重要的是引导大家学习、参考,而不是死记硬背条条框框、应付考核。我们更希望将知识与技能有机结合,灵活应用,体现专业的内涵,体现在实实在在为患者提供的护理措施与服务之中。

该书在江苏省卫生和计划生育委员会医政处的直接领导与指导下完成,得到各级领导、护理前辈的悉心指教,编写人员付出了辛勤的劳动。

由于编者水平的局限,书中一定存在不足,恳望临床广大护理人员批评指正。

江苏省护理学会

2014 年 7 月

目　　录

第一章　急诊急救护理

一、心跳呼吸骤停患者的急救护理

【知识要点】

1. 熟悉心搏骤停的临床表现。

2. 掌握心肺复苏术的施救步骤和有效指征。

3. 掌握电除颤的适应证、剂量及电击后护理要点。

4. 掌握复苏时常用急救药物、剂量及给药注意事项。

【案例分析】

患者，男性，50 岁，既往有高血压和冠心病病史，早餐后突然出现胸部不适，胸痛进行性加重，家属自行开车送往医院，15 分钟后到达急诊室，患者随即出现抽搐伴意识丧失，面色青紫、口唇发绀，生命体征均测不出。

☑ 选择题

1. 根据下列哪些表现可以判断患者为心搏骤停？（AB）

A. 意识丧失　　　　　　　　B. 大动脉搏动消失

C. 瞳孔缩小，各种反射消失　　D. 呼吸停止　　　　　E. 皮肤发绀

2. 判断患者为心搏骤停后，实施基础生命支持的抢救程序是什么？（B）

A. A－B－C－D（开放气道-人工呼吸-胸外按压-电除颤）

B. C－A－B－D（胸外按压-开放气道-人工呼吸-电除颤）

C. D－A－B－C（电除颤-开放气道-人工呼吸-胸外按压）

D. B－C－D－A（人工呼吸-胸外按压-电除颤-开放气道）

E. A－C－B－D（开放气道-胸外按压-人工呼吸-电除颤）

3. 2 名医护人员在实施 CPR，已连接好心电监护，此时大家暂停，观察心电图表现为杂乱无章，没有 P、QRS、T 波，判断为何种情况？应如何处理？（D）

A. 房室传导阻滞，使用阿托品 1 mg 静脉注射

B. 无脉性室性心动过速，立即实施非同步电击 120～200 J（双向波）

C. 室颤，立即实施非同步电击 360 J（双向波）

D. 室颤，立即实施非同步电击 120～200 J（双向波）

E. 心室停搏,立即实施非同步电击120~200 J(双向波)

4. 目前该名患者已被置入气管插管,关于胸外心脏按压和人工呼吸,下列哪项是正确的?(BCE)

A. 维持胸外心脏按压与人工呼吸比例30∶2

B. 胸外心脏按压与人工呼吸不必配合

C. 应提供每分钟8~10次人工呼吸,每分钟100次胸外心脏按压

D. 应提供每分钟10~12次人工呼吸,每分钟100次胸外心脏按压

E. 人工呼吸时,胸外心脏按压不需暂停

5. 评估CPR实施效果,正确的做法是?(AD)

A. 5个循环周期CPR后检查

B. 有其他医护人员到场,带来监护设备

C. 心脏按压2分钟后

D. 检查时间不超过10秒

E. 电除颤后

◆ 简述题

6. 作为现场抢救者,实施口对口人工呼吸时应注意什么?

答:① 保持患者气道畅通。② 松开衣领、裤带,吹气前要先检查患者口中有无分泌物,若有应先去除。③ 应以平常的呼吸状态吸气后吹气,吹一口气约1秒钟,以见到胸部起伏为原则,等胸部落下,再吹第二口气。④ 理想的成人潮气量为500~600 ml(6~7 ml/kg)。

7. 对患者实施电除颤后,护理上应注意什么?

答:① 密切监测患者生命体征、心肺功能和意识状态的变化,在电击后1小时内至少每15分钟监测一次,病情稳定后改为每小时监测一次。② 密切监测心电图的变化。③ 随时将除颤仪充电备用,并补充好其他抢救物品。④ 用肥皂和水将患者胸部的导电胶除去,并检查皮肤有无灼伤,如有遵医嘱给予治疗。

8. 简述心肺复苏有效的指征。

答:① 触摸到大动脉搏动,上肢收缩压大于60 mmHg。② 呼吸改善或自主呼吸恢复。③ 面色、口唇、甲床色泽转为红润。④ 扩大的瞳孔出现缩小,对光反射恢复,肌张力恢复。

? 思考题

9. 抢救小组在给予患者实施CPR 2分钟后,此时静脉通路已建立,首选

的药物及剂量是什么？注射时有哪些注意事项？

答：(1) 首选的药物是肾上腺素，1 mg 静脉注射，可每 3～5 分钟重复一次。

(2) 注射时应首选上肢的大血管(肘正中静脉)，肾上腺素 1 mg 快速静脉注射后，应用生理盐水 20 ml 迅速静脉注射，并抬高手肘 30°，维持 10～20 秒，有利于药液迅速到达心脏，发挥药效。

10. 如果此时无法给患者建立静脉通路，而气管插管已建立，你将如何从气管内给药？可以从气管内使用的药物有哪些？

答：(1) 自气管内给药的剂量为静脉给药剂量的 2～2.5 倍，而且药物要稀释成 5～10 ml，将细的吸痰管放入气管导管的底部，再从此管注入药物，然后用简易呼吸器用力挤压 2 次，以利于药物弥散到两侧支气管。

(2) 可以从气管内使用的药物有：肾上腺素、阿托品、利多卡因、纳洛酮、血管加压素。

二、创伤性休克患者的急救护理

【知识要点】

1. 熟悉创伤性休克的病因、临床表现。

2. 掌握创伤性休克伤情评估和急救护理措施。

3. 掌握创伤性休克的病情观察。

【案例分析】

患者，男性，42 岁，自 6 米高处坠落，全身多处受伤。入院时患者烦躁不安，面色苍白，四肢湿冷。查体：BP 81/48 mmHg，P 125 次/分，R 36 次/分，呼吸浅速。X 线示：右侧血气胸、2～6 肋骨骨折，骨盆骨折，右股骨干骨折。实验室检查：WBC 9.5×10^9/L，Hb 75 g/L。

✓ 选择题

1. 根据上述资料，该患者发生创伤性休克的病因最有可能是什么？（A）

A. 失血性休克　　　　B. 心源性休克　　　　C. 阻塞性休克

D. 神经源性休克　　　E. 分布性休克

2. 骨盆骨折时，即提示患者出血量约为多少时需积极抢救。（D）

A. 出血量约 500 ml　　　　　　B. 出血量约 500～1000 ml

C. 出血量约 1000～1500 ml　　D. 出血量约 1500～3000 ml

E. 出血量约 3000～4000 ml

3. 此位以创伤失血为主的患者在院内急救中,应首先:(DE)

A. X 线检查　　　　　　　　　　B. 降低颅内压

C. 保持呼吸道通畅　　　　　　　D. 建立静脉通路

E. 验血型,备血

4. 给患者建立静脉通路时,可选择的血管是:(ABC)。

A. 颈外静脉　　　　B. 肘正中静脉　　　　C. 上腔静脉

D. 下腔静脉　　　　E. 足背静脉

5. 在创伤性休克患者救治中,大量液体复苏和提升血压可导致:(ACE)

A. 持续出血　　　　B. 低氧血症　　　　C. 体温下降

D. 高血压　　　　　E. 血液稀释

◆ 简述题

6. 接诊此患者时如何进行伤情评估?

答:首先进行 ABS 评估,检查气道(A)、有无出血(B)和休克(S),然后脱去患者衣服,进行全面检查,主要判明有无致命性损伤。为了不遗漏伤情,按照"CRASH PLAN"指导检查:C=心脏、R=呼吸、A=腹部、S=脊柱、H=头部、P=骨盆、L=四肢、A=动脉、N=神经。

7. 作为抢救护士,应采取哪些急救护理措施?

答:① 予患者平卧位,保暖。② 氧气吸入。③ 迅速建立 2～3 条静脉通路。④ 遵医嘱进行液体复苏。⑤ 使用血管活性药物,并观察疗效。⑥ 伤口包扎及夹板固定,观察末梢血液循环情况。⑦ 协助医生行胸腔闭式引流术。⑧ 监测生命体征及病情变化,留置导尿,监测尿量。

? 思考题

8. 患者经过上述急救处理并快速补液 2000 ml 后,血压仍偏低,80/44 mmHg,该患者目前休克的原因可能是什么? 如何做好病情观察?

答:(1) 该患者休克的可能原因:① 胸部有活动性出血的可能。② 腹部可能有脏器的损伤出血。

(2) 病情观察:① 观察患者生命体征,呼吸、血氧饱和度、脉搏、血压等,保持呼吸道通畅。② 监测每小时尿量及液体出入量。③ 观察伤口有无渗血、渗液,保持引流管通畅,每小时记录引流液的颜色、量和性状。④ 观察胃内引流物的颜色、量、性状。⑤ 观察腹部的症状和体征,协助做好腹腔穿刺和CT 检查。

三、急性胸痛患者的急救护理

【知识要点】

1. 熟悉胸痛的分诊方法及急性心肌梗死患者的快速处理流程。

2. 掌握急性胸痛的急诊评估和急性心肌梗死的心电图表现。

3. 掌握急性心肌梗死患者的用药观察护理和急救护理措施。

【案例分析】

患者,男性,66 岁,因"持续性胸骨后疼痛 3 小时"急诊就诊。主诉胸部呈压榨性疼痛,伴冷汗、恶心、呕吐;舌下含硝酸甘油 2 次,无明显缓解,既往有冠心病、心绞痛史 3 年;高脂血症 10 年,否认糖尿病史。查体:T 37℃,P 94 次/分,R 24 次/分,BP 130/70 mmHg,神志清,痛苦貌,四肢温暖。听诊:心律齐,肺部无异常。

✅ **选择题**

1. 作为分诊护士,应通过哪几个方面来对胸痛进行评估:(ABCDE)

A. 疼痛部位与放射部位　　　　B. 疼痛性质　　　　C. 疼痛时限

D. 诱发因素和缓解因素　　　　E. 伴随症状

2. 下面哪项不是危及生命的胸痛:(BE)

A. 不稳定心绞痛　　　　　　　B. 支气管肺炎　　　　C. 急性心肌梗死

D. 主动脉夹层　　　　　　　　E. 肋间神经痛

3. 在评定急性心肌梗死患者高危程度时,正确的是:(C)

A. 发作时 ST 段抬高<1mm,胸痛<20 分钟,CK-MB 及 TnT 正常

B. 发作时 ST 段抬高<1mm,胸痛<20 分钟,CK-MB 及 TnT 轻度升高

C. 发作时 ST 段抬高>1mm,胸痛>20 分钟,CK-MB 及 TnT 明显升高

D. 发作时 ST 段抬高>1mm,胸痛>40 分钟,CK-MB 及 TnT 明显升高

E. 发作时 ST 段抬高>2mm,胸痛>40 分钟,CK-MB 及 TnT 明显升高

4. 在急诊室,快速处理急性心肌梗死患者时的 4D 流程是:(ABCD)

A. 患者进入急诊大门　　　　　B. 快速做出诊断

C. 快速做出使用溶栓剂决定　　D. 快速取到溶栓剂

E. 快速使用止痛剂

5. 急性心肌梗死的并发症有哪些?(ABCDE)

A. 心律失常　　　　　　　B. 心力衰竭　　　　　　C. 心源性休克

D. 室间隔穿孔　　　　　　E. 乳头肌断裂

简述题

6. 疑似该患者为早期急性心肌梗死,如何实施初始评估?

答:在患者到达急诊的 10 分钟内应:① 迅速进行心电监护、测量生命体征和氧饱和度;② 建立静脉通路;③ 简短而针对性的病史询问和体检;④ 采集血标本(CK-MB、TnT、电解质、凝血功能等);⑤ 完成溶栓治疗清单,检查有无禁忌证;⑥ 做好 PCI 治疗或溶栓的准备。

7. 急性心肌梗死心电图的特征性改变是什么? 该患者心电图显示 V_1、V_2、V_3 导联 ST 段抬高,提示心肌梗死在什么部位?

答:(1)急性心肌梗死的心电图表现:出现异常深而宽的 Q 波(显示心肌坏死);ST 段呈弓背向上明显抬高(显示心肌损伤);T 波倒置(显示心肌缺血)。

(2)V_1、V_2、V_3 导联 ST 段抬高提示:前间壁梗死。

8. 予患者使用硝酸甘油时如何做好用药护理与观察?

答:用药期间应持续监测生命体征和心电图的变化,舌下含服硝酸甘油或使用硝酸甘油气雾剂,以便快速达到药效。静脉滴注硝酸甘油一般从 $5\sim10\ \mu g/min$ 开始。每 $5\sim10$ 分钟增加$10\ \mu g/min$,直到心绞痛缓解或出现明显的副作用(如头痛),收缩压<90 mmHg 或下降幅度比原始血压超过30%。严重心动过缓或心动过速、右心衰竭伴前壁心肌梗死的患者不能使用。

？ 思考题

9. 急性心肌梗死患者,心肌再灌注的目标是什么? 心脏科会诊后,准备为该患者行急诊 PCI 术,抢救护士如何做好安全转运病人?

答:(1)再灌注目标:30 分钟内给予溶栓治疗,90 分钟内行 PCI。

(2)转运前:向患者和家属解释转运的必要,签字知情同意;医护人员陪同,携带治疗用物、急救设备、监护设备、除颤仪、药物等;通知相应科室和转运电梯,记录转运前生命体征。

转运中:保持静脉通路通畅,途中避免颠簸,密切观察生命体征,特别是心电图变化,在病情变化时迅速抢救。

转运到达:将患者搬运至病床,避免患者活动。

严格交接班:患者的病情,管道,治疗药物,检查报告等。

四、急性腹痛患者的急救护理

【知识要点】

1. 熟悉急性腹痛的临床表现。

2. 掌握急性腹痛的分诊方法与急救原则。

3. 掌握急性宫外孕急救措施。

【案例分析】

患者,女性,26 岁,主诉右下腹痛。1 天前在外院诊断:急性阑尾炎。患者在家属搀扶下弯腰进入急诊,意识清楚,精神萎靡,痛苦表情。分诊至急诊外科就诊。查体:BP 90/60 mmHg,P 96 次/分,R 20 次/分,T 37℃。右下腹压痛(＋),反跳痛(＋),患者主诉月经第 3 天。实验室检查:WBC $11\times10^9/L$, RBC $3.25\times10^{12}/L$,Hb 85 g/L。医嘱静滴头孢曲松钠。

☑️ **选择题**

1. 作为分诊护士,如何评估腹痛的特性?（ABCDE）

A. 腹痛的部位　　　　　　　　B. 腹痛的辐射部位

C. 疼痛的性质　　　　　　　　D. 疼痛的强度和持续时间

E. 疼痛加重或减轻的因素

2. 在患者急腹症诊断不明前,下列哪项处理是错误的?（C）

A. 严密观察,定时反复检查　　B. 禁用泻药及灌肠

C. 可以适当地用吗啡止痛　　　D. 在观察过程中防止休克

E. 应用抗生素,控制感染

3. 输液 1 小时后患者烦躁不安、心慌气促、四肢无力,测 BP 70/30 mmHg,P 133 次/分,R 34 次/分,立即送入抢救室,你判断可能的原因是什么?（AC）

A. 药物过敏反应　　　　　　　B. 输液速度过快

C. 异位妊娠破裂出血　　　　　D. 晕针　　　　E. 低血糖

4. 异位妊娠时,患者最典型的症状是什么?（BD）

A. 停经　　　　　　　　B. 腹痛　　　　　　　　C. 晕厥

D. 阴道流血　　　　　　E. 休克

5. 急性腹痛时,常合并出现的症状有哪些?（ABCDE）

A. 恶心、呕吐　　　　　　B. 发热、寒战　　　　　　C. 腹胀、腹泻

D. 尿频、血尿　　　　　　　E. 大便性质改变

简述题

6. 分诊护士在分诊此患者时,还需考虑哪些因素?

答:此患者为女性,右下腹痛,精神萎靡,BP 90/60 mmHg,Hb 85 g/L,应详细询问月经史,不能排除阴道不规则流血,结合症状,首先应该排除宫外孕。分到妇产科查体,进行血尿 HCG 检测、B 超检查,必要时做阴道后穹隆穿刺。

7. 简述急腹症的急救原则。

答:四禁:禁食物、禁止痛、禁灌肠、禁泻药。

四抗:抗休克、抗感染、抗腹胀、抗水电解质失衡。

? 思考题

8. 该名患者因急性宫外孕而出现休克,作为抢救护士应采取哪些急救措施?

答:① 抗休克:迅速建立静脉通路扩容,使用多巴胺等血管活性药。② 密切观察病情:生命体征、腹痛、阴道流血情况。③ 做好术前准备:查血常规、凝血功能、血型、备血、留置导尿。④ 明确诊断后,疼痛剧烈时给予镇静止痛,呼吸急促时予以吸氧。⑤ 及时做好护理记录。

五、有机磷农药中毒患者的急救护理

【知识要点】

1. 了解有机磷中毒的中毒机制。

2. 熟悉有机磷农药中毒后的并发症观察。

3. 掌握有机磷农药中毒的救治原则。

4. 掌握有机磷农药特效解毒剂使用观察与护理。

【案例分析】

患者,男性,51 岁,因"口服甲胺磷 250 ml 后 1 小时伴神志模糊"拟以"急性有机磷农药中毒"收治急诊。查体:T 36.0℃,P 84 次/分,R 29 次/分,BP 150/89 mmHg,神志模糊,瞳孔:左/右 1.0/1.0 mm,对光反射消失。全身湿汗,气短,呼吸有蒜臭味,衣服上有呕吐的胃内容物(量不详),四肢抖动,稍有烦躁,既往无高血压、糖尿病等病史。立即予洗胃,长托宁抗胆碱药物、氯

解磷定胆碱酯酶复能剂应用,并予抑酸、护胃、保肝、补液、促进毒物排泄等治疗,血生化检查示:胆碱酯酶1189 U/L。入院一日后血胆碱酯酶592.8 U/L,三日后血胆碱酯酶:4094.5 U/L。

☑ 选择题

1. 该患者入急诊后首先需要采取的急救措施是什么?(C)

A. 使用特效解毒剂　　　　　　　　B. 利尿

C. 洗胃　　　　　　　　　　　　　D. 血液净化

2. 该患者的哪些症状属于毒蕈碱(M)样症状?(ABC)

A. 恶心呕吐　　　　　　　　　　　B. 全身湿汗

C. 瞳孔缩小　　　　　　　　　　　D. 血压升高

3. 有机磷农药中毒患者常见并发症不包括:(C)

A. 中间型综合征　　　　　　　　　B. 中毒性心肌损害

C. 上消化道出血　　　　　　　　　D. 迟发性周围神经病

4. 以下哪一项不是有效预防有机磷农药中毒患者"反跳"的护理措施:(C)

A. 彻底洗胃　　　　　　　　　　　B. 温水擦洗全身

C. 洗胃后12小时进流质饮食　　　　D. 胃肠减压

5. 该患者现存的护理问题有哪些?(ABCD)

A. 有潜在的生命危险　　　　　　　B. 自理能力缺陷

C. 舒适度的改变——呕吐　　　　　D. 有皮肤完整性受损的危险

✎ 简述题

6. 该有机磷农药中毒患者使用特效解毒剂的注意事项有哪些?

答:① 给药原则:早期、足量、反复、联合用。② 胆碱受体阻滞剂:密切观察"阿托品化",儿童更加敏感,防止阿托品中毒。③ 胆碱酯酶复能剂:静脉注射时应缓慢,防止头晕、头痛、恶心、呕吐和心率加快等症状;肌内注射应注意更换注射部位,防止药物局部刺激产生红肿、皮下硬结等。胆碱酯酶复能剂应避免与碱性药物配伍,不可过早停药,直至症状消失或胆碱酯酶的活力在70%以上。④ 充分考虑复能剂对不同的有机磷农药品种效果不完全相同。

7. 在维持有机磷农药中毒患者呼吸功能方面可以采取哪些护理措施?

答:① 保持呼吸道通畅,患者呼吸道分泌物多时,应立即用吸引器清除呼吸道内的痰液,同时防止舌后坠,必要时使用开口器、口咽通气道。② 吸氧:氧流量一般为5 L/min。③ 呼吸停止时立即使用呼吸囊辅助呼吸,行气管插管术,使用呼吸机进行机械通气。

? 思考题

8. 该名有机磷中毒患者中毒 24 小时后神志转清醒,有哪些护理观察要点?

答:① 中毒后反跳的观察:严密观察患者的神志、瞳孔、生命体征、血氧饱和度及面色、皮肤等情况。当患者再次出现意识由清醒转为模糊、瞳孔由大变小、皮肤潮湿、呼吸困难、肺部啰音等有机磷农药中毒临床症状时,应立即通知医生,采取相应措施。② 中间型综合征的观察:当患者出现乏力、持物困难、睁眼困难、吞咽及发音障碍、胸闷、呼吸频率及型态改变,口唇发绀、血氧饱和度下降等临床症状时,及时通知医生,同时准备好气管插管、呼吸机、吸引器等急救器械,当出现呼吸浅表或停止时,立即予气管插管,实施机械通气。③ 鼓励患者早期进食,严密观察有无呕吐、黑便等消化道出血症状。④ 并发症的观察:急性胰腺炎、中毒性心肌炎等。⑤ 遵医嘱合理用药,观察药物疗效。

六、百草枯中毒患者的急救护理

【知识要点】

1. 了解百草枯中毒的中毒机制。

2. 熟悉百草枯中毒患者的心理疏导。

3. 掌握百草枯中毒患者的口腔护理。

4. 掌握草枯中毒患者呼吸道的护理要点。

5. 掌握百草枯中毒患者急救要点。

【案例分析】

患者,女性,38 岁,因"口服 20% 百草枯约 20 ml,恶心呕吐 4 小时余",拟诊"百草枯中毒"入院。既往无特殊病史。查体:T 36.8℃,P 84 次/分,R 22 次/分,BP 110/80 mmHg,SPO_2 96%,第二天患者口腔黏膜有散在溃疡、糜烂、灼伤。血常规示:白细胞 $27.17×10^9$/L,中性粒细胞 $25.46×10^9$/L。已于当地医院洗胃,入院后予活性炭溶液及 20% 甘露醇溶液间断交替口服,大剂量糖皮质激素、沐舒坦及维生素 C、维生素 E 抗氧化、护胃、保肝及血液灌流等治疗。入院三日后实验室检查示:血气分析 pH 7.36,$PaCO_2$ 24.5 mmHg,PaO_2 50.9 mmHg,尿素 25.34 mmol/L,肌酐 195.0 mmol/L。

✅ **选择题**

1. 百草枯中毒患者急救时不宜采取的措施是：(C)

A. 尽快洗胃、导泻　　　　　　　　B. 洗胃液中加入15％的白陶土

C. 出现呼吸窘迫时吸氧　　　　　　D. 早期使用糖皮质激素

2. 导致百草枯中毒患者死亡的主要原因是：(B)

A. 脑水肿　　　　　　　　　　　　B. 肺纤维化

C. 心肌损伤　　　　　　　　　　　D. 肾功能不全

3. 百草枯中毒患者早期严禁采取的措施是：(C)

A. 催吐　　　　　　　　　　　　　B. 洗胃

C. 吸氧　　　　　　　　　　　　　D. 导泻

4. 该患者口腔经百草枯灼伤后，口腔护理宜选择：(A)

A. 2％碳酸氢钠溶液　　　　　　　B. 0.1％醋酸溶液

C. 2％～3％硼酸溶液　　　　　　D. 0.08％甲硝唑溶液

5. 清除百草枯中毒患者血液中百草枯最有效的方法是：(D)

A. 使用利尿剂　　　　　　　　　　B. 口服吸附剂

C. 导泻　　　　　　　　　　　　　D. 血液灌流

🖋 **简述题**

6. 该患者入院后应如何做好口腔护理？

答：① 洗胃动作轻柔，避免反复置管和催吐，减少对消化道及口腔黏膜的损伤。② 加强口腔卫生，选择低温(0～4℃)生理盐水或2％碳酸氢钠溶液漱口，每4～6小时一次，减少口腔细菌滋生。③ 发生口腔黏膜炎患者，增加每日漱口次数，每1～2小时一次。口腔溃疡者，可予金因肽漱口液(促进组织生长)含漱，蒙脱石散敷于患处，并可选择适当的喷剂喷口，以改善口腔、咽喉部的不适。④ 鼓励早期进食，增强抵抗力，促进溃疡早日愈合。进食前用利多卡因稀释液漱口，减轻疼痛。进食困难者留置胃管鼻饲。⑤ 加强心理护理，增强患者战胜疾病的信心。

7. 简述口服百草枯中毒患者的急救护理要点。

答：(1) 立即终止毒物的接触和吸收。

(2) 清除尚未吸收的毒物：① 立即彻底洗胃，遵循口腔—食管—胃的清洗流程，可让患者口服洗胃液，经洗胃机吸出，不提倡催吐，洗胃完毕胃管内注入15％～30％白陶土混悬液或活性炭溶液，同时可遵医嘱给予胃动力药物，如多潘立酮(吗丁啉)或莫沙必利等。② 导泻：20％甘露醇150 ml或20％硫酸镁200 ml口服 q6h。③ 彻底漱口，清洗被毒物污染的皮肤、毛发。

（3）促进已吸收毒物的排出：血液净化，能有效清除血液中的毒素；肾脏是百草枯排泄的主要途径，肾功能允许的情况下补液，使用利尿剂，加速排出。

（4）特效解毒剂的应用：百草枯暂无特效解毒剂，早期使用糖皮质激素和免疫抑制剂可降低肺损伤的程度，还可使用抗氧化剂及抗纤维化药物，如维生素 E、C，中药如银杏提取物等。

（5）对症治疗：护胃，防治感染，支持治疗。一般不主张氧疗，以免加重肺损伤，除非 PaO_2 ＜40mmHg 或发生 ARDS 时给予氧气吸入或机械通气。

? 思考题

8. 如何做好百草枯中毒患者呼吸道的护理？

答：① 谨慎吸氧：百草枯中毒所致的低氧状态，如进行氧疗会加速肺纤维化，一般禁止或限制吸氧，除非 PaO_2 ＜40mmHg 或发生 ARDS 时给予低流量氧气吸入或机械通气。② 保持呼吸道通畅：患者绝对卧床休息，减少耗氧量。可取半坐卧位，指导患者有效咳嗽、咳痰，及时清理呼吸道分泌物，予以雾化、湿化护理，定时翻身拍背，保持呼吸道通畅。③ 预防感染：每日开窗通风，做好空气消毒，保持室内温度 18～24℃，减少室内人员流动。

七、AECOPD 患者的急救护理

【知识要点】

1. 熟悉 AECOPD 的诱发因素。

2. 掌握 AECOPD 患者的临床表现。

3. 掌握 AECOPD 患者改善呼吸的方法。

4. 掌握 AECOPD 患者的急救要点。

5. 掌握 AECOPD 患者氧疗的注意事项。

【案例分析】

患者，男性，68 岁，有吸烟史 30 年，25 年前出现咳嗽、咳痰，为白黏痰，痰量不多，偶见痰中带血，未诊治，此后间断出现，性质如前。15 年前开始出现活动后气促，咳嗽、咳痰、气促逐渐加重，痰黏不易咳出，黄白均有，白痰多，量中等，每年发作时间累计超过 3 个月。2 年前规律使用沙美特罗/氟替卡松和异丙托溴铵气雾剂吸入治疗，病情稍缓解，但活动耐力进行性下降，日常活动受限。3 天前受凉后出现咳嗽、咳痰加重，痰液黏稠无力咳出。今日因突发呼吸困难、气促、大汗淋漓急诊入院。入院后立即予以心电监护，低浓度吸氧，氨茶碱应用,抗感染、化痰平喘,雾化等治疗。查体:桶状胸,双肺呼吸音低,可闻及湿性啰音;T 37.8℃,P 128 次/分,R 37 次/分,BP 135/92 mmHg。血气检查:pH7.203,PCO_2 70 mmHg,PO_2 45 mmHg。BE$^-$ 7.6 mmol/L,K$^+$ 4.0 mmol/L,Na$^+$ 135 mmol/L,Ca^{2+} 1.20 mmol/L。

入院诊断:1. AECOPD、肺气肿;2.肺源性心脏病。

✅ 选择题

1.该患者持续氧疗的氧浓度及浓度后单位氧流量为:(B)
A. 20%~24%,1~2L/min B. 24%~30%,1~2L/min
C. 30%~34%,2~3L/min D. 34%~40%,2~3L/min

2.该名 AECOPD 患者此次发病最主要的原因是:(B)
A. 气道痉挛(空气污染、气候改变等导致) B. 呼吸系统感染
C. 排痰障碍   D. 合并心功能不全、气胸等

3.下列哪项不是 Anthonisen 分型标准对 AECOPD 的诊断?(D)
A. 气促加重   B. 痰量增加
C. 痰变脓性   D. 体温升高

4.护士指导该 AECOPD 患者改善呼吸的方法是:(D)
A. 加强胸式呼吸+用鼻吸气,经口缓慢呼气
B. 加强腹式呼吸+用鼻吸气,经口快速呼气
C. 加强胸式呼吸+用口吸气,经鼻缓慢呼气
D. 加强腹式呼吸+经鼻吸气,经口缓慢呼气

5.结合该患者的血气分析,可判断患者为Ⅱ型呼衰,下列选项可判断为Ⅱ型呼衰的是:(B)
A. PaO_2<65 mmHg,$PaCO_2$>45 mmHg
B. PaO_2<60 mmHg,$PaCO_2$>50 mmHg
C. PaO_2<55 mmHg,$PaCO_2$>55 mmHg
D. PaO_2<50 mmHg,$PaCO_2$>60 mmHg

简述题

6.如何指导该患者有效地使用雾化吸入装置(器)?
答:教会患者手持雾化器,把喷气管放入口中,紧闭口唇,吸气时以手指按住出气口,同时深吸气,使药液充分到达支气管和肺内,吸气后再屏气 1~2 秒则效果更好;呼气时,手指移开出气口,以防药液丢失。如患者感到疲劳,可放松手指,休息片刻再进行吸入,直到药液喷完为止,一般 10~15 分钟即可

将 5 ml 药液雾化完毕。

7. 对该 AECOPD 患者进行氧疗的注意事项有哪些？

答：① 护士应向患者讲解氧疗的重要性，使他们能够乐于接受，配合治疗。② 持续低流量吸氧，氧浓度一般在 24%～30%，流量 1～2 L/min。③ 经鼻持续吸入，必要时可通过面罩或呼吸机给氧。④ 吸入氧气必须湿化，以免鼻黏膜干燥，引起不适。

思考题

8. 对于 AECOPD 患者的急诊处置要点有哪些？

答：① 开放急诊绿色通道，快速分诊进入抢救室。② 吸氧（持续低流量）。③ 心电监护、监测生命体征。④ 保持呼吸道通畅（口咽通气道、负压吸引、环甲膜穿刺、气管插管、气管切开等）。⑤ 建立静脉通道。⑥ 采集动脉血气标本。⑦ 完善各项辅助检查。⑧ 完成 12 导联心电图。

八、急性脑卒中患者的急救护理

【知识要点】

1. 了解急性脑卒中的发病机制。
2. 熟悉急性脑卒中的诱发因素。
3. 熟悉急性脑卒中的分型。
4. 掌握急性脑卒中的临床表现。
5. 掌握急性脑卒中的急诊处置。

【案例分析】

患者，女性，60 岁，晨起不慎滑倒，发现右侧肢体活动不灵，伴言语障碍，3 小时后入院，立即予以心电监护，吸氧，遵医嘱予以 20%甘露醇、营养神经等治疗，患者无头痛，无恶心呕吐，无尿急，无意识障碍。既往有高血压及糖尿病史 5 年。入院时体检：双侧瞳孔均 2.0 mm，等大等圆，对光反射迟钝。GCS 评分 12 分，BP 185/112 mmHg，神志清晰，运动性失语，右侧鼻唇沟变浅，右侧鼓腮、示齿、噘嘴不能，伸舌右偏，右侧上下肢肌张力增高、腱反射活跃，右上肢肌力 2 级、下肢 3 级。右下肢病理征（+），脑膜刺激征（－），右侧偏身深浅感觉减退，双眼右侧同向偏盲。急诊 CT 提示：左侧大脑中动脉高密度影，基底节和周围白质界限模糊。入院诊断：急性脑卒中。

☑️ **选择题**

1. 脑出血患者常伴随颅内压增高,颅内压增高的三联征是:(C)

A. 头痛、呕吐、眩晕　　　　　　　B. 头痛、呕吐、癫痫

C. 头痛、呕吐、视神经水肿　　　　D. 头痛、呕吐、复视

2. 该患者被急送到医院应立即接受的检查是:(D)

A. 心电图　　　　　　　　　　　　B. 胸片

C. 胃镜检查　　　　　　　　　　　D. 头部 CT

3. 下列对于该患者的急诊处理中错误的是:(A)

A. 勤翻身拍背　　　　　　　　　　B. 控制血压

C. 降低颅内压　　　　　　　　　　D. 适当使用止血药

4. 高血压脑出血最常见的诱发因素为:(C)

A. 外伤　　　　　　　　　　　　　B. 感染

C. 情绪激动或用力过度　　　　　　D. 睡眠

5. 如果该患者伴脑疝形成,最需要的急救措施是:(C)

A. 脑 CT　　　　　　　　　　　　B. 腰椎穿刺

C. 静脉滴注甘露醇　　　　　　　　D. 脑血管造影

🖊️ **简述题**

6. 在急诊科对急性脑卒中患者有哪些护理观察要点?

答:① 密切观察生命体征、瞳孔、Glasgow 评分及肌力等,及时判断患者有无病情加重及并发症的发生。② 出血与脑疝:患者意识障碍呈进行性加重,常提示颅内有进行性出血。如果发生脑疝,应立即与医生联系,迅速建立静脉通道,遵医嘱快速静脉滴注 20% 甘露醇 250 ml,限制每天液体摄入量,避免引起颅内压增高的各种因素。③ 中枢性高热:如患者迅速出现持续高热,常由于脑出血累及下丘脑体温调节中枢所致,应给予物理降温,如头部置冰帽、铺冰毯等。予以氧气吸入,提高脑组织对缺氧的耐受性。④ 应激性溃疡:注意观察患者有无呃逆、上腹部饱胀、胃痛、呕血、便血等,每次鼻饲前抽吸胃液,观察颜色的变化,以及时发现上消化道出血的情况,如有发生应立即报告医生,积极止血、抗休克处理。

7. 急诊科对急性脑卒中患者即刻总体评估和急救包括哪些内容?

答:① 开放急诊绿色通道,紧急评估:气道,生命体征等。② 给氧。③ 建立静脉通路,采血标本。④ 进行神经系统评估(GCS 评分 NIHSS 评分)。⑤ 通知脑卒中小组。⑥ 急诊头部 CT 扫描。⑦ 做 12 导联心电图。

? 思考题

8. 急诊科护士在护理急性脑卒中患者过程中,预见性护理在降低患者颅内压,减轻脑水肿方面有哪些护理措施?

答:① 为减少因体位变化致颅压增高,加重病情或诱发脑疝的可能性,首次翻身时间可延长到 12 小时,期间可轻柔受压部位,防止压疮的发生。以后2～3 小时翻身 1 次,强调采用双人协作,轴线翻身。② 床头抬高 15°～30°。③ 持续使用颅脑降温仪,有效达到止血和保护脑细胞的目的。④ 侵入性操作采用减痛措施,留置胃管前常规应用 2% 利多卡因喷涂鼻腔和咽喉部黏膜,以降低置管引发的喷嚏、咳嗽、恶心、呕吐,防止颅内压瞬间骤升诱发脑疝的发生。对于必须行导尿术而病人又极为敏感者,可于置管前由尿道口注入少量 2% 利多卡因,降低置管的不适感,减轻因烦躁等情绪波动引发的血压和颅内压波动。⑤ 加强血压的管理,维持血压在 140～160/90～100 mmHg,不宜过度降血压,否则会导致脑灌注不足,不利于脑功能恢复。

九、群体性创伤患者的急救护理

【知识要点】

1. 熟悉大批伤患时医院应急指挥系统的构成。

2. 掌握医院大批伤患时急诊分诊工作内容。

3. 掌握大批伤患时急诊应对工作。

【案例分析】

某日上午 10 时,南京某工厂发生强烈爆炸,事件造成 300 余人受伤。医院急诊科预诊台接到"120"及市卫生局电话,称马上会有大批伤员运送至医院抢救,10 时 50 分,陆续有 100 多名伤员送至急诊室,其中重度伤员 10 名。

✓ 选择题

1. 作为预诊护士,接到这样的电话,你需要了解哪些信息?(ABCE)

A. 事故发生的地点　　　　　　　B. 事件的性质

C. 伤员预计到达的时间　　　　　D. 伤员转运的路线

E. 受伤人数以及重伤、轻伤比例

2. 预诊护士询问清楚事件概况后,须向谁报告?(ABCDE)

A. 急诊科主任　　　　　　　　　B. 急诊科护士长

C. 医务处　　　　　　　　　　　D. 护理部

E. 急诊在班的所有医护人员

3. 医院伤患的最大处理量,主要受哪些因素决定?（ABC）

A. 医疗人力 　　　　　　　　　B. 医疗设备和补给

C. 医院规模 　　　　　　　　　D. 患者病情严重度

E. 事故发生地点

4. 医院突发事件应急指挥系统的基本架构包括?（ABCDE）

A. 指挥中心 　　　　　　　　　B. 执行组

C. 计划组 　　　　　　　　　　D. 后勤组

E. 财务管理组

5. 大量伤患事件恢复期的工作重点是什么?（ABCDE）

A. 须住院、手术的患者应优先处理

B. 尽可能让轻症患者回家休养,尽量不要留置病人在急诊观察

C. 指挥中心要尽快收集相关资料,统一对外发布及上报

D. 视患者处置需求,可陆续减少支援人数,直到完全恢复正常

E. 急诊在患者陆续离开后,应将先前移动的患者移入原有区域

简述题

6. 何时启动大量伤患作业?

答:应视每一家医院规模大小,以及急诊平时的医护人力及处置能力多少,来制定适合自己医院的启动标准。例如 10 个重大外伤的患者涌入时,规模再大的医院都有可能要启动大量伤患作业;而如果是 15 个轻伤或胃肠炎的患者,在一家大型医院或许就不用动员到全院的资源。

7. 大量患者即将到达急诊前,急诊需做好哪些准备?

答:① 确认完成指挥中心成立的准备,指挥中心最好能监看急诊各个角落。② 开辟伤患集中区域,依据急诊空间大小及伤患的多少分为重度区、中度区、轻度区三区。③ 成立预检分诊站,依据伤病的严重度将患者安排到不同的区域,完成患者编码和身份辨识。④ 通知各相关部门做好备战准备,包括医务处、护理部、手术室、ICU、检验科、放射科、药剂科、输血科、供应科等。

思考题

8. 在接诊大量伤员时,预检分诊可采用什么标准?

答:参照简单检伤分类及快速治疗（START）程序。

- 呼吸速率<10 次/分或>29 次/分列为第一优先。

- 呼吸速率在 10～29 次/分,需判断毛细血管充盈时间,如>2 秒,提示心率>120 次/分,列为第一优先;如<2 秒,提示心率<120 次/分,列为第二优先。
- 伤员可走动列为第三优先。
- 无呼吸列为死亡。

第二章　内科疾病护理

第一节　心血管内科

一、冠心病患者的护理

【知识要点】

1. 了解冠心病的分型和急性冠脉综合征的概念。

2. 熟悉冠心病的危险因素。

3. 熟悉急性心肌梗死的临床表现、心电图特点和实验室检查。

4. 掌握心绞痛、心肌梗死的护理要点。

5. 掌握冠心病患者的健康指导。

【案例分析】

患者,男性,45 岁,拟"冠心病"收入院。一年来反复出现活动后胸闷不适,持续数分钟,休息后可缓解。近 2 周多次夜间发作胸闷胸痛,持续时间延长,含服救心丸稍缓解。

护理评估:神志清楚,P 74 次/分 ,BP 150/80mmHg,身高 172cm,体重 81kg。患者生活不规律,应酬多,性格急躁。去年体检发现血脂、血糖异常后未服药。既往高血压病史 3 年,最高血压达 180/110mmHg。吸烟史 15 年,20 支/日。心电图:窦性心律,$V_2 \sim V_5$ 导联 ST 段压低,T 波倒置。

☑ **选择题**

1. 该患者的冠心病分型为:(B)

A. 无症状性心肌缺血　　　B. 心绞痛　　　C. 心肌梗死

D. 缺血性心肌病　　　E. 猝死

2. 患者入院后护士应嘱其:(B)

A. 绝对卧床休息　　　B. 限制活动　　　C. 谨慎活动

D. 被动活动　　　　　　　　　E. 自由活动

3. 医嘱予"阿司匹林、氯吡格雷"口服,护士健康宣教的内容包括哪些? (ABCDE)

A. 饭后服用药物　　　　　　　B. 嘱患者使用软毛牙刷

C. 注意大小便颜色　　　　　　D. 谨慎活动避免撞击

E. 输液拔针后延长按压时间

4. 患者夜间再次发作胸骨后疼痛,呈压榨性,伴大汗及濒死感,护士应采取的护理措施包括哪些? (ABCDE)

A. 嘱患者绝对卧床休息　　　B. 吸氧　　　　　　　C. 心电监护

D. 遵医嘱用药　　　　　　　　E. 陪伴安慰患者

5. 患者床边心电图提示 $V_1 \sim V_5$ 导联 ST 段抬高,为明确诊断最可靠的实验室检查是:(D)。

A. CK　　　　　　　　　　　　B. 肌红蛋白　　　　　C. BNP

D. 肌钙蛋白　　　　　　　　　E. AST

6. 患者胸痛持续不缓解,医嘱予吗啡静推、硝酸甘油静脉泵入,护士用药后应注意观察患者:(ABCD)。

A. 呼吸频率和节律　　　　　　B. 胸痛有无缓解或加重

C. 心率、心律和血压变化　　　D. 有无面部潮红、头部胀痛

E. 有无腹痛、腹泻

7. 患者复查心肌坏死标志物增高,根据心电图定位诊断为"急性广泛前壁心肌梗死",护士应警惕患者易发生:(B)。

A. 房性心律失常　　　　　　　B. 室性心律失常　　　C. 房室传导阻滞

D. 窦性心动过缓　　　　　　　E. 室上性心动过速

8. 为防治恶性室性心律失常,除密切观察外,护士应采取的首要措施有哪些? (C)

A. 建立两条静脉通路　　　　　B. 抽吸好抢救药物　　C. 除颤仪床边备用

D. 临时起搏器床边备用　　　　E. IABP 床边备用

9. 医嘱予患者"尿激酶"静脉溶栓治疗,可能发生的最严重不良反应为:(E)。

A. 寒战发热　　　　　　　　　B. 低血压　　　　　　C. 消化道出血

D. 皮肤黏膜出血　　　　　　　E. 颅内出血

10. 患者溶栓后仍有胸痛,考虑溶栓未通,次日行补救 PTCA。术后患者胸痛明显缓解,心率 96 次/分,血压 110/68mmHg;床边心脏超声提示:前壁节段性运动障碍,EF35%。其主要护理问题有哪些? (CDE)

A. 焦虑　　　　　　　　　　　B. 知识缺乏　　　　　C. 活动无耐力

D. 潜在并发症:心力衰竭　　　　E. 潜在并发症:心源性休克

简述题

11. 该患者有哪些心血管疾病的危险因素?

答:① 男性;② 40 岁以上;③ 血脂异常;④ 高血压;⑤ 吸烟;⑥ 肥胖;⑦ 进食过多脂肪和胆固醇;⑧ A 型性格。

12. 急性冠脉综合征包括哪些疾病?

答:包括不稳定型心绞痛、非 ST 段抬高心肌梗死、ST 段抬高心肌梗死和冠心病猝死。

13. 如何判断溶栓是否成功?

答:间接指标:① 胸痛 2 小时内基本消失;② 心电图 ST 段于 2 小时内回降＞50％;③ 2 小时内出现再灌注心律失常;④ 血清 CK-MB 峰值提前出现(14 小时以内)。

直接指标:冠状动脉造影。

14. 患者入院 3 天后仍未排便,护士应如何处理?

答:① 评估患者食欲和进食情况;② 询问患者有无便意,是否排气,必要时听诊肠鸣音;③ 饮食指导:增加纤维素摄入;④ 按摩患者腹部,促进肠蠕动;⑤ 排便指导:嘱患者床上排便时勿用力屏气,协助肛注开塞露;⑥ 必要时遵医嘱用缓泻剂或少量低压灌肠。

15. 如何指导患者改变生活方式,促进健康?

答:① 戒烟;② 控制血脂、血糖,定期监测;③ 饮食:减少应酬,低盐低脂低胆固醇饮食,控制钠盐摄入,少食多餐;④ 活动:避免剧烈运动,适当参加体力劳动和体能锻炼;⑤ 遵医嘱服药,不得擅自增减或停药;⑥ 注意休息,避免劳累;⑦ 调适精神压力,保持平和心态。

思考题

16. 该患者行 PCI 术后 1 小时,护士床边巡视时发现桡动脉压迫止血器移位,穿刺处周围肿胀明显。可能出现了什么问题? 如何紧急处理?

答:(1) 可能出现了穿刺处血肿。

(2) 处理:① 立即压住穿刺点上方 0.5～1 cm 位置,呼叫医生;② 协助医生调整压迫止血器位置或改用弹力绷带,恢复穿刺处有效压迫;③ 对照双侧前臂皮肤张力和周径,标识肿胀范围并记录;④ 压迫松解局部血肿,促进软化吸收,范围较大时使用血压计袖带间歇压迫或弹力绷带环形间隔加压;⑤ 注意观察穿刺侧桡动脉搏动和血肿远端血运情况,手指的感知、运动功能,防止骨筋膜室综合征的发生。

17. 患者心肌梗死范围大伴左心功能受损,有猝死的可能。护士如何预防护理?

答:① 预防致命性心律失常:住 CCU 病房持续心电监护,严密监测心率、心律变化;发现室性心律失常立即汇报医生处理,床边除颤仪备用,备胺碘酮;如出现缓慢性心律失常,紧急用药后尽早配合腔内临时起搏。② 预防急性心力衰竭:根据 Killip 分级指导患者活动;嘱患者绝对卧床休息,减慢心率,减少组织耗氧;控制输液速度,记录出入量;关注患者脑钠肽(BNP)和射血分数(EF)值。③ 预防心源性休克:注意血压变化和末梢循环,遵医嘱使用血管活性药物,必要时行血流动力学监测。④ 预防心脏破裂:常在急性心梗起病一周内出现。避免饱餐、情绪激动、排便用力等增加心脏负担;如行腔内临时起搏应定期摄片查看右室起搏电极位置。⑤ 预防急性肺栓塞:指导患者卧床期间进行床上主动、被动活动,预防深静脉血栓形成;如出现下肢肿胀或 B 超提示 DVT 形成后严禁按摩,防止血栓脱落;注意观察有无呼吸困难、胸痛、咯血等肺栓塞表现,遵医嘱溶栓抗凝治疗。⑥ 预防严重电解质紊乱:特别是高血钾、低血钾导致的严重心律失常、呼吸抑制等。

二、心力衰竭患者的护理

【知识要点】

1. 了解心力衰竭的病因。

2. 熟悉心力衰竭患者的休息活动原则。

3. 熟悉利尿剂、洋地黄的护理观察。

4. 掌握心源性呼吸困难的护理。

5. 掌握心源性水肿的护理。

6. 掌握急性心力衰竭的识别和抢救配合。

【案例分析】

患者,女性,70 岁,诊断为"高血压病、心力衰竭"多次入院。2 天前患者受凉后发热,咳嗽咳痰伴气短明显,不能平躺。

护理评估:神志清楚,半卧位,T 37.8℃,P 96 次/分,R 26 次/分,BP 150/98 mmHg。颈静脉充盈,双肺呼吸音粗,可闻及湿性啰音,双下肢凹陷性水肿。主诉纳差,尿少,气喘时需休息较长时间才稍缓解。心电图:左心室肥厚劳损。全胸片:肺部感染、肺瘀血。

☑️ **选择题**

1. 该患者引起心力衰竭的基本病因是：(A)

A. 左室压力负荷过重　　　　　　B. 右室压力负荷过重

C. 左室容量负荷过重　　　　　　D. 右室容量负荷过重

E. 左房左室负荷过重

2. 根据患者的心功能，护士应如何指导其活动？（D）

A. 体力活动不受限　　　　　　 B. 注意休息，避免劳累

C. 增加休息，限制活动　　　　　D. 卧床休息，限制活动

E. 绝对卧床休息，不能从事任何活动

3. 患者气喘明显，被迫半卧位，下肢水肿，入院评估时护士应特别关注：(B)

A. 焦虑评分　　　　　　B. Braden 评分　　　　　　C. GCS 评分

D. 疼痛评分　　　　　　E. 跌倒评分

4. 为患者进行饮食指导时，其每天食盐摄入量应低于：(C)

A. 7 g　　　　B. 6 g　　　　C. 5 g　　　　D. 4 g　　　　E. 3 g

5. 医嘱予"呋塞米"静推 bid，护理措施正确的是：(ABC)

A. 尽量选择在日间用药　　　　　B. 注意监测电解质

C. 嘱患者进食富钾食物　　　　　D. 口服补钾空腹服用吸收好

E. 静脉补钾每 500 ml 液体中不超过 1.0 g

6. 护士为患者输液时，滴速应控制在：(D)

A. 50～60 滴/分　　　　B. 40～50 滴/分　　　　C. 30～40 滴/分

D. 20～30 滴/分　　　　E. 10～20 滴/分

7. 记录出入量时，护士告知患者出量应包括：(BCDE)

A. 饮水量　　　　　　B. 尿量　　　　　　C. 粪便

D. 汗液　　　　　　E. 呕吐物

8. 医嘱"地高辛"口服，发药前护士应：(C)

A. 测体温　　　　　　B. 听心率　　　　　　C. 数脉搏

D. 测呼吸　　　　　　E. 测血压

9. 护士为患者称体重的时间应安排在：(B)

A. 晨起排尿前、早餐前　　　　B. 晨起排尿后、早餐前

C. 晨起排尿前、早餐后　　　　D. 晨起排尿后、早餐后　　　　E. 睡前

10. 患者入院时现存的护理问题有：(ABCDE)

A. 气体交换受损　　　　B. 体液过多　　　　C. 活动无耐力

D. 体温过高　　　　　　E. 营养失调

简述题

11. 心源性呼吸困难的常见表现形式？

答：可表现为劳力性呼吸困难、夜间阵发性呼吸困难、端坐呼吸。

12. 心源性水肿的特点？

答：水肿首先出现在身体最低垂的部位，如卧床病人的背骶部、会阴或阴囊部，非卧床病人的足踝部、胫前。水肿常为对称性、凹陷性，严重者可出现胸水、腹水。

13. 6 分钟步行试验的方法和意义？

答：要求病人在平直走廊里尽可能快地行走，测定 6 分钟的步行距离。若 6 分钟步行距离＜150 m，表明为重度心衰；150～425 m 为中度心衰；426～550 m 为轻度心衰。本实验除用以评价心脏的储备功能外，常用来评价心衰治疗的疗效。

14. 洋地黄中毒的表现有哪些？

答：① 心脏毒性：最重要的反应是心律失常，最常见为室性期前收缩，其他如房颤、房室传导阻滞等；② 胃肠道反应：如食欲下降、恶心呕吐；③ 神经系统症状：如头痛、视力模糊、黄绿视。

15. 洋地黄中毒的处理原则有哪些？

答：① 立即停用洋地黄；② 低血钾者口服或静脉补钾，停用排钾利尿剂；③ 纠正心律失常：快速心律失常选用利多卡因或苯妥英钠，禁用电复律；缓慢性心律失常用阿托品或安置临时心脏起搏器。

思考题

16. 患者入院后 4 小时，频繁剧烈咳嗽后突发严重呼吸困难，呼吸 38 次/分，面色发绀，咳粉红色泡沫样痰。测血压 190/110 mmHg，心率 114 次/分。听诊：双肺布满湿性啰音和哮鸣音，可闻及奔马律。患者可能出现了什么状况？如何处理？

答：(1) 患者发生了急性肺水肿。

(2) 处理原则：① 立即抬高床头予患者端坐，下肢下垂；② 高流量吸氧，必要时予乙醇湿化；③ 心电监护：观察生命体征、意识和末梢血氧饱和度，评估缺氧程度，必要时行血气分析；④ 建立两条静脉通道。遵医嘱用药，减轻心脏前后负荷，如镇静、利尿、扩张血管、强心等；⑤ 记录每小时尿量，观察皮肤颜色及温湿度，注意用药后反应，如症状改善不明显应考虑无创机械通气；⑥ 做好基础护理，保暖。

三、心律失常患者的护理

【知识要点】

1. 了解窦性心律的心电图特征。

2. 熟悉常见缓慢性心律失常的心电图特点:如窦性停搏、传导阻滞等。

3. 熟悉常见快速性心律失常的心电图特点:如房颤、室性早搏等。

4. 熟悉心律失常介入治疗的护理要点。

5. 掌握致命性心律失常的识别和处理:如室速、心搏骤停等。

6. 掌握安装永久起搏器的出院指导。

7. 掌握心电监护的护理要点。

8. 掌握电除颤和电复律的护理。

【案例分析】

案例 1　患者,男性,64 岁。近半年反复发作头昏头晕,每次发作持续数分钟至十余分钟,可自行缓解,偶有突然站起后感黑矇,无晕厥。门诊心电图示:Ⅲ°AVB,拟"病态窦房结综合征"收入院。

护理评估:神志清楚,P 38 次/分,BP 130/68mmHg。入院后予心电监护,提高心室率,完善检查。入院第三天行 DDD 永久起搏器安装术,术后一周出院。

☑ 选择题

1. 患者入院时,护士应重点评估的风险是:(B)

A. 压疮　　　B. 跌倒　　　C. 坠床　　　D. 猝死　　　E. 缺氧

2. 住院后护士应指导患者:(A)

A. 卧床休息　　　　B. 左侧卧位　　　　C. 低脂饮食

D. 外出请假　　　　E. 自数脉搏

3. 患者出现黑矇,通常心脏供血暂停多长时间以上?(A)

A. 3 秒　　　B. 4 秒　　　C. 5 秒　　　D. 6 秒　　　E. 10 秒

4. 下列哪项不是三度房室传导阻滞的心电图特点?(B)

A. P 波与 QRS 波群无关　　　　B. R 波频率大于 P 波频率

C. R-R 间距相等　　　　　　　D. P-P 间距相等

E. 窦性 P 波规则

5. 患者因血管畸形,在右侧胸大肌下埋藏永久心脏起搏器,术后 24 小时

内应：(B)

    A. 避免左侧卧位　　　　B. 避免右侧卧位　　　　C. 避免抬高床头

    D. 限制上肢活动　　　　E. 减少肩部活动

简述题

6. 窦性心律的心电图特征有哪些?

答:① 窦性 P 波:Ⅰ、Ⅱ、aVF、$V_4 \sim V_6$ 导联直立,aVR 导联倒置,其余导联双向、倒置或低平;② QRS 波:时限≤0.11s;③ T 波:与主波方向一致。

7. 简述病态窦房结综合征患者的心电图特点。

答:① 持续而显著的窦性心动过缓(50 次/分以下);② 窦性停搏与窦房传导阻滞;③ 窦房传导阻滞与房室传导阻滞并存;④ 慢－快综合征,指心动过缓与房性快速性心律失常交替发作;⑤ 房室交界区逸搏心律。

8. 植入式心脏起搏器术后患者出院指导有哪些?

答:① 起搏器知识:告知患者起搏器的设置频率及使用寿命;② 告知患者应避免强磁场和高电压的场所(如核磁、激光、变电站等),不使用电磁炉;③ 教会患者自测脉搏,出现不适及时就诊;④ 嘱患者不要抚弄起搏器植入部位,避免感染;⑤ 活动指导:术侧上肢 3 个月内应避免用力过度或做幅度过大的动作(如上举、抱头、外展、负重等),以免电极移位;⑥ 定期随访。

思考题

9. 患者入院后次日凌晨 3 时 28 分突发意识丧失,双眼上翻,四肢抽搐,心电监护示:窦性停搏,长间歇达 6 秒。患者可能出现了什么状况? 如何紧急处理?

答:(1) 患者发生了阿－斯综合征。

(2) 处理原则:①立即行 CPR;②遵医嘱静脉应用药物提高心率,必要时腔内临时起搏治疗;③持续心电监护,密切观察神志、瞳孔、心率、心律、血压变化;④注意监测电解质、尿量,保护脑组织。

知识链接:NBG 起搏器代码的命名

第一位 起搏心腔	第二位 感知心腔	第三位 反应方式	第四位 程序控制	第五位 其他
	O 无	O 无	O 无	
A 心房	A 心房	I 抑制	P 简单程控	O
V 心室	V 心室	T 触发	M 多项程控	P
D 心房＋心室	D 心房＋心室	D 双重(I＋T)	C 遥控	S
S 心房或心室	S 心房或心室		R 频率调整	D

【案例分析】

案例 2 患者,女性,31 岁,因"阵发性心悸十余年再发一周"入院。症状突发突止,发作时自觉心慌,自数脉搏规则。护理查体：P 170 次/分,BP 90/68mmHg。听诊：心率 170 次/分,律齐。心电图示窄 QRS 波心动过速。

☑️ **选择题**

10. 该患者心动过速的诊断是：(C)

A. 心房扑动　　　　　　　　　B. 窦性心动过速

C. 阵发性室上性心动过速　　　　D. 阵发性室性心动过速

E. 心房颤动

11. 如选用药物终止心动过速,应首选：(B)

A. 洋地黄　　　　　　　B. 腺苷　　　　　　　C. 维拉帕米

D. 普罗帕酮　　　　　　E. 利多卡因

12. 护士为患者做射频消融术前准备,包括哪些措施：(ABCDE)

A. 贴身更换手术衣　　　　　　　B. 取下颈部首饰

C. 女性患者将头发扎起　　　　　　D. 练习床上排尿

E. 遵医嘱停用抗心律失常药物

13. 患者消融术后出现胸痛伴呼吸困难,查体左肺呼吸音消失,应警惕发生：(B)

A. 急性心肌梗死　　　　　B. 气胸　　　　C. 心脏压塞

D. 胸膜炎　　　　　　　　E. 栓塞

14. 射频消融术后通常服用阿司匹林一个月,主要是预防：(D)

A. 感染　　B. 出血　　C. 梗死　　D. 血栓　　E. 疼痛

🌸 **简述题**

15. 如何指导阵发性室上速患者使用兴奋迷走神经的方法终止心动过速?

答：适用于心功能和血压正常的患者。① 刺激咽喉诱发恶心；② 做 Valsalva 动作：深吸气后屏气,再用力作呼气运动；③ 按摩颈动脉窦：患者取仰卧位,先按摩右侧,无效再按摩左侧,每次 5～10 秒,切勿双侧同时按摩；④ 将面部浸于冰水内。

? 思考题

16. 患者行射频消融术后返回病房,测血压 126/64 mmHg,术后 6 小时在拔除动静脉鞘管按压过程中出现面色苍白、出冷汗、恶心欲吐。查体:动脉搏动减弱血压 82/50 mmHg,脉搏 50 次/分。患者可能出现了什么问题? 如何紧急处理?

答:患者可能发生了迷走神经反射。

紧急处理:① 适当放松压迫;② 静脉使用阿托品、多巴胺;③ 加快补液速度,补充血容量;④ 病情观察:神志、心率、血压、精神状态,注意有无恶心、呕吐、懒言等。

17. 患者经处理后,晚间血压平稳在 110~120/60~70 mmHg,心率波动在 70~80 次/分。次日上午患者自觉头晕、恶心,测血压 95/45 mmHg,脉搏 123 次/分,听诊律齐、心音遥远,应警惕该患者可能出现了什么并发症? 如需确诊还应完善哪项检查? 护士如何配合紧急处理?

答:患者可能发生了心脏压塞,应立即床边超声检查确诊。

抢救配合:① 吸氧,心电监护,监测血压、心率、心律、末梢血氧饱和度;② 建立两路静脉通道,快速补液,遵医嘱应用多巴胺等升压药,并用微量泵维持升压药入量;③ 配合医生行床边心包穿刺引流术;④ 做好配血、输血准备;⑤ 密切观察病情,如末梢循环、尿量等。

【案例分析】

案例 3 患者,女性,70 岁,因"反复气喘十余年加重三天"入院。入院查体:T 37.4℃,P 118 次/分,R 22 次/分,BP 110/65 mmHg。听诊:心率 136 次/分,心律绝对不齐。入院诊断:心瓣膜病,二尖瓣狭窄伴关闭不全,心功能不全。

✓ 选择题

18. 该患者的心律失常首先考虑为:(D)

A. 室性早搏　　　　B. 房室传导阻滞　　　　C. 房性心动过速

D. 心房颤动　　　　E. 窦性心律不齐

19. 为该患者触诊脉搏,可触及:(C)

A. 奇脉　　　　　　B. 水冲脉　　　　　　　C. 短绌脉

D. 间歇脉　　　　　E. 洪脉

20. 如患者并发栓塞时,最常见的栓塞部位是:(B)

A. 肺动脉栓塞　　　B. 脑动脉栓塞　　　　　C. 下肢深静脉栓塞

D. 肠系膜动脉栓塞　E. 下肢动脉栓塞

21. 为避免发生栓塞,该患者首选服用的药物是:(C)

A. 阿司匹林　　　　B. 双嘧达莫　　　　C. 华法林

D. 氯吡格雷　　　　E. 水蛭素

22. 心脏同步电复律的护理措施有哪些?（ABDE)

A. 复律前当天晨禁食,排空膀胱　　　　B. 平卧绝缘的硬板床,心电监护

C. 复律后即可进食　　　　D. 选择"SYNC"按钮

E. 遵医嘱有效镇静或麻醉,保证复律时患者无不适感

简述题

23. 简述房颤的分类。

答:根据房颤的发作特点临床上可分为初发性(首次发作)、阵发性(反复发作,可自行终止)、持续性(经过治疗可转复窦性)和永久性(难以转复和维持窦性心律)房颤。一般将房颤发作在 72 小时以内者称为急性房颤,超过 72 小时称为慢性房颤。

24. 房颤患者的临床表现有哪些?

答:房颤的症状主要取决于心室率的快慢,患者心室率不快时可有心悸或无症状,心室率大于 150 次/分时,可诱发心绞痛或左心衰;当心室率较慢时,因心排血量下降可出现疲劳、乏力、头晕等症状。房颤易形成左房附壁血栓,发生体循环栓塞。房颤患者听诊第一心音强弱不等、心室律绝对不齐、脉搏短绌。

思考题

25. 患者在入院后第五天,护士巡视病房时发现患者言语含糊不清,评估发现左侧上下肢肌力下降,患者可能出现了什么问题? 如需明确诊断还应完善哪项检查? 护理要点有哪些?

答:(1)患者可能发生了脑卒中(脑栓塞)。应行头颅 CT 检查排除脑出血。

(2)处理原则:① 嘱患者卧床休息,做好基础护理和生活护理;② 心电监护;③ 严密观察患者神志、瞳孔、生命体征和四肢感觉、活动情况;④ 观察有无吞咽困难、呛咳、呕吐及皮肤受压情况;⑤ 观察继发疾病(栓塞后出血、再梗死、脑疝等)先兆和并发症(呼吸、泌尿系统感染、压疮等)先兆;⑥ 遵医嘱用药并观察。

【案例分析】

案例 4 患者,男性,63 岁,因"突发胸痛 4 小时"急诊入院。体检:P 90 次/分,BP 100/65 mmHg。心电图:窦性心率,$V_1 \sim V_3$ 导联 ST 段抬高,室性期前收缩,短阵室速。

✅ **选择题**

26. 下列哪项不是室性期间收缩的特点？（B）

A. QRS 波群提前出现   B. 代偿间歇不完全

C. T 波与 QRS 主波方向相反   D. QRS 宽大畸形

E. ST 段下移

27. 急性心肌梗死所致心律失常最常发生在心梗后多长时间？（B）

A. 12 小时内   B. 24 小时内   C. 1～2 天

D. 1 周内   E. 2 周内

28. 持续性室速是指：(D)

A. 发作持续时间＜30 秒,可自行终止

B. 发作持续时间＞30 秒,可自行终止

C. 发作持续时间＜30 秒,需药物或电复律方能终止

D. 发作持续时间＞30 秒,需药物或电复律方能终止

E. 连续出现 3 个以上室性期前收缩

29. 为患者使用心电监护时,电极片应避开：(C)

A. 胸骨中下段   B. 右锁骨中线第四肋间

C. 胸骨右缘及心前区   D. 心瓣膜听诊区   E. 剑突

30. 医嘱予胺碘酮静脉注射并滴注维持,护士应首选：(A)

A. 中心静脉输入   B. 外周静脉输入   C. 外周动脉输入

D. 出现静脉炎后改为中心静脉输入   E. 两条外周静脉交替输入

🍃 **简述题**

31. 心电监护的患者,护士发现哪些心律失常应立即汇报医师处理？

答:① 室性期前收缩:频发、多源、成对、RonT 出现;② 阵发性室性心动过速;③ 窦性停搏;④ 第二度 Ⅱ 型以上房室传导阻滞、窦房传导阻滞;⑤ 心率＜40 次/分或＞150 次/分。

32. 心搏骤停的心电图表现？

答:① 室扑、室颤;② 无脉性室速;③ 心室停搏;④ 无脉性电活动(电机械分离)。

33. 简述常用抗心律失常药物分类及代表药物。

答: Ⅰ类 钠通道阻滞剂(Ⅰa:奎尼丁, Ⅰb:利多卡因, Ⅰc:普罗帕酮)

Ⅱ类 β受体阻滞剂:美托洛尔

Ⅲ类 延长动作电位药:胺碘酮

Ⅳ类 钙拮抗剂:维拉帕米

? 思考题

34. 该患者后确诊为急性前壁心梗,介入治疗后第二天从 CCU 病房转入普通病房,凌晨患者主诉心悸胸闷,当班护士应采取哪些护理措施?

答:① 嘱患者卧床休息,保持情绪稳定;② 心电监护;③ 吸氧;④ 建立静脉通路,做好抢救准备;⑤ 准备好抗心律失常药物,除颤仪、临时起搏器床边备用;⑥ 遵医嘱用药,注意给药途径、剂量、速度,观察药物的作用和不良反应;⑦ 监测血压、全导心电图、电解质等。

☞ 知识链接:室性期前收缩的危险分层(即 LOWN 氏分级)

0 级　无室性期前收缩;

1 级　偶发,单源室性期前收缩 <5 次/分或<30 次/小时;

2 级　频发,室性期前收缩>5 次/分或≥30 次/小时;

3 级　频发,多源性室性期前收缩;

4 级　A:成对的室性期前收缩,B:连续的≥3 次室性期前收缩;

5 级　RonT 现象。

四、先天性心脏病介入治疗患者的护理

【知识要点】

1. 了解先天性心脏病的分型。

2. 了解先天性心脏病的常见临床表现。

3. 熟悉室间隔缺损封堵术后常见并发症的观察及护理。

【案例分析】

患者,男性,15 岁。体检时发现:胸骨左缘第 3～4 肋间可闻及Ⅳ级收缩期杂音,可触及震颤。X 线提示:左右心室及左房增大,肺动脉段突出。

☑ 选择题

1. 为明确诊断该患者需要完善的检查是:(C)

A. 心电图　　　　　　　B. 核磁共振检查　　　　　C. 超声心动图

D. 胸部 CT　　　　　　 E. 冠脉 CT

2. 室间隔缺损最常见的部位是:(A)

A. 膜部　　　　　　　　B. 肌部　　　　　　　　　C. 隔瓣后型

D. 基底部   E. 近主动脉瓣

3. 缺损封堵术中,导管刺激室间隔部位易出现:(C)

A. 房性早搏   B. 室性早搏   C. 传导阻滞

D. 心律不齐   E. 血压下降

4. 患者封堵术后护士应重点观察(多选):(ABCDE)

A. 心率   B. 心律   C. QRS 波时限

D. P－R 间期时限   E. 有无急性主动脉瓣关闭不全

5. 床边巡视时发现患者术后尿液呈酱油样,考虑可能并发了:(B)

A. 栓塞   B. 溶血   C. 封堵器脱落

D. 房室传导阻滞   E. 肺动脉高压

6. 患者术后护理的内容包括:(ABCDE)

A. 继续抗凝抗血小板治疗   B. 观察穿刺侧动脉搏动

C. 复查超声心动图   D. 遵医嘱使用地塞米松

E. 观察有无主动脉瓣反流

简述题

7. 先天性心脏病的分类?

答:① 无分流的先天性心脏病:如主动脉缩窄、主(肺)动脉口狭窄、右位心;② 左向右分流的先天性心脏病:如房间隔缺损、室间隔缺损、动脉导管未闭;③ 右向左分流的先天性心脏病:如法洛四联征、艾森门格综合征。

8. 先天性心脏病常见临床表现?

答:常见有心力衰竭、发绀、感染性心内膜炎、心律失常、心脏杂音等。

思考题

9. 该患者行室间隔缺损封堵术后第二天,护士床边巡视时发现患者面色苍白,主诉胸闷,测脉搏 42 次/分,心电图示 P－R 间期明显延长并伴有 QRS 波脱漏。患者可能出现了什么并发症? 术后护理观察要点有哪些?

答:患者可能出现了房室传导阻滞。

观察要点:(1) 并发症:① 溶血:观察黄疸、血尿的发生;② 房室传导阻滞:观察心率、心律;③ 心包填塞:观察血压、心率;④ 局部血肿和血栓形成:观察局部伤口及末梢血管搏动。

(2) 体温变化,有无发热。

(3) 全麻患者观察是否清醒,有无呕吐、喉部痰鸣音等。

五、重症心肌炎患者的护理

【知识要点】

1. 了解心肌损伤的识别。

2. 掌握正确实施心电监护的方法。

3. 掌握重症心肌炎的健康指导。

4. 掌握急性左心衰的识别及护理措施。

5. 掌握临时起搏器的观察要点。

【案例分析】

患者,男性,47岁,因胸闷乏力半月余,加重伴突发晕厥一次拟诊为"急性心肌炎"收住入院。护理体检:患者神志清楚,半卧位,T38.1℃,P36次/分,R24次/分,BP88/51 mmHg,两肺底可闻及少许湿啰音,测肌钙蛋白Ⅰ18.8 μg/L,心超示:左心室增大,左室收缩功能显著减退,LVEF0.28,心电图示Ⅲ度房室传导阻滞,心率38次/分。

✓ **选择题**

1. 作为接诊护士,下列措施中首先落实哪项?（E）

A. 饮食指导　　　　B. 用药指导　　　　C. 心理护理

D. 建立静脉通道　　E. 心电监护

2. 为配合该患者下一步的处置,应做好下列哪些相关准备?（ABCDE）

A. 备好急救药品、物品　　　　　　　　B. 用药指导

C. 做好心脏临时起搏器置入的相关准备　　D. 建立静脉通道

E. 心理护理

3. 患者入院后立即经股静脉行临床起搏治疗,一般起搏电极放置位置是:(D)

A. 左心房　　B. 左心室　　C. 右心房　　D. 右心室　　E. 冠状窦

4. 关于该患者临时起搏器置入术后护理描述正确的是:(ABDE)

A. 临时起搏器起搏电极相对于永久起搏电极更易脱位,术后护士应加强监护

B. 有引起心室穿孔的风险,护士应加强观察

C. 临时起搏器置入术后,患者体位不受限制

D. 安置临时起搏器患者需绝对卧床休息,术侧肢体避免屈曲或活动过度

E. 安置临时起搏器患者需保持平卧位,翻身时需保持术侧肢体伸直,向左侧翻身

5. 患者心脏临时起搏器置入一周后,突然出现头晕,心电监护出现Ⅲ度房室传导阻滞,心率 40 次/分,原因可能有:(BCD)

A. 低血糖反应   B. 起搏器电池耗尽

C. 起搏器参数设置不合理   D. 起搏电极移位

E. 洋地黄中毒

6. 心肌炎患者出现哪些阳性检查结果应考虑心肌损伤并采取相应的护理措施?（ABCD）

A. 血清肌钙蛋白Ⅰ或肌钙蛋白 T 增高

B. 血清 CK-MB 明显增高

C. 心超提示心腔扩大或室壁活动异常

D. 核素心功能检查提示左室收缩或舒张功能减弱

E. 血清 CK 增高

7. 病毒性心肌炎的护理重点在于:(C)

A. 加强锻炼,增强机体抵抗力   B. 接种流感疫苗,预防感冒

C. 充分休息,保证丰富的营养   D. 绝对卧床 3 个月,低盐饮食

E. 小量使用糖皮质激素,并注意不良反应

8. 该患者经治疗后心电监护仍为Ⅲ度房室传导阻滞,最慢心率35 次/分,现决定植入永久起搏器,安装永久起搏器后应告诉患者不能接受的治疗与检查有:(CDE)

A. X 线透视   B. B 超检查

C. 核磁共振检查   D. 起搏器部位除颤

E. 胸部磁疗仪理疗

简述题

9. 简述实施心电监护时,监护导联放置的注意事项?

答:① 应选择 P 波明显的导联。② 既往有或疑有心脏器质性损害者,应以全导联心电图为基础选择最佳监护导联。③ 任何导联的 QRS 波振幅应足以触发心率计数。④ 为了在需要时便于除颤,电极放置必须留出并暴露病人的除颤部位。⑤ 避免干扰造成的伪差。⑥ 电极应与皮肤紧密接触,出汗时电极易于脱开,应根据波形图像显示的清晰程度而随时更换。

10. Ⅲ度房室传导阻滞心电图的特征有哪些?

答:① 心房与心室活动各自独立、互不相关;② 心房率快于心室率,心房冲动来自窦房结或异位心房节律(房性心动过速、扑动或颤动);③ 心室起搏

点通常在阻滞部位稍下方。

11. 患者入院后即行临时起搏器置入术,术后观察要点有哪些?

答:① 监测脉搏、心率、心律、心电变化及患者自觉症状。② 监测起搏器的各项参数。③ 监测起搏和感知功能。④ 观察有无腹壁肌肉抽动、心脏穿孔等表现,及时发现有无电极导线移位或起搏器起搏感知障碍,立即报告医生并协助处理。⑤ 伤口的观察:穿刺处皮肤有无红肿热痛,患侧肢体的皮肤颜色、温度及腿的周径,并与健肢相比较,如有异常,立即汇报医生。

⑦ 思考题

12. 患者入院第二天,突然出现咳嗽后气急,伴出汗,患者烦躁不安,ECG示窦性心律,心率138次/分,BP 162/130 mmHg,R 36次/分,SPO_2 89%。应考虑患者出现了什么并发症? 如何配合医生抢救?

答:发生了急性左心衰竭。

抢救配合:① 体位:立即将患者床头抬高,取坐位或端坐位,双腿下垂。② 氧疗:首先保证气道通畅,予6～8L/min高流量、30%～50%乙醇湿化吸氧,必要时无创通气。③ 迅速开放两条静脉通道,遵医嘱正确使用药物,并注意观察疗效及不良反应。常用镇静、利尿、降压、强心、平喘等药物。④ 病情观察:严密监测心率、血压、呼吸、血氧饱和度的变化。观察呼吸频率和深度、意识、精神状态、皮肤颜色及温度、肺部啰音的变化,观察血电解质、血气分析报告,记录出入量。⑤ 做好心理护理及基础护理。

六、扩张型心肌病患者的护理

【知识要点】

1. 熟悉心脏再同步化治疗。

2. 掌握扩张型心肌病的护理评估。

3. 掌握扩张型心肌病药物治疗原则及观察要点。

4. 掌握扩张型心肌病的健康指导内容。

【案例分析】

患者,男性,45岁,因"活动后气急5年,加重5天"入院。患者5年前开始出现活动后气急,提示扩张型心肌病后一直服用"美托洛尔、贝那普利、螺内酯、呋塞米"等,症状不明显,5天前感冒后又出现轻微活动后气急、胸闷,休息时无明显症状。心电图示:窦性心律,完全性左束支传导阻滞。心超示:左房、左室扩大,LVEF 0.23,BNP 1817 pg/ ml。诊断为扩张型心肌病,于2013年06月15日步行入院。护理体检:患者精神萎靡,主动体位,T 36.0℃,P 86 次/分,R 18 次/分,BP 101/70 mmHg,初中文化,对扩张型心肌病的治疗措施及药物治疗相关知识有所了解,享受当地在职医保。

☑️ **选择题**

1. 该患者轻微活动后气急、胸闷,休息时无明显症状,根据 NYHA 心功能分级,心功能评估属于:(C)

A. Ⅰ级   B. Ⅱ级   C. Ⅲ级

D. Ⅳ级   E. 无法确定

2. 该患者此次出现心功能不全的诱因是:(A)

A. 感染   B. 心律失常   C. 过度劳累

D. 剧烈活动   E. 情绪激动

3. 关于 BNP 描述正确的是:(CD)

A. BNP 主要是由心房肌细胞分泌的心脏激素,其分泌量随心房充盈压的高低变化而变化

B. BNP 主要是由垂体分泌的激素,具有抗利尿作用

C. BNP 主要由心室肌分泌的心脏激素,其分泌量亦随心室充盈压的高低变化而变化

D. BNP 增加的幅度与心衰的严重程度呈正相关,目前已成为心衰临床诊断、病情及疗效判断和预后评估的重要指标

E. BNP 增加的幅度与心肌坏死的严重程度呈正相关,是诊断心肌梗死的敏感指标

4. 扩张型心肌病所致的心力衰竭不可选用:(A)

A. 正常量洋地黄   B. 利尿剂

C. 血管扩张剂减轻心脏负荷   D. 纠正心律失常

E. 卧床休息

5. 治疗扩张型心肌病的措施包括:(BCDE)

A. 加强体力活动   B. 低盐饮食

C. 应用利尿剂   D. 应用β-受体阻滞剂

E. 必要时行心脏再同步化治疗

6. 扩张型心肌病常见的临床表现包括:(ABC)

A. 心力衰竭   B. 心律失常   C. 栓塞

D. 胸痛   E. 有受伤的危险

7. 扩张型心肌病患者日常生活指导内容包括下列哪些？（ABCDE）

A. 给予低盐、低脂、易消化食物　　B. 防止上呼吸道感染

C. 坚持长期服药治疗　　　　　　　D. 避免刺激病人的情绪

E. 让患者及家属掌握最大活动量的指征

简述题

8. 何谓心脏再同步化治疗（cardiac resynchronization therapy，CRT）？

答：对于慢性心衰伴心室失同步化收缩的病人，通过植入三心腔起搏装置，用同步化方式刺激右房、右室和左室，从而治疗心脏的非同步收缩，不仅可以缓解症状，提高生活质量，而且可显著降低病人所有原因的死亡率和因心衰的再入院率。CRT 适用于非缺血性心肌病、左室射血分数≤35%、窦性心律、经长期最佳药物治疗 NYHA 心功能Ⅲ级或非卧床Ⅳ级、心室收缩不同步（目前定义为 QRS 间期>0.12 秒）的病人。

9. 如何观察该患者用药的不良反应？

答：① 血管紧张素转换酶抑制剂的主要不良反应：咳嗽、低血压和头晕、肾损害、血管神经性水肿等；② β受体阻滞剂的主要不良反应：液体潴留和心衰恶化、疲乏、心动过缓和心脏传导阻滞、低血压等；③ 袢利尿剂和噻嗪类利尿剂最主要的不良反应：低钾血症。

思考题

10. 如果您是该患者的护士，进行护理评估时除病史中提供的信息外还需要获取哪些相关信息？

答：（1）发病原因：与患者发生心肌病相关的因素临床常见的有：① 病毒性心肌炎。② 冠心病。③ 酒精中毒。④ 药物中毒。⑤ 遗传因素。⑥ 地域性。⑦ 其他相关疾病，如代谢性疾病、内分泌疾病、自身免疫性疾病、感染性疾病、结缔组织病等均可引起心肌的损害。

（2）诱发因素：除上呼吸道感染外，有无心律失常、循环负荷过重、过度劳累、剧烈活动、情绪激动、饱餐、用力排便、环境与气候的突变等？

（3）体征：应重点评估是否有水肿、肝大、腹水等心力衰竭的体征及各种心律失常。

（4）辅助检查：X 线检查可见心影明显增大，心胸比大于 50%，肺瘀血。心电图可见心房颤动、传导阻滞等各种心律失常；超声心动图可见左心室、左心房、右心室明显扩大，心室壁活动减弱，其他检查如左心室造影、心内膜心肌活检等均可帮助区别不同类型的心肌病。

（5）心理社会评估：心肌病病人一旦确诊，大部分病人预后较差，5 年存活率较低，而且反复发作心衰，反复住院，病人和家属均有沉重的心理压力和经济负担，病人易产生焦虑、烦躁、内疚、绝望等不良情绪，家属也因长期照顾病人而身心疲惫。这些不良情绪又成为诱发加重心衰的因素。护士对病人进行身体评估的同时，不能忽视对其进行心理社会因素的评估。

11. 患者入院后一周拟植入 CRT，应该采取哪些相关护理措施？

答：（1）术前护理

① 心理护理：根据病人的年龄、文化程度、心理素质等，采用适当的形式向患者及家属介绍手术的必要性和安全性，手术的过程、方法和注意事项，以解除思想顾虑和精神紧张。必要时手术前应用镇静剂，保证充足的睡眠。② 协助检查：指导患者完成必要的实验室及其他检查，如血常规、尿常规、血型、出凝血时间、胸部 X 线、心电图、动态心电图等。③ 皮肤准备：通常植入式起搏备皮范围是上胸部，包括颈部和腋下，备皮后注意局部皮肤清洁。④ 抗生素皮试。⑤ 训练患者平卧位床上排尿，以免术后由于卧床体位而出现排尿困难。⑥ 术前应用抗凝剂者需停用至凝血酶原时间恢复至正常范围。如不能停用药物者，术前应准备止血药术中备用。⑦ 术前建立静脉通道，使用抗生素 1 次。

（2）术后护理

① 休息与活动：术后将患者平移至床上，植入式起搏者需保持平卧位或略向左侧卧位 8～12 小时，避免右侧卧位。如患者平卧极度不适，可抬高床头30°～60°。术侧肢体不宜过度活动，勿用力咳嗽，以防电极脱位，如出现咳嗽症状，尽早应用镇咳药。卧床期间做好生活护理。术后第一次下床应动作缓慢，防止跌倒。② 监测：术后描记 12 导联心电图，进行心电监护，监测脉搏、心率、心律、心电变化及病人自觉症状，及时发现有无电极导线移位或起搏器起搏、感知障碍。观察有无腹壁肌肉抽动、心脏穿孔等表现，及时报告医生并协助处理。出院前常规行胸部 X 线检查和起搏器功能测试。③ 伤口护理与观察：植入式起搏者伤口局部以砂袋加压 6 小时，且每间隔 2 小时解除压迫5 分钟。保持切口处皮肤清洁干燥，严格无菌换药，术后 24 小时换药 1 次，伤口无异常可 2～3 天换药 1 次。观察起搏器囊袋有无肿胀，观察伤口有无渗血、红、肿，病人有无局部疼痛、皮肤变暗发紫、波动感等，及时发现出血、感染等并发症。如切口愈合良好，一般术后第 7 天拆线（采用微乔缝合线者多不用拆线）。临时起搏者每天换药，防止感染。④ 监测体温变化，常规应用抗生素2～3天，预防感染。禁用活血化瘀药物，防止皮下瘀血。

七、心脏骤停患者的护理

【知识要点】

1. 掌握心脏骤停的识别及处理。

2. 掌握电除颤的正确实施及其并发症的观察。

【案例分析】

患者,男性,75 岁,因"反复胸闷气促八年,加重 4 天"入院。查心超示: EF0.30,左心室心尖段、前间隔、前壁、侧壁及后壁中段收缩期应变明显降低, 左心室整体收缩功能减退。左心室舒张期顺应性减退,ECG 示:V_1－V_3 见 QS 波,肌钙蛋白 I 1.94 µg/L,BNP 1094.2 pg/ ml,有高血压病史 3 年,糖尿病 病史 7 年,一直未正规服药。诊断为急性心肌梗死,心功能Ⅳ级。护理体检: 神志清楚,精神萎,T 36.2℃,BP 102/64 mmHg,P 68 次/分,R 18 次/分, $SpO_2$96%。入院后予持续心电监护、抗凝、抗血小板聚集、调脂、扩冠、改善心 肌重构、营养心肌等治疗。住院期间出现了三次心脏骤停,经抢救成功后行 冠状动脉旁路移植术,术后康复出院。

✅ **选择题**

1. 心脏骤停的心电图表现包括:(ABE)

A. 心室停顿　　　　　B. 室颤、室扑　　　　　C. 快速房颤

D. 房室传导阻滞　　　E. 无脉性电活动(电-机械分离,无脉性室速)

2. 心脏骤停最可靠和迅速的判断依据是:(E)

A. 呼吸停止　　　　　B. 心音消失　　　　　C. 瞳孔散大

D. 意识和大动脉搏动消失　　E. 心电图示一直线

3. 识别下图属于哪一种心律失常? (B)

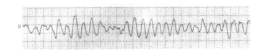

A. 心室扑动　　　　　B. 心室颤动　　　　　C. 心房扑动

D. 心房颤动　　　　　E. 室性心动过速

4. 易致心脏骤停最常见的心血管疾病为:(A)

A. 冠心病　　　　　B. 心瓣膜病　　　　　C. 心肌病

D. 高血压病　　　　E. 心肌炎

5. 终止室颤最有效的方法是：(C)

A. 肾上腺素　　　　　B. 胸外按压　　　　　C. 电除颤

D. 安装心脏起搏器　　E. 开放气道

6. 抢救心脏骤停者的生存链包括：(ABCDE)

A. 立即识别心脏骤停并启动急救系统　　B. 快速除颤

C. 尽早进行心肺复苏，着重胸外按压　　D. 有效的高级生命支持

E. 综合的心脏骤停后治疗

简述题

7. 电复律与电除颤的并发症有哪些？

答：虽然电复律和电除颤对快速型心律失常是一种快速、安全和有效的治疗措施，但仍可伴发许多并发症，主要包括：诱发各种心律失常，出现急性肺水肿、低血压、体循环栓塞和肺动脉栓塞，血清心肌酶增高以及皮肤烧伤等。

8. 简述心脏骤停的处理。

答：(1)识别心脏骤停：当患者发生意识丧失时，首先需要判断患者的反应，观察有无呼吸运动，可以拍打患者肩部，并大声呼喊患者。如患者无反应，应立即开始初级心肺复苏，并以最短时间判断有无脉搏(10秒钟内完成)，确立心脏骤停的诊断。

(2)呼救：在不延缓实施心肺复苏的同时，应设法(打电话或呼叫他人打电话)通知急救医疗系统。

(3)初级心肺复苏：即基础生命支持(basic life support，BLS)。主要措施包括胸外按压、开通气道、人工呼吸、除颤，前三者被简称为 CAB 三部曲。首先应保持正确的体位，病人仰卧在坚固的平面上，施救者在病人的一侧进行，提倡同步分工合作的复苏方法。

(4)高级心肺复苏：即高级生命支持(advanced life support，ALS)，是在基础生命支持的基础上，应用辅助设备、特殊技术等建立更为有效的通气和血运循环，主要措施包括气管插管建立通气、除颤转复心律成为血流动力学稳定的心律、建立静脉通路并应用必要的药物维持已恢复的循环。

9. 胸外心脏按压的并发症有哪些？

答：胸外心脏按压的并发症主要有肋骨骨折、心包积血或心脏压塞、气胸、血胸、肺挫伤等。

?**思考题**

10. 患者入院后第二天,巡视病房时发现患者突然出现意识不清、四肢抽搐,心电监护示室颤,该如何紧急处理?

答:有除颤仪在床边,立即呼救同时予200 J双向波电除颤或单向波360 J除颤;没有除颤仪在床边,立即呼救通知准备除颤仪,同时予以胸外心脏按压。

如采用双向波电除颤可以选择150~200 J,如使用单向波电除颤应选择360 J。一次电击无效应继续胸外按压和人工通气,5个周期CRP后(约2分钟),再次分析心律,必要时再次除颤。

第二节　呼吸科

一、肺炎患者的护理

【知识要点】

1. 了解基本的发病机理、社区获得性肺炎的传播途径。

2. 熟悉各类肺炎诊断要点、治疗原则及用药注意事项。

3. 掌握肺炎的主要护理诊断、护理措施、重症肺炎的抢救与护理。

【案例分析】

患者,男性,55 岁。半个月前感冒后出现发热,体温 37.0～38.0℃,近1周发热加重,体温最高时达 40.0℃,伴畏寒、寒战,周身关节、肌肉酸痛、乏力。近日来咳嗽、咳黄痰,右侧胸痛,咳嗽时加重。食欲减退。入院第 1 天。体格检查:T39℃,神清,口唇略发绀,口周可见结痂及疱疹,胸廓对称,左肺呼吸音粗,右肺呼吸音减弱。辅助检查:血常规:白细胞 17.9×10^9/L,中性粒细胞 82.9%,肝功能 ALT 73 U/L,AST 69 U/L。血气分析:pH 7.485,$PaCO_2$ 37.5 mmHg,PaO_2 76.2 mmHg。胸部 CT 示:右上肺阴影,双侧少量积液。诊断:细菌性肺炎。

☑️ **选择题**

1. 该患者诊断为细菌性肺炎的依据主要是什么? (D)

A. 发热 2 周　　　　　　　　　B. 胸痛

C. 右肺阴影,双侧少量积液　　　D. 痰涂片见革兰阳性、带荚膜的双球菌

E. 血常规白细胞 17.9×10^9/L,中性粒细胞 82.9%

2. 肺炎球菌肺炎治疗首选:(B)

A. 二代头孢菌素　　　　B. 青霉素　　　　C. 氧氟沙星

D. 红霉素　　　　　　　E. 庆大霉素

3. 该病人的主要护理问题有:(ABC)

A. 体温过高　　　　　　　　　B. 潜在并发症:感染性休克

C. 疼痛　　　　　　　　　　　D. 生活自理能力欠缺

E. 睡眠形态紊乱

4. 根据医嘱留取痰标本送检,如何正确采集?(ABCE)

A. 嘱病人用清水漱口,去除食物残渣

B. 深吸气数次后用力咳出支气管深部痰液

C. 采集的痰液放入专用痰标本盒内

D. 混有鼻涕、唾液的痰液可以送检　　　　E. 及时送检

5. 该病例主要护理措施有哪些?(BCD)

A. 鼓励其下床活动　　　　　　B. 鼓励饮水,做好口腔护理

C. 按急性病期护理　　　　　　D. 胸痛患侧卧位

E. 抗结核药物用药指导

简述题

6. 该病人病情继续加重,出现血压下降、面色苍白、四肢厥冷、大汗淋漓、脉搏细速、口唇及肢体皮肤发绀、意识模糊不清,此时病人可能出现什么情况? 如何配合抢救?

答:该病人可能出现了感染性休克。应立刻配合抢救。

配合抢救措施:① 取仰卧中凹位,抬高头胸部 20°,抬高下肢约 30°,有利于呼吸及静脉回流。给予高流量吸氧,维持 PaO_2 在 60 mmHg 以上,改善缺氧状况。注意保暖和安全。② 补充血容量,尽快建立两条以上静脉通道,遵医嘱给予低分子右旋糖酐或平衡盐液,以维持有效血容量,降低血液黏度,防止 DIC。静滴碳酸氢钠溶液时,应单通道注入,防止配伍禁忌。③ 严密观察病人全身情况,检测血压、尿量、尿比重、血细胞比容等,监测 CVP,以 CVP 不超过 10 cmH_2O,尿量＞30 ml/h 为宜。④ 使用血管活性药物时,应根据血压调整滴数,维持收缩压在 90~100 mmHg 以上,保证重要器官的血供,改善微循环,防止药液外渗,导致局部组织坏死或影响疗效。⑤ 积极控制感染,注意药物的副作用。⑥ 纠正水、电解质和酸碱平衡,注意监测钾、钠、氯等电解质的变化,输液速度不宜过快,以防心衰及肺水肿,如血容量已足,但尿量仍＜40 ml/h,应立刻汇报医生,严防肾衰。

思考题

7. 如该病人正规使用抗菌药 3 天后,体温不降或降而复升,护理人员应考虑该病人可能存在其他哪些合并症?

答:脓胸、心包炎、关节炎等。

二、支气管哮喘患者的护理

【知识要点】

1. 熟悉糖皮质激素使用方法及注意事项,正确指导患者用药。

2. 掌握重度哮喘的护理要点。

3. 掌握支气管哮喘患者的氧疗护理。

4. 掌握正确吸入技术。指导患者正确自我管理。

【案例分析】

患者,男性,66 岁,因反复咳痰喘 20 年,加重伴呼吸困难 3 天拟支气管哮喘急性发作入院。20 年前无明显诱因出现咳嗽、胸闷气喘症状,以呼气性呼吸困难为主,不规律使用沙美特罗替卡松,口服泼尼松。3 天前患者劳累后出现咳嗽,咯少量白色黏痰,未重视。今凌晨 4 点出现呼吸困难加重,由"120"送至我院急诊室治疗,入院时患者端坐呼吸,咳嗽时作,咳少量白色黏痰,口唇、指甲发绀。入院 P 122 次/分,R 33 次/分,末梢血氧饱和度为 88%,两肺布满哮鸣音,立即予患者半卧位,予氧气 3 L/min 吸入,布地奈德、特布他林雾化,甲基泼尼松龙静脉滴注。

☑ 选择题

1. 该患者为支气管哮喘的典型表现是:(A)

A. 发作性伴有哮鸣音的呼气性呼吸困难

B. 混合性呼吸困难　　　　　C. 突发性胸痛伴呼吸困难

D. 吸气性呼吸困难　　　　　E. 咯血

2. 重症支气管哮喘的主要临床表现不包括:(E)

A. 端坐呼吸、大汗淋漓　　　　B. 呼吸频率>30 次/分

C. 心率>120 次/分　　　　　D. 血氧饱和度≤90%

E. PaO_2>60 mmHg

3. 该病人使用糖皮质激素,下列哪些叙述是正确的:(ABDE)

A. 患者吸入糖皮质激素后可出现声音嘶哑、呼吸道不适等

B. 长期服药可引起骨质疏松,应注意观察

C. 宜饭前服用,以增加药物吸收

D. 指导患者用药后要清水充分漱口

E. 注意观察用药后的疗效和副作用

4. 该患者是重症哮喘,以下哪项措施不合适? (D)

A. 尽可能找出过敏原,去除诱因

B. 严密观察患者生命体征、神志等

C. 给予低流量氧气吸入

D. 痰多黏稠者限制水的摄入

E. 改善通气,支气管解痉,控制感染,遵医嘱应用糖皮质激素

5. "气体交换受损"的护理措施中,正确的是:(ACD)

A. 有明确过敏原者,应尽快脱离过敏原

B. 房间内可适当放些花草、地毯等

C. 不宜食用鱼虾、蟹等易过敏的食物

D. 氧疗

E. 减少饮水量

简述题

6. 哮喘患者如何做好自我管理?

答:① 树立战胜疾病的信心:相信长期、适当、充分的治疗可有效控制发作;② 了解哮喘的激发因素,避免接触诱发因素;③ 能识别哮喘发作先兆表现,学会简单紧急自我处理方法;④ 在家中自行监测病情变化,并进行评定;⑤ 了解常用药物的作用,正确用量、用法等;⑥ 掌握正确的吸入技术;⑦ 及时去医院就诊。

7. 简述定量雾化器(MDI)的使用方法。

答:① 介绍相关知识、使用的必要性;② 打开盖子,摇匀药液;③ 深呼气至不能再呼时,双唇包住咬口;④ 慢而深地经口吸气,同时手指按压喷药;⑤ 屏气 10 秒,缓慢呼气,休息 3 分钟,再重复。

思考题

8. 该患者 2 年前确诊后,每年平均发作 4～5 次,发作时在医院治疗,平时不能坚持服药,你会如何对患者进行指导?

答:① 评估不能服药的原因;② 宣教本病发作特点及诱因等;③ 用药指导;④ 自我监测及管理;⑤ 家人支持。

9. 该患者入院 5 天经积极治疗,症状缓解,入院第 7 天下午 4 点在医院花园散步,突发哮喘,患者端坐呼吸、烦躁不安,大汗淋漓,测心率 135 次/分,呼吸 40 次/分,血气分析:PaO_2 50 mmHg,$PaCO_2$ 70 mmHg,请问该患者目前病情处于何种状态? 如何护理?

答:(1) 患者处于重度哮喘。

(2) 护理要点:① 立即遵医嘱给药、补液、纠酸等;② 正确给氧;③ 必要时气管插管或切开,与机械通气;④ 备好胸穿包及水封瓶,以便在并发气胸时抽气或水封瓶引流。

三、支气管扩张患者的护理

【知识要点】

1. 熟悉诊断要点、常见病因、痰液的分层特点,本病的保健指导。

2. 掌握支气管扩张病的常用护理诊断及护理措施、体位引流要点、咯血的处理。

3. 掌握咯血或窒息的急救护理。

【案例分析】

患者,女性,30 岁。因反复咳嗽、咳痰十余年,以晨起明显。近 2 日来,因受凉后,咳嗽咳痰加重,每日咯黄脓痰约 100 ml,今晨咯鲜血半碗,自感恶寒、发热,时有气促、胸闷等症状。

体格检查:T 38℃,P 84 次/分,R 22 次/分,BP 100/50 mmHg,神清,口唇略发绀,双侧锁骨上淋巴结未触及,右下肺闻及湿啰音,心律齐,腹软,双下肢无水肿。

辅助检查:血常规:白细胞 8×10^9/L,中性粒细胞 70%,胸部 CT 示:右下肺卷发样阴影,少许液平面。

患者年幼时曾有"支气管肺炎"病史,曾行胸部高分辨 CT 检查示右肺下叶后基底段"柱状支气管扩张"。无其他基础疾病,无烟酒不良嗜好。

选择题

1. 该病人最主要的发病原因是:(B)

A. 防御功能缺陷   B. 婴幼儿支气管肺炎

C. 异物吸入   D. 肺结核   E. 受凉感冒

2. 患者痰量较多,排出不畅,故为该病人行体位引流,最合适的体位是:(B)

A. 半卧位   B. 向左俯卧位

C. 坐位或健侧卧位   D. 向左仰卧位   E. 仰卧位

3. 给病人行体位引流时下列选项正确的是:(ABCE)

A. 引流时间一般安排在餐前

B. 引流后给予清水漱口

C. 引流体位原则上抬高患肺位置,引流支气管开口向下

D. 引流体位原则上抬高床头,引流支气管开口向下

E. 引流后复查肺部呼吸音及啰音变化

4. 该患者目前的护理诊断是什么?（AE）

A. 体温过高　　　　　　B. 营养失调

C. 自我形象紊乱　　　　D. 保持健康能力改变

E. 有窒息的危险,与痰多、大咯血而不能及时排出有关

5. 入院后第四天,患者咯血 150 ml,突然出现烦躁不安、气急、口唇发绀、大汗淋漓等症状。该患者最可能发生的情况是:（C）

A. 休克　　　　　　B. 支气管哮喘　　　　C. 咯血窒息

D. 心绞痛　　　　　E. 心律失常

6. 如发生上述情况,可采取下列哪些护理方法进行抢救?（ADE）

A. 迅速挖出口、咽、喉、鼻部血块

B. 立刻建立静脉通道

C. 立刻采取头高脚低俯卧位,脸侧向一边

D. 立刻采取头低脚高俯卧位,脸侧向一边

E. 轻拍背部

7. 对上述患者,近期应采取什么护理措施?（提示:经上述处理后,患者症状缓解）（ACDE）

A. 保持呼吸道通畅,清除痰液　　　B. 进行户外活动,增强体质

C. 给予心理支持,帮助增强治疗信心　D. 增加营养,保证休息

E. 采取有效的预防和控制感染措施

8. 支气管扩张病人超声雾化吸入有什么注意事项?（提示:医嘱"生理盐水 20 ml 加 α-糜蛋白酶 5 mg"超声雾化吸入）（BC）

A. 雾化吸入宜在补液后进行

B. 雾化吸入宜在体位引流痰液前施行

C. 帮助患者取舒适卧位或坐位

D. 雾化吸入后马上漱口

E. 雾化吸入宜在餐后施行

简述题

9. 大咯血窒息的抢救措施有哪些?

答:① 立即取头低脚高位,脸侧向一边。② 轻拍背部,并迅速挖出或吸出口、咽、喉、鼻腔内的血块,无效时行气管插管或切开,解除呼吸道梗阻。

③ 高浓度的氧气吸入。

? 思考题

10. 体位引流是本病最主要的保持呼吸道通畅的措施,不同的病变部位可以取哪些不同的体位?

答:右上肺-左侧半卧位或坐位;右中叶-左侧头低脚高位;右下叶-左侧俯卧位;左上叶尖端-坐位;左舌叶-右侧头低脚高位;左下叶-右侧俯卧位。

11. 该病人痰液有明显的恶臭味,说明了什么? 应如何处理?

答:该病人合并厌氧菌感染,遵医嘱配合使用甲硝唑。同时做好相应护理,如痰液及时倾倒、口腔护理等。

四、慢性支气管炎、慢性阻塞性肺气肿患者的护理

【知识要点】

1. 熟悉 COPD 的分级标准。

2. 掌握 COPD 患者呼吸功能锻炼的方法。

3. 掌握 COPD 急性发作期的护理。

4. 掌握家庭氧疗技术,提供患者适宜的指导。

【案例分析】

患者,女性,78 岁,因"反复咳嗽气喘十余年,加重伴胸闷 2 天"拟"慢性阻塞性肺疾病急性加重"入院。患者 10 年前咳嗽,咯少量白色黏痰,活动后气喘明显,期间多次住院治疗。2 天前受凉出现咳嗽、胸闷症状,自行在家服用头孢他啶胶囊,症状缓解不明显。入院时患者咳嗽咳痰时作,咳中量黄脓痰,气喘,休息后不缓解。肺功能为 $FEV_1/EEV < 70\%$,$FEV_1 < 80\%$ 预计值。体检:桶状胸,双肺可闻及少量湿啰音。入院后安置患者半卧位休息,氧气 1 L/min吸入,并予氨溴索化痰、头孢哌酮抗感染、多索茶碱解痉平喘。

✓ 选择题

1. 患者有慢性支气管炎伴肺气肿,近日痰黏不易咯出,并有喘鸣、头痛、烦躁、白天嗜睡、夜间失眠,从临床表现看可考虑患者出现:(AC)

    A. 呼吸性酸中毒   B. 脑疝先兆   C. 肺性脑病

    D. 休克   E. 窒息先兆

2. 该患者病情观察,应重点注意:(ABCD)

A. 咳嗽咳痰症状　　　　　　　B. 胸闷及呼吸困难的程度

C. 监测血气分析　　　　　　　D. 肾功能

E. 肝功能

3. 如何帮助该患者保持呼吸道通畅？（ABCDE）

A. 教会患者有效咳嗽的方法　　B. 雾化吸入　　　　　　C. 机械吸痰

D. 叩背　　　　　　　　　　　E. 适量饮水

4. 为帮助病人进行呼吸功能锻炼,指导患者练习缩唇呼吸,正确的动作是:（ABCE）

A. 经鼻腔吸气　　　　　　　　B. 半闭口呼气　　　　　C. 缓慢呼气

D. 吸呼比为 2 : 1　　　　　　　E. 避免快速吸气或屏气

5. 病人出院后,建议长期家庭氧疗(LTOT),下列叙述中不正确的是:（B）

A. 用于 COPD 患者　　　　　　B. 氧流量 3～4 L/min

C. 每日持续吸氧 15 小时以上　　D. 当 $PaO_2 < 55$ mmHg 时

E. 当 $SaO_2 \leqslant 88\%$

简述题

6. 简述有效咳嗽的方法及注意事项。

答:① 患者取坐位,头略前倾。② 深呼吸 5～6 次,后深吸气,屏气 3～5 秒。③ 缩唇,缓慢呼气,再深吸一口气后屏气 3～5 秒。④ 身体前倾,进行 2～3 次短促有力的咳嗽,同时收缩腹肌。

7. 如何实施长期家庭氧疗的？

答:① 向患者解释氧疗的目的、必要性。② 注意用氧安全,防火、防油、防热、防震。③ 持续低流量吸氧,氧流量控制在 1～2 L/min。④ 每天坚持 15 小时以上。⑤ 吸氧装置定期更换、清洁、消毒。

思考题

8. 患者入院第 5 天血气分析结果 PaO_2 89.8 mmHg、$PaCO_2$ 83.7 mmHg、pH7.19、BE 0.9、HCO_3^- 31.3,该患者可能出现了什么情况？ 如何护理？

答:(1) 从血气结果来看,该患者出现了呼吸性酸中毒加代谢性碱中毒。

(2) 护理要点:① 合理用氧:使用呼吸机辅助通气,配合吸氧。② 通畅气道,改善通气:及时清除痰液;按医嘱应用支气管扩张剂;若病情重或昏迷,立即行气管插管或气管切开,使用人工机械呼吸机。③ 用药护理:有效抗生素控制呼吸道感染、必要时呼吸兴奋剂(如尼可刹米、洛贝林等)。④ 纠正酸碱平衡失调和电解质紊乱。⑤ 观察病情,防治并发症。

五、慢性肺源性心脏病患者的护理

【知识要点】

1. 熟悉本病的临床表现,并能提前预警相关并发症。

2. 掌握呼吸功能锻炼及胸部叩击的方法。

3. 掌握发生肺性脑病的相应护理。

4. 掌握常用药物的作用及副作用,能正确指导患者用药。

【案例分析】

患者,女性,79 岁,因"反复胸闷气喘 8 年余,加重伴嗜睡 1 天"拟"喘证""肺源性心脏病"入院。患者有"慢性阻塞性肺病"20 余年。入院时患者嗜睡,偶有咳嗽,咳少量白色黏痰,胸闷气喘明显,唇甲发绀,双下肢水肿,偶有心慌心悸。血气分析示:PaO_2 40 mmHg、$PaCO_2$ 80 mmHg。心电图示:肺型 P 波。心脏彩超示:右心肥厚。入院后予无创呼吸机辅助通气,并予多索茶碱、氨溴索、头孢静滴,呋塞米静推,记录 24 小时出入量。

☑ 选择题

1. 引起该患者肺源性心脏病的原因是:(B)

A. 重症肺结核 　　　　　　　B. 慢性支气管炎、肺气肿

C. 肺间质纤维化 　　　　　　D. 支气管扩张

E. 肺炎

2. 肺心病死亡的首要因素是:(D)

A. 心律失常 　　　　B. 休克 　　　　C. DIC

D. 肺性脑病 　　　　E. 酸碱失衡

3. 慢性肺源性心脏病患者急性加重期使用利尿剂,应警惕患者出现:(A)

A. 低钾低氯性碱中毒 　　　　B. 低钾低氯性酸中毒

C. 呼吸性酸中毒 　　　　　　D. 呼吸性碱中毒

E. 稀释性低钠血症

4. 慢性肺源性心脏病出现呼吸困难,应采取哪些护理措施?(ABCE)

A. 取半卧位或坐位 　　　　　B. 保持呼吸道通畅

C. 保持口腔清洁 　　　　　　D. 一律给予高流量氧气吸入

E. 做好心理护理

5. 患者入院 3 天神志转清,PaO_2 52 mmHg、$PaCO_2$ 67 mmHg,此时如为

患者吸氧应：(A)

  A. 低浓度(<35%)持续给氧 B. 高流量吸氧

  C. 按需给氧   D. 高流量间歇给氧

  E. 低流量间歇给氧

简述题

6. 缩唇呼吸及腹式呼吸如何进行?

答:① 缩唇呼吸:先闭嘴屏气,然后通过缩唇(吹口哨样)缓慢呼气,同时收缩腹部,吸呼比为1:2或1:3。② 腹式呼吸:病人取立位、平卧或半卧位,两手分别放于前胸部和上腹部。鼻缓慢吸气,腹部凸出,手感到腹部向上抬起;呼气时用口出,手感到腹部下降。

7. 简述胸部叩击的实施方法。

答:① 评估有无气胸、肋骨骨折、咯血等禁忌证。② 协助患者侧卧或坐位。③ 双手手指弯曲并拢,呈杯状。④ 以手腕的力量,从肺底自上而下、由外向内,迅速有节律地叩击胸壁。⑤ 叩击频率为120～180次/分。⑥ 每次叩击应在餐后2小时或餐前30分钟进行,叩击时间为5～15分钟。⑦ 叩击避开乳房、心脏、骨突处。

思考题

8. 患者如出现头晕、头痛、神志恍惚、四肢抽搐时,应警惕患者出现何种并发症? 如何护理?

答:(1) 应警惕患者出现肺性脑病。

(2) 护理措施:① 绝对卧床休息,呼吸困难者去半卧位。② 专人护理,加用床栏,必要时约束带约束。③ 加强病情观察:观察头痛、神志等情况,并定期监测血气分析。④ 持续低流量给氧。⑤ 保持静脉通畅,遵医嘱使用呼吸兴奋剂,并注意观察药物疗效及不良反应。⑥ 床边备好各种抢救设施。

9. 患者入院第5天,血气分析示 PaO_2 66 mmHg、$PaCO_2$ 40 mmHg,患者神志转清,动则稍感气喘,如何对患者做好运动指导?

答:① 减少体力消耗:站立时背倚墙,卧位抬高床头,略抬高床尾。② 半卧或坐位,充分休息,让心肺功能恢复。③ 循序渐进运动,不宜操之过急:先在床上翻身、变换体位,慢慢过渡到床上缓慢肌肉松弛活动,如握拳,下肢交替抬离床面等。④ 活动需以不引起疲劳,不加重症状为宜。

六、呼吸衰竭患者的护理

【知识要点】

1. 掌握有效咳嗽的方法。

2. 掌握多索茶碱使用的注意事项。

3. 掌握呼吸衰竭病人的合理用氧。

4. 掌握无创呼吸机使用中突然停电的应急预案。

【案例分析】

慢性支气管炎患者,男性,78 岁,因气温突降后咳嗽咳痰、高热收住入院。入院时患者意识模糊,呼吸急促,右侧强迫位。T 38.2,P 120 次/分,R 28 次/分,BP 115/60 mmHg,口唇及四肢末梢发绀,双肺可闻及哮鸣音及湿啰音,面部及双下肢远端水肿,反复咳嗽,咯中等量黄黏痰,不易咯出。血气分析:pH 7.396,PaO_2 50.3 mmHg,SPO_2 80%,$PaCO_2$ 79 mmHg。入院后予哌拉西林舒巴坦抗炎,盐酸氨溴索化痰,尼可刹米兴奋呼吸,多索茶碱解痉平喘,并予布地奈德(普米克令舒)、异丙托溴铵雾化吸入,呼吸机辅助通气改善呼吸后神志逐渐转清。

✅ 选择题

1. 导致该病人呼衰的病因是:(C)

A. 重症肺结核   B. 肺间质纤维   C. 慢性支气管炎

D. 胸部手术   E. 肺癌

2. 该病人最恰当的给氧方式为:(E)

A. 面罩给纯氧   B. 酒精湿化给氧   C. 鼻导管高浓度给氧

D. 鼻导管给纯氧   E. 鼻导管低浓度给氧

3. 该病例护理要点正确的是:(ABE)

A. 遵医嘱及时正确采集血气分析标本并送检

B. 根据病情需要做好气管插管的准备工作

C. 鼓励其尽量做床上或床边活动

D. 从入院开始给予保健知识指导,尤其注意进行呼吸功能训练

E. 清除痰液,保持呼吸道畅通

4. 经过一周的治疗,患者病情好转,为改善该病人的呼吸功能可采用:(CD)

A. 支气管舒张剂　　　　　　B. 床旁体操

C. 呼吸功能训练　　　　　　D. 氧疗

5. 该病例主要护理诊断为：(BD)

A. 自理能力缺陷　　　B. 气体交换受损　　　C. 潜在并发症

D. 清理呼吸道无效　　E. 急性意识障碍

6. 关于呼吸兴奋剂的使用，下列护理措施错误的是：(D)

A. 尼可刹米、山梗菜碱是常用呼吸兴奋剂

B. 维持呼吸道通畅

C. 出现恶心、呕吐、面部或肢体抽搐时，应及时减药或停药

D. 呼吸肌麻痹的患者应该使用呼吸兴奋剂

E. 必须配合氧疗，因为呼吸兴奋剂使氧的消耗量增加

7. 呼吸衰竭缺氧伴 CO_2 潴留患者不可能出现：(D)

A. 呼吸深快　　　　　　B. 发绀　　　　　　C. 心率、血压变化

D. 皮肤干燥　　　　　　E. 球结膜充血、水肿

简述题

8. 该患者使用多索茶碱时的注意事项有哪些？

答：① 茶碱类药物个体差异较大，多索茶碱亦要视个体病情变化选择最佳和用药方法，并监测血药浓度。② 严重心、肺、肝、肾功能异常者以及活动性胃、十二指肠溃疡患者慎用。③ 本品不得与其他黄嘌呤类药物同时服用，建议不要同时饮用含咖啡因的饮料或食品。④ 静脉滴注速度不宜过快，一般应在 45 分钟以上。⑤ 本品在低温放置时会有析出现象，使用前应认真检查。如发现药液浑浊切勿使用。⑥ 在外界温度较低时，使用本品前应将其放置到室温使用。

9. 缺氧与二氧化碳潴留患者的神志、意识有哪些改变？

轻度缺氧	注意力分散、智力或定向力减退
缺氧加重	烦躁、神志恍惚、嗜睡及昏迷等
CO_2 潴留早期	兴奋（烦躁不安、昼睡夜醒，甚至谵妄）
CO_2 潴留加重	抑制（表情淡漠、肌颤、间歇抽搐、嗜睡及昏迷等，这种由缺氧和 CO_2 潴留导致的神经精神障碍症候群，称肺性脑病）

10. 患者神志转清后，作为责任护士如何指导病人进行有效咳嗽？

答：① 协助患者取坐位。② 指导患者先进行深而慢的呼吸 5～6 次，深吸气后屏气3～5秒，继而缩唇缓慢呼气（胸廓下部和腹部应该下陷），再深吸

一口气后屏气 3~5 秒,身体前倾,从胸腔进行 2~3 次短促而有力的咳嗽,咳嗽同时收缩腹肌,或用手按压上腹部。③ 帮助痰液咳出,观察痰液的颜色、性质和量。

❓ 思考题

11. 呼吸性酸中毒合并代谢性碱中毒时,血气分析、血电解质有何特点?如何给予营养支持?

答:(1) 从 pH、PaO_2、$PaCO_2$、HCO_3^-、BE、K^+、Na^+、Cl^- 等方面分析。

(2) 营养支持:① 采用高蛋白质、高脂肪、低碳水化合物的膳食或胃肠外营养液。② 每天的蛋白质摄入量为 1.5~2 g/kg;蛋白质、脂肪、低碳水化合物的热量比分别为 20%、20%~30%、50%。③ 每天适量补充各种维生素及微量元素。④ 饮食以软烂、易消化为宜;少食多餐,降低因进食增加的氧消耗。⑤ 进食时应持续给氧,防止气短和进餐时血氧降低。

12. 患者在使用无创呼吸机过程中突然断电,应如何处理?

答:① 对于有蓄电池的呼吸机,严密观察呼吸机能否正常工作,做好病人及家属的解释与安抚。② 没有蓄电池的呼吸机,立即通知医生,根据病人情况予鼻导管给氧或简易呼吸器辅助通气。③ 密切观察病人的呼吸、脉搏、意识等情况。④ 在夜间使用手电筒临时提供照明。⑤ 立即与有关部门联系,采取各种措施尽快恢复正常供电。

七、原发性支气管肺癌患者的护理

【知识要点】

1. 掌握纤维支气管镜检查的护理。

2. 掌握多西他赛的使用注意事项。

3. 掌握肺癌患者的心理护理。

4. 掌握大咯血的应急预案。

【案例分析】

患者,男性,因"右背疼痛 9 个月"收住入院。步入病房,入院时患者右背部疼痛,咳嗽加重,咯少量白黏痰,痰液中偶夹有少许鲜红色血丝,声音嘶哑,偶有喷嚏,饮食睡眠可,二便正常;患者有吸烟史 40 年,每天 2 包,已戒烟 2 年。入院后胸部 CT 示:右侧中央型肺癌;择期在局麻下行纤维支气管镜检查示:右下叶段支气管开口外压性狭窄;黏膜活检病理示:鳞状细胞癌。完善各项检查后拟行 DP 静脉化疗,具体方案为:地塞米松 d0—d2,多西他赛 120 mg d1、顺铂 40 mg d1—d3。

✓ 选择题

1. 肺癌咳嗽的特点是:(E)

A. 早起咳   B. 睡前咳   C. 长期晨咳

D. 带喉音   E. 金属音

2. 该患者出现声音嘶哑,应考虑:(C)

A. 压迫食管   B. 压迫颈交感神经   C. 压迫喉返神经

D. 压迫纵隔神经   E. 压迫上腔静脉

3. 化疗后病人出现了口腔溃疡,以下护理措施错误的是:(D、E)

A. 用锡类散涂患处   B. 不进食粗粝食物

C. 用生理盐水或硼砂溶液漱口   D. 控制喝水

E. 可以喝碳酸饮料

4. 诊断肺癌的最准确方法是:(D)

A. 胸部后前位片   B. 气管-支气管断层   C. 痰检脱落细胞

D. 纤维支气管镜活检   E. 肺部 CT 检查

5. 上腔静脉阻塞综合征的临床表现有:(ABE)

A. 颈部及上肢水肿   B. 头痛、头昏或眩晕

C. 眼球内陷   D. 同侧颈部或胸壁无汗或少汗

E. 胸前部淤血

6. 化疗药物的毒性反应有哪些?(ABDE)

A. 骨髓抑制   B. 恶心、呕吐   C. 便秘

D. 口腔溃疡   E. 静脉炎

7. 阿片类镇痛药有哪些副作用?(BCD)

A. 脱发   B. 恶心、呕吐   C. 精神错乱

D. 便秘   E. 口腔溃疡

8. 病人完成 1 个疗程后出院,护士应做好以下健康指导:(ABDE)

A. 戒烟,并注意避免被动吸烟

B. 定期门诊复查

C. 加强营养支持,但禁食吃鸡、鸭等发物

D. 给予心理支持

E. 督促病人坚持治疗(放、化疗等)

简述题

9. 行纤维支气管镜检查前后应如何护理?

答:(1) 术前护理:① 详细询问患者的过敏史、既往史,评估近期胸片或肺部 CT 片、心电图、出凝血时间。② 向患者说明检查目的、方法及有关配合的注意事项,消除紧张情绪,取得合作。③ 术前禁食、禁水 4 小时,术前 30 分钟肌内注射阿托品 0.5 mg,精神紧张者肌内注射地西泮 10 mg。④ 取下义齿,如有活动的或可能脱落的牙齿应及时报告医生。

(2) 术后护理:① 观察呼吸、咳嗽及吞咽情况,30 分钟后方可离开检查室。② 告诉患者少说话、多休息,不可用力咳嗽、咳痰。③ 术后可能出现鼻咽部不适、疼痛、声嘶、吞咽不畅、痰中带血等,一般不必处理,休息后可逐渐缓解。④ 术后 2 小时后可饮水,无呛咳后可进食,开始以半流质饮食为宜。

10. 护理过程中,发现该病人郁郁寡欢,应如何处理?

答:(1) 评估:① 病人有无血压增高、失眠、紧张、烦躁不安、心悸等恐惧表现。② 病人的心理状态和对疾病及治疗的认识。

(2) 加强沟通:① 建立良好的护患关系,鼓励病人以积极的心态面对疾病心理与社会支持。② 介绍成功病例,增强病人信心,帮助患者建立良好的社会支持系统。③ 安排家庭成员和朋友看望病人。

11. 多西他赛使用时有哪些注意事项?

答:(1) 多西他赛可能发生较严重的过敏反应,应具备相应的急救药械,注射期间密切观察与监测。如果发生的过敏反应的症状轻微如脸红或局部皮肤反应不需终止治疗。如果发生严重过敏反应,如血压下降超过 20 mmHg,支气管痉挛或全身皮疹/红斑,则需立即停止滴注并进行对症治疗。对已产生严重不良反应的病人不能再次应用多西他赛。

(2) 所有病人在接受多西他赛治疗前需预服药物,以减轻体液潴留的发生,预服药物包括糖皮质激素类,如地塞米松等。

(3) 多西他赛治疗期间应经常对血细胞数目进行监测。

(4) 多西他赛治疗期间可能发生外周神经毒性反应。如果已观察到的皮肤反应有肢端(手心或足底)局限性红斑伴水肿、脱皮等,此类毒性可能导致中断或停止治疗。

(5) 肝功能有损害的病人:如果血清转氨酶超过正常值上限 1.5 倍,同时伴有碱性磷酸酶超过正常值上限 2.5 倍,存在发生严重不良反应的高度危险,因此,这些病人不应使用。

(6) 本品为细胞毒类药物,药物配制要注意安全防护。

(7) 本品中已经含有乙醇,因此在配置药液时,直接加入 250 ml 的 5% 的葡萄糖溶液或 0.9% 的生理盐水注射液,一经配置,应立即使用。

? **思考题**

12. 如该病人出现上腔静脉压迫综合征,如何处理? 如何预防?

答:(1) 处理:① 体位;② 观察病情,尤其是心脏功能情况;③ 吸氧,观察呼吸变化。

(2) 预防:① 不宜在上腔静脉系统输液输血,如双上肢、颈静脉;② 病情观察;③ 饮食护理;④ 心理护理;⑤ 生活护理。

13. 在化疗过程中,病人出现了大咯血,作为当班护士该如何紧急处理?

答:紧急处理流程如下图:

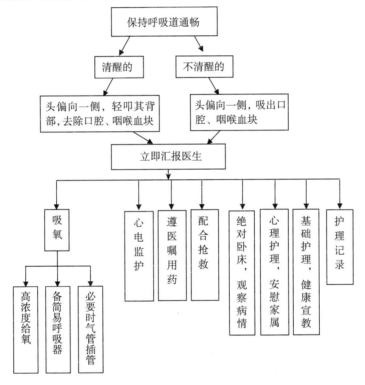

八、自发性气胸患者的护理

【知识要点】

1. 掌握自发性气胸的观察要点。

2. 掌握胸腔闭式引流管意外脱落的紧急处理。

3. 掌握胸腔闭式引流管拔管后的护理。

4. 掌握自发性气胸患者健康教育。

【案例分析】

老年男性,慢性咳嗽、咳痰 15 年,伴活动后气促 4 年,因在家提液化气罐时突然出现右侧胸痛难忍,随之出现呼吸困难,就诊后拟"右侧自发性气胸"收住入院。查体:急性病容,T 37℃,P 118 次/分,R 37 次/分,BP 130/65 mmHg,气管向左侧移位,右侧呼吸音减弱,余(一)。急诊胸部正位片示:右侧气胸、肺叶压缩大于 60%。入院后予吸氧,抗感染,化痰,并立即行左侧胸腔闭式引流术,有较多气泡溢出,胸闷症状缓解。

☑ **选择题**

1. 该病人右肺压缩大于 60%,最主要的治疗方法是:(B)

A. 吸氧、止痛　　　　　　B. 排气、减压　　　　C. 治疗并发症

D. 镇咳　　　　　　　　　E. 胸腔镜手术

2. 自发性气胸最早出现的症状是:(D)

A. 咳嗽、喘息　　　　　　B. 发绀　　　　　　　C. 休克

D. 胸痛　　　　　　　　　E. 咳嗽

3. 该病人罹患自发性气胸主要原因有:(AE)

A. 慢性阻塞性肺病史　　　B. 支气管哮喘病史　　C. 肺炎病史

D. 肺结核病史　　　　　　E. 用力过猛

4. 此时应首先紧急做哪项处理?(A)

A. 胸腔穿刺抽气　　　　　B. 面罩吸氧　　　　　C. 补液

D. 胸外科手术修补　　　　E. 呼吸机辅助通气

5. 气胸常规抽气穿刺部位在:(A)

A. 锁骨中线第 2 肋间　　　　　　B. 腋前线第 7 肋间

C. 腋中线第 4~5 肋间　　　　　　D. 腋中线第 7 肋间

E. 肩胛下第 7~9 肋间

6. 胸腔闭式引流的拔管指征有:(ADE)

A. 生命体征稳定

B. 引流瓶内无液体引出

C. 出现皮下气肿

D. 听诊肺呼吸音清晰,胸片示伤侧肺复张良好

E. 引流瓶内无气体溢出

7. 胸腔闭式引流病人护理措施正确的是:(CDE)

A. 病人使用胸腔闭式引流＋负压吸引时,负压绝对值越大越能较快抽出胸腔内气体,所以应该采用尽量大的绝对负压值

B. 如发现引流瓶中水柱无搏动,病人出现呼吸困难加重,立即报告医生,同时拔除胸腔引流管,准备再次穿刺

C. 观察病人穿刺部位有无红肿、渗液

D. 定时观察闭式引流瓶水柱有无搏动

E. 密切观察病人生命体征变化

简述题

8. 患者因胸腔闭式引流穿刺处疼痛拒绝床上活动时,作为当班护士该如何处理?

答:(1)耐心的听取病人的主诉,表示理解,并安慰患者。

(2)告知床上活动的目的及重要性。

(3)教会患者缓解疼痛的方法:① 指导病人取合适体位;② 指导病人减轻疼痛的方法:如听音乐,避免剧烈咳嗽,必要时给予止咳剂;③ 心理护理:解除病人的担忧;④ 疼痛严重者,遵医嘱使用止痛剂。⑤ 避免牵拉引流管,保持引流管在位通畅。

9. 患者入院第三天,床上翻身时,胸腔闭式引流管自穿刺处不慎滑脱,作为当班护士该如何处理?

答:(1)立即用手捏紧引流口周围皮肤并报告医生,用凡士林纱布堵塞引流口。

(2)反折近端胸管,然后常规更换引流瓶。

(3)严密观察:① 视——有无气促、发绀、皮下气肿;② 叩——声音是否异常;③ 听——呼吸音是否异常;④ 监测生命体征。

(4)床边 X 光检查,及时追踪检查结果。

10. 入院一周后,X 光检查示:肺膨胀良好,医生给予拔除胸腔闭式引流管,此时该病人的观察要点有哪些?

答:① 拔管后 24 小时内观察病人呼吸情况。② 注意有无胸闷、呼吸困难。③ 局部有无渗液、漏气、出血、皮下气肿等。

11. 该病人的出院指导有哪些?

答:① 避免抬举重物、剧烈咳嗽、屏气。② 饮食应清淡、富含纤维素,多食新鲜蔬菜和水果,保持大便通畅。③ 劳逸结合,在气胸痊愈的一个月内,避免抬、举重物,避免屏气,勿剧烈活动,如打球、跑步、骑自行车等。④ 指导其戒烟,预防上呼吸道感染,避免剧烈咳嗽。⑤ 保持心情愉快,避免情绪波动。⑥ 若出现突发性胸痛,随即感到胸闷、气急等气胸复发征兆时,及时就诊。

? **思考题**

12. 胸腔闭式引流常见异常情况分析。

答:(1) 几种常见的异常水柱波动分析:① 水柱与水平面静止不动:提示水柱上的管腔有漏气,使之与大气相通或管道打折、受压。② 水柱在水平面上静止不动:多提示肺已复张,胸腔内负压建立。③ 水柱在水平面下静止不动:提示胸腔内正压,有气胸。④ 水柱波动过大:>6~10 cmH$_2$O,提示肺不张或残腔大。⑤ 深呼吸或咳嗽时水封瓶内出现气泡:提示有气胸或残腔内积气多。

(2) 引流不畅:原因众多,如血块堵塞、胸膜粘连堵塞、膨胀的肺脏及升高的膈肌堵塞、引流管过软、被肋间肌夹压闭塞致流通不畅;引流管滑脱,使引流管内口滑入胸壁组织内堵塞;胸腔内段的引流管过长,以致打折扭曲等等。

(3) 漏气:漏气可使胸腔与大气压直接沟通,胸腔负压消失,常被忽视;当发现水柱活动<3 cm 时,往往在进行其他检查处理无效之后,才想到漏气。漏气的原因常为引流管连接处松脱、引流管破损、胸壁引流口缝合不紧密等。

(4) 其他:如排气管堵塞;误将引流管接在排气管上;引流管过长;盘曲下坠;引流积存管内影响引流;引流管被病人身体所压。搬换床位时,不注意保持水封瓶低位;更换水封瓶时夹管未完全致漏气;引流管损破;引流液较多时,水封瓶内液平面太高,增加了引流的阻力,而又未予及时更换等等。

第三节 消化科

一、消化性溃疡患者的护理

【知识要点】

1. 了解消化性溃疡与幽门螺杆菌(HP)感染的关系。

2. 熟悉消化性溃疡患者的饮食原则与治疗方法。

3. 掌握消化性溃疡患者的疼痛特点。

4. 掌握消化性溃疡患者的并发症的观察与护理。

5. 掌握常见的消化性溃疡患者的病情变化时应急处理。

【案例分析】

患者,男性,34 岁,因黑便 3 日伴呕血一次入院。入院后又解柏油样便 7～8 次,伴头晕、心慌、全身大汗,急查血提示:血红蛋白 87 g/L,白细胞 15.1×10^9/L,中性粒细胞 82.2%。肝功能示:正常。凝血示:纤维蛋白原 1.3 g/L;有吸烟史 10 余年,每日约半包,平常睡眠差,生活无规律,近 5 年多次夜间胃痛,进食后好转,由于害怕做胃镜而没有明确,只用一些胃药治疗。入院查体:T 36.8℃,P 104 次/分,R 25 次/分,BP 96/60 mmHg,病程中有头昏乏力;入院第二日胃镜检查提示,十二指肠球部溃疡伴出血。夜间患者出现发热,体温达 39.4℃,心率 110 次/分,血常规示:白细胞计数 11.9×10^9/L,血红蛋白 56 g/L。医嘱予吲哚美辛 0.5 枚纳肛,30 分钟后患者大汗淋漓,体温为37.5℃,1 小时后体温为 36℃。入院第五日,患者出院。

☑ **选择题**

1. 患者上述病史中,现存的主要护理问题有哪些?(ABCD)

A. 循环血容量不足的危险　　　B. 知识缺乏　　　C. 活动无耐力

D. 睡眠形态紊乱　　　　　　　E. 舒适的改变——疼痛

2. 该患者出现伴头晕、心慌、冷汗,提示出血量至少在:(B)

A. 250～400 ml　　　B. 400～500 ml 以上　　　C. 1000 ml 以上

D. 250 ml 以内　　　E. 血容量的 20% 以上

3. 患者入院第二日,夜间出现发热,体温达 39.4℃,心率 110 次/分,查血常规示:白细胞计数 11.9×10^9/L,血红蛋白 56 g/L,无呕血,值班医师予吲哚美辛 0.5 枚纳肛,30 分钟后体温恢复正常。该患者降温过程最需要注意的是:(C)

    A. 肠道内积血吸收合并感染所致发热　　B. 给予温凉的米汤

    C. 降温过程中血压的变化　　　　　　　D. 给予补液、消炎

    E. 不必处理

4. 患者在病程第 5 天,除了略感乏力、查体贫血貌外余无特殊,根据患者症状和体征考虑出血已停止,此时健康教育内容有:(ABCDE)

    A. 定时规律饮食,少量多餐　　　　　　B. 面食为主

    C. 忌酸辣、油煎等机械性刺激食物　　　D. 牛奶不易多用,脱脂牛奶较好

    E. 戒烟

5. 此患者 HP 检查阳性,关于 HP 的叙述正确的是:(ABCE)

    A. 根除 HP 治疗方案:一种 PPI 加 2 种抗生素,疗程持续 7～14 天

    B. HP 感染是消化性溃疡发病的主要病因

    C. 根除 HP 治疗后复查的首选方法是 ^{13}C 或 ^{14}C 尿素酶呼气试验

    D. 只用 1 周　　　　　　E. 易复发

6. 关于消化性溃疡患者疼痛特点描述正确的是:(ABCDE)

    A. 十二指肠球部的溃疡疼痛多为夜间痛

    B. 十二指肠球部的溃疡疼痛为疼痛—进食—缓解

    C. 胃溃疡的疼痛为进食—疼痛—缓解

    D. 进食或止酸药能有效缓解胃溃疡的疼痛

    E. 疼痛性质和规律发生变化往往提示有并发症发生

7. 该患者准备出院前一天,血红蛋白 58.0 g/L,患者起床时的护理措施错误的是:(B)

    A. 观察有无头昏、心悸、气促等症状

    B. 有症状者休息片刻继续起床

    C. 逐步抬高床头至床上坐起,无症状后再下床

    D. 加强巡视,及时提供生活帮助

    E. 监测外周血象,根据结果指导患者活动

简述题

8. 该患者经过止血抑酸治疗后,出血停止,但是上腹部饱胀不适,疼痛加重,以餐后多见,反复呕吐,患者可能出现什么问题? 还有什么临床症状可支持你的判断?

答:该患者有可能出现了消化性溃疡的并发症幽门梗阻。

大量反复呕吐,呕吐物性状为酸腐味的宿食,呕吐后疼痛可能缓解,体检时上腹饱胀和逆蠕动的胃型,清晨空腹时检查胃内有振水音以及抽出胃液量大于200 ml是幽门梗阻的特征性表现。

❓思考题

9.患者近两天来生命体征平稳,仅主诉稍有头晕、乏力,给予Ⅰ级护理,流质饮食,下午4:30分下床活动后突感心慌,冷汗,黑蒙,应如何处理?

答:① 考虑患者是否有消化道出血的可能,立即让患者卧床休息,监测血压、脉搏、呼吸;建立静脉通道;汇报医生作进一步的检查;同时做好患者心理疏导,观察患者有无再出血的其他先兆症状,如冷汗、恶心、呕吐等。② 考虑患者有无低血糖的可能,立即让患者卧床休息,监测血压、脉搏、呼吸;监测血糖,建立静脉通道;如果血糖低,可予50%高渗葡萄糖液口服或静脉注射。

二、肝硬化患者的护理

【知识要点】

1.熟悉肝硬化患者的出院指导的内容和方法。

2.熟悉肝硬化患者腹水形式的机理。

3.掌握肝硬化患者腹水的治疗方法及腹水的症状护理。

4.掌握肝硬化伴消化道出血的内镜治疗术后护理。

5.掌握肝硬化患者的常见并发症的观察与护理。

【案例分析】

患者,男性,71岁,1个月前因进食油炸食物后出现间断黑便伴呕血,量不多,伴头晕、乏力,昨日再次呕血2次,以肝硬化伴消化道出血而急诊入院,既往有"乙型肝炎"病史6年,诊断为"肝硬化"病史5年;过去有过2次类似的消化道出血史,平车推入病房,入院当时:T 37.3℃,P 100次/分,R 24次/分,BP 90/64 mmHg,神志清,精神萎,贫血貌,结膜苍白,腹围97 cm,肠鸣音亢进6次/分,双下肢指凹性水肿,血常规检查示:白细胞计数 $3.1×10^9$/L、红细胞计数 $1.59×10^{12}$/L、血红蛋白49 g/L、血小板计数 $37×10^9$/L,评估病情后准备行急诊胃镜检查,必要时行静脉套扎及组织胶注射治疗。患者担心治疗失败,出血不能控制。治疗过程中血红蛋白的变化过程为从58.2 g/L→49 g/L→74 g/L;白蛋白22 g/L → 27.9 g/L → 35.0 g/L;患者24小时尿量从

930 ml→1000 ml→1999 ml。

☑ **选择题**

1. 从该患者入院查体和血常规检查的数据,此时责任护士应该考虑到:(ABCDE)

　　A. 患者出血可能没有停止

　　B. 密切关注生命体征变化,特别是血压的变化

　　C. 迅速建立 2 条静脉通路,快速补液

　　D. 嘱患者绝对卧床休息

　　E. 通知医生,配血型,紧急联系内镜室做好急诊内镜治疗准备

2. 该患者入院后立即送内镜中心行急诊内镜,内镜提示活动性出血,静脉曲张分级为 F3,随即予以食管静脉曲张套扎 10 环,胃底静脉曲张组织胶注射 3 支,止血成功,30 分钟后返回病房,回室后护理措施错误的是:(D)

　　A. 绝对卧床休息

　　B. 禁饮食 24 小时,24 小时后根据病情决定

　　C. 避免感冒、受凉、咳嗽、用力大便等增加腹内压的动作

　　D. 告知患者 1 个月后复查胃镜

　　E. 套扎环提前脱落是静脉套扎术后出血最常见的原因

3. 该肝硬化患者有两次消化道出血的经历,你认为该患者在出院指导时应强调哪些方面?(ABCDE)

　　A. 避免劳累　　　　　　　　B. 避免增加腹内压的动作

　　C. 避免感冒、受凉　　　　　D. 避免粗糙、刺激性的饮食

　　E. 饮食应该清淡一些,少吃钠盐、味精、腌制品等

4. 该患者入院第二天诉全身乏力,有胸闷、心慌,无头晕、晕厥,24 小时入量 3560 ml,尿量共 930 ml,腹部膨隆,叩诊移动性浊音阳性,双下肢指凹性水肿,腹围 98 cm,患者此时护理措施正确的是:(ABCDE)

　　A. 取半坐卧位,使膈肌下降缓解呼吸困难

　　B. 观察腹水消长情况,定时测量并准确记录 24 小时尿量、腹围、体重

　　C. 做好皮肤护理,特别是身体低垂部位

　　D. 嘱患者清淡低盐饮食

　　E. 观察患者电解质情况

5. 患者入院第三天,腹水较多,蛙状腹,24 小时尿量在 1000 ml 左右,总胆红素 44.6 μmol/L,血浆白蛋白 27.9 g/L,凝血酶原时间延长 0.8 秒,Child—Pugh 评分为 9 分,为 B 级,下列腹水的治疗方法错误的是:(E)

A. 给予螺内酯、呋塞米口服利尿

B. 输注人体白蛋白或血浆

C. 腹水严重时放腹水

D. 嘱患者清淡低盐饮食

E. 禁止喝水

6. 肝硬化患者的治疗及护理下列正确的是：(ABCD)

A. 低盐饮食，每天盐的摄入<1.2～2.0 g/d，进水量 1000 ml 左右

B. 低盐饮食，每天钠的摄入<500～800 mg/d，进水量 1000 ml 左右

C. 优质高蛋白饮食

D. 排钾利尿剂与保钾利尿剂联合使用

E. 尽量多用保肝药治疗

7. 肝硬化患者腹水的治疗过程中，使用利尿剂时，下列措施错误的是：(D)

A. 注意维持水电解质和酸碱平衡

B. 利尿速度不宜过快，体重减轻一般不超过 0.5 kg/d

C. 注意记录 24 小时尿量

D. 利尿速度要快，迅速缓解腹胀、水肿症状

E. 利尿速度不宜过快，有下肢水肿者体重减轻一般不超过 1 kg/d

❀ 简述题

8. 患者行 PETCT 检查提示：门静脉主干、脾静脉增粗，考虑癌栓形成，准备出院的前 1 天，午间休息起床后，突然感到上腹部剧烈疼痛，向全腹部扩展，伴头晕、心慌、大汗淋漓，患者可能出现什么并发症？

答：患者可能出现了原发性肝癌所致癌结节破裂出血。

9. 出血停止后，患者 3 天以上未解大便，有便意感，此时护理上如何指导解决这个问题？肝硬化患者为什么保持大便通畅、预防便秘？

答：首先考虑用口服杜密克等乳果糖类的药物解除便秘，或用开塞露 20 ml 肛门低压灌肠进行通便，切勿用力大便，以防诱发出血。

肝硬化患者保持大便通畅意义重大：① 可以预防肝性脑病的发生。② 可以预防由于便秘用力排便致使腹内压增加而诱发消化道大出血。

❓ 思考题

10. 患者经过治疗后，血浆白蛋白达到 35.0 g/L，双下肢指凹性水肿不明显，尿量每天保持在 2000 ml 左右，腹水征改善不明显，这些说明什么？腹水

的产生机理有哪些?

答:(1) 患者有大量腹水,双下肢水肿不明显,且生化检查示白蛋白35 g/L,考虑患者的腹水可能不仅仅与低蛋白血症有关,门脉高压对腹水的形成影响更大。

(2) 腹水形成的机理:① 门静脉压力增高;② 低清蛋白血症(<30 g/L);③ 肝淋巴液生成过多;④ 抗利尿激素及醛固酮增多;⑤ 肾脏血流的减少导致肾小球滤过率下降。

11. 患者入院第四天,入量 1820 ml,24 小时尿量共 3450 ml,生化检查示血糖 28.72 mmol/L,随机血糖 26 mmol/L,尿糖++++,内分泌会诊予患者查 7 段血糖,予胰岛素 5 U/h 持续泵入控制血糖,夜间突然大汗,头晕,心慌,此时你正值夜班,首先考虑什么?

答:① 首先考虑有低血糖的可能,予以立即手指血监测血糖,准备高糖口服。② 有消化道出血的可能,予以心电监护,快速测量血压、心率,如同时伴有血压下降、心率增快,以及肠鸣音亢进、蠕动增加等症状体征,应高度怀疑出血,按照消化道出血护理应急预案执行。

三、消化道出血患者的护理

【知识要点】

1. 了解肝硬化失代偿期的常见并发症。

2. 了解引起上消化道出血的常见病因。

3. 掌握肝硬化患者并发消化道出血是否停止的指征。

4. 掌握如何评估消化道出血患者的出血量。

5. 掌握肝硬化伴消化道出血患者主要的护理问题。

6. 熟练掌握消化道出血患者的抢救应急预案。

【案例分析】

患者,女性,80 岁,晨起时出现心悸后跌倒,有头晕、黑矇,无意识丧失,被家人扶起后 10 余秒即转醒,呕吐咖啡样液体 2 次约 400ml,伴头昏、乏力,11:00 急诊以"消化道出血"入院,既往有晕厥病史约 20 年,肝硬化病史 2 年,入院予心电监护、吸氧、禁食,记 24 小时出入量,伴妥拉唑抑胃酸、乳酸钠林格扩容,生长抑素减少内脏血流治疗,查血常规:红细胞计数 3.26×10^{12}/L,血红蛋白 107 g/L,血小板计数 80×10^9/L。14:00 患者出现血压下降,最低至 60/29 mmHg,复查血常规:红细胞计数 2.8×10^{12}/L,血红蛋白 92 g/L,血小板计数 63×10^9/L,予输血、扩容后,血压维持至 90/60 mmHg,生命体征平稳,患者于 2012 - 05 - 03,16:56 突然出现呕吐大量鲜血,伴头昏、乏力、冷汗,予以快速止血、输液、备血,提升血压,患者血压稍回升,但呕血仍不止,告病危紧急联系内镜中心,予以急诊胃镜下食管曲张静脉套扎术止血,2 周后痊愈出院。

✓ **选择题**

1. 根据护理评估,患者入院前的主要护理问题有哪些?(ABC)

　　A. 活动无耐力　　　　B. 血容量不足　　　　C. 焦虑

　　D. 知识缺乏　　　　E. 意识障碍

2. 患者从上午 11:00 入住急诊,到下午 14:00,血红蛋白从 107 g/L 变化到 92 g/L,说明患者出血未停,下列哪些也是反映继续出血或再出血的指标?(ABD)

　　A. 反复呕血,甚至颜色更红　　　　B. 黑便次数增多,质地变稀

　　C. 肠鸣音减弱　　　　D. 补液后尿量正常,但是尿素氮上升

　　E. 肝硬化患者的脾脏在出血停止后缩小

3. 入院第二天下午 16:00 心电监护显示:心率增快 120 次/分,询问患者有心慌、冷汗、肠蠕动加快,此时首先想到:(ABCDE)

　　A. 消化道出血可能　　　　B. 立即建立静脉通路

　　C. 备血,配血型　　　　D. 嘱咐患者绝对卧床休息

　　E. 监测生命体征的变化

4. 患者入院第二天呕血 55 ml,诉心悸、头晕、乏力,无意识丧失,无昏厥;第四天再次呕吐鲜血,伴出汗、头晕、面色苍白,四肢湿冷,呼吸浅促,心音低钝,血压持续下降,最低时达 50/31 mmHg,心率 100 次/分,患者及家属精神紧张,试问患者两次的临床表现提示出血量分别达到了多少?(AE)

　　A. 出血量达到 400~500 ml/大于 1000 ml

　　B. 胃内积血达到 250 ml/出血量大于 400 ml

　　C. 胃内积血大于 250 ml/出血量小于 400 ml

　　D. 出血量达到 400~500 ml/小于 1000 ml

　　E. 出血量达到 400~500 ml/超过血容量的 20%

5. 患者于 16:55 出现呕吐鲜血,量达 1000 ml 以上,伴出汗、头晕、四肢湿冷,心电监护示血压持续下降,最低时达 50/31 mmHg,心率 100 次/分,脉氧波动于 90%~95%,查体:面色苍白,精神差,患者高度精神紧张,考虑患者出现消化道大出血伴失血性休克,立即送内镜中心行内镜下急诊止血,下面有关护理措施错误的有:(B)

A. 立即增加静脉通道,快速补液

B. 生理盐水快速输入,迅速提升血压

C. 协助患者取平卧位,头偏向一侧

D. 做好心理疏导

E. 快速配血型、备血

6. 该患者为食管胃底静脉曲张破裂出血,在内镜下进行了人体组织黏合剂注射及静脉套扎术,术后安返病房,请问下面有关护理措施错误的是:(E)

A. 绝对卧床休息、

B. 禁饮食 24～48 小时,从流质开始过度

C. 缓慢持续 24 小时输注生长抑素降低门脉压力

D. 密切观察有无出血倾向

E. 48 小时后脱离出血风险

7. 肝硬化失代偿期的常见并发症有哪些?(ABCD)

A. 上消化道大出血   B. 水、电解质酸碱平衡紊乱

C. 感染   D. 肝性脑病   E. 腹水

8. 上消化道大出血的最常见病因是什么?(A)

A. 消化性溃疡   B. 急性胃黏膜损伤   C. 胃癌

D. 肝硬化食管胃底静脉曲张破裂出血   E. 食管贲门黏膜撕裂伤

简述题

9. 该患者出血期间或内镜治疗止血后,在输液时应该注意哪些问题?

答:患者年龄大,80 岁;有心功能不全病史,因此,输液速度要注意:大量出血时,一方面要加快输液速度,迅速提升血压,预防失血性休克发生;另一方面,输液速度快会加重心肺负担,造成左心功能不全,这个时候护士要灵活掌握,密切监测生命体征。当输液输血把血压提高到 90/60 mmHg 时,应该适当减慢输液输血速度,防止血压过高而加重门静脉压力而诱发再出血。

思考题

10. 患者于 16:55 出现呕吐鲜血,量达 1000 ml 以上,伴出汗、头晕,心电监护示血压持续下降,最低时达 50/31 mmHg,心率 100 次/分,脉氧波动于 90%～95%,查体:面色苍白,精神差,呼吸浅促,心音低钝,四肢湿冷,患者高度精神紧张,考虑患者消化道大出血、伴失血性休克,你是当班护士如何应对?

答:① 一方面通知医生,一方面安置患者平卧位,头侧向一边,以保持呼吸道通畅;② 建立 2 条以上输液输血通道,粗针进行穿刺,血管条件差可选颈

静脉等大血管,必要时予以静脉切开、深静脉置管等;③ 立即予以林格液、万汶等迅速提升血压;④ 立即配血型,通知血库备血;⑤ 遵医嘱及时予以止血药、生长抑素、抑制胃酸的药物治疗;⑥ 心电监护密切观察病情变化;⑦ 清除呕吐物,保持环境干净,避免恶性刺激;⑧ 嘱患者禁饮食;⑨ 做好急诊血常规等检查,做好去内镜中心止血的准备工作;⑩ 做好心理疏导;⑪ 做好记录。

四、急性胰腺炎患者的护理

【知识要点】

1. 了解急性胰腺炎的常见病因与诱因。

2. 熟悉急性胰腺炎治疗中肠内营养的治疗。

3. 掌握急性胰腺炎患者治疗中生长抑素的使用。

4. 掌握重症胰腺炎局部并发症的观察与护理。

5. 掌握急性重症胰腺炎患者的观察内容及护理。

6. 掌握急性胰腺炎患者的健康教育的内容和方法。

【案例分析】

患者,男性,餐后 2 小时突发上腹部剧烈疼痛,呈持续性,且伴恶心呕吐,呕吐物为胃内容物,向腰背部放射,急诊查血常规示 WBC $9.0 \times 10^9/L$,NE％91.50％,血清淀粉酶:1389 u/l,腹部 B 超考虑胰腺炎,胆囊结石,拟"急性胰腺炎"收治入院;既往有"胆囊炎、胆囊结石"病史十余年,"高血压"病史 3 年,不规则服用降压药物,血压控制不佳。入院第二天 10:00 测体温 39℃,全腹持续性胀痛,向腰背部放射,自觉胸闷、气促,查血常规示白细胞计数 $11.9 \times 10^9/L$,中性粒细胞 91.00％,SaO_2 为 92％,生化示钙 1.75 mmol/L,血糖10.5 mmol/L,血清淀粉酶 1702 U/L,尿淀粉酶 18350IU/L,入院第三天,腹胀未减轻,肠鸣音2次/分,无肛门排气,予以大黄胃管注入;入院第 6 天,体温高达 39.5℃,医嘱改用泰能抗感染。建议患者置入鼻肠管行肠内营养,患者及家属担心病情,一度表示不接受。

✅ **选择题**

1. 对于腹痛的患者,需重点观察哪些方面?（ABCDE）

　A. 疼痛的部位、性质　　　　　B. 有无缓解疼痛的办法

　C. 疼痛前有无明显的诱因　　　D. 疼痛有无放射性

　E. 伴随症状

2. 患者持续发热 1 周,更换抗生素泰能,护理措施包括:(ABCDE)

　　A. 注意体温的变化　　　　　　　　B. 使用泰能前了解有无过敏史

　　C. 预防二重感染发生　　　　　　　D. 加强口腔护理

　　E. 给予 1%～4% 碳酸氢钠溶液漱口

3. 大黄灌肠或胃管内注入,在重症胰腺炎的治疗中护理主要观察:(ABD)

　　A. 腹胀是否减轻　　　　　　　　　B. 肛门有无排便、排气

　　C. 发热是否好转　　　　　　　　　D. 肠蠕动是否恢复

　　E. 有无口渴表现

4. 在住院的第 8 天,评估患者的生命体征及营养状况,建议行胃镜下鼻肠管置入术,予以肠内营养,对家属进行肠内营养的宣教,下列说法错误的是:(E)

　　A. 建议急性胰腺炎应尽早(3～7 天)进行肠内营养

　　B. 肠内营养是急性胰腺炎患者营养支持的首选方法

　　C. 防止肠道菌群移位致腹腔内感染

　　D. 肠内营养有利于修复肠黏膜屏障

　　E. 减轻消化系统负担

5. 此患者是一个重症胰腺炎的患者,Ranson 评分 3 分,你认为该患者入院早期特别关注哪些方面?（ABCE)

　　A. 患者呼吸频率、脉氧或血氧分压　　B. 体温变化

　　C. 腹部症状和体征的变化　　　　　　D. 尿淀粉酶的变化

　　E. 血压、尿量、神志的变化

6. 对急性胰腺炎治疗中使用的善宁,药物观察说法正确的是:(BCE)

　　A. 生长抑素抑制胃酸分泌而达到抑制胰液和胰酶的分泌

　　B. 半衰期短,要求 24 小时维持不间断缓慢静脉泵入

　　C. 生长抑素 8 肽(如善宁)可以皮下注射

　　D. 诱发低血压

　　E. 治疗过程中关注血糖变化

7. 哪项生化指标反映胰腺坏死严重、预后不良?（B)

　　A. 血 AMY ＞1000 U/L　　　　　　B. 血钙＜1.75 mmol/L

　　C. 血糖＞10 mmol/L　　　　　　　D. 尿 AMY＞1000 U/L

　　E. AST 升高

8. 急性胰腺炎的常见病因中与 ERCP 技术操作有关的原因是:(D)

　　A. 胆道系统疾病　　　　　　　　　B. 胰管阻塞

　　C. 酗酒和暴饮暴食　　　　　　　　D. 胰胆管造影剂注射压力过大

E. 其他因素如使用糖皮质激素类药物等

简述题

9. 从患者出院前的 CT 检查报告及病史收集,如何做好患者的出院指导?

答:嘱患者出院后 3 个月内低脂清淡饮食,先从低脂低糖开始;注意休息,避免劳累及暴饮暴食;戒除烟酒;遵医嘱使用胰酶的复合物替代治疗来减轻胰腺负担;定期消化科门诊随诊,复查腹部 B 超;胆囊结石在胰腺炎修复 3 个月以后至普外科就诊,择期手术治疗胆道结石,预防再发胆源性胰腺炎。

10. 急性重症胰腺炎的局部并发症有几种? 分别发生在疾病的什么阶段?

答:急性重症胰腺炎的局部并发症有 2 种,即胰腺的囊肿和胰腺脓肿;胰腺脓肿常发生在起病后的 2～3 周后,因胰腺与胰腺周围组织坏死继发感染所致,患者常常伴有持续的高热;胰腺囊肿常发生在起病后的 3～4 周后,因胰液和液化的坏死组织在胰腺内或其周围包裹所致,常在出院后缓慢吸收,或再次住院行内镜下胰腺囊肿穿刺术治疗。

思考题

11. 此患者在入院的第二天,T39℃,P115 次/分,R25 次/分,BP 为 124/78 mmHg,一个翻身后突然出现进行性呼吸困难,伴有烦躁、焦虑、出汗,患者自觉有胸部紧束感甚至濒死感,此时你考虑有可能是什么原因? 怎么处理?

答:(1) 有可能出现了重症胰腺炎并发 ARDS。

(2) 处理措施:应立即加大氧气流量,8～10L/min(氧浓度＞50％),亦可给予面罩给氧,并立即通知医生,抽血查血气分析,监测 PaO_2 或 SaO_2、$PaCO_2$,保持 $PaO_2 \geqslant 60$ mmHg 或 $SaO_2 \geqslant 90\%$;遵医嘱使用糖皮质激素治疗,如地塞米松 5mg 静脉推注,如果高浓度吸氧 30 分钟以上,呼吸困难不能解除的,且氧分压、氧饱和度进行性下降的应立即进行气管插管或气管切开进行呼吸机辅助呼吸。

12. 此患者病程中并发麻痹性肠梗阻,经过治疗症状好转,护理主要观察哪些内容?

答:腹痛、腹胀明显缓解;肠鸣音恢复正常,3～4 次/分;肛门恢复排便排气。

五、溃疡性结肠炎患者的护理

【知识要点】

1. 熟悉病溃疡性结肠炎治疗方案。

2. 掌握溃疡性结肠炎患者的用药护理。

3. 掌握溃疡性结肠炎患者自我管理方法。

4. 掌握溃疡性结肠炎并发症的观察与处理。

【案例分析】

患者,男性,28 岁,未婚,一月前无明显诱因反复解黏液脓血便,每天4~5 次,伴左下腹持续性隐痛,便后腹痛稍缓解,粪常规脓细胞3+,红细胞3+,肠镜示:溃疡性结肠炎可能,平时患者反复出现口腔溃疡,纳差,近一月体重下降约 6 kg,消瘦,全身乏力,有"青霉素、头孢类"过敏史;患者入院后当日解脓血便 13 次,伴有左下腹疼痛明显,体温 39.0℃,查血:白细胞计数11.7×10^9/L,血红蛋白 56 g/L,肿瘤标志物 CEA 11.69 μg/L,NSE 16.62 μg/L,血沉 35 mm/h;CRP 68.10 mg/L;我院肠镜检查结合病理,诊断为降结肠及乙状结肠溃疡性结肠炎,医生为其制订治疗方案,患者情绪不稳定。

☑️ **选择题**

1. 该患者为溃疡性结肠炎,病程中现存的护理问题有哪些?（ABCDE）

A. 疼痛　　　　　　　B. 营养失调　　　　　　C. 体温异常

D. 知识缺乏　　　　　E. 活动无耐力

2. 护理评估该患者,提示是重症溃疡性结肠炎,下列依据正确的是:（ABC）

A. 入院当日大便的次数　　　B. 入院当日体温 39.0℃

C. 脓血便的程度　　　　　　D. 腹痛　　　　E. CEA 11.69 μg/L

3. 该患者在化验检查中反映溃疡活动期的项目是:（BC）

A. 白细胞计数 11.7×10^9/L　　　B. 血沉 35 mm/h

C. CRP 68.10 mg/L　　　　　　　D. PPD 试验　　　　E. T-SPOT

4. 护理病史收集过程中有利于溃疡性结肠炎诊断的病史是:（B）

A. 近 1 月体重下降 6 kg　　　　B. 复发的口腔溃疡

C. 4 年肾结石病史　　　　　　　D. 药物过敏史

E. 乏力、纳差

5. 该患者治疗方案是:盐酸莫西沙星(拜复乐)×4d 抗感染,5 - ASA(艾迪莎)1g qid,锡类散 4 支＋地塞米松磷酸钠注射液 5mg 灌肠,下列护理措施中哪项不正确?（BC）

A. 指导患者合理休息与活动

B. 给予患者富含营养、富含纤维素的食物

C. 右侧卧位,臀部抬高

D. 左侧卧位,臀部抬高

E. 注意观察 5 - ASA 药物的作用与副作用

6. 患者心理负担加重,下列心理护理的内容错误的是:（D）

A. 溃疡性结肠炎是症状可完全缓解的疾病

B. 患者积极配合治疗可以避免复发

C. 溃疡性结肠炎不影响结婚生孩子

D. 溃疡性结肠炎 CEA、NSE 亦有升高,没有问题

E. 免疫抑制剂治疗可能会影响生育

简述题

7. 患者食欲差、消瘦、全身乏力,入院后当日解脓血便 13 次,体温为 39.0℃,血电解质提示:钾 2.98 mmol/L、氯 91.4 mmol/L、钙 1.98 mmol/L,低钾的临床表现有哪些? 补钾的护理要点有哪些?

答:血清钾低于 3.5 mmol/L 时为低血钾,低钾的临床表现:① 四肢软弱无力、软瘫,腱反射迟钝或消失,严重者出现呼吸困难;② 神志淡漠,目光呆滞,嗜睡,神志不清;③ 恶心,呕吐,腹胀,肠麻痹;④ 心悸,心律失常,心电图显示 T 波低平,双向或倒置和出现 U 波。

护理要点:低钾时要及时汇报医生,遵医嘱补钾,原则上补钾时,能口服尽量口服,指导患者进食富含钾的橘子汁、番茄汁等,口服补钾时将氯化钾口服液加入果汁中服用;不能口服者静脉补充,静脉补氯化钾,严禁推注,一般加入葡萄糖溶液滴注,浓度不要超过 3‰,滴速不要超过 60 滴/分;每 24 小时滴入总量不要超过 6~8g;动态监测血钾情况。

思考题

8. 溃疡性结肠炎是一种容易反复发作、难以治愈的疾病,所以保证治疗效果的维持,患者的自我管理很重要,你作为责任护士如何指溃疡性结肠炎患者的自我管理?

答:① 遵医嘱按时、按顿、按剂量服药,定期到医院复查血象,监测药物的

不良反应,避免擅自停药或减量。② 自我监测大便的次数、量、色、质、气味,有无黏液和脓血等。③ 避免诱因,如过度劳累、精神紧张、情绪激动、重体力劳动,感染、饮食不当等,保证充足的睡眠,保持乐观的心态。④ 注意补充营养,食用新鲜、质软、易消化、少纤维素、优质蛋白质、低脂、富含营养、有足够热量的少渣或无渣饮食,避免食用冷饮、水果、多纤维的蔬菜及其他刺激性食物,忌食牛乳和乳制品,少量多餐,适当补充叶酸和维生素 B。⑤ 定期测量体重,监测血红蛋白、血清电解质和清蛋白的变化,了解营养状况的变化。⑥ 知道就诊指征并执行:腹泻次数增多,明显黏液脓血甚至血便,发热,腹痛加重,有乏力、心悸、腹胀等低血钾的症状。⑦ 坚持记健康日记,帮助监测健康状况,有利于自我监督和自我管理的持续。

六、肝性脑病患者的护理

【知识要点】

1. 掌握如何避免肝性脑病患者的诱发因素。

2. 会运用肝性脑病患者临床分期的标准对患者进行护理,保证患者安全。

3. 掌握肝性脑病患者恢复神志后蛋白质的摄入原则。

4. 掌握肝性脑病患者的病情观察与护理。

5. 如何指导肝硬化患者有效预防肝性脑病的发生。

【案例分析】

患者,男性,68 岁,一天前进食约 500g 水煮基围虾后出现反应迟钝、精神恍惚、烦躁不安,家属未予重视,诊断"肝硬化失代偿期"三年余,二次因肝硬化食管-胃底静脉曲张上消化道出血住院治疗,今症状加重而入院,此次无呕血、黑便,近 3 天未解大便,护理体检:T36.1℃,P76 次/分,R18 次/分,BP140/70 mmHg,神志恍惚、烦躁不安伴有大小便失禁,呼之能应,反应迟钝,扑翼样震颤阳性;腹部膨隆,移动性浊音阳性,24 小时尿量 1000 ml,查血:钾 1.2 mmol/L、钠 78 mmol/L、氯 55 mmol/L。血常规示:白细胞 $18×10^9$/L,红细胞 $2.0×10^{12}$/L,Hb60g/L,予以清淡流质、杜密克(乳果糖)口服,NS100 ml＋食醋 100 ml 灌肠等治疗,监测电解质和 24 小时尿量,治疗 3 天后,神志转清,主诉腹胀、乏力,5 天后下床活动。

☑️ 选择题

1. 该患者属于肝性脑病哪一期?(C)

A. 前驱期 B. 昏迷前期 C. 昏睡期

D. 昏迷期 E. 轻度昏迷期

2. 入院当天护理评估患者,血电解质:钾 1.2 mmol/L、钠 78 mmol/L、氯 55 mmol/L;腹部膨隆,移动性浊音阳性,尿量约 1000 ml/d,根据评估结果采取的护理措施正确的有:(ABCDE)

A. 准确记录 24 小时出入液量 B. 监测心电图,防止心脏停搏

C. 遵医嘱补钾,见尿补钾 D. 建立安全保护措施,以防意外

E. 严密观察治疗效果

3. 根据评估的结果,此次患者发生肝性脑病的诱发因素可能是:(ABC)

A. 大量水煮基围虾 B. 感染 C. 便秘

D. 尿量 2000 ml/天 E. 睡眠差

4. 患者入院后神志模糊、躁动不安伴大小便失禁,为保证患者安全,下列措施哪项不正确?（E)

A. 压疮评估 B. 坠床评估

C. 约束带的使用记录 D. 呼吸道的管理

E. 常规使用镇静剂

5. 此患者治疗措施中予以 NS100 ml＋食醋 100 ml 灌肠,其机理是:（A)

A. 迅速与肠道氨的结合,减少氨的吸收

B. 降低肠道 pH 值,抑制肠道细菌生长

C. 减少氨的生成

D. 维持肠道正常菌群

E. 导泻作用

6. 经过抗感染等综合治疗 3 天,患者神志渐清,能够正确回答问题,其恢复蛋白质摄入的原则是:（ACD)

A. 首次给予蛋白质 20 g/d B. 以后每天增加 10 g

C. 以后每 3～5 天增加 10 g D. 短期内不超过 40～50 g/d

E. 动物蛋白为主

7. 以下肝性脑病患者恢复期饮食原则错误的是:（E)

A. 高热量,1200～1600 kcal/d B. 蛋白质的量要保证正氮平衡

C. 每天液体量不超过 2500 ml D. 脂肪尽量少用

E. 动物蛋白为主

简述题

8. 如何指导肝硬化患者预防发生肝性脑病?

答:① 调节好生活习惯,保证睡眠质量,预防失眠的发生,遇到心烦气躁

时,可以听音乐等缓解心情,切勿使用安定类镇静药。② 注意饮食卫生,预防发生急性胃肠道炎症所致的呕吐、腹泻,及时治疗,有效预防水、电解质丢失。③ 在使用利尿剂时要准确记录 24 小时尿量,尿量过多过少时,及时到医院治疗,监测电解质情况。④ 注意保暖,注意个人卫生,防止呼吸道、泌尿道、皮肤等感染。⑤ 保持大便通畅,多吃水果蔬菜,遇有大便干结困难时,及时使用杜密克等果糖类软便剂,禁用肥皂水灌肠。⑥ 进食植物蛋白或奶制品蛋白,避免一次性摄入过多的鱼、虾等高蛋白饮食。⑦ 一旦发生消化道出血要及时予以治疗,预防肠道积血过多过长时间。

? 思考题

9.肝性脑病患者应从哪些方面观察病情变化?

答:密切注意肝性脑病的早期征象,如病人有无冷漠或欣快,理解力和近期记忆力减退,行为异常(哭泣、叫喊、当众便溺),以及扑翼样震颤。观察病人思维及认知的改变,可通过刺激或定期唤醒等方法评估病人意识障碍的程度。监测并记录病人血压、脉搏、呼吸、体温及瞳孔变化。定期复查血氨、肝、肾功能、电解质,准确记录患者 24 小时出入量,每日总入量一般不超过2500 ml。

七、原发性肝癌患者的护理

【知识要点】

1.掌握如何评估原发性肝癌患者主要的护理问题。

2.掌握原发性肝癌患者发生并发症的伴发症状。

3.熟悉原发性肝癌患者的诊断与筛查方法。

4.了解原发性肝癌患者的肝动脉介入治疗。

【案例分析】

患者,男性,61 岁,因反复腹胀纳差三年,加重伴尿少一月,三年前因呕血诊断为"肝硬化、食管静脉曲张破裂出血",予"TIPS"治疗,此后一直未再出血,近一月来,右上腹部隐痛,腹胀纳差,伴尿少、双下肢水肿,症状进行性加重,伴口干、乏力、鼻出血、牙龈出血。为求进一步治疗收住院,护理体检:T 38.1℃,P 105 次/分,R 24 次/分,BP 130/70 mmHg,神志清,消瘦,精神差,腹痛明显,近 1 个月体重下降 8 kg,皮肤黏膜轻度黄染,可见蜘蛛痣,上腹部胀痛,腹部移动性浊音阳性,肠鸣音活跃,双下肢水肿,血钾 3.2 mmol/L,钙

1.89 mmol/L,氯 112.3 mmol/L,总蛋白 46.1 g/L,白蛋白 22.8 g/L,总胆红素 35.9 μmol/L,直接胆红素 18.0 μmol/L,AFP600 ng/ml,CA199 > 1000 U/ml,腹部 CT 示:肝硬化、原发性弥漫性肝癌.无手术机会,第三天在局麻下行肝动脉栓塞治疗,家属知晓方案,情绪较稳定。

☑ **选择题**

1. 患者近 1 个月体重下降 8 kg,总蛋白 46.1 g/L,白蛋白 22.8 g/L,存在营养不良护理问题,应采取的护理措施有:(ABCDE)

   A. 告知患者饮食原则是高热量、高蛋白、高维生素的饮食

   B. 肝性脑病早期表现时限制蛋白质摄入

   C. 根据患者喜好和习惯制定食谱,增进食欲

   D. 必要时静脉补充蛋白与血浆

   E. 监测营养指标

2. 该患者入院第二天,感到气喘伴胸闷,肺部听诊两肺呼吸音粗,左下肺可闻及干啰音及哮鸣音,腹水征明显,下列有关导致这一症状说法正确的是:(ABCD)

   A. 大量腹水导致的膈肌抬高

   B. 肝硬化患者的并发症之一:肝肺综合征

   C. 血浆白蛋白低诱发胸水

   D. 血尿素氮增高导致血液有效供氧效率降低

   E. 肺部感染所致

3. 从病史收集中得知此患者是肝硬化病人,在他身上发生的并发症有:(ABDE)

   A. 食管胃底静脉曲张破裂出血   B. 原发性肝癌

   C. 肝性脑病   D. 感染   E. 电解质紊乱

4. 假设患者入院当天下午起床后,突感腹痛剧烈,向全腹部扩展,伴心慌、冷汗,应首先想到可能发生了:(B)

   A. 大出血   B. 癌结节破裂出血

   C. 低血糖   D. 体位性低血压

   E. 眩晕症

5. 该患者现存的护理问题下面描述正确的是:(ABCDE)

   A. 皮肤完整性受损   B. 感染的可能

   C. 潜在性并发症—肝性脑病   D. 营养失调—低于机体需要量

   E. 恐惧、焦虑

6. 下列对于原发性肝癌的描述错误的是：(BDE)

A. 蜘蛛痣是肝癌最具有特征性的体征

B. B超检查是目前肝癌筛查的首选检查方法

C. AFP检查是目前肝癌筛查的首选检查方法

D. 肝性脑病是肝癌晚期最严重的并发症

E. 肝区疼痛是原发性肝癌最常见的症状

简述题

7. 简述 AFP 在原发性肝癌患者诊断中的标准。

答：① AFP 大于 500 $\mu g/L$，持续 4 周；② AFP 由低浓度逐渐升高不降；③ AFP在 200 $\mu g/L$ 以上的中等水平持续 8 周以上。

? 思考题

8. 02:00 一家属在旁睡觉，患者输液完端坐在床上，你是当班护士如何应对？

答：① 立即询问患者不能睡觉的原因，如疼痛、发热、心情郁闷等。② 叫醒家属，督促其与患者沟通交流，体现亲情关系，关心患者。③ 询问患者有无需求，及时提供患者所需要的帮助。④ 做好心理疏导，预防患者自杀情况发生。⑤ 定时巡视，必要时派人看护。

第四节　肾　科

一、急性肾炎患者的护理

【知识要点】

1. 了解导致急性肾炎的感染类型并能指导患者进行自我观察。

2. 熟悉急性肾炎常见症状、体征护理。

3. 掌握急性肾炎饮食和活动原则。

【案例分析】

患者,男,16 岁,中学生。因肉眼血尿 1 天入院。患者 1 周前患急性化脓性扁桃体炎,用抗生素治疗后好转,体温恢复正常。1 天前发现小便呈鲜红色,无其他不适主诉。未经处理急来院就诊。急诊尿常规检查示大量红细胞,尿红细胞位相示多形性红细胞 90%。急诊以"急性肾炎"收入院。护理体检示 T 36.8℃,P 90 次/分,R 16 次/分,BP 130/70 mmHg。身高 1.40 m,体重 44 kg。眼睑、颜面部轻度水肿。其他未见异常。血常规 WBC $1.1×10^9$/L;肾功能检查示血清肌酐 102 μmol/L,尿素氮 4.7 mmol/L,C_{cr} 90 ml/min。B 超示双肾体积略增大。其他检查未见异常。对疾病无认识,恐惧。父母担心、焦虑。独子,家庭经济条件好。

选择题

1. 哪些感染患者应警惕可能会发生急性肾炎?(ABD)

A. 化脓性扁桃体炎　　　B. 丹毒　　　C. 重症肺炎

D. 皮肤化脓性感染　　　E. 尿路感染

2. 急性肾炎患者病情观察要点包括:(ABCDE)

A. 血尿　　　B. 蛋白尿　　　C. 水肿消长

D. 血压　　　E. 尿量

3. 急性肾炎患者用药包括:(AB)

A. 利尿　　　B. 降压　　　C. 激素

D. 免疫抑制剂　　　E. 维生素

简述题

4. 如何指导血尿患者休息与活动？

答：有肉眼血尿者绝对卧床休息。待肉眼血尿消失,尿常规检查正常或接近正常后逐渐增加活动量。病情平稳后从事轻体力活动,1～2 年避免重体力活动和劳累。该案例是一位中学生,嘱其1～2 年内避免打篮球、踢足球、长跑等剧烈活动,可从事太极拳、慢跑、游泳等活动,以不感到疲劳为原则。

思考题

5. 本案例中,患者及其父母表现为紧张、焦虑、恐惧等负性情绪,该如何护理？

答：① 评估这些负性情绪产生的原因,包括突发的血尿、对预后的担心、对影响学业的顾虑、缺乏疾病相关知识不知道该如何照顾等。② 告知患者及父母该疾病预后良好,是自限性疾病,病程一般 2～4 周,镜下血尿半年到 1 年后也可消失。只有极少数病情演变为慢性肾炎。③ 安排父母陪护,指导患者及父母饮食、活动、用药等知识并督促执行。④ 动态观察患者及父母的情绪变化,鼓励其说出内心想法和顾虑,有的放矢进行指导。

二、慢性肾炎患者的护理

【知识要点】

1. 了解慢性肾炎概念和临床特点并能进行疾病知识宣教。

2. 熟悉慢性肾炎血压控制目标值范围并能指导患者。

3. 掌握慢性肾炎护理原则。

4. 掌握能引起慢性肾炎急性加重的因素并指导患者预防其发生。

5. 掌握肾脏穿刺活检术患者整体护理。

【案例分析】

患者,38 岁,男性,工人,已婚,因"体检发现蛋白尿、血尿 20 天"入院。患者 20 天前参加单位职工体检时被告知有尿蛋白 2＋,尿隐血 2＋。追溯近 5 年来有反复发作的双下肢轻度水肿,休息后好转,未予处理。入院体检:血压 170/95 mmHg,余未见异常。血常规检查示血红蛋白 98 g/L,生化检查未见异常。内生肌酐清除率(C_{cr})85.84 ml/min,24 小时尿蛋白定量2.4g。否认高血压病史及家族性高血压病。行肾脏穿刺活检术,结果提示系膜增生性肾炎。给予饮食调整、降低血压、血小板解聚药等药物治疗,并甲基去氧氢化可的松

(美卓乐)40 mg,qd,辅以护胃、补钙等对症支持治疗。进行疾病知识教育,注意预防各种感染、禁用肾毒性药物、监测肾功能变化及血清尿酸等,患者配合。

✅ 选择题

1. 从该案例中可以看出,慢性肾炎的临床特点包括以下哪些?（ABCD）

A. 病程长 　　　　　　　　B. 起病初期无明显症状

C. 缓慢持续进行性发展 　　　D. 最终可能发展至尿毒症

E. 常常合并其他疾病

2. 该患者 C_{cr} 85.84 ml/min,入院时无水肿,饮食原则是:(A)

A. 优质限蛋白(蛋白质摄入量每日 0.8 g/kg,其中 50% 甚至 60% 以上为优质蛋白)

B. 低磷 　　　C. 低脂 　　　D. 低盐 　　　E. 禁食豆类

3. 医嘱给予该患者 ACEI(血管紧张素转换酶抑制剂)治疗,其独特的不良反应是:(B)

A. 高钾血症 　　　　B. 刺激性咳嗽 　　　　C. 胃肠道反应

D. 骨髓抑制 　　　　E. 皮疹

4. 该患者行肾脏穿刺活检术后当天血压 180/105 mmHg,医嘱使用硝酸甘油降压,应逐渐将血压降至什么水平?（A）

A. 125/75 mmHg 以下 　　　　B. 130/80 mmHg 以下

C. 150/100 mmHg 以下 　　　　D. 140/90 mmHg 以下

E. 160/90 mmHg 以下

📑 简述题

5. 如何对慢性肾炎患者进行健康指导?

答:① 休息与饮食:嘱患者加强休息,根据肾功能状况调整饮食,当 C_{cr} 降至 60 ml/min 以下后进食优质低蛋白、低磷、低盐、充足热量饮食。该患者 C_{cr} 为 85.84 ml/min 可正常饮食,但避免高蛋白、高盐、高脂、高磷饮食。② 避免加重肾损害的因素:如感染、劳累、预防接种、妊娠和应用肾毒性药物等。③ 用药指导:包括药物名称、疗效、不良反应及用药时的注意事项。④ 自我病情监测与随访的指导

6. 哪些因素可导致慢性肾炎患者肾功能急剧恶化?

答:一般来说,慢性肾炎是一个缓慢进展的疾病,但在病程中某些因素可加快其进展速度,需要注意避免。这些因素包括:感染、劳累、高蛋白及高脂、高磷饮食、应用肾毒性药物等。

？ **思考题**

7.慢性肾炎患者的综合治疗方案包括哪些？

答:慢性肾炎是慢性疾病,其临床特点是起病隐匿,病程长,持续缓慢进展,最终发展为尿毒症。对此类疾病的管理,需要综合治疗方案,包括:

(1)饮食调整:饮食调整对于肾炎患者是十分重要的,自内生肌酐清除率低于60 ml/min起便开始严格的饮食控制,给予充足热量,优质低蛋白、低盐、低磷饮食,并注意补充维生素,尤其要补充维生素C,因为长期慢性肾炎的患者可有贫血,补充维生素C能增加铁的吸收,可食用西红柿、绿叶蔬菜、新鲜大枣、西瓜、心里美萝卜、黄瓜、西瓜、柑橘、猕猴桃和天然果汁等食品。

(2)药物治疗:使用肾素-血管紧张素-醛固酮,如ACEI和ARB,可有效降低肾小球灌注压,减轻肾小球的高压、高灌注和高滤过状态,延缓肾小球发生硬化的进程。

(3)健康教育:教育患者注意休息,适当活动,避免劳累。注意自我保护,预防各种感染。按时、按量服药,监测药物治疗效果及不良反应。

(4)自我管理与随访:在长期的治疗过程中,患者正确的自我管理非常重要,如自我血压监测、症状和体征的观察、按时留取血尿标本送检、避免妊娠、避免预防接种,以及不使用肾毒性药物,不使用土方、偏方,并且定期进行复诊等。需要很好的依从性,才能使各种治疗发挥好的效果,延缓疾病进展。

三、肾病综合征患者的护理

【知识要点】

1.了解肾病综合征的概念和特点。

2.熟悉肾病综合征的用药原则并能进行用药指导提高患者依从性。

3.掌握肾源性水肿患者整体护理。

4.掌握肾病综合征患者病情观察要点。

5.掌握激素治疗的护理要点。

【案例分析】

患者,女性,50岁,农民,因"全身水肿十余天"入院,患者10余天前无明显诱因下出现全身水肿,伴有泡沫尿,同时感恶心、腹胀,进食后腹胀加重,偶感胸闷。曾到县中医院就诊,诊断为"肾病综合征",给予"利尿、降脂"等处理后症状稍改善。现为进一步治疗来我科。入院查体:T 36℃,P 72次/分,R 16次/分,BP 110/70 mmHg,发育正常,营养中等,自主体位,双下肢中度水肿。腹膨隆,移动性浊音阳性。血生化示总胆固醇 11.46 mmol/L,白蛋白16.3 g/L,24 小时尿蛋白定量 5.4 g。B 超检查未见肾脏缩小。入院后予完善相关检查,行肾活检术,明确病理类型后制定抗免疫、抗炎症治疗方案。同时给予补充白蛋白、利尿、降血脂等处理及抗凝治疗。患者自发病以来卧床休息为主,精神萎靡,饮食睡眠欠佳,大便正常。否认"糖尿病、高血压病"病史。配偶及子女体健,家庭和睦,经济条件好,有农民医保。此次住院由丈夫陪同。

✅ 选择题

1. 对该患者制定护理计划,除上述资料外,还需要补充的资料包括:(ABCDE)

    A. 尿量　　　　　　　B. 饮食习惯　　　　　C. 心理反应

    D. 心、肝功能　　　　E. 沟通能力

2. 该患者有哪些症状、体征或实验室检查结果符合肾病综合征?(ABCD)

    A. 全身水肿

    B. 大量蛋白尿(24 小时尿蛋白定量 5.4 g)

    C. 低蛋白血症(血清白蛋白 16.3 g/L)

    D. 高脂血症(总胆固醇 11.46 mmol/L)

    E. B 超检查未见肾脏缩小

3. 该患者每日进水量可以是:(DE)

    A. 按需饮水　　　　　　　　　B. 每天饮水量不超过 2000 ml

    C. 除了吃药不喝水　　　　　　D. 前一天尿量＋500 ml

    E. 进水量包括饮食、饮水、汤、静脉输液等各种途径进入体内的水分

4. 该患者饮食注意事项包括:(ABCDE)

    A. 优质蛋白　　　　　B. 低盐　　　　　　　C. 低脂

    D. 充足热量　　　　　E. 限制饮水

5. 如何告知患者肾脏穿刺活检术的目的?（ABC）

    A. 明确诊断　　　　　　　　　B. 指导治疗

    C. 判断预后　　　　　　　　　D. 是一种治疗方法

    E. 是对传统的经验性治疗的批判

6. 激素的不良反应包括:(ACDE)

    A. 水钠潴留　　　　　B. 出血性膀胱炎　　　C. 高血糖

    D. 骨质疏松　　　　　E. 胃出血

简述题

7. 肾源性水肿患者的护理要点?

答:① 休息与体位:严重者卧床休息。下肢水肿者抬高下肢。水肿减轻后可下床活动,但避免劳累。② 饮食:少盐(2~3g/d)、限水(视水肿程度和尿量而定)、适量蛋白质(视肾功能状况而定)和充足热量[30~35 kcal/(kg·d)],并注意补充各种维生素。③ 病情观察:观察 24 小时出入量、体重、水肿消长及有无胸腔、腹腔、心包积液;监测生命体征,尤其是血压;观察有无急性左心衰和高血压脑病的表现;监测实验室检查结果如尿常规、肾小球滤过率、血清肌酐、尿素氮、血浆蛋白、血清电解质等。④ 用药护理:使用利尿剂,观察药物疗效和不良反应。⑤ 健康指导:教会患者有关疾病知识及活动、饮食、用药等注意事项。

8. 肾病综合征患者常见的并发症有哪几种? 如何预防、观察和护理?

肾病综合征患者常见的并发症包括感染(呼吸道、皮肤、尿路等)、血栓和栓塞(以肾静脉血栓最为常见)及急性肾衰竭等。

答:(1)感染:病房开窗通风,减少探视;指导患者进食营养丰富、热量充足、适量蛋白质、丰富维生素的饮食;激素治疗期间避免到人群集中的地方,尤其是流感流行季节;避免皮肤抓伤、蚊虫叮咬等;病情允许时鼓励患者饮水,保证每日尿量在 1500 ml 以上。密切观察皮肤、呼吸道、尿路感染征象,每日测体温,必要时加测。一旦发生感染,遵医嘱使用敏感、强效及无肾毒性的抗生素治疗。

(2)血栓及栓塞:遵医嘱使用抗凝剂如肝素,并辅以血小板解聚药如双嘧达莫。观察尿色,主动询问患者有无腰痛等不适主诉,测量双下肢大腿周径和小腿周径(分别为髌骨上缘上 15 cm、下缘下 10 cm)并进行双侧比较。一旦出现血栓,嘱患者绝对卧床休息,患肢制动、抬高,并避免按摩,并遵医嘱用药。

(3)急性肾衰竭:患者尿量逐渐减少,甚至出现少尿或无尿,应警惕并发急性肾衰竭。执行急性肾衰竭护理。

思考题

9. 该患者血清白蛋白低于正常,可否给予高蛋白饮食,以补充尿蛋白的丢失?

答:不可以。持续、大量的蛋白尿可导致肾小球高滤过,加重肾小球损伤,促进肾小球硬化。

针对大量蛋白尿导致的低蛋白血症,治疗原则应该是通过药物治疗降低尿蛋白、饮食中给予正常量蛋白质来纠正。如果出现肾小球滤过率下降,则给予优质低蛋白饮食。

四、尿路感染患者的护理

【知识要点】

1. 了解尿路感染的易感因素并会指导患者预防尿路感染。

2. 掌握尿路感染患者症状护理。

3. 掌握尿路感染患者康复出院指导。

【案例分析】

患者,女性,23 岁,实习阶段大学生,因"右侧腰痛 3 天,发热 2 天"入院。患者 3 天前劳累后出现右侧腰部隐痛,伴有尿频尿急,未重视。次日腰痛加重,体温 37.8℃,小便颜色黄,表面有白色絮状物,无肉眼血尿。外院给予"654－2、硫酸镁、哌替啶(杜冷丁)"等对症治疗后,患者腰腹部疼痛稍缓解,体温渐升高至 39℃。今日来我院急诊查血常规示白细胞 11.95×10^9/L,中性粒细胞80.11％,尿常规示隐血3＋,蛋白 2＋,白细胞 3＋,泌尿系 B 超未见异常。为进一步治疗收入我科。病程中,患者饮食睡眠差,大便正常。患者既往体健,否认食物药物过敏史,未婚,与男友同居。入院查体:T 38.2℃,P 80 次/分,R 18 次/分,BP 110/74 mmHg。神志清,精神萎,痛苦貌,发育正常,营养中等,轮椅推入病房,查体合作。右肾区叩击痛(＋),肠鸣音正常。入院诊断:急性尿路感染。入院后予舒适卧位,行血培养、清洁中段尿培养检查,嘱患者多饮水、勤排尿,予抗感染、碱化尿液治疗并予物理降温。1 天后症状减轻,3 天后体温降至正常,无不适主诉,抗生素治疗 10 天出院。

☑️ **选择题**

1. 该病例中,哪些症状、体征或实验室检查结果支持急性尿路感染的诊断?（ABCD）

A. 腰痛　　　　　　　B. 发热　　　　　　　C. 尿液浑浊

D. 尿白细胞 3＋　　　E. 精神萎,痛苦貌

2. 该患者可能的易感因素有:（ABC）

A. 女性　　　　　　　B. 劳累　　　　　　　C. 性生活

D. 尿路梗阻　　　　　E. 饮水少

3. 尿路感染患者主要的护理措施包括:（ABCE）

A. 多饮水　　　　　　B. 勤排尿　　　　　　C. 碱化尿液

D. 物理降温　　　　　E. 清洁中段尿细菌培养＋药敏

4. 针对尿路感染,以下说法正确的是:(DE)

A. 尽快进行抗感染治疗

B. 症状消失后即可停用抗生素

C. 通过导尿法留取中段尿进行细菌培养和药敏试验

D. 在使用抗生素之前留取清洁中段尿标本

E. 尿频者注意跌倒坠床危险

5. 尿路感染患者通常采取的舒适卧位是:(D)

A. 去枕平卧位　　　　B. 半卧位　　　　C. 胸膝卧位

D. 屈曲位　　　　　　E. 站立或坐直

简述题

6. 该患者自发病来睡眠差,请分析有哪些因素会影响到其休息和睡眠?

答:① 尿路刺激症状,包括尿频、尿急、尿痛;② 腰痛、腹痛等局部症状;③ 发热、肌肉酸痛等全身症状;④ 查找病因过程中的各项检查;⑤ 频繁地使用抗生素治疗;⑥ 心理压力,本案例中患者因尿路感染影响实习,担心不能顺利毕业。

? 思考题

7. 如何对再发尿路感染患者进行针对性的指导?

答:再发尿路感染是指尿路感染经过治疗,尿细菌培养转阴后再次发生的真性细菌尿。分为复发和重新感染。

(1) 对复发的尿路感染,指导患者就医,积极寻找并去除易感因素如尿路梗阻等,并选用有效的抗生素治疗,在允许范围内用最大剂量,用药 6 周或更长时间。

(2) 对于重新感染的患者,采用长程低剂量抑菌疗法做预防性治疗,疗程半年或更长。

(3) 再发尿路感染患者往往有较强的心理反应,尤其是负性心理反应,需加强心理护理,帮助患者减轻焦虑、抑郁等情绪反应。

(4) 与性生活有关者应注意性生活后立即排尿,并预防性应用抗生素。

五、急性肾衰竭患者的护理

【知识要点】

1. 了解导致急性肾衰竭的因素并能在临床实践中预防急性肾衰竭发生。

2. 熟悉急性肾衰竭患者营养支持。

3. 掌握急性肾衰竭患者病情观察要点。

4. 掌握急性肾衰竭患者肾脏替代治疗措施并能对血液透析临时血管通路进行护理。

【案例分析】

患者,男性,44岁,已婚,化工厂工人。因大量接触化学原料后无尿伴颜面、双下肢水肿2天。患者2天前劳动时忘记佩戴防护用具,当时感轻微恶心,无呕吐及其他不适。此后无尿,渐伴颜面、双下肢水肿。急诊收住院。病程中无畏寒发热,无咳嗽胸闷,食欲睡眠差,大便正常。既往体健。步行入病区。入院体检:T 37.4℃,P 84次/分,R 16次/分,BP 186/102 mmHg。身高1.75 m,体重88 kg(诉平日体重80 kg)。神志清,精神不振,自由体位,眼睑、颜面部及双下肢凹陷性水肿,腹部膨隆,移动性浊音阳性。心肺检查无异常。

血常规检查示白细胞计数 12.6×10^9/L,中性粒细胞 73.9%,血红蛋白140 g/L,血小板计数 153×10^9/L。肾功能电解质检查示血清肌酐1020.8 μmol/L,尿素氮25.21 mmol/L。血钾 6.54 mmol/L,钠118.3 mmol/L,氯 86 mmol/L,钙 2.05 mmol/L。诊断为急性肾衰竭,行急诊血液透析,经右侧股静脉置入双腔导管。血流量250 ml/min,透析液流量500 ml/min,速碧林2000 U抗凝,上机前予地塞米松5 mg+10%葡萄糖酸钙10 ml+50%GS20 ml/IVP,透析共2.0小时,净脱水2.0 kg。首次透析过程顺利,患者无不适。

☑ **选择题**

1. 该患者发生急性肾衰竭的原因是:(A)

　　A. 接触化学毒物　　　　B. 失血失液性休克　　　C. 尿路梗阻

　　D. 肾小管坏死　　　　　E. 恶心呕吐

2. 对该患者进行护理评估,哪些项目需要紧急干预?(ADE)

　　A. 血钾高　　　　　　　B. 白细胞计数高

　　C. 血清尿素氮、肌酐高　　D. 体液过多　　　　　　E. 血压高

3. 该患者潜在的并发症有：(ABCD)

A. 高血钾导致的心跳骤停

B. 高血压导致的心力衰竭或高血压脑病

C. 血容量增加导致的急性左心衰竭

D. 导管相关性感染

E. 肺部感染

4. 该患者病情观察的内容包括：(ABCDE)

A. 出入液量　　　　　B. 血压　　　　　　C. 主诉

D. 导管情况　　　　　E. 心电监测情况

5. 高钾血症的临床表现包括：(ABCD)

A. 恶心、呕吐等胃肠道症状　　　B. 四肢麻木

C. 心率缓慢，心律不齐　　　　　D. 烦躁，胸闷

E. 腹胀

6. 对该患者的出院指导中，最重要的是：(D)

A. 出院流程　　　　　B. 注意休息　　　　C. 定期复查

D. 加强劳动保护，遵守操作规程　　　　　E. 心理指导

简述题

7. 该患者经临时性血管通路进行血液透析治疗，临时导管的护理要点包括哪些？

答：① 妥善固定导管，防止牵拉；② 保持局部敷料清洁干燥；③ 采取正确的姿势、体位，避免管道受压，折叠；④ 每次透析后用稀肝素封管，防止血凝块堵塞；⑤ 股静脉置管者，鼓励患者踝泵运动，防止局部血栓形成；⑥ 置管期间观察体温变化，及时发现感染征兆；⑦ 每日评估保留导管的必要性，及时拔管。

8. 哪些临床征象支持体液量过多的护理诊断？

答：① 水肿；② 每天体重增加 0.5 kg 以上；③ 中心静脉压高于 12 cm H_2O；④ 在无感染情况下出现心率快、呼吸加速和血压升高。

思考题

9. 急性肾衰竭少尿期哪些因素可能导致死亡，必须严密监测及时处理？

答：(1) 高钾血症：少尿期钾排泄减少使血钾升高；并发感染、热量摄入不足及组织大量破坏可使钾从细胞内释放到细胞外，引起高钾血症。此外，酸中毒也可引起血钾升高。高钾血症是少尿期的重要死因。

（2）体液过多和代谢性酸中毒：因尿少和未控制饮水，以致体液过多而出现高血压、心力衰竭和肺水肿，严重者可导致死亡。代谢性酸中毒产生的原因是肾小球滤过率降低，酸性代谢产物排出减少，同时合并高代谢状态，酸性代谢产物产生明显增多。严重酸中毒引起中枢抑制，导致死亡。

（3）感染：与进食少、营养不良、免疫力低下等因素有关，是急性肾衰竭的主要死亡原因之一。

（4）多脏器衰竭：死亡率高达 70% 以上。

六、慢性肾衰竭患者的护理

【知识要点】

1. 了解慢性肾衰竭是慢性过程，某些因素可引起其急性加重。

2. 掌握和运用护理程序的方法对慢性肾衰竭患者进行全面评估，熟悉患者生理心理变化并采取适当的干预措施。

3. 掌握终末期肾病一体化治疗方案并能针对饮食、活动、用药等对患者进行健康教育。

4. 熟悉慢性肾衰竭的肾脏替代治疗方案，并能指导居家腹膜透析患者腹膜透析操作流程或血液透析患者对动静脉内瘘或留置导管进行自我护理。

【案例分析】

患者，女性，60 岁，因"反复双下肢水肿 30 余年，加重伴纳差、呕吐 1 月"入院。该患者于三十余年前无明显诱因下出现双下肢水肿，曾在外院查尿常规示尿蛋白 2＋，以"慢性肾炎"间断治疗，双下肢水肿反复发作。1 月前"感冒"后出现纳差、进食后恶心呕吐，呕吐胃内容物。未经处理来我院诊治。近 1 个月来患者活动后感胸闷、无气急。尿量约 1000 ml/24h，尿中有泡沫。无肉眼血尿，大便正常。睡眠不佳，体重无明显减轻。既往有"高血压"10 年，血压最高达 180/110 mmHg，目前口服硝苯地平片早、晚各 2 片，血压控制情况不详。体格检查：T 36.5℃，P 88 次/分，R 16 次/分，BP 180/100 mmHg。神志清楚，发育正常，贫血貌。步入病房，自主体位。双肾无叩痛。双下肢轻度凹陷性水肿。血常规示白细胞计数 $10.10×10^9$/L、红细胞计数 $2.88×10^{12}$/L、血红蛋白 74 g/L。肾功能电解质示血钙 1.26 mmol/L、血清尿素氮 38.47 mmol/L、血清肌酐 816.80 μmol/L。双肾 B 超示双肾缩小。入院后明确诊断为慢性肾衰竭（CKD5 期），予应用抗贫血及降压药物，并完善检查，行肾脏替代治疗。局麻下行腹腔置管术，规律腹膜透析治疗。患者近 1 个月来焦虑，担心治疗、预后。丈夫、子女均不在身边照顾。

☑️ **选择题**

1. 该病例中,导致患者慢性肾衰竭急性加重的因素是:(CE)
   A. 病程长　　　　　　B. 治疗不规律　　　　　C. 感冒
   D. 纳差,呕吐　　　　　E. 高血压控制不良

2. 对该患者进行护理评估的内容包括:(ABCDE)
   A. 饮食　　　　　　　B. 睡眠　　　　　　　　C. 大小便
   D. 活动能力　　　　　E. 心理反应

3. 该患者症状护理的内容有:(ABCD)
   A. 贫血　　　　　　　B. 高血压　　　　　　　C. 水肿
   D. 呕吐　　　　　　　E. 低血钙抽搐

4. 该患者病情观察的内容包括:(ABCDE)
   A. 心理状况　　　　　　　　　B. 水肿消长
   C. 实验室检查结果(血常规、血钙、肾功能等)
   D. 进食情况　　　　　　　　　E. 尿量变化

5. 慢性肾衰竭患者肾脏替代治疗的方式包括:(ABD)
   A. 血液透析　　　　　B. 腹膜透析　　　　　　C. 结肠透析
   D. 肾移植　　　　　　E. 药物治疗

🖋️ **简述题**

6. 如何指导该患者活动?

答:① 该患者血压高、贫血、活动后胸闷,指导其卧床休息,提供安静的休息环境,协助做好各项生活护理。② 血压控制后,鼓励患者适当活动,如室内散步等,在力所能及的范围内自理,但应避免劳累和受凉。③ 活动时要有人陪伴(该患者无家人陪护,需要护士协助活动),以不出现心慌、气喘、疲乏为宜。④ 一旦有不适症状,应暂停活动,卧床休息。⑤ 坐起、下床时动作缓慢,以免发生头晕及体位性低血压。

7. 如何计算腹膜透析出超?

答:腹膜透析是将无菌透析液灌入腹腔,与腹膜毛细血管进行物质交换,经过不同时间的停留后将液体引流出体外,从而达到血液净化目的的一种治疗方法。单次引流量减去灌入量为单次腹膜透析出超,每次累加为全天腹膜透析总出超。

(?) 思考题

8. 如何延缓慢性肾衰竭的进展？

答：慢性肾衰竭是慢性过程，但只要坚持积极治疗，避免或消除加重病情的各种因素，可以延缓病情进展，提高生存质量。导致病情加重的因素中，首要的因素是感染，包括全身各部位的感染，其次是高血压控制不良、肾毒性药物使用、饮食不当及腹泻等原因导致的有效循环血容量下降等。合理饮食包括充足的热量摄入、优质低蛋白或极低蛋白饮食配合酮酸制剂使用、选用RAS阻断剂降压等都是延缓肾衰竭进展的有效措施。

第五节 内分泌科

一、甲状腺功能减退症患者的护理

【知识要点】

1. 甲减的病因、实验室指标。

2. 甲减的饮食护理。

3. 妊娠期甲减对胎儿的影响。

4. 甲减的用药护理。

5. 黏液性水肿昏迷的护理要点。

【案例分析】

患者,女性,28 岁,因乏力,毛发脱落,记忆力减退,便秘 1 个月而就诊,患者近一个月来胸闷、憋气、精神弱、食欲减退、乏力、体重增加。孕 6 周。查体:T 35.6℃,R 14 次/分,P 70 次/分,BP 90/60 mmHg,面色苍白,表情淡漠,面颊及眼睑水肿,声音嘶哑,皮肤干燥,舌体肥大,甲状腺质地中等,结节样改变。测定血清中 T3、T4 偏低、TSH 水平偏高,诊断为"甲状腺功能减退症"。予甲状腺激素替代治疗,对症处理。患者入院第 4 天咳嗽、胸痛、嗜睡,T 35.1℃,R 12次/分,P 69 次/分,BP 90/60 mmHg,胸部 X 片示:两下肺肺炎。予抗炎、对症和支持治疗。

✅ 选择题

1. 下列哪项关于甲减的描述是不正确的:(E)

A. 甲状腺功能减退症多见于中年女性,男女比例约为 1：5～1：10

B. 多数起病隐袭,发展缓慢

C. 一般表现为易疲劳、怕冷、体重增加、记忆力减退、智力低下等

D. 替代治疗首选左甲状腺素口服

E. 根据病情,患者可以自己调节药物剂量

2. 诊断甲减第一线实验室指标为:(AB)

A. TSH   B. FT_4 C. FT_3

D. TT_3　　　　　　　　　　E. FT_4和FT_3

3. 下列哪项是黏液性水肿昏迷的常见诱因：（ABDE）

A. 使用麻醉剂　　　　　B. 感染　　　　　　　C. 炎热

D. 手术　　　　　　　　E. 寒冷

4. 根据病历，该患者的护理问题有哪些：（ABCDE）

A. 便秘与代谢率降低及体力活动减少引起的肠蠕动减慢有关

B. 体温过低与机体基础代谢率降低有关

C. 活动无耐力与甲状腺激素合成、分泌不足有关

D. 营养失调：高于机体需要量与代谢率降低致摄入大于需求有关

E. 潜在并发症：黏液性水肿昏迷

5. 原发性甲减主要的病因有：（ABCD）

A. 自身免疫损伤　　　B. 甲状腺破坏　　　　C. 缺碘或碘过多

D. 抗甲状腺药物　　　E. 饮酒

简述题

6. 该患者如何进行饮食指导？

答：① 给予高蛋白、高维生素、低钠、低脂肪饮食，细嚼慢咽，少量多餐。② 进食粗纤维食物，如蔬菜、水果或全麦制品，促进肠胃蠕动。

7. 简述甲状腺功能减退症的用药指导。

答：① 不可随意停药或变更剂量。② 对需终身替代治疗者，向其解释终身坚持服药的重要性和必要性。③ 指导患者自我监测甲状腺激素服用过量的症状，如出现多食消瘦、脉搏>100 次/分、心律失常、体重下降、发热、大汗、情绪激动等情况时，及时报告医生。④ 长期替代治疗者宜每 6～12 个月检测一次甲状腺功能。对有心脏病、高血压、肾炎的患者，告知患者应按期复诊，特别注意剂量的调整，不可自行减量和增量。⑤ 同时服用利尿剂时，需记录 24 小时出入量。

8. 妊娠期甲状腺功能减退对胎儿有无影响？

答：有影响。在胎儿甲状腺功能完全建立之前（即妊娠 20 周之前），胎儿脑发育所需的甲状腺素主要来源于母体，母体的甲状腺素缺乏可以导致胎儿的智力发育障碍。因此，妊娠期要立即进行甲状腺激素替代疗法，积极治疗甲状腺功能减退。

9. 简述黏液性水肿昏迷的临床表现和诱发因素。

答：黏液性水肿昏迷的临床表现为：嗜睡、低温（<35℃）、呼吸减慢、心动过缓、血压下降、四肢肌肉松弛、反射减弱或消失，甚至昏迷、休克。其诱发因素为严重躯体疾病、甲状腺素替代中断、寒冷、感染、手术和使用麻醉、镇静药物等。

？ 思考题

10. 患者长期服用甲状腺素片,担心有毒副作用,如何对其进行指导?

答:甲状腺素是人体正常的激素,口服甲状腺素片用于缺乏该激素的患者需要进行替代治疗时。长期服用,如果剂量掌握的准确,使人体的新陈代谢在正常范围,对人体没有副作用。因此,要指导患者遵医嘱准确按时服药,不可随意改变剂量或停药。

11. 患者询问如果甲状腺素片忘记服用,能否补服?

答:可以。但是尽量遵医嘱在同一时间服用为宜。

12. 甲减患者是否需要忌碘饮食?

答:维持碘摄入量在尿碘 $100\sim199\ \mu g/L$。① 对于长期缺碘,合成甲状腺激素的原料不足,使甲状腺激素生成减少而导致的甲状腺功能减退,予补碘饮食。② 对于甲状腺不发育或发育不良使甲状腺激素合成及分泌严重不足,或者由于受体缺陷使甲状腺激素不能发挥作用导致的甲状腺功能减退,予普食。③ 对于桥本氏甲状腺炎导致的甲状腺功能减退,予低碘饮食,忌食海带、紫菜等高碘食物,海鱼含碘量不高可以进食。

13. 患者入院第 4 天咳嗽、胸痛、嗜睡,T 35.1℃;R 12 次/分,P 69 次/分,BP 90/60 mmHg,胸部 X 片示:两下肺炎。患者可能发生了何种并发症? 护理要点是什么?

答:该患者可能并发黏液性水肿昏迷。

护理要点:① 病情观察:密切观察患者意识、体温、脉搏、血压的变化及全身黏液性水肿的情况,准确记录出入量,需要时遵医嘱监测动脉血气分析。当体温低于 35℃、呼吸浅慢、心律不齐、心动过速、血压下降时,应立即通知医生并配合抢救。② 用药护理:建立静脉通道,按医嘱用药。应用甲状腺激素时注意观察患者是否有心动过速、失眠、兴奋等不良反应;糖皮质激素治疗期间应加强基础护理,注意个人卫生,防止感染,同时监测血糖,防止药物性高血糖的发生;应用升压药时监测血压的变化,注意剂量准确,微量泵泵入。③ 呼吸道护理:取高枕卧位,头偏向一侧,予吸氧。出现呼吸暂停或鼾声深长时唤醒患者,床旁备吸引装置,必要时配合气管插管或气管切开。④ 饮食护理:清醒时进食,进食宜慢,予无刺激性软食为主,进食流质时注意防止呛咳。⑤ 一般护理:予绝对卧床休息,注意保暖,避免局部热敷,以免烫伤和加重循环不良。⑥ 遵医嘱积极抗感染治疗。

二、甲状腺功能亢进症患者的护理

【知识要点】

1. 甲亢的临床表现、病因。

2. 甲亢的饮食指导。

3. 甲状腺相关眼病的眼部护理。

4. 甲亢的用药护理。

5. 甲亢合并周期性麻痹的护理。

6. 甲状腺危象的处理及预防。

【案例分析】

患者,男性,25 岁,今日 2 时左右起夜时自觉四肢乏力、软瘫,行动困难,无头晕,无晕厥黑矇,无心慌,无大小便失禁。查血钾 2.6 mmol/L。3 年前诊断为"Graves 病",先后服用"丙硫氧嘧啶、甲巯咪唑"治疗,但患者不规律服药,半年前患者双目突出,伴有流泪、畏光,无静息性及活动性疼痛,近 1 月患者服用"丙硫氧嘧啶"25 mg qd 治疗,自觉心悸、手抖,易饥多食,以"低钾型周期性麻痹、甲状腺功能亢进、甲亢突眼"收住入院。病程中患者大便 2~4 次/日、小便正常,精神亢奋,睡眠欠佳。入院后予补钾、丙硫氧嘧啶等治疗。患者入院第 3 天起发热、轻咳、恶心呕吐、大汗淋漓,查体:T39.1℃、P142 次/分。予复方碘溶液、β-肾上腺素能受体阻滞剂、氢化可的松等药物治疗。

✅ **选择题**

1. 最常见的甲状腺功能亢进症是:(A)

A. Graves 病　　　　　　　　B. 自主性高功能甲状腺结节

C. 碘甲亢　　　　　　　　　　D. 甲状腺炎伴甲亢

E. 滤泡性甲状腺癌

2. 诊断甲状腺功能亢进症最灵敏可靠的实验室检查方法为:(D)

A. 基础代谢率　　　　B. 血清蛋白结合碘　　　C. 测 TGAb、TPOAb

D. 促甲状腺激素和游离 T3、游离 T4

E. 甲状腺摄碘率

3. Graves 病最严重的并发症是:(A)

A. 甲状腺危象　　　　B. 严重浸润性突眼

C. 周期性麻痹　　　　D. 甲亢性心脏病出现右心衰竭

E. 抗甲状腺药物所致严重肝损害

4. 甲状腺功能亢进症的典型表现有哪些？（ACD）

A. 高代谢综合征　　　B. 高血糖　　　　　C. 甲状腺肿

D. 眼征　　　　　　　E. 高血压

5. 以下哪项不是治疗甲状腺功能亢进症的常见药物：（AE）

A. 拜唐苹　　　　　　B. 甲巯咪唑　　　　C. 卡比马唑

D. 丙硫氧嘧啶　　　　E. 瑞彤

6. 甲状腺功能亢进症的治疗方法有哪些？（ABC）

A. 抗甲状腺药物治疗　B. 放射性^{131}I 治疗　　C. 手术治疗

D. 生物治疗　　　　　E. 化疗

简述题

7. 简述抗甲状腺药物的用药护理。

答：（1）遵医嘱按剂量、按疗程服药，不可随意减量和停药。

（2）密切观察不良反应，抗甲状腺药物的常见不良反应主要有：① 粒细胞减少，严重者可致粒细胞缺乏症，因此必须复查血象。② 药疹较常见，可用抗组胺药控制，不必停药，如严重皮疹则立即停药。③ 若发生中毒性肝炎、肝坏死、精神症状、胆汁淤积综合征等需立即停药。

（3）服用抗甲状腺药物的开始 3 个月，可以每 1～2 周查一次血象，每隔 1～2 个月做一次甲状腺功能测定，每天清晨卧床时自测脉搏，定期测量体重，脉搏减慢、体重增加是治疗有效的标志。

（4）若出现高热、恶心、呕吐、不明原因腹泻、突眼加重等，应警惕发生甲状腺危象的可能，及时就诊。

8. 简述甲状腺功能亢进症的饮食指导有哪些？

答：① 予高热量、高蛋白、高维生素及矿物质丰富的饮食。② 给予充足的水分，每天饮水 2000～3000 ml 以补充高代谢丢失的水分。③ 禁止摄入刺激性的食物及饮料，如浓茶、咖啡等，以免引起病人精神兴奋。④ 减少食物中粗纤维的摄入，以减少排便次数。⑤ 适碘饮食，监测尿碘维持在 100～199μg/L 范围内为宜。

9. 简述甲状腺相关眼病的护理。

答：① 指导患者外出时带深色眼镜，减少光线、灰尘和异物的侵害。② 定时滴注眼药水湿润眼睛，避免过度干燥；睡前涂抗生素眼膏，眼睑不能闭合者用无菌纱布或眼罩覆盖双眼。③ 指导患者当眼睛有异物感、刺痛或流泪时，勿用手直接揉眼睛。④ 睡觉或休息时，抬高头部，使眶内液回流减少，减轻球后水肿。

10. 简述甲状腺危象的主要诱因。

答:① 应激状态:如感染、手术、放射碘治疗等。② 严重躯体疾病:如心力衰竭、低血糖症、败血症、脑卒中、急腹症或严重创伤等。③ 口服过量甲状腺素。④ 严重精神创伤。⑤ 手术中过度挤压甲状腺。

11. 何谓周期性麻痹?

答:周期性麻痹是以反复发作的骨骼肌弛缓性瘫痪为特征的疾病。甲亢并周期性麻痹的发生与甲状腺素的合成和释放过多有关,是由于甲亢患者的糖负荷或饱餐后的血糖水平升高,随着糖氧化、分解、利用过程加快,细胞外 K^+ 迅速移向细胞内,血钾分布异常所致。分为低血钾、高血钾和正常血钾三类,临床上以低血钾型最常见。

? 思考题

12. 患者发生了低钾型周期性麻痹,护理要点是什么?

答:① 评估患者的缺钾程度,密切观察低钾表现,如四肢乏力、软瘫情况有无加重等。尤其应警惕并积极防治因室性心律失常导致猝死等危险。② 评估患者肌力,发作期应卧床休息。发作间期鼓励患者在能耐受的范围内参与适当活动。如有明显的心功能损害时,限制活动量,以防心肌受损。③ 协助患者生活护理,把日常生活用品放在患者易取之处,防止肌无力而坠床或摔伤等。④ 多食富钾食物,如香蕉、橘汁等,忌食生棉籽油,防止低血钾加重。⑤ 避免剧烈运动、寒冷刺激、过饱或饥饿、情绪紧张、甜食过多、过度饮酒等。⑥ 给予心理护理,讲解本病的有关知识,告知成功康复的病例,使患者能以积极、乐观的心态配合治疗、护理。

13. 患者入院第 3 天起发热、轻咳、恶心呕吐、大汗淋漓,查体:体温39.1℃,心率142 次/分。你的初步判断? 该如何护理?

答:该患者由于感染处于应激状态而诱发了甲状腺危象。

护理措施:① 病室温度 18~22℃,病室光线宜偏暗;予绝对卧床休息,呼吸困难时取半卧位,立即给氧;准确记录 24 小时出入量。② 病情观察:密切观察神志变化,有无烦躁不安、谵妄,甚至昏迷等,定时测量心率、体温等生命体征。③ 用药护理:遵医嘱使用抗生素,积极控制感染;使用丙硫氧嘧啶、复方碘溶液、β-肾上腺素能受体阻滞剂、氢化可的松等药物,注意观察有无头痛、皮疹、心率过缓、血糖升高等不良反应;使用碘剂要严格掌握剂量,如出现口麻、头晕、心慌、恶心、呕吐、荨麻疹、面部及喉水肿等碘剂过敏症状,或者出现口内金属味、喉部灼烧感、皮炎、咳嗽等碘剂中毒症状时,应立即汇报医师及时停药,准备好抢救药物,如镇静剂、解痉升压药、强心剂等。④ 对症护理:

体温过高者给予物理降温；大汗淋漓者做好皮肤护理，予擦干汗液，病情许可下及时更衣，注意保暖，防止受凉；恶心呕吐者观察恶心、呕吐发生的频率、持续时间和呕吐物的性质、量等，呕吐时避免患者呛咳，呕吐后协助患者用温水漱口，及时清理呕吐物；若出现躁动不安，遵医嘱使用镇静药物，并使用床栏保护患者安全。

三、高尿酸血症与痛风患者的护理

【知识要点】

1. 高尿酸血症与痛风的流行病学、诱因与临床表现。

2. 痛风急性关节炎的表现及护理要点。

3. 高尿酸血症与痛风的饮食指导。

4. 痛风的用药指导。

5. 痛风慢性关节炎的运动指导。

【案例分析】

患者，男性，39岁，12年前饮酒后出现双足足趾肿痛，行走不利。遂于当地医院检查发现尿酸增高，当时诊断为"痛风性关节炎"，后患者反复出现双足趾肿痛，疼痛发作时自行服用"秋水仙碱"1 mg口服，一日三次，"消炎痛片"1片口服，每日一次。近2个月来，患者频发双足趾肿痛，左足较甚，夜尿增多，为泡沫尿。患者目前使用"秋水仙碱"1 mg口服，一日三次，"别嘌醇"0.1 g口服，每日一次对症治疗。现患者为消肿止痛，促进尿酸排泄治疗收治入院。体检：精神可，饮食睡眠可，双足足趾肿痛较明显，第一跖趾关节明显畸形，皮温偏高，有脱屑，灼痛拒按，行走不利。生化显示：尿酸712 mmol/L。尿蛋白＋＋。双足X线片显示：双侧姆趾关节附件软组织肿胀伴骨质破坏，并可见结节状钙化形成。入院后予"秋水仙碱、吲哚美辛（消炎痛）、别嘌醇"等药物治疗。患者因足部疼痛尚未缓解和担心痛风进一步发展而较为焦虑。

✓ 选择题

1. 下列哪项是该患者的首要护理问题？（A）

A. 关节痛，与尿酸盐结晶、沉积在关节引起炎症反应有关

B. 躯体活动障碍，与关节受累、关节畸形有关

C. 知识缺乏，缺乏与痛风有关的疾病知识

D. 焦虑，与疾病发作和担心预后有关

E. 有感染的危险

2. 痛风患者最易受累的远端关节是：(A)

A. 第一跖趾　　　　B. 第二跖趾　　　　C. 第三跖趾

D. 第四跖趾　　　　E. 第五跖趾

3. 痛风患者哪个脏器最易受累？(C)

A. 心脏　　　　　　B. 肝脏　　　　　　C. 肾脏

D. 脾脏　　　　　　E. 肺

4. 痛风的好发人群是：(AC)

A. 中老年男性　　　B. 中年女性　　　　C. 绝经期后女性

D. 儿童　　　　　　E. 男性

5. 痛风急性关节炎正确的描述是：(ABCDE)

A. 突然发作的关节红肿热痛、功能障碍

B. 可有关节积液，伴有发热等全身症状

C. 最易受累的关节是跖趾关节

D. 初次发作常呈自限性　　　E. 常在夜间发作

6. 下列哪些为痛风急性关节炎发病的诱因？(ABCDE)

A. 酗酒　　　　　　B. 过度疲劳　　　　C. 关节受伤

D. 感染　　　　　　E. 寒冷

简述题

7. 简述高尿酸血症和痛风的分期及主要特点。

答：(1) 无症状期：突出特点为仅有血尿酸升高，无任何临床表现。

(2) 急性发作期（又称急性关节炎期）：受累关节及周围软组织红、肿、热、痛，常有关节活动受限，可伴有体温升高、头痛等症状。易受累的关节依次为：足、踝、跟、膝、腕和肘关节。

(3) 间歇发作期：急性关节炎的发作具有自限性，发作缓解后，患者症状完全消失，关节活动完全恢复正常。

(4) 慢性痛风石病变期：可出现关节畸形，活动受限，还引起痛风石、痛风性肾脏病变、痛风性骨病变等。

8. 简述痛风慢性关节炎的运动指导。

答：① 运动后疼痛超过 1～2 小时，应暂时停止此项活动。② 活动时使用大肌群，如能用肩部负重者不用手提，能用手臂者不用手指。③ 交替完成轻、重不同的工作，不要长时间持续进行重体力工作。④ 经常改变姿势，保持受累关节舒适，若有局部温热和肿胀，避免活动。

9. 痛风患者的用药指导有哪些?

答:指导患者正确用药,观察药物疗效,及时汇报医师处理不良反应。

① 秋水仙碱可减轻炎性反应,达到止痛作用。口服常有胃肠道反应。若患者一开始即出现恶心、呕吐、水样腹泻等严重胃肠道反应,应及时减量或停药,可采取静脉用药。但静脉用药可产生严重的不良反应,如肝损害、骨髓抑制、DIC、脱发、肾衰竭、癫痫样发作,甚至死亡,应用时必须严密观察,必要时停药。有骨髓抑制、肝肾功能不全、白细胞减少者禁用;治疗无效者不可再重复用药。此外,静脉使用秋水仙碱时,切勿外漏。② 使用丙磺舒、磺吡酮、苯溴马隆者,可有皮疹、发热、胃肠道反应等不良反应,使用期间,嘱患者多饮水、口服碳酸氢钠等碱性药。③ 应用非甾体类抗炎药时,注意有无活动性消化性溃疡或消化道出血发生。④ 使用糖皮质激素,应观察其疗效,密切观察有无"反跳"现象,若同时口服秋水仙碱,可防止症状"反跳"。⑤ 使用别嘌醇者除有皮疹、发热、胃肠道反应外,还有肝损害、骨髓抑制等,肾功能不全者,应减半量应用。

10. 如何预防痛风性肾脏病变、痛风性骨病变等慢性病变?

答:痛风是一种终身性疾病,积极有效地控制高尿酸血症,减少尿酸盐结晶,可以预防或延缓痛风性肾脏病变、痛风性骨病变等慢性病变的发生、发展。

11. 简述痛风性肾病的原因和临床表现。

答:痛风特征性的病理变化之一是痛风性肾病,主要原因为尿酸盐结晶在泌尿系统沉积。

临床表现为蛋白尿、夜尿增多、血尿等,严重时出现高血压、氮质血症等肾功能不全的表现。

? 思考题

12. 应该如何为该患者做好足部局部的疼痛护理?

答:(1) 急性发作期休息与体位:除关节红、肿、热、痛和功能障碍外,患者常有发热,应绝对卧床休息,抬高患肢,避免受累关节负重。也可在病床上安放支架支托盖被,减少患部受压。待疼痛缓解 72 小时后,方可恢复活动。也可在受累部位给予冰敷或 25%硫酸镁湿敷,以消除肿胀和疼痛。注意维持患部清洁,防止皮肤溃疡的发生,避免发生感染。

(2) 病情观察:① 观察疼痛的部位、性质、间隔时间,有无午夜因剧痛而惊醒等。② 观察受累关节有无红、肿、热、痛和功能障碍。③ 有无过度疲劳、寒冷、潮湿、紧张等诱发因素。④ 有无痛风石体征。⑤ 观察患者的体温变化,有无发热等。⑥ 监测血、尿尿酸的变化。

（3）心理护理：向患者宣教痛风的有关知识，讲解饮食与疾病的关系，并给予安慰和鼓励。

（4）遵医嘱用药，做好用药护理。

13. 针对该患者，应如何进行饮食指导？

答：① 饮食宜清淡、易消化，忌辛辣和刺激性食物。② 每日饮水量应在2000 ml 以上，以保持尿量。③ 避免进食高嘌呤食物：动物内脏（尤其是肝、脑、肾），海产品（尤其是海鱼、贝壳等软体动物）和浓肉汤含嘌呤较高；鱼虾、肉类、豆类也含一定量的嘌呤；各种谷类、蔬菜、水果、牛奶、鸡蛋等含嘌呤最少，而且蔬菜、水果等属于碱性食物，应多进食。④ 严禁饮酒。

14. 患者近日夜尿增多，为泡沫尿，患者发生了何种并发症，如何护理？

答：患者可能发生了痛风性肾病。

护理要点：① 定期监测尿液尿酸、尿 pH 值、血尿酸及肾功能等，以便及时调整药物。② 遵医嘱服药，严格控制血尿酸和高血压，并注意观察药物的疗效。③ 低蛋白饮食，以优质蛋白为宜，如动物蛋白，早期摄入蛋白的量应控制在 1 g/（kg·d），中晚期患者以 0.6～0.8 g/（kg·d）为宜。

四、骨质疏松症患者的护理

【知识要点】

1. 骨质疏松症的流行病学、病因、分类及临床特点。

2. 预防骨质疏松症的健康教育。

3. 预防骨质疏松症患者骨折的健康教育。

4. 骨质疏松症的用药护理。

5. 骨质疏松症的出院指导。

【案例分析】

患者，女性，56 岁，退休工人，因"腰痛伴活动受限三年，加重一周余"入院。患者三年前负重后出现腰痛，伴有活动受限，腰痛持续不能缓解，1 个月后发现骨质疏松、胸椎骨折。于次年行"胸 11 椎体骨水泥支撑术"，口服阿仑膦酸钠片、阿法骨化醇软胶囊、碳酸钙 D₃ 片后腰痛逐渐缓解。去年 4 月再次出现负重后腰痛，较前明显加剧，X 线片发现"胸 12 椎体骨折"，经保守治疗，稍有缓解。近三年患者腰痛、驼背症状明显，身高降低 12cm。1 周前因腰痛加剧而收治入院，诊断为"骨质疏松症、陈旧性骨折"。入院时：T 36.3℃，P 78 次/分，R 18 次/分，BP 140/90 mmHg，身高 153 cm，体重 40 kg，精神可，饮食睡眠可，大小便正常，患者偶有跌倒。入院后予阿仑膦酸钠片、阿法骨化醇软胶囊、碳酸钙 D_3 片、雌激素等治疗。

✓ **选择题**

1. 骨质疏松症好发于哪类人群？（A）

A. 老年女性   B. 老年男性   C. 中年女性

D. 中年男性   E. 孕妇

2. 老年性骨质疏松症主要累及哪些部位？（B）

A. 小腿   B. 脊柱和髋骨   C. 腰背部

D. 全身   E. 关节

3. 下列哪项不是骨质疏松症疼痛的特点：（CE）

A. 多呈弥漫性   B. 无固定部位

C. 劳累后不会加重   D. 劳累或活动后可加重

E. 疼痛呈对称性

4. 骨质疏松症的原因有：（ABCDE）

A. 雌激素缺乏   B. 维生素 D 缺乏

C. 降钙素水平低   D. 钙摄入不足

E. 生活方式和生活环境

5. 骨质疏松症的临床表现有：（ABCD）

A. 骨痛   B. 肌无力   C. 身高变矮

D. 骨折   E. 代谢紊乱

6. 服用二磷酸盐的注意事项为：（ABCDE）

A. 指导患者晨起空腹服用

B. 指导患者不要咀嚼或吸吮药片，以防发生口咽部溃疡

C. 指导患者服药期间不加钙剂

D. 有食道炎、活动性胃及十二指肠溃疡、反流性食道炎者慎用

E. 服用阿仑磷酸盐应在早晨空腹时以 200 ml 清水送服，进药后 30 分钟内不能平卧和进食

7. 该患者适宜的护理问题为：（ABCDE）

A. 保持健康无效：与日常体力活动不足有关

B. 营养失调：低于机体需要量，与饮食中钙、蛋白质、维生素 D 的摄入不足有关

C. 躯体活动障碍：与骨骼变化引起活动范围受限有关

D. 知识缺乏：与缺乏骨质疏松相关知识有关

E. 潜在并发症：再次骨折

简述题

8. 什么是骨质疏松症？简述分类及临床特点。

答：骨质疏松症是一种以骨量低下、骨微结构破坏、导致骨脆性增加、易发生骨折为特征的全身性骨病(WHO)。多见于绝经后妇女和老年男性。

分类：骨质疏松症分为原发性和继发性两大类。原发性骨质疏松症是以骨质减少、骨的微观结构退化为特征，致使骨的脆性增加以及易于发生骨折的一种全身性骨骼疾病，其病因和发病机制仍未阐明，又分为绝经后骨质疏松症(I型)、老年性骨质疏松症(II型)和特发性骨质疏松(包括青少年型)3种。继发性骨质疏松症指由任何影响骨代谢的疾病或药物所致的骨质疏松症。

临床特点：疼痛、脊柱变形和发生脆性骨折是骨质疏松症最典型的临床表现。但许多骨质疏松症患者早期常无明显的症状，往往在骨折发生后经X线或骨密度检查时才发现有骨质疏松症。

9. 服用钙剂的注意事项有哪些？

答：① 服用钙剂时要增加饮水量，以增加尿量，减少泌尿系结石形成的机会。② 最好在用餐时间外服用，以空腹服用效果最好。③ 同时服用维生素D时，不可和绿色蔬菜一起服用，以免形成钙结合物而减少钙的吸收。

10. 如何预防骨质疏松症？

答：① 建议每天补钙和维生素D，宜每天补钙800 mg(绝经后妇女和老年人为1 000 mg)和维生素D 200IU(老年人为400～800IU)。② 保证经常负重和肌肉强化运动。③ 避免吸烟和过量饮酒。④ 向医生汇报骨健康问题，定期复诊。⑤ 做骨密度测试，如有需要，遵医嘱服药治疗。

11. 简述如何预防骨质疏松症患者的骨折。

答：① 戒烟限酒，均衡饮食。② 保持适度体重。③ 坚持日常适度肌力锻炼及全身平衡性与协调性锻炼。④ 适当户外活动，增加日照。⑤ 采取防止跌倒的各种措施。⑥ 预防性正确用药。

12. 骨质疏松症骨折的危险因素主要有哪些？

答：① 跌倒；② 低骨密度；③ 脆性骨折史；④ 年龄＞65岁；⑤ 有骨折家族病史；⑥ 体重指数≤19 kg/m^2；⑦ 接受糖皮质激素治疗≥3个月；⑧ 抽烟和过量饮酒。

13. 如何进行骨质疏松的风险评估？

答：我们通常使用亚洲人骨质疏松自我筛查工具(OSTA)，OSTA指数＝(体重－年龄)×0.2。OSTA指数＞－1，风险级别为低；OSTA指数为－1～－4，风险级别为中；OSTA指数＜－4，风险级别为高。

? 思考题

14. 患者近期疼痛加剧,影响睡眠,该如何指导患者?

答:① 正确评估疼痛的程度:可使用文字描述式、数字式、视觉模拟式等评分方法,按医嘱用药。② 用药护理:药物的使用包括止痛剂、肌肉松弛剂或抗炎药物等。按医嘱用药,镇痛药物如吲哚美辛、阿司匹林等应餐后服用,以减少胃肠道反应。注意观察药物的效果及不良反应,如发生恶心、呕吐、嗜睡、头晕、瘙痒、尿潴留等症状时应及时汇报医师。③ 休息:为减轻疼痛,可使用硬板床,取仰卧位或侧卧位,卧床休息数天到1周,可缓解疼痛。④ 对症护理必要时使用背架、紧身衣等,以限制脊椎的活动度和给予脊椎支持,以减少疼痛。疼痛部位可予湿热敷,促进血液循环,减轻肌肉痉挛,缓解疼痛。或者局部肌肉按摩,减少因肌肉僵直所引发的疼痛。也可使用短波、微波达到消炎和止痛的效果。

15. 患者入院治疗第5天,发现阴道有少量出血,较为紧张,应如何处理?

答:① 告知患者绝经后服用雌激素,可刺激子宫内膜引起阴道出血,此时只需密切观察,同时医师会根据具体情况及时给予调整药物剂量等处理,安慰患者,做好心理护理,使患者不要过于紧张。② 向患者说明雌激素治疗的意义,雌激素可增加骨量,是女性绝经后骨质疏松症的首选用药。应在医生指导下按时按剂量服用,不能擅自停药或改量,并定期进行妇科检查和乳腺检查,注意观察阴道出血情况,及时汇报医师。

16. 患者担心出院后再次出现腰痛、骨折等问题,不知道需要注意些什么,你如何指导?

答:① 告知患者骨质疏松症是一种与人类生活方式、环境密切相关的慢性疾病。改变生活、饮食习惯以及生活环境对骨质疏松症的后续治疗有重要作用。② 饮食指导:应以含钙量和维生素 D 较高的食品为主,含钙量较高的食物有小鱼、小虾以及干果类食物,乳制品和豆制品的含钙量也比较丰富;富含维生素 D 的食物有鱼肝油、肝脏、蛋黄、牛奶等。忌烟、忌酒,不喝过浓咖啡、不吃含盐太多食物,以免直接或间接影响钙的吸收和代谢。③ 建立良好生活方式:每天日照的时间不低于 30 分钟,日照方式要选择阳光直射;提倡进行持续、低强度的运动,如太极拳、散步等;保持正确姿势,不弯腰驼背,不经常采取跪坐的姿势等。④ 安全指导:防止跌倒等各种意外伤害,定期接受骨质疏松检查,减少骨折风险。

五、库欣综合征患者的护理

【知识要点】

1. 库欣综合征的病因、分类、实验室检查方法。

2. 库欣综合征的典型临床表现和护理要点。

3. 地塞米松抑制实验相关知识。

【案例分析】

患者,男性,39 岁,3 月前无明显诱因出现口干、多饮、多尿、乏力,当时未予以重视,近 10 天来口干、多饮、多尿、乏力症状较前加重,今日查空腹血糖 10.7 mmol/L,尿常规:隐血＋、葡萄糖＋、白细胞＋＋,为进一步诊治而入院。入院时:神清,精神可,满月脸,腹大隆起似球形,向心性肥胖,腿部内侧皮肤存在紫纹,腹部水肿,局部皮肤有瘀青红点,颈背部脂肪增厚,口干、多饮、多尿,夜尿2～3 次,体重增加 10 kg,目胀、视物模糊,容易疲劳,大小便正常,夜寐安。T 36.5℃,P 72 次/分,R 18 次/分,BP 150/85 mmHg。24 小时尿游离皮质醇测定为阳性,诊断为"库欣综合征"。地塞米松抑制试验后,血皮质醇被抑制,提示垂体性 ACTH 分泌过多。入院后予降糖、降压、抗炎等对症治疗。患者缺乏疾病相关知识,担心眼部症状加重影响日后生活和工作。

✅ 选择题

1. 库欣综合征是哪类激素分泌过量:(B)

A. 性激素   B. 糖皮质激素(主要是皮质醇)

C. 生长激素   D. 盐皮质激素(主要是醛固酮)

E. 甲状腺激素

2. 库欣综合征最常见的病因是:(C)

A. 原发性肾上腺皮质腺瘤   B. 原发性肾上腺皮质腺癌

C. 垂体 ACTH 分泌过多   D. 异位 ACTH 综合征

E. 医源性皮质醇增多症

3. 库欣综合征出现紫纹的主要原因是:(B)

A. 蛋白质分解代谢增强   B. 皮下脂肪堆积,弹性纤维断裂

C. 脂肪分解增强   D. 蛋白质合成下降

E. 毛细血管脆性增加

4. 异位 ACTH 综合征引起的皮质醇增多症,最常见是以下何种病变所

致？（C）

  A. 胃癌 B. 肝癌 C.肺癌 D. 胰腺癌 E. 胸腺癌

  5.库欣综合征的实验室检查方法有：（ABCDE）

  A. 血浆皮质醇的测定   B. 尿皮质醇测定

  C. 地塞米松抑制试验   D. ACTH 兴奋试验

  E. 以上都是

  6.库欣综合征的临床表现有：（ABCDE）

  A. 向心性肥胖   B. 皮肤紫纹、痤疮

  C. 高血压   D. 骨质疏松

  E. 满月脸,水牛背

  7.对于该患者,提出的合理的护理问题有哪些？（ABCDE）

  A. 活动无耐力,与蛋白质代谢障碍引起肌肉萎缩有关

  B. 焦虑,与 ACTH 增加引起患者情绪不稳定、烦躁及担心预后有关

  C. 有皮肤完整性受损的危险,与皮肤干燥、菲薄、水肿有关

  D. 身体形象紊乱,与库欣综合征引起的身体外观改变有关

  E. 体液过多,与皮质醇增多引起的水钠潴留有关

简述题

  8. 何谓库欣综合征,如何分类？

  答:库欣综合征又称皮质醇增多症,是由于多种病因引起肾上腺皮质长期分泌过量皮质醇所产生的一组症候群,也称为内源性库欣综合征,可分为 ACTH 依赖和 ACTH 非依赖两种。ACTH 依赖的有:垂体性 ACTH 依赖性库欣综合征(又称 Cushing 病)、异位 ACTH 综合征;ACTH 非依赖的有肾上腺皮质腺瘤、肾上腺皮质癌等。而长期应用外源性肾上腺皮质激素或饮用大量酒精饮料引起的类似库欣综合征的临床表现,称为外源性、药源性或类库欣综合征。

  9. 临床上常用地塞米松抑制试验来辅助进一步诊断,护理上应怎样配合？

  答：小剂量法:试验日晨 8:00 抽血测血浆皮质醇,午夜 12:00 时准时予患者口服地塞米松 1mg,次晨 8:00 再抽血测血浆皮质醇。

  大剂量法:小剂量不能抑制,则行大剂量法。试验日晨 8:00 抽血测血浆皮质醇,午夜 12:00 准时予患者口服地塞米松 8 mg,次晨 8:00 再抽血测血浆皮质醇。

  10. 怎样对库欣综合征患者进行饮食护理？

  答:① 进低钠、高钾、高蛋白、低碳水化合物、低热量的食物,预防和控制

水肿。鼓励患者食用柑橘类、枇杷、香蕉、南瓜等含钾高的食物。② 鼓励患者多摄取富含维生素 D 和钙的食物以预防骨质疏松。

11. 简述库欣综合征的治疗方法。

答：根据不同病因作相应治疗。在病因治疗前，对病情严重者，应先对症治疗以防并发症。① 垂体性 ACTH 依赖性库欣综合征（Cushing 病）治疗有手术、放射和药物三种方法。② 异位 ACTH 综合征应治疗原发性癌肿，根据具体病情手术、放疗和化疗。如不能根治，需用肾上腺皮质激素合成阻滞药。③ 肾上腺腺瘤明确部位后，手术切除可根治。肾上腺腺癌应尽可能早期手术，未能根治或已有转移者用药物治疗减少肾上腺皮质激素的分泌量。

? 思考题

12. 患者目胀、视物模糊，担心日后眼部问题影响生活和工作，如何护理？

答：① 告知患者目胀、视物模糊是由于库欣综合征引起的短期内血糖升高、血压升高，导致眼球内渗透压改变引起屈光不正所致。有效控制血糖、血压后眼部症状会缓解。② 指导高血糖、高血压的健康教育知识。③ 安慰患者，给予心理支持。

13. 患者检查尿常规示白细胞＋＋，医生告知患者有尿路感染，患者疑惑不解，询问该怎么办？

答：① 告知患者长期皮质醇分泌增多使免疫功能减弱，容易发生各种感染，如尿路感染、皮肤感染和呼吸道感染等，同时皮质醇增多使发热等机体防御反应被抑制，在感染后，炎症反应往往不显著。② 指导尿路感染的相关护理。③ 讲解预防尿路、皮肤和呼吸道感染的知识，如注意保暖，减少或避免到公众场合，注意个人卫生等。④ 告知控制血糖对预防感染的重要性。

六、糖尿病患者的护理

（一）糖尿病患者药物治疗与护理

【知识要点】

1. 掌握口服降糖药的分类、作用机理、服用方法、副作用，正确指导患者服药。

2. 掌握胰岛素的常用种类、作用时间、注射技术、副作用，正确指导患者使用胰岛素。

3. 熟悉血糖安全范围，预防低血糖。

【案例分析】

案例1 患者,女性,67 岁,诊断 2 型糖尿病 15 年,既往有高血压及冠心病史。身高 152 cm,体重 65 kg,腰围 95 cm,臀围 103 cm,BP140/70 mmHg。近日指血糖监测:空腹 8.8～9.4 mmol/L,餐后 2 小时 11.7～19.4 mmol/L,无低血糖反应。HbAlc7.4%。血肌酐 57.8 μmol/L,肝功能为正常范围内。患者自诉平日能够进行饮食管理和运动锻炼。原降糖方案为甘精胰岛素 22U,每日一次,阿卡波糖(拜唐苹)50 mg,3 次/日,新增了二甲双胍 500 mg,2 次/日。患者右腹部注射点密集,可触及硬结。

选择题

1. 该患者使用的甘精胰岛素属于哪一类胰岛素？（C）

A. 常规(短效)胰岛素　　　　　　B. 中效胰岛素

C. 长效胰岛素类似物　　　　　　D. 预混胰岛素

2. 胰岛素注射时,为避免组织损伤,两次的注射点应至少间隔:(B)

A. 0.5 cm　　　B. 1.0 cm　　　C. 1.5 cm　　　D. 2.0 cm

3. 在硬结部位注射胰岛素可能出现:(D)

A. 血糖升高　　　　　　B. 血糖降低　　　　　　C. 血糖没有变化

D. 将导致药物吸收率下降,吸收时间延长,进而导致血糖波动

4. 该患者血糖控制的合适目标值应为:(B)

A. 空腹血糖<6.1 mmol/L,餐后 2 小时血糖<7.8 mmol/L

B. 空腹血糖<7.2 mmol/L,餐后 2 小时血糖<10.0 mmol/L

C. 空腹血糖<8.0 mmol/L,餐后 2 小时血糖<11.0 mmol/L

D. 空腹血糖<7.0 mmol/L,餐后 2 小时血糖<11.1 mmol/L

简述题

5. 该患者所用口服药的作用机制、服用方法及可能的不良反应？

答:作用机制:拜唐苹是通过抑制碳水化合物在小肠上部的吸收而降低餐后血糖。二甲双胍是通过减少肝脏葡萄糖的输出和改善外周胰岛素抵抗而降低血糖。

服药方法:拜唐苹随第一口饭一同嚼服,二甲双胍餐后服用可减少胃肠道反应。

不良反应:二甲双胍可见胃肠道不适,如腹泻、腹痛、便秘、腹胀。拜唐苹可见腹胀、排气多。

?图 **思考题**

6.患者右腹部可触及硬结是什么原因？如何进行评估和指导？

答：(1)注射方法不规范可能产生皮下硬结。

(2)患者每次就诊时，医护人员应对其注射部位进行检查。有些病变不易被肉眼观察到，因此临床诊断时须视诊和触诊并用。通过触诊，正常的部位捏起皮肤较薄，而发生皮下脂肪增生的部位则相反。

(3)预防和治疗皮下脂肪增生的策略包括：使用纯度高的人胰岛素制剂，每次注射时规范检查注射部位，轮换注射部位，不重复使用针头。

7.如果该患者出现低血糖，食用淀粉类食物能否快速纠正低血糖？

答：不能。拜唐苹会抑制碳水化合物在小肠上部的吸收，需要直接服用葡萄糖。

8.该患者还存在什么问题，您会给出什么建议？

答：① 患者BMI＝28.1 kg/m²，属于肥胖，需要减重。有必要对饮食与运动进行重新评估。② 由于患者有冠心病、高血压、糖尿病，为减少心血管事件发生，应该关注血糖、血压、血脂的共同达标。

图 **知识链接**：

皮下脂肪增生是胰岛素治疗中最常见的局部并发症，第二次全球胰岛素注射技术近况调查显示，48%的患者在注射部位观察到有脂肪组织隆起或硬结。继续在皮下脂肪增生部位注射能够进一步加重脂肪增生，导致胰岛素吸收延迟或不稳定，对糖尿病的管理造成不利影响。此外，另有研究显示，当胰岛素注射入皮下脂肪增生的组织后，人们往往会一再增加胰岛素剂量，以达到控制血糖的目的，结果导致治疗费用的增加。

近期的一项已发表的观察性研究发现，皮下脂肪增生的发生与使用纯度不高的胰岛素制剂、未轮换注射部位、注射部位选择区域较小、反复多次注射同一部位和针头的重复使用有关。

【案例分析】

案例2 患者男性，53岁，某公司门卫，入院诊断2型糖尿病，已出现糖尿病视网膜病变(增殖期)，既往有高血压病史。身高165 cm，体重65 kg，腰围72 cm，臀围83 cm，BP120/80 mmHg。近日指血糖监测情况：空腹6.1～7.0 mmol/L，餐后2小时8.0～10.0 mmol/L。HbAlc：6.7 %。生化指标：TC 5.18 mmol/L，LDL 4.26 mmol/L。入院前降糖方案：优泌林70/30 早16 U，晚12 U皮下注射。饮食、运动控制尚可。在评估胰岛素注射技术时，患者诉存在注射时疼痛的情况,对胰岛素如何保存不清楚。

✅ 选择题

9. 优泌林 70/30 注射时间为:(B)

A. 餐时   B. 餐前 30 分钟

C. 餐后 30 分钟   D. 睡前

10. 该患者糖化血红蛋白合适目标值应为:(A)

A. $<7.0\%$ B. $\leqslant7.5\%$ C. $<8.0\%$ D. $<9.0\%$

11. 该患者血压控制目标值应为:(C)

A. $<120/80$ mmHg   B. $<125/75$ mmHg

C. $<130/80$ mmHg   D. $<140/90$ mmHg

12. 该患者低密度胆固醇的控制目标值应为:(C)

A. TC<4.5 mmol/L   B. TC<6.0 mmol/L

C. LDL - C<2.6 mmol/L   D. LDL - C<2.07 mmol/L

13. 该患者最容易发生低血糖的时段是:(C)

A. 中餐前   B. 晚餐前

C. 中餐前和睡前   D. 凌晨

🗨 简述题

14. 如何正确保存胰岛素?

答:未开封的胰岛素(包括瓶装胰岛素、胰岛素笔芯和胰岛素特充注射笔)应储藏在 $2\sim8$℃的环境中,避免冷冻和阳光直射,防止反复震荡。已开封的胰岛素可室温保存 28 天。

❓ 思考题

15. 患者诉注射时疼痛,您如何帮他解决?

答:① 室温保存正在使用的胰岛素。② 如果使用酒精对注射部位进行消毒,应在酒精彻底挥发后进行注射。③ 避免在体毛根部注射。④ 选用直径较小、长度较短的针头。⑤ 每次注射使用新针头。

16. 患者因为工作的缘故,经常会误餐,需提醒患者关注什么风险? 如何预防?

答:① 应该关注发生低血糖风险。② 要做到定点定餐,保证胰岛素注射与进食时间匹配。③ 外出携带糖尿病身份卡和含糖食品以备急需。④ 监测血糖。

（二）住院患者低血糖的护理

【知识要点】

1. 熟悉低血糖的定义、诊断标准。

2. 熟悉低血糖的症状。

3. 掌握低血糖的处理及预防。

【案例分析】

患者,女性,52 岁,患糖尿病、高血压十余年。T 36.5℃、P 78 次/分、R 21 次/分、BP 210/100 mmHg。长期由家属注射胰岛素和口服硝苯地平治疗,饮食自控能力差,既往因饥饿发生人事不知的情况,口服糖水后可缓解。经常发生头痛头昏、全身不适,多次住院治疗。并逐渐发生视物模糊,夜尿增多现象。平时血压和血糖控制不理想。某日中午进少量食物后午休,至下午 4 时口吐泡沫、躁动不安,急诊入院。立即静脉注射 50% 葡萄糖液 40 ml,5 分钟后患者清醒,醒后不知发生经过。

☑ 选择题

1. 糖尿病患者低血糖的诊断标准为血糖浓度低于:(C)

A. 2.8 mmol/L   B. 3.5 mmol/L   C. 3.9 mmol/L   D. 4.2 mmol/L

2. 下列哪项不符合低血糖的症状或表现:(D)

A. 手抖   B. 心悸   C. 饥饿感   D. 夜尿增多   E. 皮肤多汗

3. 应用胰岛素治疗的糖尿病患者,最常发生的不良反应是:(A)

A. 低血糖反应   B. 过敏反应   C. 肠道反应

D. 注射部位脂肪萎陷   E. 酮症酸中毒

4. 以下哪些最适合治疗轻、中度低血糖?(D)

A. 一杯茶   B. 巧克力   C. 6 块饼干   D. 一杯果汁

☑ 简述题

5. 糖尿病患者发生低血糖的危害有哪些?

答:① 引起记忆力减退、反应迟钝、痴呆,严重者昏迷,甚至危及生命。② 可诱发脑血管意外、心律失常及心肌梗死。③ 一过性低血糖反应引起血糖波动,增加了治疗的难度。④ 反复发生低血糖会动摇患者对治疗的信心。

6. 低血糖临床表现有哪些?

答:① 交感神经兴奋的表现包括心慌、出汗、饥饿、无力、手抖、视力模糊、面色苍白等。② 中枢神经系统症状包括头痛、头晕、定向力下降、吐词不清、精神失常、意识障碍,直至昏迷。③ 部分患者在多次低血糖症发作后会出现无警觉性低血糖症,患者无心慌出汗、视力模糊、饥饿、无力等先兆,直接进入昏迷状态。④ 持续时间长(一般认为>6 小时),且症状严重的低血糖可导致中枢神经系统损害,甚至不可逆转。

? 思考题

7. 假设患者仅出现心慌、手抖、出冷汗等不适症状时应如何处理?

答:① 立即监测血糖,判断是否为低血糖(血糖<3.9 mmol/L)。② 指导进食 15 g 碳水化合物。③ 15 分钟后复测血糖、观察症状是否缓解,低血糖是否纠正。④ 如果不缓解重复以上措施。

8. 鉴于该患者当天出现的状况,饮用普通的含糖饮料能否快速纠正低血糖?

答:① 该患者出现低血糖中枢神经症状,不能依靠饮用普通的含糖饮料快速纠正低血糖。② 应立刻静脉注射葡萄糖,对大多数患者用50%葡萄糖液20~60 ml 足以纠正低血糖,通常低血糖患者 5~10 分钟内可以醒转。随后根据病情酌情给予 5%葡萄糖液维持治疗,直至低血糖纠正。

9. 针对这个患者应该如何预防类似情况的发生?

答:① 教会患者及家属识别低血糖发生时的临床表现。② 合理使用胰岛素和口服降糖药。③ 生活规律,养成良好的生活习惯。④ 注意适量运动。⑤ 自我血糖监测能够明显减少低血糖的发生率。⑥ 糖尿病患者外出时应注意随身携带食物和急救卡片。⑦ 作为护理人员,对于这个患者尤其要宣教低血糖的危害,指导其按时监测血糖,规律饮食,按时按量进餐,家中备好葡萄糖粉。

(三) 糖尿病酮症酸中毒患者的护理

【知识要点】

1. 熟悉糖尿病酮症酸中毒的诱因及临床特点。

2. 掌握糖尿病酮症酸中毒的病情观察。

3. 掌握糖尿病酮症酸中毒的静脉补液及胰岛素应用护理。

4. 掌握糖尿病酮症酸中毒的饮食护理。

5. 掌握预防糖尿病酮症酸中毒的健康教育知识要点。

【案例分析】

患者,王某,女性,53 岁,3 天前刀割伤手指,今天伤口处出现流脓、恶心、呕吐,并伴有头痛、烦躁,呼气中有烂苹果味急诊入院。既往有糖尿病史 10 年。T 36.8℃,P 100 次/分,R 25 次/分,BP 120/80 mmHg,身高 160 cm,体重 60 kg,BMI 23.4 kg/m²。

血糖 27.8 mmol/L,尿酮体(＋＋＋),血钾 2.9 mmol/L,血钠 135 mmol/L,血氯 92 mmol/L,血气分析:pH 7.20,HCO_3^- 17 mmol/L,CO_2CP 15 mmol/L。诊断:2 型糖尿病合并酮症酸中毒。入院后予补液、补钾、纠酸、胰岛素控制血糖、清创抗感染、心电监护、吸氧等对症治疗,72 小时后病情明显好转,于入院后第 10 天痊愈出院。

☑️ **选择题**

1. 该患者发生糖尿病酮症酸中毒的诱因是:(B)

A. 胰岛素剂量不足或中断　　　　B. 感染

C. 饮食失控　　　　　　　　　　D. 血糖未监测

2. 护士观察呼吸时,识别以下哪个是该病的特殊呼吸改变? (B)

A. 呼吸变慢、变深、呼气中有烂苹果味

B. 呼吸变快、变深、呼气中有烂苹果味

C. 呼吸变快、变浅、呼气中有烂苹果味

D. 呼吸变慢、变浅、呼气中有烂苹果味

3. 该患者频繁恶心呕吐,可能会出现严重脱水症状,其表现有:(B)

A. 皮肤弹性差、浅表静脉塌陷、口渴、多尿

B. 皮肤弹性差、浅表静脉塌陷、口渴、少尿

C. 皮肤弹性差、浅表静脉充盈、口渴、多尿

D. 皮肤弹性差、浅表静脉充盈、口渴、少尿

4. 如果该患者脱水出现了循环衰竭,此时脱水量超过体重的多少? (A)

A. 6％～7％　　　　B. 25％　　　　C. 15％　　　　D. 10％

5. 护士应配合医生采集哪些关键的实验室标本项目,以便观察患者动态信息? (ACD)

A. 血糖、尿酮、血酮　　　　　　B. 血红蛋白

C. 血生化、电解质　　　　　　　D. 血气分析

6. 该患者初始补充生理盐水,当血糖下降到多少时改用 5％葡萄糖液加胰岛素继续输注? (C)

A. 16.7 mmol/L　　　　　　　　B. 10 mmol/L

C. 13.9 mmol/L　　　　　　　　D. 5.6 mmol/L

简述题

7. 患者住院期间,护士如何进行饮食护理?

答:患者烦躁期间给予禁食,必要时鼻饲,保证每日总热量的摄入,注意鼻饲时间与胰岛素注射时间的配合。神志转清后改糖尿病饮食。鼓励多饮水,进食清淡易消化饮食,以便补充体内水分和排出酮体。

8. 该患者住院后使用胰岛素治疗,护士如何配合医生做好胰岛素治疗的护理?

答:遵医嘱给予小剂量胰岛素,生理盐水加小剂量胰岛素静脉滴注,每小时 $4\sim6$ U 或 0.1 U/(kg • h),使血糖以 $3.9\sim6.1$ mmol/h 的速度下降。当血糖下降到 13.9 mmol/L 时,遵医嘱改用 5% 葡萄糖液加胰岛素继续输注,同时相应地调整胰岛素剂量,按每 $2\sim4$ g 葡萄糖加 1 U 胰岛素给药。密切监测血糖:每 $1\sim2$ 小时监测血糖,直到血糖降到 13.9 mmol/L,改为每 4 小时监测。如发现低血糖,立即汇报医生。

9. 患者出院前,指导防止再次发生酮症酸中毒的健康教育知识有哪些?

答:出院后遵医嘱使用胰岛素和降糖药,不可随意减量、加量或停药;定期监测血糖,在合并应激情况时每日监测血糖;当发生各种感染、严重呕吐、腹泻、厌食、高热等应激状态,应尽早到医院就诊;保持良好的情绪。

思考题

10. 该患者在补液及小剂量胰岛素治疗过程中,突然出现肢体麻木、腱反射减退、全身无力、腹胀等症状,此时患者可能出现什么并发症? 如何配合抢救护理?

答:(1) 该患者出现低血钾,应立即配合抢救护理。

(2) 护理措施:① 及时准确采集血标本送检,确诊低血钾后,遵医嘱给予静脉输注或者口服氯化钾。② 补钾过程中见尿补钾,以尿量超过 30 ml/h 或 500 ml/24 h 方可补钾。24 小时补氯化钾总量 $6\sim10$ g。③ 补钾浓度不宜超过 40 mmol/L,如氯化钾 3 g/L;补钾速度不宜超过 $20\sim40$ mmol/h,静脉滴注速度 $40\sim60$ 滴/分。④ 选择较粗大血管,不宜在同一静脉反复穿刺,防止发生静脉炎。⑤ 禁止直接静脉推注。⑥ 短期内大量补钾时,给予心电监护,定期测定血清钾及心电图,当血钾 $\geqslant6.0$ mmol/L 或无尿时,立即汇报医生暂缓补钾。

（四）特殊情况的高血糖住院患者的护理

【知识要点】

1. 掌握术前、术中、术后患者的血糖控制目标。

2. 掌握术前、术中、术后患者的评估、观察和护理要点。

3. 熟悉高血糖的管理（胰岛素泵的使用和护理），预防低血糖。

【案例分析】

患者,女性,70 岁,退休,2 型糖尿病史 15 年,既往有冠心病史。近日左眼视力下降,经检查患者左眼白内障（已成熟）,医生决定给患者手术。但近日患者血糖偏高:空腹 9.0～10.0 mmol/L,餐后 2 小时 13.0～18.0 mmol/L。HbA1c 10.0 ％。生化指标:TC 5.1 mmol/L,LDL 3.26 mmol/L。目前降糖方案:胰岛素泵。

选择题

1. 该患者术前血糖的控制目标值应为:（B）

A. 空腹血糖＜6.1 mmol/L,餐后 2 小时血糖＜7.8 mmol/L

B. 空腹血糖＜7.8 mmol/L,餐后 2 小时血糖＜10.0 mmol/L

C. 空腹血糖＜8.0 mmol/L,餐后 2 小时血糖＜11.0 mmol/L

D. 空腹血糖＜7.0 mmol/L,餐后 2 小时血糖＜11.1 mmol/L

E. 空腹血糖＜6.1 mmol/L,餐后 2 小时血糖＜10.0 mmol/L

2. 该患者术中血糖的目标值应为:（C）

A. 血糖＜6.1 mmol/L   B. 血糖＜10.0 mmol/L

C. 血糖 5～11.0 mmol/L   D. 血糖＜7.0 mmol/L

E. 血糖＜7.8 mmol/L

3. 该患者术后血糖的控制目标值应为:（B）

A. 空腹血糖＜6.1 mmol/L,餐后 2 小时血糖＜7.8 mmol/L

B. 空腹血糖＜7.8 mmol/L,餐后 2 小时血糖＜10.0 mmol/L

C. 空腹血糖＜8.0 mmol/L,餐后 2 小时血糖＜11.0 mmol/L

D. 空腹血糖＜7.0 mmol/L,餐后 2 小时血糖＜11.1 mmol/L

E. 空腹血糖＜6.1 mmol/L,餐后 2 小时血糖＜10.0 mmol/L

4. 该患者低密度脂蛋白应在多少合适？（D）

A. TC＜4.5 mmol/L   B. TC＜6.0 mmol/L

C. LDL－C＜2.6 mmol/L   D. LDL-C＜2.07 mmol/L

5. 下列糖尿病患者术前管理正确的有:（ABCDE）

A. 测定血、尿常规（尿糖和酮体）、糖化血红蛋白、脂质代谢、电解质代谢

和酸碱平衡

　　B. 术前空腹血糖水平应控制在 7.8 mmol/L 以下,餐后血糖控制在 10 mmol/L 以下

　　C. 接受小手术的口服降糖药控制良好的患者,术前当晚停用口服降糖药

　　D. 接受大中手术应在术前 3 天停用口服降糖药,改为胰岛素治疗

　　E. 预防和控制感染

简述题

6. 对于择期手术的糖尿病患者,术前应做哪些评估? 血糖应控制在多少?

　　答:术前应该控制血糖,全面评估可能影响手术预后的糖尿病并发症。术前血糖的控制目标值:空腹血糖＜7.8 mmol/L,餐后 2 小时血糖＜10.0 mmol/L。

? 思考题

7. 患者使用胰岛素泵,应如何护理?

　　答:① 每日遵医嘱注射餐前大剂量,根据胰岛素的作用时间嘱患者按时进餐。② 严格监测患者血糖,患者有不适时随时监测。③ 每班检查胰岛素泵的工作状态,保持完好。④ 保持输注部位清洁、干燥,有污染及时更换,导管 3 天更换一次。⑤ 血糖异常增高,应检查机器性能,排除故障。⑥ 妥善安置胰岛素泵,避免贴身放置,防止体温影响胰岛素的稳定性。

8. 上午 10:30 患者突然出现情绪激动、骂人、乱扔东西,请问该患者病情发生什么变化? 应如何判断? 如何处理?

　　答:① 该患者可能发生了低血糖,应立即给患者测指血糖。② 低血糖处理:立即进食 15 g 葡萄糖,15 分钟复测血糖,如在 3.9 mmol/L 以上,而距离下次进餐时间在 1 小时以上,应该嘱患者再进食 15 g 碳水化合物,如一片面包或 2 块饼干。

9. 患者术中输注何种液体,既可以平稳血糖又可以防止低血糖?

　　答:① 术中可输注 5％葡萄糖液 100～125 ml/h,以防止低血糖。② 通常以葡萄糖－胰岛素－钾联合输入的方法。③ 根据血糖变化及时调整葡萄糖与胰岛素的比例。

（五）妊娠糖尿病患者的护理

【知识要点】

1. 熟悉妊娠糖尿病的筛查时间、方法和诊断标准。

2. 熟悉妊娠糖尿病血糖控制目标、监测频率指导、血糖控制不佳的危害。

3. 掌握妊娠糖尿病的饮食、运动治疗及胰岛素治疗的注意事项。

4. 关注妊娠糖尿病孕期体重的指导。

【案例分析】

案例 1 患者，女性，33 岁，教师，孕 22 周诊断妊娠糖尿病，既往有孕 10 周流产史。身高 155 cm，孕前体重 55 kg，现体重 68 kg，BP 125/80 mmHg。空腹血糖 5.5 mmol/L，餐后 2 h 血糖 9.7 mmol/L，HbA1c 5.8 %。经饮食治疗配合运动治疗后空腹血糖维持在 4.9 ～ 5.3 mmol/L，早餐后 2 h 血糖 7.8 ～ 9.1 mmol/L，中餐后 2 h 血糖 6.2 ～ 7.1 mmol/L，晚餐后 2 h 血糖 6.0 ～ 6.9 mmol/L。患者平时能严格按饮食治疗原则调整饮食，坚持晚餐后运动 30 分钟。评估：该患者对妊娠期血糖控制目标、监测频率及孕期体重增加的范围不清楚。

☑️ **选择题**

1. 妊娠糖尿病的建议筛查时间为？（C）

A. 孕 16 ～ 20 周   B. 孕 20 ～ 24 周

C. 孕 24 ～ 28 周   D. 孕 28 ～ 32 周

2. 妊娠糖尿病的诊断标准为：行 75 g OGTT，血糖达到以下哪一项任意一点血糖异常即诊断？（C）

A. 空腹＞5.3 mmol/L、餐后 1h＞11.1 mmol/L、餐后 2h＞8.5 mmol/L

B. 空腹＞5.3 mmol/L、餐后 1h＞10.6 mmol/L、餐后 2h＞7.8 mmol/L

C. 空腹＞5.1 mmol/L、餐后 1h＞10.0 mmol/L、餐后 2h＞8.5 mmol/L

D. 空腹＞5.1 mmol/L、餐后 1h＞10.0 mmol/L、餐后 2h＞7.8 mmol/L

3. 该患者餐后 2 h 血糖的合适目标值为？（A）

A. ＜6.7 mmol/L   B. ＜7.8 mmol/L

C. ＜10.0 mmol/L   D. ＜11.1 mmol/L

4. 妊娠糖尿病最常见的并发症为？（B）

A. 新生儿代谢障碍   B. 巨大儿

C. 肩难产和产伤   D. 剖宫产

简述题

5. 妊娠糖尿病患者的饮食注意事项有哪些？

答:饮食治疗是妊娠糖尿病患者最基本的治疗方法,该患者目前的血糖水平仅需合理调整饮食即可将血糖控制在正常范围。计算出非孕期患者每日所需的热量:[身高(cm)－105]× 30 kcal/(kg·d),建议妊娠初期不需要特别增加热量,中后期必须依据孕前所需的热量,再增加 200 kcal/d。强调营养均衡、规律进食,主食应保证 5～7 两/天,过低则不利于胎儿生长。建议采取少食多餐制,将每日应摄取的食物分成 5～6 餐。在血糖控制良好的情况下两正餐之间可适当增加水果的摄入。

思考题

6. 该患者的体重管理要点包括哪些？

答:① 根据该患者孕前的 BMI,建议整个妊娠期总体重增长以 10～12 kg 为宜,现患者孕 22 周体重已经增加 13 kg,孕后期需严格控制体重的增长速度。② 患者孕后期经调整如出现体重不增加或增加不明显,需结合产科检查腹围以了解胎儿宫内生长发育情况。③ 不建议妊娠期减肥或不吃主食,以防发生饥饿性酮症。

7. 妊娠糖尿病患者如果血糖控制不佳可能导致的后果有哪些？ 如何控制血糖？

答:① 血糖控制不佳可导致酮症酸中毒、感染、羊水过多、巨大儿、早产、死胎等危害。② 指导患者个性化的饮食调整及配合餐后运动。③ 严格执行自我血糖监测,在医生的指导下调整治疗方案,以保证血糖的平稳控制。④ 加强心理支持,缓解患者的焦虑情绪,有助于提高治疗依从性,缓解病情进展。

【案例分析】

案例 2 患者,女性,28 岁,外企员工,孕 28 周诊断妊娠糖尿病,既往有妊娠 18 周死胎史。身高 165cm,孕前体重 48 kg,现体重 51 kg,BP 128/70 mmHg,产科超声检查提示部分性前置胎盘,暂无阴道流血。近一个月出现口干、多饮、多尿,查空腹血糖 6.5 mmol/L,餐后 2h 血糖 13.1 mmol/L,HbA1c 7.2%。医嘱治疗方案为:优泌林 R 早 8U、中 4U、晚 4U 皮下注射,优泌林 N 6U 临睡前皮下注射,目前空腹血糖维持在 5.0 ～ 5.5 mmol/L,早餐后 2h 血糖 6.8～7.3 mmol/L,中餐后 2h 血糖 6.2 ～ 7.1 mmol/L,晚餐后 2h 血糖 6.0 ～ 6.8 mmol/L。患者严格控制饮食,坚持分餐制,每日 5～6 餐,未采取运动治疗。在评估胰岛素注射技术时,患者对临睡前胰岛素注射部位的选择及产后的注意事项不清楚。

☑️ 选择题

1. 该患者空腹血糖的合适目标值为:(B)

A. <5.1 mmol/L   B. <5.3 mmol/L

C. <5.6 mmol/L   D. <6.1 mmol/L

2. 中国成人的低体重指数为:(C)

A. BMI<16.5 kg/m²   B. BMI<17.5 kg/m²

C. BMI<18.5 kg/m²   D. BMI<19.5 kg/m²

3. 该患者临睡前的中效胰岛素建议注射部位为:(C)

A. 腹部皮下注射   B. 上臂皮下注射

C. 臀部皮下注射   D. 以上部位均可选择

4. 妊娠糖尿病疾病管理的关键点为:(A)

A. 合理的饮食管理   B. 适当的运动干预

C. 血糖监测   D. 药物治疗

🖊️ 简述题

5. 该患者的血糖监测要点包括哪些?

答:建议患者每日监测血糖 4 次,分别为早餐前空腹及三餐后 2 h 血糖,如有低血糖症状或不适现象适当增加中晚餐前及临睡前血糖的监测,并记录血糖值,最好能配合饮食与运动的记录,以帮助其分析血糖的变化。理想血糖控制目标为:空腹<5.3 mmol/L,餐后 2h<6.7 mmol/L,帮助患者了解血糖监测的重要性、低血糖及酮症酸中毒的处理和预防。指导定期门诊随访。

❓ 思考题

6. 给予患者哪些产后指导?

答:① 强调产后六周复查 OGTT,以了解产后血糖恢复的情况,以后每 1~3 年复查一次。② 产后仍需注意体力活动和平衡膳食,保持合理的体重。③ 产后应避免口服避孕药进行避孕,建议母乳喂养。

7. 该患者还存在什么问题,您会给出什么建议?

答:① 该患者产科超声检查发现有部分性前置胎盘,暂无阴道流血,需密切观察其阴道流血情况,并建议其避免剧烈运动,以防止发生胎盘早剥。② 患者过度控制饮食导致孕 28 周体重仅增加 3 kg,建议每餐适当增加碳水化合物和蛋白质的摄入,如出现餐后血糖增高现象可适当根据医嘱增加胰岛素剂量,以防止孕期低体重导致胎儿营养不良。③ 帮助患者了解低血糖发生的原因、症状观察以及处理的方法,以预防低血糖的发生或发生低血糖时能得到及时处理。

第六节　免疫科

一、系统性红斑狼疮患者的护理

【知识要点】

1. 系统性红斑狼疮的疾病特点。

2. 系统性红斑狼疮的皮肤黏膜损害表现、疾病观察要点。

3. 狼疮脑的急救护理、狼疮肾的饮食护理。

4. 系统性红斑狼疮的诱因及健康教育要点。

5. 糖皮质激素应用的观察与药物指导。

【案例分析】

患者,女性,23 岁,一月前因"乏力、面部红斑、双下肢水肿"在当地医院就诊,诊断:系统性红斑狼疮。经治疗病情好转出院,出院带药甲泼尼龙早 20 mg、晚 12 mg,吗替麦考酚酯 0.5 g,2 次/日,硫酸羟氯喹 0.1 g,2 次/日,并辅以补钙护胃治疗。但患者未坚持服药,一周前出现双下肢水肿加重入院治疗。查体:T 36.9℃,P 102 次/分,R 22 次/分,BP 147/101 mmHg,神志清,精神尚可,面部红斑,口腔峡部溃疡,双下肢凹陷性水肿,辅助检查:尿蛋白(3+),Hb 76 g/L,Plt 72×10^9/L,血肌酐 181.7 μmol/L,白蛋白 21.8 g/L,血沉62 mm/h,WBC 2.0×10^9/L,胸部 CT 示:心包少量积液,两侧胸腔少量积液。饮食、睡眠可,行动自如。医嘱予甲强龙 40 mg,每日一次,静脉滴注抑制免疫炎症,硫酸羟氯喹 0.2 g,2 次/日,免疫调节,辅以护胃、补钙预防骨质疏松等治疗。

☑️ **选择题**

1. 系统性红斑狼疮的疾病特点有:(ABCDE)

A. 临床表现多样化　　　　B. 女性多见　　　　C. 累及多器官

D. 累及多系统　　　　　　E. 大多病程迁延,病情反复发作

2. 系统性红斑狼疮常见的皮肤黏膜改变为:(ABCD)

A. 颊部红斑　　　　　　　B. 盘状红斑　　　　C. 光过敏

D. 口腔溃疡　　　　　　　E. 全身多部位水疱

3. 系统性红斑狼疮病情活动的可能诱因包括:(ABCDE)

A. 妊娠　　　　　　　B. 食用芹菜　　　　C. 日光曝晒

D. 病毒感染　　　　　E. 严重的心理压力

4. 该病人的饮食指导对于其肾脏功能的维护非常重要,请问该病人饮食应该为:(BCDE)

A. 高蛋白　　　　　　B. 低蛋白　　　　　C. 优质蛋白

D. 低磷　　　　　　　E. 低钠

5. 对系统性红斑狼疮患者不正确的健康指导是:(E)

A. 须终身治疗　　　　　　　B. 避免皮肤直接阳光照射

C. 忌用可能诱发本病的药物　　D. 定期复查血、尿常规,遵医嘱服药

E. 患者妊娠期不能使用糖皮质激素

简述题

6. 该患者入院第三天凌晨 5:30,家属按铃,发现患者全身抽搐、两眼上翻、牙关紧闭、口吐白沫、意识丧失,应如何处理?

答:① 平卧位头偏向一侧;② 松开领扣,取下义齿;③ 压舌板放于白齿处;④ 通知医生;⑤ 注意防止病人外伤;⑥ 密切观察生命体征及意识、瞳孔变化;⑦ 遵医嘱用药。

7. 此患者目前有哪些脏器受累,系统性红斑狼疮还可能影响哪些脏器系统,如何观察?

答:受累脏器:① 皮肤黏膜损害:面部红斑、口腔溃疡。② 肾脏损害:血清白蛋白低、肌酐高、蛋白尿、高血压、下肢水肿、胸腔积液、心包积液。③ 神经系统:狼疮脑癫痫样发作。④ 血液系统:三系减少(血红蛋白、血小板、白细胞),观察有无贫血、出血倾向。

还可能影响脏器系统:① 关节、肌肉表现:如关节痛、晨僵、肌痛和肌无力。② 呼吸系统:胸膜炎、狼疮肺、肺间质病变、弥漫性肺泡出血、肺动脉高压等。③ 心血管系统损害:心包炎、心肌炎、心内膜炎、心肌缺血等。④ 消化道反应:消化道症状如腹痛、呕吐、腹泻,肝损害如转氨酶升高,急腹症如肠梗阻、肠穿孔等。⑤ 眼:结膜炎、葡萄膜炎、眼底病变和视神经损害等,可有出血、视力减退或突发失明。

思考题

8. 患者未坚持服药,仔细询问发现患者惧怕激素的副作用,自行停药,请

问你如何做好该患者的指导？

答：① 强调激素在治疗系统性红斑狼疮上的作用：抗炎作用、免疫抑制作用；不坚持用药疾病可能的发展：多脏器、多系统损害，功能衰竭。② 强调停药反应：医源性肾上腺皮质功能不全和反跳现象。③ 长期服药的注意事项：在医生指导下用药；注意合理利用内源性糖皮质激素分泌的昼夜节律，在清晨服用糖皮质激素类药物；低钠高钾高蛋白饮食；补充钙剂和维生素 D；辅以护胃；如有感染应同时应用抗生素以防感染扩散及加重。

二、类风湿关节炎患者的护理

【知识要点】

1. 类风湿关节炎关节表现，护理观察要点。

2. 晨僵的原因、预防及护理。

3. 非甾体类消炎药的药物知识。

4. 预防废用性综合征发生的护理措施、保健指导。

【案例分析】

患者，女性，82 岁，因"四肢关节疼痛三年"入院。入院诊断：类风湿关节炎。入院查体：T 36.5℃，P 100 次/分，R 20 次/分，BP 149/80 mmHg，神志清，精神可，主诉双手双膝多关节对称性疼痛，晨僵超过 1 小时，双手指关节及腕关节活动受限，右手尺侧偏斜，右手指关节见天鹅颈样畸形，左下肢活动受限，患者饮食可，睡眠不佳，卧床不能自行翻身。

✅ **选择题**

1. 类风湿关节炎的关节表现有：(BDE)

A. 红　　　B. 肿　　　C. 热　　　D. 痛　　　E. 功能障碍

2. 类风湿关节炎患者常见的手部畸形有：(ABCDE)

A. 纽扣花样畸形　　　B. 天鹅颈样畸形　　　C. 掌指关节半脱位

D. 关节纤维性强直　　　E. 尺侧偏斜

3. 不属于类风湿关节炎的临床特征的是：(B)

A. 近端指间关节肿胀　　　B. 远端指间关节肿胀

C. 掌指关节肿胀　　　D. 腕关节肿胀

E. 膝关节肿胀

4. 该患者入院时处于类风湿关节炎的急性发作期,哪项护理措施不妥?
(D)

A. 卧床休息   B. 限制受累关节活动

C. 保持关节功能位   D. 冰敷减轻关节疼痛

E. 借助夹板固定

5. 常用于治疗类风湿关节炎的非甾体类药物有:(ABCD)

A. 布洛芬   B. 双氯芬酸   C. 美洛昔康

D. 塞来昔布   E. 氢化可的松

简述题

6. 晨僵是类风湿关节炎的典型症状,为什么会出现晨僵? 如何预防及护理?

答:在睡眠或活动减少时,受累关节周围组织渗液或充血水肿,引起关节周围肌肉组织紧张,引起关节活动受限。

鼓励病人早晨起床后行温水浴,或用热水浸泡僵硬的关节,而后活动关节。夜间睡眠戴弹力手套保暖,可减轻晨僵程度。急性期后,鼓励病人每天定时进行被动和主动的关节活动锻炼,以恢复关节功能,加强肌肉力量和耐力。

7. 如何指导患者减轻非甾体类消炎药的胃肠道副作用?

答:① 与食物同服;② 餐后服;③ 选用肠溶片、缓释片;④ 已有胃肠道反应者建议选用选择性环氧化酶-2(COX-2)抑制剂。

思考题

8. 类风湿关节炎患者随着病程的进展,往往会出现畸形,如何教育患者在平时的生活中保护手关节,预防畸形。

答:① 在日常生活中尽量不要提重物,在提手袋或托举物品时使用如手掌、手肘及肩部等较大关节。② 尽量避免拧毛巾、拧瓶盖等掌指关节旋转的动作,以防加重尺侧偏斜。③ 日常生活中使用有粗把的用具,如粗把勺、叉、笔、牙刷、长柄梳等;④ 使用较轻的物品或餐具。⑤ 获得家属的支持。

三、肌炎/皮肌炎患者的护理

【知识要点】

1. 肌力、吞咽困难的评估及护理。

2. 肌炎/皮肌炎的肌无力表现、护理观察。

3. 皮肌炎的皮肤损害表现、皮肤护理要点。

4. 肌炎/皮肌炎的肢体功能锻炼指导。

【案例分析】

患者,男性,58 岁,因"双下肢乏力伴活动后气喘 2 月余"坐轮椅入院。入院诊断:1. 皮肌炎;2. 间质性肺炎。入院查体:T 36.5℃,P 89 次/分,R 22 次/分,BP 134/82 mmHg,SPO$_2$96%,自诉四肢肌肉酸痛,蹲下后站立困难,平卧时下肢可抬高并抗部分阻力,饮水呛咳,双上眼睑可见淡紫色斑,颈部、前胸皮肤潮红;乳酸脱氢酶 1228.1 U/L,肌酸激酶 4288.4 U/L,肌酸激酶同工酶 68.3 U/L,食欲下降,睡眠可,大小便正常。

☑ 选择题

1. 患者下肢近端肌肉无力,蹲下后站立困难,平卧时下肢可抬高并抗部分阻力,该患者下肢近端肌力为:(D)

A. 1 级　　　B. 2 级　　　C. 3 级　　　D. 4 级　　　E. 5 级

2. 下列哪些是肌炎/皮肌炎的肌无力症状?（ABCE）

A. 爬楼梯困难　　　　B. 蹲下起立困难　　　　C. 吞咽困难

D. 握笔困难　　　　E. 抬臂困难

3. 下列哪些是皮肌炎可能的皮肤表现?（ABDE）

A. 上眼睑水肿性紫红斑　B. Gottron 征

C. 面部蝶形红斑　　　　D. 颈前及上胸部呈"V"字型红疹

E. "技工手"

4. 患者经住院治疗后,肌酸激酶:277 U/L,乳酸脱氢酶:315 U/L,肌酸激酶同工酶:31 U/L,自觉肌无力症状较入院时显著改善,护理上应做好哪些出院宣教?（ABCDE）

A. 注意保护皮肤,避免紫外线直射

B. 避免食用芹菜等增强光敏感的食物以及易致过敏的食物

C. 禁烟禁酒　　　　D. 劳逸结合,避免劳累

E. 定期门诊随访

简述题

5. 针对皮肌炎的皮肤改变,应该如何护理?

答:① 避光、避免破损;② 饮食清淡,避免过敏和刺激性食物;③ 保持清洁,不用刺激性肥皂等;④ 避免接触刺激性物品,如各种烫发或染发剂、发胶等;⑤ 皮损处避免涂用各种化妆品或护肤品。

6. 患者有饮水呛咳现象,如何评估?

答:洼田饮水试验:先让患者一次性饮下 30 ml 温水,观察患者的饮水时间及饮水过程中有无呛咳。① 患者在 5 秒内将水一次性饮完,过程中无呛咳则为 Ⅰ 级;② 饮水时间超过 5 秒或分 2 次饮完,过程中均无呛咳则为 Ⅱ 级;③ 分 1~2 次饮完,且过程中出现呛咳则为 Ⅲ 级;④ 分 2 次以上饮完,且过程中出现呛咳则为Ⅳ级;⑤ 每次饮水时均呛咳,且难以全部饮完则为Ⅴ级。

Ⅰ级属于正常,Ⅱ级属于可疑,Ⅰ~Ⅱ级者可正常进食;Ⅲ 级以上属于异常,需留置鼻饲管以辅助进食。

思考题

7. 肌炎/皮肌炎常常表现近端肌无力,如何根据病情进行功能锻炼指导?

答:(1) 急性期卧床休息,可适当被动运动,防止肌肉萎缩,症状减轻后鼓励患者进行主动和被动运动,避免过度劳累,活动量以患者能忍受为度。

(2) 生活尽量自理,锻炼肌肉防止肌萎缩。

(3) 运动之前做充分地准备活动,如按摩、热敷等。

(4) 肢体功能训练:① 肌力 0 级,协助患者做肢体被动运动,如四肢屈伸、外展、举手、手指屈伸、握拳等。② 肌力 1~2 级,除做上述被动运动外,让患者主动做肌肉舒缩活动,协助练习翻身、坐起、持物等。③ 肌力 3~4 级,在有人保护下,做床旁站立、走动等活动。活动量由小到大,逐渐增加,以不感到疲劳为宜。

第七节　血液科

一、贫血患者的观察与护理

【知识要点】

1. 了解缺铁性贫血及巨幼细胞性贫血易患人群的生活习性和饮食偏好。

2. 熟悉缺铁性贫血好发人群及贫血程度的划分标准。

3. 掌握贫血的临床表现及自护方法。

4. 掌握缺铁性贫血患者口服药物时的护理要点。

【案例分析】

患者,女性,25岁,营业员,文化程度:初中,因面色苍白四年加重一月,曾在当地医院反复就医,间断服药,症状改善不明显,近1个月来自觉活动后心慌乏力、月经量增多。遂来我院就诊,门诊拟"缺铁性贫血"收入院。入科时:T 37℃、P 90次/分、BP 100/60 mmHg、R 18次/分。查体:患者体型消瘦,面色苍白,表情淡漠,毛发干枯,皮肤干燥;两侧口角及舌面有糜烂,指(趾)甲床苍白呈匙状甲,月经量多且期已超半月。患者不知这些症状的出现与长期贫血有关,日常生活、饮食均不规律且偏食,血常规:RBC 2.1×10^9/L、Hb 56 g/L、网织红细胞2.0%。血清铁蛋白(SI)=8 μg/L(降低),骨髓象有核细胞增生活跃,粒红比例为3∶1.1,以红系增生为主。

选择题

1. 根据案例中患者的血象及护理查体结果,评定患者的贫血程度是:(C)

 A. 轻度贫血　　　　　　B. 中度贫血　　　　C. 重度贫血

 D. 极重度贫血　　　　　E. 患者少量贫血

2. 根据案例,患者有口角炎及舌炎,哪些护理措施能提高患者舒适度? (ABCE)

 A. 加强口腔护理,进食前后漱口

 B. 保持口腔清洁,湿润,必要时可用卵磷脂涂抹破溃处

 C. 可用石蜡油涂抹口唇干裂处

D. 饮食无忌口,小鱼、骨头营养丰富可食用

E. 应进食无骨刺、易消化、营养丰富的软食

3. 铁的需要量增加而摄入量不足可导致缺铁性贫血,主要人群有:(ABCDE)

    A. 婴幼儿　　　　　　　　B. 青少年　　　　　　C. 妊娠和哺乳期妇女

    D. 营养结构不合理　　　　E. 青少年挑食和偏食

4. 对于缺铁性贫血高危人群的预防宣教是:(ABCDE)

A. 对成人及孩子家长要提高自身及保障家人的健康意识,加强疾病知识的教育

B. 婴幼儿要及时添加辅食,如蛋黄、肉泥和菜泥等

C. 贫血患者宜少量多餐、细嚼慢咽,不挑食和偏食

D. 提倡均衡饮食、荤素结合

E. 有头晕、眼花、乏力、面色苍白等贫血症状时,患者要及时就医并寻找相关原因

5. 贫血患者当出现如下那些临床表现时,护理上要做好预防跌倒等护理措施:(ABCDE)

    A. 头痛、头晕、乏力、疲倦　　　　　　B. 心悸、气促

    C. 输血前给予使用抗过敏药物　　　　D. 不能平卧,下肢水肿

    E. 过度兴奋、易激动

◆ 简述题

6. 简述缺铁性贫血患者口服铁剂的护理指导。

答:① 口服铁剂的胃肠道反应与预防处理:当患者出现恶心、呕吐、排黑便、胃部不适时,建议药物在餐中或餐后服用,反应强烈时可从小剂量开始,并做好相应解释工作。② 避免铁剂与牛奶、茶、咖啡同服。③ 口服液体铁剂时需用吸管。④ 强调按剂量、按疗程服药。

7. 简述贫血患者主要存在哪些护理问题? 引起这些问题的依据是什么?

答:① 活动无耐力:与贫血引起全身组织缺氧有关。② 营养失调:与营养摄入低于机体需要量、与铁摄入不足、吸收不良、需要量增加或丢失过多有关。③ 知识缺乏:与患者缺乏人体营养需要的知识有关。

？ 思考题

8. 患者来我院就医时贫血症状严重,根据病史护士在疾病相关知识的宣教上应该关注哪些问题?

　　答：(1) 根据病史和临床表现,患者患病时间已较长,虽反复就医,但疗效不佳,从患者接受教育的程度及疾病的发展状况来看,患者对疾病的常见知识缺乏了解,因此,首先应该加强患者疾病基本知识的宣教,告知其长期贫血可能导致贫血性心脏病及其他脏器功能的损害,提高患者对疾病重视程度。

　　(2) 患者反复就医、间断服药,说明患者治疗的不规范性,也有可能是由于遵医行为差而致。因此,提高患者的治疗依从性尤为重要,要详细给患者解读铁剂治疗的剂量、时间和用药方法,提高其治疗效果。

　　(3) 纠正不良的饮食习惯:保持均衡饮食,改变其偏食和挑食的不良习性,养成良好的进食习惯,定时、定量、细嚼慢咽,尽可能减少刺激性过强食物的摄取,饮食结构和搭配要合理,如食物中蔬菜类过多,蛋类不足,富含铁的食物与牛奶、茶、咖啡等同服均不利于铁的摄入和吸收。

　　(4) 家庭烹饪尽量用铁制器皿,鼓励病人多吃肉类、肝脏、血、蛋黄、海带与黑木耳等含铁丰富且吸收率较高的食物。食用含维生素 C 丰富的食物以促进铁的吸收,应避免在服药或进食含铁的食物时同时服用茶、咖啡、牛奶等,以免妨碍铁的吸收。

　　(5) 自我监测病情,监测内容主要包括自觉症状如心率、平卧时的感觉,有无下肢水肿和尿量减少等病情加重的征象,并及时就医。

　　9. 该患者明确诊断后该如何做好口服药物的治疗和护理?

　　答:(1) 铁剂治疗是纠正缺铁性贫血的有效手段。首选口服铁剂,治疗剂量应以铁剂口服片中的元素铁进行计算,常用有硫酸亚铁,现临床比较推崇多糖铁复合物(力蜚能)和琥珀酸亚铁(速力菲)等新型口服制剂,其胃肠道反应少,且易于吸收。

　　(2) 应避免铁剂与牛奶、茶、咖啡同服,这些食物中的鞣酸可与药物中的铁结合而妨碍铁的吸收。

　　(3) 服铁剂期间,粪便会成黑色,此为铁与肠内硫化氢作用而生成黑色的硫化铁所致,应做好解释,消除患者的顾虑。

　　(4) 强调按剂量、按疗程服药的重要性,并定期复查相关实验室检查,以保证有效治疗,补足贮存铁,避免药物过量而引起中毒或相关病变的发生。

二、出血性疾病患者的护理

【知识要点】

1. 了解出血性疾病患者的健康指导与自我检测方法。

2. 熟悉血管性疾病、血小板性疾病、凝血障碍性疾病的临床特征及预防宣教。

3. 掌握对出血性疾病患者出血情况的监测。

4. 掌握出血性疾病患者应用糖皮质激素后的不良反应，指导患者自护方法。

【案例分析】

患者，女性，26 岁，因月经量增多伴自发性皮肤和黏膜瘀点、瘀斑，近三天来加重，鼻腔、牙龈渗血不止，在当地医院进行填塞效果不佳，来我院急诊，查血常规示：WBC 9×10^9/L，Hb 82 g/L，PLT 8×10^9/L，血凝常规示：出血时间（TT）延长，骨穿提示：巨核细胞增多伴成熟障碍，拟诊"特发性血小板减少性紫癜"收住入院。

入院后患者主诉乏力、稍活动后即感头晕、虚弱，查体：患者头面部、前胸及四肢见遍布大小不等瘀点瘀斑，鼻腔及齿龈渗血，口腔右侧颊黏膜有一3 mm×4 mm 血疱，月经量多，右侧眼结膜新发出血，双侧腰部皮下瘀斑范围增大，由于患者对疾病知识不了解，病情发展快，导致患者精神恐慌，思想负担重，担心出血危及生命，通过积极有效的对症处理及心理疏导，患者情绪逐渐稳定。

☑ **选择题**

1. 出血性疾病患者如发生以下哪些症状应考虑有颅内出血可能？（CD）

A. 皮肤大片瘀点瘀斑　　　　　　　　B. 牙龈、口腔黏膜出血不止

C. 突发剧烈头痛、双侧瞳孔不等大　　D. 呈喷射状呕吐

E. 咯血、呕血、鼻腔出血

2. 根据案例中患者的病情状态，护士应该首先做好哪方面的护理工作？（BCDE）

A. 患者入院后应立即介绍病房环境、主治医师和管床护士

B. 立即卧床，监测生命体征

C. 遵医嘱对出血部位进行止血、采集血型标本

D. 做好安慰、解释工作,舒缓患者紧张情绪

E. 拉起床边护栏,预防跌倒

3. 特发性血小板减少性紫癜主要见于:(BC)

A. 青少年　　　　　　　　　　　　B. 儿童

C. 40 岁以下成年妇女　　　　　　　D. 40 岁以上成年妇女

E. 老年女性

4. 出血性疾病患者主要的护理问题有:(ABCDE)

A. 有损伤的危险　　　　B. 恐惧　　　　C. 有感染的危险

D. 潜在并发症-有颅内出血的危险　　　　E. 知识缺乏

5. 特发性血小板减少性紫癜患者使用糖皮质激素时如何做好自我保护?(ABDE)

A. 保护好消化道黏膜,少量多餐,饮食宜细软,避免骨刺

B. 保持大便通畅,避免大便时用力屏气

C. 食欲好,应指导患者注意预防体重增加

D. 做好保护性消毒隔离工作,预防感染发生

E. 病情好转,活动时动作幅度不宜太大,防止碰伤、跌倒

简述题

6. 出血性疾病患者应从哪些方面做好健康宣教?

答:① 普及疾病常识:使患者及家属了解可能引起疾病的原因、主要临床表现及治疗方法,积极配合治疗及护理。② 避免诱发或加重感染,指导患者避免人为损伤,保持大便通畅,并在医生指导下用药。③ 积极配合治疗,用药须按医嘱、按时、按剂量、按疗程用药,定期复查血象以指导疗效判断和治疗方案的调整。④ 自我检测病情,如皮肤、黏膜、牙龈、鼻腔有无出血,有无血尿、血便、咯血、头痛等不适,一旦发现,应立即就医。

7. 大剂量丙球静脉注射是 ITP 紧急救治最有效的方法之一,在护理上有哪些注意事项?

答:① 严格执行三查七对,掌握静脉丙球的用量、用法及使用时间等要求。② 建立有效的静脉通路,并保护好血管,必要时给予中心静脉置管,预防静脉炎的发生。③ 治疗过程中应密切观察有无过敏反应、头痛、血压升高等不良反应。

思考题

8. 患者急性出血时护理上有哪些主要的护理措施?

答:(1) 生命体征的监测:严密观察生命体征,如血压、脉搏、尿量的变化,

注意患者的自觉症状和神志变化,发现新发出血或颅内及内脏出血立即汇报医生,并做好抢救准备。

(2)出血状况的监测:观察患者出血发生、发展或消退情况,特别是出血部位、范围和出血量。

(3)预防或避免加重出血:避免使用可能引起血小板减少或抑制其功能的药物;绝对卧床休息,注意动作缓慢,避免碰撞;穿着柔软、宽松、棉质衣裤;床单位平整、清洁、无碎屑;严禁抠鼻、剔牙、搔抓皮肤,忌用牙刷刷牙;保持大便通畅。必要时遵医嘱补充凝血因子。

(4)做好口腔护理:口腔出血时可用去甲肾上腺素冰盐水含漱止血,加强漱口,保持清洁。

(5)鼻出血护理:予去甲肾上腺素明胶海绵填塞止血,嘱病人勿自行取出填塞物。

(6)防止意外发生:床旁设防跌标识,加防护栏,预防跌倒;将热水瓶、刀具等危险物品远离病人,定位放置,防止意外损伤;将常用物品放在患者方便取用处,信号灯置手边,嘱患者有需求时及时呼叫求助。

(7)在治疗过程中,应做好饮食宣教和护理,饮食不当会加重牙龈出血及血疱加重,当血小板在 $20\times10^9/L$ 以下,饮食宜清淡、温凉、细软,如面条、馄饨、蒸蛋,避免过热、过硬、油炸、含骨刺的食物。

(8)检测血凝常规、血常规等变化。遵医嘱及时予止血药物,血制品支持治疗。

9. 特发性血小板减少性紫癜患者常伴有恐惧、紧张等心理问题,护士应如何做好心理护理?

答:(1)与患者及家属建立相互信任关系,耐心倾听患者主诉,尽量满足患者的合理要求和愿望,为其排忧解难。

(2)告知患者情绪不良的危害性,避免情绪高度紧张而激发或加重出血,并举例同种疾病病人良好预后的治疗经过及转归,以消除患者恐惧不安心理。

(3)当患者出现食欲不振时,在排除心理因素的情况下,护士可与家属取得联系,调整饮食种类,提高食物的色、香、味,提高患者食欲。

(4)当患者出现睡眠障碍时,护士应了解其心理状态,协助做好生活护理,创造一个整洁、安全、舒适的医疗环境,生活上热心照顾,提高其舒适度,必要时与医生联系,予药物辅助治疗,保证患者得到充分的休息。

(5)对患者加强疾病基本知识的宣教,提高其对治疗、护理的依从性,出院后适当进行户外活动,春、冬季节要注意预防感冒,以免诱发发作。

(6)对于某些患者治疗过程中出现的不良反应,如糖皮质激素引起身体外形的变化,应向患者作必要的解释和指导,以取得患者的理解和配合。

三、急性粒细胞性白血病患者的护理

【知识要点】

1. 掌握急性粒细胞性白血病的主要实验室指标与相应的安全指导。

2. 掌握化疗护理要点。

3. 掌握输血原则。

4. 掌握急性粒细胞性白血病患者的饮食原则。

5. 掌握深静脉导管的维护与健康指导。

【案例分析】

患者,男性,40 岁,因乏力伴发热 3 天,门诊查血常规:WBC $86.6×10^9$/L、HGB 52 g/L、PLT $32×10^9$/L,骨髓报告示急性粒细胞性白血病 M2 型收住入院。入院后查体:T37.8℃,重度贫血貌;胸骨下段压痛(＋),肝肋下0.5 cm,脾肋下 1.5 cm;双肺呼吸音清。予抗感染、输注红细胞、血小板,行 PICC 置管术后行 IA 方案诱导化疗。化疗中复查血常规:WBC $0.33×10^9$/L、HGB 60 g/L、PLT $8×10^9$/L,血钾 6.2 mmol/L,尿酸 500 μmol/L,伴有反复呕吐,口腔左颊部一 0.1 cm×0.1 cm 溃疡,齿龈渗血,肛周外痔疼痛,T 38.9℃、P 98 次/分、BP 110/70 mmHg、R 22 次/分、$SpO_2$99％;咳嗽,咳白色痰,胸部CT 提示支气管肺炎,患者情绪焦虑。

✓ **选择题**

1. 急性白血病的常见症状有:(ABCD)

A. 贫血 　　　　　　　 B. 感染 　　　　　　 C. 出血

D. 器官和组织浸润 　　 E. 关节痛

2. 急性粒细胞性白血病患者哪些部位易感染?（ABCDE）

A. 肛周 　　　　　　　 B. 泌尿道 　　　　　 C. 口腔

D. 深静脉置管 　　　　 E. 呼吸道

3. 急性粒细胞性白血病患者出现感染的原因多见于:(A)

A. 缺乏正常的白细胞 　 B. 机体免疫力减退

C. 严重贫血 　　　　　 D. 化疗效果差

4. 肿瘤溶解综合征表现为:(AE)

A. 高尿酸血症、高钾血症、高磷血症、低钙血症

B. 高尿酸血症、低钾血症、低磷血症、高钙血症

C. 低尿酸血症、低钾血症、高磷血症、高钙血症

D. 低尿酸血症、高钾血症、低磷血症、高钙血症

E. 肾衰竭

5. 关于输血下列哪些是正确的？（CDE）

A. 输血速度应先快后慢

B. 输血前后可用等渗盐水冲管，如生理盐水、5％葡萄糖液

C. 血小板在 22℃条件下震荡保存

D. 红细胞在 4℃专用冰箱内保存

E. 血小板输注速度宜快，以病人能耐受为准，一般 80～100 gtt/min

6. 关于 PICC 维护下列哪些是正确的？（BD）

A. PICC 置管后如无渗血不需换药

B. 常规每 7 天维护一次

C. 消毒时先用碘伏再用 75％乙醇脱碘

D. 给药时遵循冲管－给药－冲管原则

E. 输液结束后封管用生理盐水 100 ml 静脉滴注

简述题

7. 简述急性粒细胞性白血病化疗期间的观察及护理要点？

答：① 保护血管，化疗前应置入中心静脉导管。② 肿瘤溶解综合征的观察，关注电解质、肾功能、出入液量、体重。③ 胃肠道反应，进食与营养。④ 预防感染、出血，指导漱口、坐浴、皮肤护理，关注血常规。

8. 急性粒细胞性白血病患者化疗后三系低下，应给予哪些方面的安全护理？

答：① 观察有无皮肤瘀点瘀斑、头痛、呕吐、腹痛等病情变化及大小便色、质、量。② 卧床休息，起床时行动轻缓，应遵守"三部曲"：即先手臂撑起 30 秒，坐起 30 秒，站起 30 秒后再行走，避免突然改变体位或动作幅度过大。③ 进食清淡易消化、无骨刺的软食或半流质，清洁卫生为第一原则，多进食富含粗纤维的蔬菜及水果。④ 保持排便通畅，避免排便时过度用力。

9. 患者带 PICC 管出院，护士应做好哪些方面的指导？

答：① 每 7 天至正规医疗卫生机构维护 PICC 导管一次。② 每日观察导管情况，包括有无移位及外露长度，透明贴膜有无卷边、松动、潮湿，穿刺点有无渗血、渗液、红、肿、热、痛等，若有应及时与医院联系，让护理人员协助指导解决或来院处理。③ 日常活动时，置管侧肢体适当注意，不要牵拉、提过重物品（建议负重不超过 2 kg，一般相当于一个热水瓶的重量），及反复屈伸、举高及手臂大幅度运动的锻炼，以防导管移位。④ 淋浴前用保鲜膜

在肘弯处缠绕两三圈,上下缘用胶布贴紧,淋浴后检查贴膜下有无进水,有潮湿需及时来院更换敷料,避免游泳、泡澡等会浸泡到无菌区的活动。⑤ 不穿着衣袖过紧的衣服,穿脱衣服动作要轻巧,先穿带管侧、脱衣则相反。可用丝袜或网套剪成 20 cm 长的一段做成袖套套住导管,利用其光滑性方便穿脱衣服。

? 思考题

10. 急性粒细胞性白血病患者在粒缺期如出现高热并伴寒战,应警惕患者会出现什么情况? 原因有哪些? 观察要点?

答:(1)患者可能会出现感染性休克。

(2)原因可能为导管相关性血流感染,肛周、口腔破损处细菌入侵,肺部感染等。

(3)观察要点:① 监测生命体征,特别是血压变化。② 抽取外周血及导管血培养,注意采血时机,关注培养结果。③ 观察深静脉置管穿刺处是否有红肿热痛等感染表现。④ 肛周、口腔破损处留取标本培养,观察范围、大小及疼痛程度。⑤ 观察咳嗽、咳痰症状,肺部听诊情况,监测呼吸与 SPO_2,予吸氧、雾化吸入。⑥ 记录出入液量。

11. 患者自患病至化疗粒缺期出现感染、出血,情绪持续焦虑,应如何进行心理疏导?

答:① 首先需了解及理解患者为中年男性,是家庭的顶梁柱。② 了解家庭状况及经济来源,是否医保,与家属沟通取得支持。③ 了解是否有兄弟姐妹,可来院行 HLA 配型。④ 向患者解释病程经过,心理与疾病的影响,以及行造血干细胞移植与预后及长期生存的关系。

四、急性白血病合并弥散性
血管内凝血(DIC)患者的护理

【知识要点】

1. 掌握 DIC 的早期观察要点。

2. 掌握本病例各种并发症的观察、预防和护理,如肿瘤溶解综合征、维甲酸综合征、颅内出血、误吸等。

3. 掌握白血病病人的饮食要求和保护性隔离要求。

4. 熟悉急性早幼粒细胞白血病的用药护理。

5. 了解急性白血病并发 DIC 的原因及临床表现特点。

【案例分析】

患者,男性,26 岁,因发热一周,皮肤瘀点瘀斑、牙龈出血加重三天,血凝常规提示凝血障碍,骨穿确诊急性早幼粒细胞白血病(M3)合并 DIC 入院。T 39.0℃,P 94 次/分,R 21 次/分,血象:WBC $80×10^9$/L,Hb 40 g/L,PLT $13×10^9$/L,急性病容,重度贫血貌,双眼结膜出血,左上颌第二磨牙处牙龈渗血不止,油纱条压迫止血,左鼻腔出血不止,躯干及四肢见大片瘀点瘀斑,解肉眼血尿,胸骨压痛明显,肝脾淋巴结肿大,患者诉头晕、视物模糊,情绪紧张卧姿僵硬,入院予头侧低半卧位、降温、消炎、止血、抗凝、输血补充凝血因子等紧急救治,并予亚砷酸、维甲酸诱导分化治疗联合柔红霉素化疗。患者诱导化疗第 4 天,出现水肿、胸腔积液、胸闷、纳差、便秘、睡眠不良,予对症处理,并加强病情观察,预防并发症。

✓ **选择题**

1. 急性白血病易并发 DIC 的原因包括:(ABCD)

A. 白血病细胞富含促凝物质导致患者血液高凝状态

B. 化学治疗能诱发和加重 DIC 发生

C. 白血病细胞浸润血管导致血管内皮损伤

D. 白血病细胞浸润肝脾淋巴结致单核－巨噬系统受损

2. 急性白血病合并 DIC 的临床表现特点是:(ABCD)

A. 出血倾向为主要临床表现 　　　　B. 典型休克不多见

C. APL(M3)并发 DIC 的发生率最高

D. 病情转归受化疗因素影响

3. DIC 除原发病的临床表现外常出现什么症状:(ABCD)

A. 出血 　　　　　　　　　　　　　B. 休克

C. 多发性微血栓形成 　　　　　　　D. 微血管病性溶血

4. 以下哪种表现反映 DIC 早期:(ACD)

A. 多发性微血栓形成 　　　　　　　B. 纤维蛋白原降低

C. 血标本易凝固 　　　　　　　　　D. 脏器功能障碍

5. 维甲酸的副作用包括:(ABCD)

A. 口唇及皮肤干燥 　　　　　　　　B. 头痛

C. 骨关节痛 　　　　　　　　　　　D. 肝功能受损

6. 砷剂的毒副作用包括:(ABCD)

A. 液体潴留 　　　　　　　　　　　B. 消化道反应

C. 多神经病　　　　　　　　　　　D. 肾功能受损

7. 有关肝素抗凝治疗的描述正确的是:(ABCDE)

A. 根据 DIC 的临床类型和病期,APTT 指标调整剂量

B. 酸中毒时肝素灭活快,用量宜偏大

C. 肝素在肝脏代谢,50％由肾脏排除,肝肾功能障碍时用量宜小

D. 血小板重度减少、凝血因子明显低下时,应减少肝素用量

E. 肝素治疗有效的指标:出血停止、休克纠正、脏器功能恢复、出凝血检查指标好转

简述题

8. 简述 DIC 早期阶段各系统广泛微血栓形成的临床表现。

答:多发性微血栓形成是 DIC 最早期的表现之一,较隐匿,不易识别,多见于皮肤、心、肝、肾、脑,表现特点是:① 皮肤黏膜微血栓:出血性皮肤瘀斑,血栓性坏死;② 肺微血栓:不明原因的低氧血症,呼吸窘迫综合征;③ 肾微血栓:少尿,无尿,急性肾衰竭;④ 心脏微血栓:不明原因的心跳加快,心功能不全,急性心肌梗死;⑤ 脑微血栓:神志模糊,嗜睡,昏迷。

9. 简述肿瘤溶解综合征的表现及护理要点。

答:肿瘤溶解综合征是指肿瘤患者在化疗过程中由于肿瘤细胞的大量死亡,出现高尿酸血症、肾功能不全、酸中毒、高磷酸血症和低钙血症等肿瘤溶解综合征表现,常见于急性白血病、高度恶性淋巴瘤,多发生在化疗进行后的24～48 小时内。

护理要点:正确抽取血液标本送检,监测肾功能及电解质、钙、磷水平。多饮水,＞3000 ml/d,加强水化、尿液碱化;遵医嘱服用别嘌呤醇等降尿酸药物;密切观察病情,积极配合医生对症处理。

10. 白血病病人怎样进行保护性隔离?

答:(1)环境:限制人员探视,严格执行消毒隔离制度,防止交叉感染。保持病室清洁、空气新鲜,温度达 18～22℃,湿度为 50％～60％,早、晚开窗通风1 次,每次 30 分钟。每日早、晚紫外线照射病室 1 次,每次 30 分钟。每日 2次用含氯消毒液擦拭家具、地面。晨晚间护理时严格执行一床一刷一湿扫。

(2)预防感染:戴口罩,预防受凉、感冒,加强口腔、肛周、皮肤护理。正确漱口,饭前饭后用 5％碳酸氢钠溶液、制霉菌素及牙龈炎冲洗液交替漱口,每次含漱 3 分钟。大便后、睡前以 0.02％碘伏液坐浴 15～30 分钟,每日擦身1～2 次,剪指(趾)甲每周 2 次,每周洗头 1～2 次,如有脱发,使用睡帽头巾,嘱其不搔抓头皮,必要时予剃发。饮食新鲜卫生,预防腹泻。

(3)预防出血:卧床休息,保持情绪稳定。注意活动轻、缓,穿防滑拖鞋,

避免碰撞、跌伤;穿着柔软、宽松、棉质衣裤,床单位平整、清洁、无碎屑。指导病人勿抠鼻、剔牙、搔抓皮肤,用软毛牙刷刷牙。大便时勿过度用力屏气,必要时予通便药通便治疗。

11. 白血病病人饮食要求有哪些?

答:进食新鲜、清淡、细软、易消化、无鱼刺骨渣、无刺激饮食。忌辛、辣、硬、粗糙、有刺食物,注意制作和烹饪方法,如鱼肉类剔骨刺制成圆子,虾类去壳作成虾仁等,尽量采用蒸、煮、炖等制法,避免煎、炸等方法。水果尽量食大个能去皮的,如香蕉、苹果、橙、梨等,洗净后削皮切成小块后食用,必要时可制成水果羹汤食用。

? 思考题

12. 资料提示患者左上颌第二磨牙处牙龈渗血不止,油纱条压迫止血,左鼻腔出血不止,此时病人可能会出现什么危险? 护理人员应如何预防护理?

答:(1) 患者可能出现误吸窒息的危险。

(2) 预防护理要点:① 取头侧卧位,床头抬高 $15° \sim 30°$。② 及时清除口腔渗血,保持呼吸道通畅,防止误吸,有义齿者取下。③ 压迫的纱条应将部分尾部留在口腔外,以防滑落进咽喉。④ 进温凉、无刺激性流质饮食,注意少量小口进食,进食时应取出压迫的纱条,防止误咽。⑤ 加强口腔护理,保持清洁,严禁剔牙。⑥ 遵医嘱予去甲肾上腺素冰盐水含漱止血,静脉补充凝血因子。

13. 在维甲酸治疗期间,患者出现白细胞计数升高、水肿、体腔积液等表现,应高度警惕什么并发症? 如何护理?

答:(1) 高度警惕维甲酸综合征。

(2) 护理要点:① 密切观察病情,及时发现维甲酸综合征的先兆表现,积极配合处理;② 监测体重、腹围,记 24 小时出入量,监测血常规、尿常规、肾功能、电解质;③ 遵医嘱使用大剂量激素及利尿剂,观察疗效及不良反应;④ 积极对症处理,如发热、缺氧等。

14. 如患者出现头痛、恶心、呕吐意识障碍等表现应警惕何种并发症的发生? 可能的诱发因素是什么? 护理要点是什么?

答:(1) 应警惕发生颅内出血。

(2) 可能的诱发因素是:患者血小板低下,凝血功能障碍,继发性 DIC,高热伴便秘,情绪紧张等。

(3) 护理要点:① 绝对卧床休息,活动时动作轻、缓,避免头部撞击和剧烈晃动,做好安全防护。② 密切观察有无头痛、恶心、呕吐、血压瞳孔改变、意识障碍等颅内出血征兆,发现异常及时汇报医生,并积极配合抢救,快速滴注脱水剂。③ 进食清淡、易消化、少渣、无骨刺软食,保持大便通畅,嘱患者勿过度用力屏气排大便,必要时予缓泻剂通便治疗。④ 监测血常规、血凝常规,遵医嘱给予止血、抗炎、补充凝血因子等支持治疗,及时纠正 DIC。⑤ 做好心理疏导,保持情绪稳定。⑥ 床旁备好急救用品,做好随时应急的准备。

第八节　神经内科

一、脑出血患者的护理

【知识要点】

1. 了解脑疝的先兆症状。

2. 了解应激性溃疡发生的原因。

3. 熟悉保护性约束的注意事项。

4. 掌握脑出血患者体位要求。

5. 掌握脑疝的预防措施。

6. 掌握应激性溃疡出血量的判断及观察要点。

【案例分析】

患者,男性,55岁。因"突发头痛、头晕,右侧肢体无力,伴不能言语1小时"以脑出血急诊入院,患者既往有高血压病史,最高达180/120 mmHg。入院后护理查体:患者神志清楚,烦躁不安,双侧瞳孔等大等圆,直径2.5 mm,光反射灵敏,运动性失语,口角右偏,伸舌右偏,饮水呛咳,右上肢肌力0级,右下肢肌力1级。T 37.2℃,P 87次/分,R 19次/分,BP 160/100 mmHg。给予功能位、保护性约束、心电监护、吸氧、脱水降颅压等治疗。患者入院第二天呕吐咖啡色液体,给予观察出血情况、禁食、置胃管、止血、保护胃黏膜治疗。病情稳定后给予吞咽、言语、肢体功能康复训练,28天后患者康复出院。

☑ **选择题**

1. 脑疝的先兆症状有哪些?（BCDE）

A. 脉搏增快　　　　　　B. 脉搏减慢　　　　　　C. 血压升高

D. 意识障碍加重　　　　E. 呼吸不规则

2. 患者右下肢肌力1级,以下哪项符合?（C）

A. 完全瘫痪,不能作任何自由运动　　B. 肌力正常,运动自如

C. 可见肌肉轻微收缩,无肢体活动　　D. 肢体能在床上平行移动

E. 肢体能做对抗外界阻力的运动

3. 对患者实施保护性约束时应注意什么?(ABCDE)

A. 使用约束具后做好护理记录   B. 定期检查约束部位血液循环情况

C. 约束时间不宜过长,定时松解   D. 评估患者及时解除约束

E. 实施保护性约束时肢体处于功能位

4. 以下鼻饲的护理措施,不妥的是:(E)

A. 鼻饲量每次不超过 200 ml   B. 注入流质前后注入少量温开水

C. 胃管定期更换   D. 每日口腔护理

E. 每次鼻饲间隔时间不应大于 1 小时

5. 应从何时开始进行康复护理?(A)

A. 急性期病情稳定后   B. 治疗后   C. 后遗症期

D. 恢复期   E. 患者出院后

简述题

6. 患者急诊入院,应如何安置?为什么?

答:① 患者脑出血急性期,应绝对卧床 2～4 周,抬高床头 15°～30°,以减少脑血流,减轻脑水肿;② 给予功能位;③ 呕吐时头偏向一侧,防止呕吐造成误吸或窒息;④ 给予保护性约束,床挡应用,以防烦躁不安坠床。

7. 该患者最严重的并发症是什么?如何预防?

答:(1) 该患者会发生的最严重的并发症是脑疝。

(2) 预防措施:① 抬高床头 15°～30°以减轻脑水肿,卧床 2～4 周,尽可能减少搬动。② 及时遵医嘱应用甘露醇等脱水剂,以减轻脑水肿,降低颅内压。③ 保持环境安静,避免声光等外界刺激,限制陪护人员,护理操作集中进行。④ 避免颅内压增高的因素,如情绪不稳定、烦躁不安、呼吸道不通畅、咳嗽、便秘等。必要时遵医嘱使用镇静剂、通便剂。⑤ 密切观察意识、瞳孔、生命体征,如出现剧烈头痛、烦躁不安、血压增高、脉搏减慢等脑疝先兆,立即通知医生。

思考题

8. 该患者入院第二天呕吐咖啡色液体,你判断是何原因?出血量如何判断?观察要点有哪些?

答:(1) 呕吐咖啡色液体说明该患者并发了应激性胃溃疡,应激性溃疡发生的原因:脑出血导致下丘脑功能紊乱,引起胃肠黏膜血流量减少,胃、十二指肠黏膜出血性糜烂,点状出血和急性溃疡所致。

(2) 出血量的判断:① 大便隐血阳性:5～10 ml;② 黑色柏油便:50～

100 ml;③ 呕血:胃内出血量在 250~300 ml;④ 轻度失血:<400 ml,一般不引起全身症状,可由组织间液与脾脏储存的血液补充;⑤ 中度失血:400~500 ml,可出现全身症状,如头晕、心悸、乏力等;⑥ 重度失血:短时间内出血量超过全身血量的 20%(1000 ml),出现口渴、出冷汗、脉速、血压下降等周围循环衰竭的表现。

(3) 观察要点:① 观察大便的量、颜色、性状,及时进行大便隐血试验。② 观察恶心、呕吐的量、颜色、性状,鼻饲患者鼻饲前抽吸胃液观察颜色,胃液呈咖啡色或酱油色即提示上消化道出血,为鲜红色提示有活动性出血,立即通知医生。③ 观察患者有无面色苍白、口唇发绀、皮肤湿冷、尿量减少、血压下降等失血性休克表现。

二、脑梗死患者的护理

【知识要点】

1. 了解吞咽功能评定方法:洼田饮水试验分级标准。

2. 熟悉吞咽功能障碍患者饮食护理要点。

3. 熟悉偏瘫患者的护理要点。

4. 掌握急性脑梗死患者体位要求。

5. 掌握偏瘫患者下肢深静脉血栓的预防。

6. 掌握呼吸道的管理及痰液黏稠度的判断。

【案例分析】

患者,男性,63 岁,因"右侧肢体无力、言语不能 2 小时"以急性脑梗死入院,患者既往有高血压、糖尿病病史十余年。入院查体:患者神志清楚,双侧瞳孔等大等圆约 3 mm,对光反射灵敏,R 18 次/分,P 68 次/分,BP 170/90 mmHg,右侧肢体肌力 0 级,饮水呛咳,吞咽困难,小便失禁。入院后立即给予脱水降颅压治疗、心电监护、给予饮食指导,肢体功能位摆放及被动运动,入院后第三天患者出现舌后坠,痰液黏稠,不易咳出,经抗炎、吸痰等治疗,19 天后康复出院。

✓ 选择题

1. 患者吞咽障碍,进行饮食护理时你应注意什么?(ABCDE)

A. 床头提高 30°进食

B. 选择柔软、不易松散、有一定黏度的食物

C. 进餐前应注意休息,避免疲劳增加误吸危险

D. 吞咽时头侧向健侧,防止食物残留

E. 不能吞咽的患者应及早给予鼻饲流质

2. 患者右侧肢体偏瘫,仰卧时右侧上肢摆放正确的是:(A)

A. 肘关节伸展,手指张开,掌心向上

B. 肘关节伸展,手指屈曲,掌心向上

C. 肘关节屈曲,手指张开,掌心向上

D. 肘关节伸展,手指屈曲,掌心向下

E. 肘关节屈曲,手指张开,掌心向下

3. 该患者入院后急性期不可用的护理措施是:(E)

A. 保持环境安静　　　　　　B. 保持大便通畅

C. 慎用灌肠　　　　　　　　D. 头部置冰袋或者冰帽

E. 血压监护,防止降压过快过低

4. 洼田饮水试验是让患者按习惯喝下 30 ml 温水,根据饮水结果进行分级正确的是:(ABCDE)

A. Ⅰ级:一次饮下 30 ml 温水,无呛咳

B. Ⅱ级:分两次饮下 30 ml 温水,无呛咳

C. Ⅲ级:能一次饮下 30 ml 温水,但有呛咳

D. Ⅳ级:分两次饮下 30 ml 温水,有呛咳

E. Ⅴ级:屡次呛咳,难以全部咽下

5. 患者右侧肢体偏瘫,护理时应注意哪些?（ABCDE）

A. 注意良肢位的摆放　　　　B. 重视患侧刺激,避免患侧忽视

C. 勤翻身避免患侧受压　　　D. 尽量不在患侧静脉输液

E. 对患侧肢体进行主动、被动活动,以防关节僵硬、肢体挛缩畸形

简述题

6. 患者脑梗死急性期,入院后你应采取何种卧位? 为什么?

答:脑梗死急性期应卧床休息,取平卧位,头偏向一侧,以保证脑部血液供应,减轻脑组织缺血,同时利于口咽部分泌物外流,防止呕吐造成误吸或窒息。

7. 患者右侧肢体肌力 0 级,活动障碍,如何预防下肢深静脉血栓?

答:① 被动活动下肢各关节、按摩双下肢,病情稳定后每日进行下肢助力运动,当肌力达到 3 级时,训练患肢主动运动,当肌力达到 4 级进行抗阻训练后,尽可能早期离床活动。②尽量避免在下肢静脉输液,特别是瘫痪侧肢体。③ 应用空气波压力治疗仪或穿弹力袜,预防下肢深静脉血栓。④ 观察是否

有下肢疼痛、肿胀,皮肤温度升高、感觉有无异常等。

? 思考题

8. 患者入院后第三天出现舌后坠,痰液黏稠,不易咳出,应如何处理? 吸痰时应如何判断痰液黏稠度?

答:(1):① 给予口咽通气道应用,以保持呼吸道通畅,防止舌后坠堵塞呼吸道,同时便于气道吸引。② 及时给予气道湿化,以稀释痰液易于咳出。③ 翻身、扣背,指导患者有效咳嗽,及时给予负压吸引,必要时体位引流。

(2) 痰液黏稠度是根据吸痰过程中痰液在吸痰管玻璃接头处的性状及在玻璃管内壁的附着情况进行判断,分为三度:① 1 度:痰液如米汤或白色泡沫样,吸痰后玻璃接头内壁上无痰液滞留;② 2 度:痰的外观较 1 度黏稠,白色或黄色黏痰,吸痰后有少量痰液在玻璃接头内壁滞留,但容易被水冲净;③ 3 度:痰的外观明显黏稠,呈黄色,吸痰管常因负压过大而塌陷,玻璃接头内壁上常滞留大量痰液且不易被水冲净。

三、癫痫患者的护理

【知识要点】

1. 了解癫痫持续状态的定义。

2. 了解癫痫持续状态的诱发因素。

3. 熟悉抗癫痫药血药浓度测定的采血时间。

4. 熟悉癫痫患者的用药护理?

5. 掌握癫痫持续状态的体位要求及误吸、窒息的处理方法。

6. 掌握癫痫持续状态的安全护理。

【案例分析】

患者,女性,57 岁,因"突发意识不清伴肢体抽搐 4 小时"拟"继发性癫痫、癫痫持续状态"入院。患者半年前曾因脑出血行脑室引流术,3 月前出院,5 小时前突发意识不清,伴肢体抽搐,口吐白沫,大小便失禁,来我院急诊,收入院。入院后护理查体:患者神志不清,瞳孔左右等大等圆约 4.0 mm,对光反射迟钝,眼球向右凝视,时有右侧肢体抽搐,给予心电监护、吸氧,抗癫痫,脱水降颅压治疗,于第 2 天患者抽搐停止,神志转清,一周后出院给予出院指导。

☑️ **选择题**

1. 该患者入院后首要的护理措施是:(D)

A. 尽快按医嘱用药物控制发作　　　　B. 不可强力按压肢体

C. 保持脱水剂快速滴入　　　　D. 保持呼吸道通畅

E. 观察瞳孔、心率和生命体征

2. 该患者的观察要点是:(ABCDE)

A. 观察癫痫发作的类型、频率、持续时间

B. 观察癫痫发作的伴随症状、体征

C. 观察意识　　　　D. 观察瞳孔　　　　E. 观察生命特征

3. 癫痫持续状态是指:(BDE)

A. 一次癫痫发作持续 15 分钟以上

B. 一次癫痫发作持续 30 分钟以上

C. 一次癫痫发作持续 1 小时以上

D. 连续多次发作,发作间期意识未恢复至通常水平

E. 连续多次发作,发作间期神经功能未恢复至通常水平

4. 以下诱发患者癫痫持续状态的因素正确的是:(ABCDE)

A. 过度劳累　　　　B. 精神刺激　　　　C. 饮酒

D. 感染　　　　E. 不适当地停用抗癫痫药物

5. 癫痫患者测定血药浓度在何时采集血标本最有意义?(B)

A. 服药后　　　　B. 清晨空腹用药前　　　　C. 空腹时

D. 停药后　　　　E. 任何时间

🍃 **简述题**

6. 患者 5 小时前突发癫痫至入院时神志仍不清,说明患者发生了什么?控制发作首选什么药物?静脉应用药应注意什么?

答:患者是癫痫持续状态,控制发作首选地西泮,静脉应用应注意:静脉注射不超过 2 mg/min,静脉滴注应缓慢(100～200 mg 地西泮溶于 5%GNS 500 ml 中,于 12 小时内缓慢滴注),因地西泮有呼吸抑制作用,应注意观察呼吸,如出现呼吸抑制,需停止注射,必要时应用呼吸兴奋剂。

7. 患者出院前在用药方面你应如何指导?

答:(1)指导患者坚持长期、规律用药,切忌突然停药、减量、漏服及自行换药。如药物减量后病情有反复或加重,应尽快就诊。

(2)指导患者定期复查:① 血药浓度:于服药后 5～7 天查一次,以后每 3 个月至半年复查 1 次。② 血常规:每月检查一次。③ 肝肾功能:每季度检查一次。

？思考题

8. 患者癫痫持续状态入院时应采取什么体位？为什么？一旦发生如何处理？

答：应采取头低侧卧位或平卧位头偏向一侧，口角朝下方，因癫痫发作时患者意识不清，喉痉挛，口腔和气道分泌物增多，有发生误吸、窒息的危险。一旦发生误吸时应立即将患者置于头低侧卧位或平卧头偏向一侧，扣背、吸引器吸引口鼻分泌物，给予高流量吸氧；发生窒息时立即给予气管插管或气管切开、气道吸引，高流量吸氧，必要时心肺复苏，如因舌后坠阻塞呼吸道应使用舌钳将舌拖出。

9. 该患者癫痫发作期，应做好哪些方面的安全护理？

答：① 防止误吸、窒息：取头低侧卧位或平卧头偏向一侧，松开衣领、裤带，及时清除口腔和气道分泌物，备好吸引器，气管插管盘。② 防舌、口唇、颊部咬伤：将压舌板或纱布卷等置于患者口腔一侧上下臼齿之间。③ 防止坠床、擦伤：专人守护，发作期拉起护栏，使用护栏套，用棉垫置于易擦伤的关节加以保护，放置警示标识，必要时用约束带适当约束。④ 防止骨折、脱臼：不可强行用力按压抽搐的肢体。⑤ 防止呼吸抑制：观察呼吸情况，注意有无呼吸抑制。

四、病毒性脑膜炎患者的护理

【知识要点】

1. 了解腰穿术后常见的并发症。

2. 熟悉病毒性脑膜炎观察要点。

3. 熟悉脑电图检查的护理。

4. 熟悉阿昔洛韦、更昔洛韦用药注意事项。

5. 掌握腰穿术前、术后护理。

6. 掌握腰穿术后低颅压头痛的处理方法。

【案例分析】

患者，男性，18 岁，因"头痛发热四天"拟"病毒性脑膜炎"收入院。患者于四天前感冒后出现头痛伴发热，最高体温达 39℃，在当地医院治疗，头痛不缓解并逐渐加重，伴呕吐、疲乏，脑电图中度异常，来我院急诊，收入院。入院后患者头痛剧烈、频繁呕吐，护理查体：患者神志清楚，颈稍强直，T 38.7℃，P 102次/分，R 25 次/分，BP 120/80 mmHg。入院后即行腰穿术，腰穿术后患者去枕平卧期间多次抬高头部,后出现坐起或站立时头痛剧烈,平卧位头痛减轻,给予对症处理,抗病毒治疗,半月后复查脑电图、腰穿未见异常,康复出院。

☑ 选择题

1. 患者入院后头痛剧烈、频繁呕吐,应立即将患者安置于何种体位?(DE)

A. 去枕平卧　　　　　　B. 左侧卧位　　　　　　C. 右侧卧位

D. 抬高床头 15°～30°　　E. 头偏向一侧

2. 患者体温 38.7℃,应采取何种措施?(ABCDE)

A. 物理降温　　　　　　　　　B. 通风,保持病室空气新鲜

C. 维持室温 22～24℃　　　　　D. 鼓励多饮水

E. 给予清淡、易消化的高蛋白、高热量、高维生素饮食

3. 该患者病毒性脑膜炎观察要点有哪些?(ABCDE)

A. 观察神志、瞳孔　　　　　　B. 观察生命特征

C. 观察头痛、呕吐程度　　　　D. 观察有无癫痫发作先兆

E. 观察有无精神症状

4. 该患者腰椎穿刺术后要谨防哪些并发症?(ACDE)

A. 头痛　　B. 呕吐　　C. 脑疝　　D. 感染　　E. 出血

5. 患者行脑电图检查,应做好哪些护理?(ABCDE)

A. 检查前做好解释　　　　　　B. 指导患者检查前一天洗头

C. 指导患者头发上勿涂抹油性发乳

D. 指导患者勿穿化纤类衣物,以免静电干扰

E. 停用镇静、安眠药,检查前一天充分休息

✎ 简述题

6. 该患者需要抗病毒治疗,滴注阿昔洛韦或更昔洛韦时,应注意什么?

答:① 阿昔洛韦者应缓慢滴注,滴注 1 小时以上,滴速过快可引起肾衰竭,避免外渗,以免引起疼痛及静脉炎。② 更昔洛韦应恒定速率静脉滴注,每次滴注时间 1 小时以上,不可肌内注射,不可静脉快速注射或静脉推注。

7. 患者腰穿术后你应做哪些方面的健康指导?

答:① 指导患者去枕平卧 4～6 小时,不可抬高头部,但可适当翻身,床上排便。② 指导患者保持穿刺部位清洁干燥,注意有无渗液、渗血、头痛,避免剧烈咳嗽。③ 指导患者 24 小时内不宜沐浴。

? 思考题

8. 腰穿术后为什么要给患者采取去枕平卧位?

答:采取去枕平卧位是为了避免发生脑疝、低颅压性头痛或低颅压综合征。

(1) 避免脑疝:因为去枕平卧能避免腰椎穿刺放液后因椎管内压力急剧下降,颅腔与椎管内压力差增大,脑组织向下移位,而造成的脑疝。

(2) 避免低颅压性头痛或低颅压综合征:因为去枕平卧能降低终池压,促进穿刺针孔闭合,防止脑脊液自穿刺处溢出至硬膜外腔,引起的低颅压性头痛或低颅压综合征(表现为体位性头痛、眩晕、耳鸣、视力障碍等)。

9. 患者腰穿术后卧床期间多次抬高头部,后出现坐起或站立时头痛剧烈,平卧位头痛减轻,你认为是什么原因? 应如何处理?

答:患者头痛与体位有关,可能发生的是低颅压性头痛。

处理措施:① 应让患者去枕平卧位休息,必要时取头低足高位,床尾抬高 $15°\sim30°$;② 鼓励患者多饮水,每日 $2000\sim3000$ ml 或指导患者多补充汤类;③ 必要时遵医嘱静脉滴注生理盐水。

五、重症肌无力患者的护理

【知识要点】

1. 了解重症肌无力危象的诱发因素。

2. 了解糖皮质激素治疗的观察要点。

3. 熟悉重症肌无力危象时的急救处理。

4. 掌握吞咽困难患者误吸的预防。

5. 掌握呼吸机报警的原因及处理。

6. 掌握出院指导要点。

【案例分析】

患者,女性,72 岁,因"肢体无力 15 年,加重两天"入院。患者 15 年前患有重症肌无力,20 天前因感冒发烧,胃口不好自行停服溴吡斯的明,两天后感全身无力,双眼睑下垂,症状早晨轻、下午加重,为求进一步诊治收入住院。

入院后护理查体:神志清楚,T 36.9℃,BP 110/75mmHg,R 18 次/分,双侧瞳孔等大等圆,直径 3.0 mm,光敏,眼睑闭合无力,张口、咬合无力,肢体肌力 3 级,肌张力正常。入院后给予激素、溴吡斯的明等治疗。入院第二天,患者出现言语不清、饮水呛咳、吞咽困难、呼吸憋喘等现象,随即气管切开,呼吸机辅助呼吸,留置尿管、胃管,给予鼻饲流质。17天后病情好转,安全脱机,住院42天好转出院。

☑️ **选择题**

1. 该患者可能出现的危象有:(ABC)

A. 肌无力危象　　　　B. 胆碱能危象　　　　C. 反拗危象

D. 甲亢危象　　　　E. 垂体危象

2. 你认为哪些因素会诱发重症肌无力危象?(ABCD)

A. 感染　　　　　　　　　　B. 外伤

C. 用药不当　　　　　　　　D. 疲劳或过度紧张

3. 患者应用糖皮质激素治疗应观察哪些内容?(ABCD)

A. 观察有无高血压、高血糖、低血钾、水钠潴留等副作用

B. 观察有无精神紊乱症状,如欣快感、失眠、谵妄、定向力障碍、抑郁等

C. 观察患者有无黑便、腹部不适,鼻饲前抽吸胃液,观察胃液的颜色

D. 当激素减量或停用时,观察患者有无糖皮质激素依赖综合征,如头晕、腹痛或背痛、低热、食欲减退、恶心呕吐、乏力、软弱等症状

4. 患者在应用抗胆碱酯酶药时出现肌束震颤及恶心、呕吐、流涎、腹痛等毒蕈碱样反应,你应考虑为:(B)

A. 肌无力危象　　　　B. 胆碱能危象　　　　C. 反拗危象

D. 甲亢危象　　　　E. 垂体危象

5. 预防呼吸机相关性肺炎,你认为以下哪项正确?(ABCDE)

A. 严格执行手卫生措施　　　　　　B. 加强口腔护理

C. 使用人工鼻或湿化器进行气道湿化　　D. 预防深静脉血栓

E. 病情允许情况下抬高床头30°~45°

简述题

6. 入院第二天患者出现言语不清,饮水呛咳,吞咽困难,呼吸憋喘等现象,该患者发生了什么危象? 如何处理?

答:(1) 该患者发生了肌无力危象。

(2) 立即采取以下急救措施:① 立即抬高床头,保持呼吸道通畅,及时吸痰,清除口、鼻分泌物,鼓励病人深呼吸,给予面罩或喉罩给氧。② 密切观察患者的面色及呼吸情况,观察呼吸困难、发绀的程度。③ 发现呼吸机麻痹、呼吸极度困难,立即给予气管插管或气管切开、呼吸机辅助呼吸。④ 根据医嘱及时应用新斯的明,同时进行心电监测。

7. 该患者饮水呛咳,吞咽困难,你如何预防误吸?

答:① 调整患者进餐时间,尽量在用药后 15～30 分钟,药物作用高峰期进食,进食前指导患者避免分散注意力,休息 20～30 分钟,利于肌力恢复。② 进餐时指导患者尽量采取坐位,卧床患者抬高床头,减慢进餐速度,每次进餐量要少,缓慢吞咽,进餐时如感到咀嚼无力应适当休息后再继续进餐。③ 指导患者进糊状或半流质食物,避免干硬或粗糙食物。吞咽障碍不能进食或使用呼吸机患者,给予鼻饲饮食。④ 床边备吸引器,必要时及时吸出误吸物。

? 思考题

8. 患者呼吸机辅助呼吸期间,突然出现呼吸机高压报警,你认为有哪些原因? 如何处理?

答:(1) 高压报警的常见原因有:① 呼吸道分泌物过多。② 气管导管内有痰痂或异物堵塞。③ 患者咳嗽、情绪激动、烦躁不安,即人机对抗。④ 气胸、支气管痉挛、ARDS。⑤ 呼吸机管道内有积水,或管道扭曲、受压。⑥ 高压报警线设定过低。

(2) 高压报警的处理:① 及时吸出呼吸道分泌物,如痰液黏稠,应加强雾化次数。② 情绪激动、烦躁不安者,应向患者耐心解释,强调呼吸机支持呼吸的重要性,以取得其配合,必要时给予镇静药使用。③ 积极治疗呼吸系统疾病,改善通气换气功能。④ 加强巡视,及时倾倒呼吸机集水杯中的冷凝水。⑤ 避免呼吸机管道受压扭曲。⑥ 根据患者气道压力情况设置合适的报警线,一般设置在气道峰压值之上 10 cmH$_2$O。

9. 根据患者临床资料在出院前一天如何做好出院指导?

答:① 从临床资料中可判断该患者缺乏用药知识,告知患者该病复发率高,一旦随意停药复发率会更高。指导患者出院后根据医嘱按时、按量服药,避免漏服、擅自停药或更改药量,以免导致危象发生或病情加重。② 生活有规律,根据季节增减衣服,预防感冒、感染,防止诱发。③ 保持情绪稳定,保持乐观的生活态度。④ 照顾者指导:理解关心患者,观察症状,及时发现,及时就诊。

六、帕金森病患者的护理

【知识要点】

1. 了解帕金森病患者的临床表现。

2. 了解"开—关现象"、剂末现象。

3. 熟悉帕金森病药物治疗的注意事项及疗效观察要点。

4. 掌握帕金森病患者的饮食护理。

5. 掌握帕金森病患者的安全护理。

6. 掌握步行步态训练的要点。

【案例分析】

患者,男性,67岁,因"行动迟缓3年余,加重伴吞咽困难半年余"入院,患者3年前诊断为帕金森病,口服多巴丝肼(美多巴)、吡贝地尔(泰舒达),近半年余感行动迟缓加重,步行障碍,时有摔倒,翻身费力,并出现言语不利,吞咽困难,近一周患者活动时突然出现肢体僵硬,迈不开步子,持续数分钟,又突然缓解,反复出现,故收入住院。

入院后护理查体:神志清楚,呼吸平稳,T 36.5,BP 130/90 mmHg,P 78次/分,神经系统查体:面具脸,行动迟缓,言语欠流利,双瞳孔等大等圆,光敏,眼动充分,眼震无,双上肢肌张力呈齿轮样增高,双下肢肌力5级,肌张力略高。入院后给予调整用药,住院12天好转出院。

☑ **选择题**

1. 下列哪项是该患者不会出现的表现?(A)

A. 动作性震颤　　　　　B. 肌强直　　　　　　　C. 运动迟缓

D. 面具脸　　　　　　　E. 小写症

2. 该患者运动迟缓有哪些临床特点:(ABCD)

A. 随意动作减少

B. 面部表情肌活动减少,常双眼凝视,瞬目运动减少,呈现"面具脸"

C. 手指做精细动作困难

D. 书写时字越写越小,呈现"写字过小征"

E. 随意动作增多

3. 近一周患者活动时突然出现肢体僵硬,迈不开步子,持续数分钟,又突然缓解,反复交替出现多次,你认为患者出现的是什么现象?(A)

A. 开—关现象　　　　B. 剂末现象　　　　C. 异动症

D. 疗效减退　　　　E. 冻结现象

4. 该患者会发生哪些意外伤害？（AB)

A. 跌倒　　　　B. 误吸　　　　C. 便秘

D. 尿潴留　　　　E. 营养不足

5. 患者药物治疗期间,你要从哪些方面观察药物疗效？（ABCDE)

A. 服药过程中要仔细观察患者震颤、肌强直和其他运动功能是否改善

B. 观察患者走路姿势,步态是否改善

C. 语言功能是否改善

D. 讲话音调与流利程度是否改善

E. 写字、梳头、扣纽扣、系鞋带以及进食动作等是否改善

简述题

6. 该患者应用多巴丝肼(美多巴)治疗,用药时应注意什么？

答：① 用药时从小剂量开始,逐渐增加,直到有效维持,切勿忽停忽用,剂量随意更改。② 注意有无"开关"现象和剂末现象。③ 最佳服药时间为饭前30 分钟或饭后 1 小时,避免与高蛋白食物一起服用(高蛋白食物会影响药物吸收)。④ 服药期间应尽量避免使用维生素 B_6、奋乃静、氯丙嗪、利血平等药物,以免降低药物疗效或导致直立性低血压。

7. 患者吞咽困难,如何做好患者的饮食护理？

答：① 饮食原则：给予高热量、高维生素、高纤维素、低盐、低脂、适量优质蛋白、容易咀嚼易消化的食物。② 轻度吞咽困难者指导患者进食或饮水时抬高床头,保持坐位或半卧位进食,将食物切成小块或磨研成糊状,分次少量吞咽。进餐时,集中注意力,保证充足的进餐时间和安静的进餐环境,避免进餐时受到打扰。③ 明显吞咽困难者插胃管予以鼻饲,防止引起误吸、窒息或吸入性肺炎。

思考题

8. 根据临床资料,应如何做好患者的安全护理？

答：① 床铺加用防护栏,走廊、厕所、浴室内安装扶手,方便患者起坐、扶行。② 地面保持平整干燥,防湿防滑,去除门槛,运动场所要宽敞明亮,没有障碍物。③ 佩戴腕带,配置助行器或三角手杖等设备,活动时有人陪伴,防止外伤、迷路。④ 穿着合适的防滑鞋,衣着大小适宜,预防跌倒。⑤ 呼叫器放置于患者床旁,日常生活用品放在患者伸手可及处,定时巡视,适当协助患者

洗漱、进食、如厕等。

9. 患者行动迟缓,步行障碍,如何指导进行步行步态的训练?

答:① 指导患者步行时目视前方,集中注意力,两腿尽量保持一定距离,双臂摆动,以增加平衡。② 对下肢起步困难者,可进行抬高腿练习,指导患者原地踏步后再跨大步伐行走,步距短的患者提醒患者跨大步伐,步频快者给予节律提示,避免碎步急速行走。③ 对于上下肢动作不协调者,嘱患者做一些站立相的两臂摆动,幅度可稍大。

第三章 外科疾病护理

第一节 普通外科

一、甲状腺疾病患者的护理

【知识要点】

1. 熟悉基础代谢率的计算方法。

2. 熟悉甲亢的临床表现。

3. 掌握服用碘剂的方法及注意事项。

4. 掌握甲状腺危象的临床表现和急救护理。

5. 掌握甲状腺手术后常见并发症的预防及处理。

【案例分析】

患者,女性,36 岁,双侧甲状腺弥漫性肿大 1 年,心慌不适,怕热,多汗,易疲劳,失眠,食欲亢进,消瘦,性情急躁。查体:双侧甲状腺弥漫性肿大,质软,双手震颤,突眼,R 110 次/分,BP 140/80 mmHg。诊断为甲亢收治入院,积极完善术前准备,行甲状腺大部分切除术。现为术后第一天,患者主诉颈部肿胀不适、呼吸困难逐渐加重,出现烦躁不安,口唇发绀,手术切口渗出鲜红色液体约 40 ml。

☑️ **选择题**

1. 甲状腺大部分切除术,术后主要并发症中最危急的是:(A)

A. 呼吸困难和窒息   B. 喉返神经损伤   C. 手足抽搐

D. 喉上神经损伤   E. 甲状腺危象

2. 一位病人在清晨、空腹、未做任何活动时,测量心率 110 次/分,血压 140/90 mmHg,请问这位病人的基础代谢率是:(B)

A. +55%   B. +49%   C. −10%   D. +20%   E. +30%

3. 甲状腺功能亢进病人,术前护理措施中最重要的是:(D)

A. 保持环境凉爽,安静

B. 鼓励病人进食高热量、高蛋白、高维生素饮食

C. 教会病人练习头低肩高(颈过伸)体位

D. 遵医嘱予以抗甲状腺及减慢心率的药物

E. 突眼者注意保护眼睛

4. 甲状腺大部分切除术的适应证,下列说法错误的是:(C)

A. 继发性甲亢或高功能腺瘤

B. 抗甲状腺药物或碘－131 治疗后复发

C. 青少年病人

D. 腺体较大,伴有压迫症状者

E. 妊娠早期、具有中度以上原发性甲亢的病人

5. 甲状腺癌的处理原则下列说法错误的是:(C)

A. 手术治疗　　　　　B. 内分泌治疗　　　　　C. 化学药物治疗

D. 放射性核素治疗　　　E. 放射外照射治疗

6. 甲状腺功能亢进术前用药的护理,下列说法错误的是:(C)

A. 常用复方碘化钾溶液口服,每日 3 次,第 1 日每次 3 滴,第 2 日每次 4 滴,依次逐日每次增加 1 滴至每次 16 滴止,然后维持此剂量

B. 口服碘剂必须将碘剂滴在面包或饼干上,不能直接口服

C. 不准备手术治疗的甲亢病人宜服用碘剂

D. 服用碘剂后,病人情绪稳定,睡眠好转,体重增加,脉率稳定在 90 次/分以下,脉压恢复正常,基础代谢率＋20％以下,可以汇报给医生,考虑手术

E. 可以予普萘洛尔单用或合用碘剂做术前准备

7. 护士在甲亢术后病情观察时要及时发现甲状腺危象,下列哪项症状不符合甲状腺危象的表现:(A)

A. 术后 6 小时内出现高热(39℃)或体温不升

B. 病人可以出现烦躁不安、谵妄

C. 有时伴有呕吐、水泻

D. 术后 12～36 小时内出现高热(39℃)、脉快而弱(120 次/分)

E. 如不及时处理,病人可迅速发展至虚脱、休克、昏迷甚至死亡

8. 甲状腺癌的健康教育,下列说法错误的是:(C)

A. 卧床期间鼓励病人床上活动,促进血液循环和切口愈合

B. 功能锻炼应至少持续到出院后 3 个月

C. 甲状腺全切除者需遵医嘱服用甲状腺制剂,定期检查甲状腺功能,结果正常后方可停药

D. 指导病人保持良好情绪,积极配合后续治疗

E. 教会病人自行检查颈部

简述题

9. 甲亢患者突眼的护理要点有哪些?

答:突眼者注意保护眼睛,常滴眼药水;外出戴墨镜或戴眼罩以免强光、风沙及灰尘刺激;睡前用抗生素眼膏敷眼,戴黑眼罩或以油纱布遮盖,以免角膜过度暴露后干燥受损,发生溃疡。

10. 甲状腺大部分切除手术后患者出现手足抽搐时该如何处理措施?

答:一旦发生应适当限制肉类,乳类和蛋类等食品,因其含磷较高,影响钙的吸收。症状轻者口服葡萄糖酸钙或乳酸钙 $2\sim4$ g,每日 3 次;症状较重者或长期不能恢复者,可加服维生素 D,每日 5 万~10 万 U,以促进钙在肠道内的吸收。抽搐发作时,立即遵医嘱静脉注射 10%葡萄糖酸钙 $10\sim20$ ml。

思考题

11. 该患者可能出现了什么并发症? 是什么原因引起? 应给予哪些急救护理?

答:(1) 并发症:呼吸困难和窒息。

(2) 引起原因:切口内出血压迫气管。

(3) 急救护理措施:① 术后遵医嘱备气管切开包;② 一旦病人发生该并发症,护士应立即通知医生床边抢救,敞开伤口,迅速去除血肿,结扎出血的血管;③ 如呼吸仍无改善,则配合医生行气管切开,遵医嘱吸氧;④ 待病情好转,送病人至手术室进一步处理。

12. 护士在术前准备过程中如何有效预防甲状腺危象?

答:① 避免诱发甲状腺危象的因素;② 保持病室安静,提供安静轻松的环境,避免病人精神刺激或过度兴奋,使病人得到充分的休息和睡眠;③ 测定基础代谢率;④ 术前通过药物降低基础代谢率是甲亢病人手术准备的重要环节,护士应遵医嘱正确指导病人完成药物准备。

二、乳房疾病患者的护理

【知识要点】

1.熟悉急性乳腺炎健康教育要点。

2. 熟悉乳癌根治术后伤口护理。

3. 掌握乳癌根治术术后预防上肢肿胀的措施。

4. 掌握乳癌根治术术后患肢功能锻炼的方法。

5. 掌握乳癌术后乳房自检方法。

【案例分析】

患者,女性,45 岁,5 年前发现右乳肿块,近一年来肿块有所增大,伴有皮肤凹陷 3 月余,一周前门诊就诊行钼靶检查提示:右乳腺体实质密度不均匀,右乳外上象限见 1.7 cm×1.8 cm 结节影,病灶境界欠清,可见星芒征,内见密集不均匀点状及沙粒状钙化,拟诊"右乳癌"入院。积极术前准备后施行了右乳癌改良根治术,现为术后第 5 天,引流管在位通畅,淡黄色引流液 30 ml,伤口敷料外观干燥,右上肢轻度肿胀。患者对康复期知识缺乏了解,担心患肢肿胀会影响患肢功能。06:00 测 T 36.9℃,P 77 次/分,R 18 次/分,BP 118/68 mmHg。

✅ **选择题**

1. 为了缓解急性乳腺炎的疼痛,下列护理措施中错误的是:(B)

A. 防止乳汁淤积,患乳暂停哺乳,定时用吸乳器吸净或挤净乳汁

B. 为保证母乳喂养,可坚持患乳少量哺乳

C. 用宽松的胸罩托起乳房,减轻疼痛和肿胀

D. 局部可以 25％硫酸镁湿热敷

E. 局部理疗

2. 常见乳房癌的临床表现,下列说法错误的是:(A)

A. 早期表现为患侧单发肿块,无痛,多发于乳房内上象限

B. 晚期癌肿侵犯皮肤并破溃形成溃疡,常有恶臭,易出血

C. 淋巴转移最常见于患侧腋窝

D. 乳房外形改变,出现酒窝征,橘皮样改变

E. 肿块在乳房内不易被推动

3. 乳房癌根治术后的护理措施中,不正确的是:(C)

A. 病人术后血压平稳后可取半卧位

B. 观察患侧肢体远端血液供应情况

C. 患侧上肢平放,避免在患肢测血压、注射和抽血

D. 术后 10 日内不外展,上肢负重不宜过大或过久

E. 手术部位用弹力绷带加压包扎,使皮瓣紧贴胸壁,防止积液积气

4. 乳房癌术后为了维持有效引流,下列措施不正确的是:(D)

A. 负压吸引的压力大小要适宜

B. 引流管要妥善固定,病人卧床时将其固定于床旁,起床时固定于上身衣服

C. 保持引流通畅,防止引流管受压和扭曲

D. 观察引流液的颜色和量,术后 1～2 日,每日引流血性液 100～200 ml,以后颜色和量逐渐变淡、减少

E. 术后 4～5 日,如引流液转为淡黄色,每日量少于 10～15 ml,创面与皮肤紧贴,手指按压伤口周围皮肤无空虚感,即可考虑拔管

5. 下列急性乳腺炎健康教育中,说法错误的是:(D)

A. 产后每次哺乳前后需清洗乳头,保持局部清洁和干燥

B. 乳头内陷者于妊娠期经常挤捏、提拉乳头

C. 定时哺乳,每次哺乳时应将乳汁吸净

D. 乳头,乳晕破损或皲裂时可继续哺乳,局部温水清洗外涂抗菌药

E. 保持婴儿口腔卫生,及时治疗婴儿口腔炎症

6. 术后功能锻炼下列措施错误的是:(D)

A. 术后 24 小时内活动手指和腕部,可作伸指、握拳、曲腕等锻炼

B. 术后 1～3 日,进行屈肘、伸臂等锻炼

C. 术后 4～7 日,鼓励病人用患侧手洗脸、刷牙、进食等,做以患侧手触摸对侧肩部及同侧耳朵的锻炼

D. 术后 4～7 日,鼓励病人用患侧手洗脸、刷牙、进食等,做患侧手爬墙运动

E. 术后 1 周皮瓣基本愈合后,开始做肩关节活动,以肩部为中心,前后摆臂

7. 关于乳房自我检查,下列说法错误的是:(B)

A. 检查时间最好选在月经周期的第 7～10 日,或月经结束后 2～3 日

B. 40 岁以上妇女,特别是高危人群应每月进行 1 次乳房自我检查

C. 乳房癌术后病人也应每月自查 1 次

D. 乳房自我检查主要包括视诊和触诊

E. 绝经妇女选择每月固定的 1 日检查

8. 乳房癌术后预防患侧上肢肿胀,下列措施错误的是:(B)

A. 勿在患侧上肢测量血压、抽血、做静脉或皮下注射等

B. 为防止血栓,禁止患肢按摩

C. 平卧时患肢下方垫枕抬高 10°～15°,肘关节轻度屈曲

D. 避免患肢过度负重和外伤

E. 肢体肿胀严重者,可弹力绷带包扎或戴弹力袖以促进淋巴回流

简述题

9. 乳癌改良根治术术后 2 周内的患肢功能锻炼步骤内容？

答：① 术后 24 小时内：活动手指及腕部，可作伸指、握拳、屈腕等锻炼；② 术后 1～3 日：进行上肢等长收缩，可作患侧上肢屈肘、伸臂等锻炼；③ 术后 4～7 日：鼓励病人用患侧手洗脸、刷牙、进食等，并作以患侧手触摸对侧肩部及同侧耳朵的锻炼；④ 术后 1～2 周：一周后皮瓣基本愈合后，开始作肩关节活动，前后摆臂。术后 10 日左右，循序渐进开始抬高患肢、手爬墙等锻炼。护士应根据病人的实际情况制定个性化锻炼计划，一般每日 3～4 次，每次 20～30 分钟为宜。术后 7～10 日内不外展肩关节，不以患侧肢体支撑身体。

10. 乳癌患者术后如何预防患侧上肢水肿？

答：① 乳癌患者术后勿在患侧上肢测血压、抽血、静脉及皮下注射等；② 指导患者保护患侧上肢：尽量抬高患肢并保持舒适位，避免扶持患侧；③ 可按摩患侧上肢或进行握拳、屈伸肘运动；④ 肢体肿胀严重者，可戴弹力袖促进淋巴回流。

思考题

11. 该患者此时可能出现什么并发症？应给予哪些护理措施？

答：并发症：患侧上肢水肿。

护理措施：① 指导病人保护患侧上肢：平卧时患肢下方垫枕抬高 10°～15°，肘关节轻度屈曲；半卧位时屈肘 90°放于胸腹部；下床活动时用吊带托或用健侧手将患肢抬高于胸前，需他人扶持时只能扶健侧；避免患肢下垂过久。② 按摩患侧上肢或进行握拳、屈伸肘运动，以促进淋巴回流。肢体肿胀严重者，可戴弹力袖促进淋巴回流；局部感染者，及时应用抗菌药治疗。③ 勿在患侧上肢测血压、抽血、做静脉或皮下注射等。

12. 在该患者出院前，护士如何指导其做好定期乳房自检？除此之外，还要进行哪些健康教育？

答：① 指导该病人每月自查健侧乳房一次，在月经干净后 5～7 日进行，教会病人通过视诊和触诊进行自查；指导其每年行钼靶 X 线摄片检查。② 除此之外，指导病人做好：a. 活动：术后近期避免用患侧上肢搬动、提取重物，继续进行功能锻炼；b. 避孕：术后 5 年内应避免妊娠，预防复发；c. 坚持化放疗，增加营养，多食高蛋白、高维生素、高热量、低脂肪的食物；d. 衣着避免过紧，可佩带无重量的义乳；e. 定期门诊复查、随访。

三、腹外疝患者的护理

【知识要点】

1. 了解腹外疝常见临床类型。

2. 熟悉腹外疝发生的原因。

3. 掌握腹外疝发生嵌顿的诱因、症状及护理措施。

4. 掌握术后活动的注意事项。

【案例分析】

患者,男,55 岁,已婚。因"发现右腹股沟区可复性包块 7 月余"入院。病程中患者无畏寒发热,无胸闷心悸,无恶心呕吐,有习惯性便秘。既往否认"高血压、糖尿病"史。查体:T 36.5℃,P 76 次/分,R 18 次/分,BP 125/70 mmHg。神志清醒,步入病房,自主体位,查体合作。患者直立位右侧腹股沟区腹股沟韧带上方可及一约 6 cm×5 cm 包块掉入阴囊,质中,边界清,表面光滑,易活动,无触痛。嘱患者平卧包块可还纳入腹腔;指压内环口,嘱患者站立,包块不再突出;嘱病人咳嗽指尖有冲击感,左侧腹股沟区未及明显包块。入院第 3 天在用力排便后右侧腹股沟区肿块突出不可回纳,即在全麻下行疝囊回纳加无张力修补术。术后第 5 天出院,患者对出院后是否会复发有担心。

☑ **选择题**

1. 疝内容物不能或不能完全回纳到腹腔内,但并不引起严重症状者的是:(B)

    A. 易复性疝   B. 难复性疝   C. 嵌顿疝

    D. 绞窄性疝   E. 以上都不是

2. 引起腹内压增高的因素不包括:(C)

    A. 慢性咳嗽   B. 慢性便秘   C. 慢性疼痛

    D. 排尿困难   E. 腹水

3. 手术当天病人的卧位是:(B)

    A. 平卧位   B. 平卧位,膝下垫软枕   C. 半卧位

    D. 侧卧位   E. 自由卧位

4. 护理该病人时,措施错误的是:(E)

    A. 及时处理便秘   B. 切口部位压沙袋

C. 咳嗽时注意保护切口　　　　　D. 术后 3 个月内避免重体力劳动

E. 鼓励病人早期下床活动

5. 疝修补手术后,沙袋压迫伤口的主要目的是:(B)

A. 避免伤口裂开　　　　B. 防止局部血肿　　　　C. 防止伤口感染

D. 防止疝复发　　　　　E. 避免敷料脱落

◆ 简述题

6. 患者入院后,作为责任护士对病人进行评估,要了解健康史方面的相关因素有哪些?

答:① 了解病人有无慢性咳嗽、便秘、排尿困难、腹水等负压增高的情况;② 了解腹部有无手术、外伤、切口感染等病史;③ 了解营养发育等情况;④ 了解有无糖尿病及血糖控制情况,有无其他慢性病病史;⑤ 了解有无阿司匹林、华法林等药物服用史。

7. 腹外疝病人出院的健康指导?

答:① 饮食指导:多饮水,进食易消化、高纤维素的食物,保持排便通畅。② 活动指导:出院后逐渐增加活动量,术后 3 个月内不宜参加重体力劳动或剧烈运动。③ 特别指导:避免引起腹内压增加的因素,如剧烈咳嗽、用力排便等,防止疝复发。④ 定期随访:如疝气复发,尽早诊治。

? 思考题

8. 腹外疝术后在体位、饮食、活动上注意什么? 如何预防并发症?

答:① 体位:手术当日取平卧位膝下垫软枕,次日改半卧位。② 饮食:一般病人手术后 6～12 小时若无恶心、呕吐可进流质,次日进软食或普食。③ 活动:一般术后 3～5 天考虑离床活动,采用无张力修补术的病人可早期离床活动。年老体弱、复发性疝、巨大疝的病人可适当延迟下床时间。④ 防止负压升高:注意保暖,防止受凉引起咳嗽;咳嗽时用手掌按压切口;保持排便通畅。⑤ 并发症的预防:a. 术后出血:切口放置沙袋压迫;b. 阴囊水肿:可使用阴囊托或丁字带托起阴囊;c. 切口感染:注意保持敷料清洁、干燥,避免大小便污染。

9. 该病人入院第 3 天,在一次用力排便后突然感觉腹股沟肿块增大,伴有明显疼痛打铃呼救。你来到病人床边查体发现肿块用手不能回纳,而且肿块紧张发硬,有明显触痛。你考虑病人发生什么病情变化? 如何配合医生处理?

答:(1) 病情变化病人发生了疝的嵌顿,立即汇报床位医生,安抚好病人。

(2) 配合处理:① 禁食、胃肠减压;② 准备手法复位的病人,根据医嘱注射哌替啶或吗啡,以止痛、镇静、松弛腹肌;24小时内密切观察病人的生命体征的变化,观察腹部情况,警惕有无腹膜炎、肠梗阻的表现;③ 纠正水、电解质及酸碱平衡,按医嘱给予补液、抗感染;④ 积极做好急诊手术的准备工作。

四、化脓性腹膜炎患者的护理

【知识要点】

1. 熟悉化脓性腹膜炎的非手术治疗和护理。

2. 掌握胃十二指肠溃疡急性穿孔的症状和体征。

3. 掌握胃十二指肠溃疡急性穿孔的术后护理要点。

4. 掌握胃十二指肠溃疡急性穿孔的健康教育。

【案例分析】

患者,女性,65岁,因上腹痛18小时急诊入院。患者上腹部阵发性绞痛,无放射痛,无恶心和呕吐,无畏寒、发热、咳嗽、咳痰、腹泻等症状,腹部平片提示消化道穿孔。患者有类风湿关节炎20年,平时口服阿司匹林、激素类药物。入院查体:T 37.4℃,P 96次/分,R 21次/分,BP 110/60 mmHg,神志清,痛苦貌。专科检查:板状腹,上腹部压痛,反跳痛,听诊肠鸣音稍减弱。急诊行剖腹探查术,术中发现为胃小弯侧穿孔,行穿孔修补术。现为术后第2天,置有胃管,腹腔引流管和导尿管。

☑ 选择题

1. 下列哪项不是外科急腹症的表现:(D)

A. 腹痛   B. 恶心   C. 腹膜刺激征

D. 腹泻   E. 呕吐

2. 一患者行胃大部切除术后发生了倾倒综合征,下列饮食护理措施中错误的是:(B)

A. 少食多餐   B. 低脂肪饮食

C. 控制甜食   D. 餐后平卧10~20分钟

E. 进低碳水化合物、高蛋白饮食

3. 下列化脓性腹膜炎非手术治疗的护理措施中,说法错误的是:(B)

A. 半卧位

B. 鼓励病人进食高热量、高蛋白饮食,补充热量,提供营养支持

C. 胃肠减压

D. 镇静止痛

E. 高热病人物理或药物降温

4. 化脓性腹膜炎非手术治疗时,护士应重点观察的内容不包括:(B)

A. 体温、脉搏、呼吸、血压　　　　　B. 皮肤黏膜

C. 尿量　　　　　　　　　　　　　D. 腹部症状、体征

E. 危重病人的循环、呼吸、肾功能

5. 化脓性腹膜炎术后,保持引流管有效引流的措施错误的是:(C)

A. 正确连接并妥善固定各引流管,防止脱出、扭曲或受压

B. 观察引流通畅情况,挤捏引流管以防血块或脓痂堵塞

C. 一般引流量小于 30 ml/d,病人无不适主诉,可考虑拔除腹腔引流管

D. 及时观察腹腔引流情况,准确记录引流液的量、颜色和性状

E. 引流管需贴标签标明名称、引流部位

简述题

6. 胃十二指肠溃疡穿孔术后的饮食护理?

答:① 拔除胃管后当日可饮少量水和米汤;无不适,第 2 日进半量流质饮食,每次 50～80 ml;第 3 日进全量流质,每次 100～150 ml;进食后无不适,第 4 日可进食半流质饮食。② 食物宜温、软、易于消化,少量多餐。③ 开始时每日 5～6 餐,逐渐减少进餐次数并增加每次进餐量,逐渐恢复正常饮食。

7. 胃十二指肠溃疡急性穿孔的体征?

答:① 病人呈现急性面容,表情痛苦,蜷曲位、不愿移动。② 腹部呈舟状。③ 腹式呼吸减弱或消失。④ 全腹有明显的压痛和反跳痛,以上腹部为明显,腹肌紧张呈"木板样"强直。⑤ 肠鸣音减弱或消失。⑥ 肝浊音界缩小或消失,可有移动性浊音。

思考题

8. 对该患者如何进行引流管的护理?

答:该患者为术后第 2 日,病人留置有胃管、腹腔引流管、导尿管及吸氧管。

护理措施有:① 妥善固定并准确标记各引流管,避免脱出,一旦脱出后不可自行回插。② 保持引流管通畅,防止受压、扭曲、折叠等,可经常挤捏各引流管防止堵塞;若阻塞,可在医生的指导下用注射器抽取生理盐水试冲洗引流管。③ 观察并记录引流液的性质、色、量等。④ 胃管接负压吸引装置,应维持适当的负压,避免负压过大损伤胃黏膜,术后 24 小时内有少量血液或咖

啡色液体,若有较多鲜血,应及时汇报医生处理。⑤ 术后胃肠减压量少,肠蠕动恢复,有肛门排气后可拔除胃管。⑥ 每日更换负压引流袋,抗反流集尿袋可每周更换一次。

9. 结合该病例,护士该如何进行健康教育?

答:① 告知病人和家属有关胃、十二指肠溃疡的相关知识,使之能更好地配合治疗和护理。② 强调保持乐观的重要性,指导病人自我调节情绪。注意劳逸结合,避免过度劳累。③ 指导药物的服用时间、方式、剂量,说明药物的副作用,尽量避免服用对胃黏膜有损害性的药物,如阿司匹林、吲哚美辛、皮质类固醇等。④ 饮食宜少量多餐,进食高蛋白低脂肪食物,补充铁剂和足量维生素,少食盐腌和烟熏食品,避免过冷、过烫、过辣及油煎油炸食物。⑤ 定期门诊随访,若有不适及时就诊。

五、腹部损伤患者的护理

【知识要点】

1. 了解腹部损伤的临床表现。

2. 熟悉腹部损伤病人非手术治疗期间的观察要点。

3. 掌握并能运用护理程序对腹部损伤病人实施整体护理。

4. 掌握并能针对腹部损伤病人的具体情况进行健康教育。

【案例分析】

患者,男性,20 岁,于 3 小时前被自行车撞伤右侧腹部,因腹部剧烈疼痛来院就诊。体格检查:P 120 次/分、BP 80/40 mmHg。面色苍白,全腹压痛、反跳痛,以右上腹为重,移动性浊音阳性,肠鸣音消失。X 线透视:肝阴影扩大,右膈抬高。拟诊为"肝破裂"收住我科,行"肝破裂修补术"。

☑ **选择题**

1. 诊断腹腔内实质性脏器损伤的主要依据是:(E)

  A. 腹肌紧张   B. 膈下游离气体

  C. 板状腹   D. 腹腔穿刺抽出混浊液体

  E. 腹腔穿刺抽出不凝血

2. 空腔脏器破裂主要临床表现是:(B)

  A. 创伤性休克   B. 急性腹膜炎   C. 急性肠梗阻

  D. 急性内出血   E. 膈下游离气体

3. 对胃肠破裂有重要意义的检查是：(C)

A. 腹穿抽出血性液   B. 腹部叩诊鼓音   C. X 线透视膈下游离气体

D. 腹膜刺激征明显   E. 腹膜刺激征较轻

4. 关于腹内脏损伤的叙述不正确的是：(C)

A. 可为闭合性

B. 可为开放性

C. 如有少量肠管脱出，急救现场立即送入腹腔

D. 如为实质性脏器损伤主要是出血

E. 如为空腔性脏器损伤主要是感染

5. 护理疑有腹腔内脏器损伤的病人，错误的是：(B)

A. 尽量少搬动病人   B. 注射镇痛剂   C. 安置半卧位

D. 禁食、输液   E. 注射广谱抗生素

6. 腹部损伤病人术后护理不正确的是：(D)

A. 术后 6 小时血压平稳者改为半卧位

B. 观察生命体征

C. 观察腹部体征

D. 嘱病人绝对卧床以防出血

E. 观察并记录引流液的色质量

简述题

7. 入院时患者如处于休克状态，应立即采取何种卧位？为什么？

答：应采取中凹卧位，即头胸部抬高 20°～30°，下肢抬高 15°～20°。抬高头胸部，有利于保持气道通畅，增加肺活量，改善缺氧症状；抬高下肢，可促进静脉血回流，增加心输出量而缓解休克症状。

8. 在肝破裂患者非手术治疗期间观察要点是什么？

答：① 每 15～30 分钟测定脉搏、呼吸、血压一次；② 每 30 分钟检查一次腹部体征，注意腹膜刺激征的程度和范围变化；③ 动态了解红细胞计数、白细胞计数、血红蛋白和血细胞压积的变化，以判断腹腔内有无活动性出血；④ 每小时尿量变化，记录 24 小时出入量；⑤ 必要时重复诊断性腹腔穿刺、B 超或血管造影等检查。

思考题

9. 根据以上案例患者入院时需采取的措施是什么？

答：立即予中凹位，建立静脉通道积极抗休克，同时吸氧、多功能监测，严

密观察神志,连续动态监测腹部体征、红细胞计数、血红蛋白和红细胞压积、白细胞计数,遵医嘱紧急手术前准备。

10. 患者术后第二天腹腔引流管有新鲜血液流出 100 ml/h,持续 4 小时,此时考虑出现了什么并发症?针对此并发症如何护理?

答:考虑出现了出血。此时应将病人取平卧位,禁止随意搬动病人,以免诱发或加重出血;密切观察和记录生命体征及面色、神志、末梢循环情况,观察腹痛的性质、持续时间和辅助检查结果的变化,通知医生并协助处理;建立静脉通路,快速补液、输血等,以迅速扩充血容量,积极抗休克,同时做好急诊手术的准备。

六、胃癌患者的护理

【知识要点】

1. 了解胃癌的临床表现、处理原则。

2. 熟悉肠内外营养支持。

3. 掌握胃癌术后并发症的观察护理。

4. 掌握胃癌病人的饮食指导。

5. 掌握胃管、腹腔引流管的观察护理。

【案例分析】

患者,男性,45 岁,公司白领。因消瘦、乏力半月,来医院行全面体检,胃镜病理示"胃窦部低分化腺癌"收治入院。体格检查:T 36.5℃,P 68 次/分,R 18次/分,BP 120/80 mmHg,身高 178 cm,体重 64 kg。神志清楚,精神可,步入病房,自主体位,查体合作。专科检查:腹平坦,未及胃肠型及胃肠蠕动波,腹质软,肝脾肋下未及,全腹未及明显压痛,无反跳痛及肌卫,未及明显包块,肝肾区叩击痛(一),移动性浊音(一),肠鸣音约 4 次/分。入院后常规术前检查,三天后行腹腔镜下胃癌根治术。术后给予监护、吸氧,有胃管、鼻胃管、腹腔引流管、尿管各一根。术后 24 小时腹腔引流管引流液的量为 800 ml、血性并伴有血压、心率的变化,后经积极处理好转,患者担心再出血和切口愈合不愿床上活动,同时有胃管不适,想尽早拔除。术后第 3 天,经鼻胃管滴注营养液 500 ml/d,有腹胀;术后第 5 天,拔除胃管进流质,患者对如何安排饮食担心,术后第 7 天,引流管内有混浊液体并且量较前两天增多,给予禁食、补充营养。患者于术后 22 天出院。

☑️ **选择题**

1. 诊断早期胃癌的最有效的方法是:(C)

A. X 线钡餐检查　　　　　B. 腹部 B 超　　　　　C. 纤维胃镜检查

D. CT 检查　　　　　　　　E. 实验室检查

2. 胃癌病人术前的饮食指导不包括:(D)

A. 高蛋白　　　　　　　　B. 高热量　　　　　　　C. 高维生素

D. 高脂肪　　　　　　　　E. 易消化、少渣食物

3. 胃癌术后胃管拔除的时间是:(D)

A. 24 小时　　　　　　　　B. 48 小时

C. 72 小时　　　　　　　　D. 5～6 天,肠功能恢复后

E. 病人不适时

4. 胃癌术后常见的并发症有:(ABCDE)

A. 出血　　　　　　　　　B. 十二指肠残端破裂　　　C. 吻合口瘘

D. 消化道梗阻　　　　　　E. 倾倒综合征

5. 麻醉清醒后生命体征平稳低半卧位的好处有:(ABDE)

A. 利于呼吸和循环　　　　　　　B. 减少切口缝合处张力

C. 预防血栓形成　　　　　　　　D. 减轻疼痛

E. 利于引流

🌿 **简述题**

6. 胃癌病人术后的饮食指导?

答:肠功能恢复拔胃管当日可进少量水和米汤;如无不适,第 2 天进半量流质饮食,每次 50～80 ml;第 3 天进全量流质,每次 100～150 ml;如无不适,两天后进半流质饮食。食物宜温、软易消化,少量多餐,开始每日 5～6 餐。少食产气食物,忌生、冷、硬和刺激性食物。逐步恢复正常饮食。

7. 为什么要控制肠内营养液的温度、浓度、速度?

答:营养液的温度应接近体温为宜,温度偏低会刺激肠道引起痉挛,导致腹泻、腹痛;温度过高则可能灼伤肠道黏膜,甚至引起溃疡或出血。营养液的浓度过高易诱发倾倒综合征。速度过快会引起腹胀不适,一般30～40 滴/分。

❓ **思考题**

8. 该患者术后 5 天拔除胃管,进少量温水,第 2 天共进流质 300 ml,腹部无明显不适;第 7 天,患者出现上腹部饱胀并呕吐。呕吐物为胃内容物,而且病人发热,T 38.6～39℃,腹腔引流管内引流出含肠内容物的浑浊液体,你考

虑病人出现了什么情况,如何护理?

答:(1) 病人出现了胃排空障碍和吻合口瘘。

(2) 护理措施:① 禁食,胃肠减压,向病人说明禁食的重要性;② 肠外营养支持:维持水、电解质和酸碱平衡;③ 保持引流管通畅,观察量及颜色并记录;④ 保护瘘口周围皮肤(氧化锌软膏、皮肤保护粉);⑤ 做好发热的护理;⑥ 按医嘱准确用药,观察疗效;⑦ 安排好病人的各项检查,做好病人的心理护理。

9. 胃癌术后 24 小时,引流管内出现血性液体 800 ml,并出现血压、心率的改变,你考虑是什么原因? 如何观察胃癌术后的出血?

答:(1) 考虑为腹腔内出血,可能与手术有关。术后出血分 24 小时内出血(术中止血不彻底)、术后 4~6 日出血(吻合口黏膜坏死脱落)、术后 10~20 日出血(吻合口缝线处感染或黏膜下脓肿腐蚀血管所致)。

(2) 胃出血:观察胃管内胃液的颜色和量。胃手术后胃管内胃液可有少许暗红色或咖啡色,24 小时不超过 300 ml,且逐渐减少、变淡至自行停止。若短期内胃管内不断引流出鲜红色血液,24 小时后未停止,甚至出现呕血、黑便,提示术后胃出血,及时汇报医生处理。

腹腔出血:观察生命体征、腹腔引流管内引流液的颜色和量。在没有腹水的情况下,腹腔引流管内引流液 24 小时一般在 100 ml 以内,不超过 200 ml;淡红色,颜色逐渐变淡;如短时间内有大量鲜红色的引流液引出,每小时超过 300 ml,血压下降,心率增快,考虑腹腔大出血。认真观察,做好记录,配合输血输液,完善术前准备。

七、急性阑尾炎患者的护理

【知识要点】

1. 熟悉急性阑尾炎的临床表现。

2. 掌握急性阑尾炎保守治疗的护理要点。

3. 掌握急性阑尾炎围术期并发症的观察及处理。

4. 掌握阑尾炎的健康教育要点。

【案例分析】

朱女士,66 岁,转移性右下腹痛 9 小时,伴恶心、未吐,后逐渐转移且固定于右下腹,来院就诊。患者痛苦面容,抱膝侧卧位,T 38.5℃,P 112 次/分,BP 125/82 mmhg,腹软,右下腹麦氏点压痛明显,有反跳痛,无明显肌卫,肠鸣音活跃,移动性浊音阴性,白细胞计数 $14 \times 10^9 / L$,B 超示:右下腹积气较多，未见明显肿块。CT:右下腹部分肠管壁增厚伴周围肠系膜渗出,腹腔、后腹膜及肠系膜多个淋巴结肿大。患者在全身麻醉下行阑尾切除术,术后 5 小时, T 37.8℃,P 82 次/分,R 18 次/分,BP 128/84 mmHg,主诉切口疼痛,稍腹胀,无肛门排气,排尿 3 次,每次尿量 30～50 ml,检查切口敷料干燥,耻骨上区膨隆、叩诊浊音。

✅ **选择题**

1. 急性阑尾炎最具诊断意义的体征是:(D)

A. 腹膜刺激征　　　　　B. 胃肠道症状　　　　　C. 右下腹包块

D. 右下腹固定压痛　　　E. 板状腹

2. 急性阑尾炎临床症状发生的顺序一般是:(C)

A. 先恶心,后低热,再右下腹痛

B. 先呕吐,随即发热、腹痛

C. 先上腹痛,然后恶心或呕吐,右下腹痛

D. 先低热,几小时后右下腹痛、呕吐

E. 先脐周痛,然后恶心呕吐,左下腹痛

3. 急诊手术前护理,正确的是:(B)

A. 肌注哌替啶止痛　　　　　　B. 半卧位、应用抗生素

C. 肥皂水灌肠　　　　　　　　D. 胃肠减压

E. 应用镇痛剂止痛

4. 阑尾炎患者观察期间发现腹痛突然减轻提示:(C)

A. 病情好转　　　　　　　　　B. 并发门静脉炎

C. 阑尾穿孔　　　　　　　　　D. 形成阑尾周围脓肿

E. 并发腹腔感染

5. 急性阑尾炎穿孔的腹穿液为:(B)

A. 黄色、浑浊、无臭味、可有食物残渣

B. 稀脓性略带臭味

C. 血性,胰淀粉酶含量高

D. 不凝血液

E. 黄色脓性、恶臭

6. 阑尾切除术后,生命体征平稳后的体位应为:(D)

A. 平卧位　　　　　　　B. 头低足高位　　　　　C. 侧卧位

D. 半卧位　　　　　　　E. 端坐位

7. 阑尾切除术后第 1 天,应注意观察的并发症是:(A)

A. 内出血   B. 盆腔脓肿   C. 肠粘连

D. 切口感染   E. 腹腔脓肿

8. 如果患者术后第 4 天,出现下腹坠胀、便频、里急后重、体温复升,考虑可能是:(D)

A. 切口感染   B. 肠粘连   C. 膈下感染

D. 盆腔脓肿   E. 腹腔脓肿

▶ 简述题

9. 阑尾炎患者采取非手术治疗,护士要落实哪些护理措施?

答:① 病情观察;② 合适体位;③ 禁食、补液抗炎、肠外营养;④ 明确诊断的患者,遵医嘱解痉镇痛;⑤ 并发症的观察护理;⑥ 做好急诊手术的准备。

10. 如何为阑尾炎患者做好健康教育?

答:① 保持良好的饮食、卫生及生活习惯,餐后不作剧烈运动;② 及时治疗胃肠道炎症,预防慢性阑尾炎急性发作;③ 术后鼓励早期下床活动,防止发生肠粘连或粘连性肠梗阻;④ 阑尾周围脓肿者,出院时告知病人 3 个月后再次住院行阑尾切除术;⑤ 自我监测,发生腹痛或不适及时就诊。

❓ 思考题

11. 患者术后 5 小时存在什么护理问题?什么原因造成?如何解决?

答:术后尿潴留。原因可能是全身麻醉后排尿反射受抑制,切口疼痛引起尿道括约肌反射性痉挛,以及病人不习惯在床上排便引起。护理措施为:① 安慰患者,指导自我放松;② 提供隐蔽环境;③ 扶患者坐起或抬高上身;④ 采用下腹部热敷、轻柔按摩、听流水声等多种方法诱导排尿;⑤ 如无禁忌,可协助病人下床排尿;⑥ 遵医嘱可用卡巴胆碱刺激膀胱肌肉收缩,促进自行排尿;⑦ 以上措施如无效,则考虑严格无菌技术下导尿。

12. 患者术后第 5 天,体温 38.5℃,伴有腹痛、腹胀、腹肌紧张或腹部包块,白细胞计数 18×10^9/L。出现了什么并发症?如何处理?

答:提示腹腔感染或脓肿。遵医嘱应用足量敏感抗生素,控制感染、促进脓肿局限和吸收。腹腔脓肿一经确诊,配合医生在 B 超引导下穿刺抽脓、冲洗或置引流管,必要时行手术切开引流。

八、肠梗阻患者的护理

【知识要点】

1. 了解肠梗阻的分类。

2. 熟悉肠梗阻的病因。

3. 掌握肠梗阻的典型症状及梗阻解除的标准。

4. 掌握肠瘘的引流管护理要点。

5. 掌握肠梗阻病人的饮食护理。

【案例分析】

患者,男性,24 岁。因饭后剧烈活动突发腹部绞痛 2 小时入院。自感腹部绞痛,呈阵发性,腰背部伴有疼痛,不敢平卧,大量呕吐胃内容物。查体:一般情况欠佳,痛苦面容,喜坐位及蜷伏,T 36.8℃,P 80 次/分,R 20 次/分,BP 96/60 mmHg,营养状况一般,皮肤黏膜干燥,全腹胀满,腹式呼吸减弱,脐周见 1 个肠型。右下腹有一陈旧手术瘢痕。全腹拒按,压痛及反跳痛,以脐周明显。全腹鼓音,肝浊音界缩小,无固定压痛点,肠鸣音减弱,可闻及气过水声,移动性浊音阴性,血红蛋白 10^8 g/L,红细胞 $3.5×10^9$/L,白细胞 $6.5×10^9$/L,X 线检查可见孤立突出胀大的肠袢。患者回盲部肠扭转,行回肠切除术后第 5 天,出现下腹痛、腹胀、恶心、呕吐,体温 38.5℃,引流管内出现浑浊的肠内容物。

✅ **选择题**

1. 绞窄性肠梗阻的呕吐物是:(A)

A. 血性或棕褐色液体 　　　　　B. 粪样

C. 胃液及食物 　　　　　　　　D. 胃内容物及胆汁

E. 泡沫样粉红色液体

2. 腹膜炎引起的肠梗阻属于:(B)

A. 机械性绞窄性肠梗阻 　　　　B. 麻痹性肠梗阻

C. 血运性肠梗阻 　　　　　　　D. 痉挛性肠梗阻

E. 绞窄性肠梗阻

3. 胃肠减压护理中,如胃管有阻塞正确处理方式是:(C)

A. 加压吸引 　　　　　　　　　B. 重新更换胃管

C. 以生理盐水冲洗胃管 　　　　D. 夹住胃管 1 小时,暂停吸引

E. 反复提拉送入胃管,直到通畅

4. 肠梗阻非手术治疗的护理措施不包括:(B)

A. 禁食、禁水　　　　B. 平卧位　　　　C. 观察有无肠绞窄征象

D. 及时清理呕吐物　　　E. 胃肠减压

5. 患者出现尿少、脱水征、血压偏低,进行液体疗法时应首先静脉滴注的液体是:(A)

A. 5%葡萄糖盐水　　　B. 复方氯化钠　　　C. 0.3%氯化钾

D. 右旋糖酐　　　　　E. 碳酸氢钠

6. 下列哪项不是粘连性肠梗阻术后半卧位的目的?（B）

A. 有利于脓液局限于盆腔　　　B. 有利于促进肠功能恢复

C. 有利于改善呼吸和循环　　　D. 有利于减轻切口疼痛

E. 有利于病人卧位舒适

7. 深静脉置管作肠外营养支持时,导管护理错误的是:(A)

A. 导管处可以抽血或输血　　　B. 无菌透明敷料每3天更换1次

C. 纱布敷料每日更换1次　　　D. 观察穿刺部位有无感染征象

E. 发现导管性感染及时拔管并作微生物培养和药敏试验

8. 肠粘连松解术后,不是拔除胃管的指征是:(B)

A. 肠鸣音4～5次/分　　B. 无胃液抽出　　　C. 无腹胀、无腹痛

D. 肠蠕动恢复　　　　　E. 有肛门排气

9. 术后胃肠减压,拔胃管的时机是:(C)

A. 疼痛消失　　　　　B. 腹胀减轻　　　　C. 肛门排气

D. 病人饥饿感　　　　E. 家属要求

简述题

10. 粘连性肠梗阻非手术治疗,肠梗阻解除的标准是:

答:① 腹痛减轻;② 呕吐减少;③ 腹胀消失;④ 肛门有排气排便;⑤ 脉率减慢。

11. 该患者术后第5天出现了什么并发症? 最简便实用的检查手段是什么? 如果要做瘘管造影,你如何告知患者做检查的目的?

答:并发症:肠瘘。检查手段:口服或瘘管内注入亚甲蓝或骨炭末。瘘管造影目的:是明确瘘的部位、长度、走向、大小、脓腔范围及引流通畅程度,同时还可了解其周围肠管与其相通肠管的情况。

12. 对肠瘘的患者,护士如何做好引流管护理?

答:① 妥善固定各种管道,做好明确标识;② 保持引流通畅,定时挤捏管道,避免管道扭曲、滑脱;③ 注意引流接口连接紧密,调节适宜的负压引流,通

过灌洗和吸引的声音判断引流效果;④ 观察并记录各引流液的量、颜色、性质;⑤ 及时更换引流袋,严格无菌操作。

⁇ 思考题

13. 如果该患者处于术前准备阶段,护士此时相应的护理措施有哪些?病人一旦出现哪些情况,你认为病情转重,需立即汇报医生处理?

答:护理措施有:① 缓解疼痛与腹胀,采取胃肠减压.低半卧位.应用解痉剂;② 维持体液与营养平衡;③ 呕吐护理;④ 严密观察病情;⑤ 术前准备。

应报告医生的病情变化:① 持续剧烈腹痛,或持续性疼痛伴阵发性加重;② 呕吐剧烈而频繁;③ 腹胀不对称,或有局限性隆起或触痛性肿块;④ 胃内容物或肛门排泄物为血性液体;⑤ 腹膜刺激征,肠鸣音减弱或消失;⑥ 体温增高,脉搏增快;⑦ 出现休克症状。

14. 肠梗阻患者的饮食护理要点有哪些?

答:① 少食刺激性强的辛辣食物,宜食营养丰富、高维生素、易消化吸收的食物;反复发生粘连性肠梗阻的患者少食用粗纤维食物,避免暴饮暴食,饭后忌剧烈活动。② 注意饮食及个人卫生,不食不洁食物。③ 便秘者应注意通过调整饮食,腹部按摩等方法保持大便通畅,无效可适当予以缓泻剂。

九、大肠癌患者的护理

【知识要点】

1. 了解大肠癌的病因。
2. 熟悉大肠癌的术前定位。
3. 熟悉大肠癌的心理护理要点。
4. 掌握大肠癌的肠道准备注意事项。
5. 掌握大肠癌病人的营养支持。

【案例分析】

患者,男性,56 岁,右上腹隐痛不适 2 月余,无恶心呕吐,有腹胀感,无呕血黑便,粪便稀薄,近日不适症状加剧。CT 提示:右中腹部分肠管壁明显增厚伴管腔狭窄,周围系膜少许渗出及淋巴结肿大,考虑肿瘤性病变可能。肠镜检查:结肠肝曲附近绒毛状腺瘤伴不典型增生,癌变。病理检查结果为结肠低分化腺癌。大便隐血(+),血红蛋白 10^4g/L,癌胚抗原 6.1 ng/ ml。患者入院后对护士说,自己肯定是误诊,并坚决自己打扫厕所,又常常摔东西、抱怨家人不关心他,术前一天坚持要出去散步,说看不见明天的太阳了。在积极术前准备下,患者在全身麻醉下行右半结肠癌根治术,术后第一天,T 37.4℃,P 82 次/分,R 18 次/分,BP 128/68 mmHg,主诉切口稍痛,无腹胀腹痛,腹腔引流管通畅,引流液 80 ml,淡血性液体。

☑️ **选择题**

1. 大肠癌的发病与哪些因素无关:(C)

A. 高脂肪饮食　　　　　　　B. 腌制食品

C. 进食粗纤维食物多　　　　D. 患有慢性溃疡性结肠炎

E. 患有多发性家族性息肉病

2. 护士在采集结肠癌病史时,要重点询问:(B)

A. 有无恶心、呕吐　　　　　B. 有无排便习惯改变和粪便带血

C. 有无家族史　　　　　　　D. 有无转移性右下腹痛

E. 有无贫血史

3. 右半结肠癌术前为明确诊断,最重要的检查是:(A)

A. 纤维结肠镜检查　　　　　B. CT 检查

C. B 超检查　　　　　　　　D. X 线钡剂灌肠检查

E. 粪常规＋隐血

4. 对结肠癌术后患者疼痛施行护理,不正确的是:(C)

A. 护士应收集患者有关疼痛的资料

B. 明确诊断后才可采取药物止痛治疗

C. 护士可根据自己对疼痛的理解和体验,来判断患者的疼痛程度

D. 心理护理可减轻疼痛

E. 指导患者分散注意力,减轻疼痛

5. 大肠癌术后护理措施错误的是:(A)

A. 术后 7～10 天应尽量清洁灌肠,促进吻合口愈合

B. 行胃肠减压的患者,术后第 3 天无腹胀有肛门排气遵医嘱拔除胃管

C. 术后早期禁食禁水

D. 术后测定生命体征

E. 导尿管留置 5～7 天,直至能自主排尿为止

6. 对人工肛门病人护理,下列不妥的是:(D)

A. 指导病人学会人工肛门护理　　B. 指导家属学会人工肛门护理

C. 保护腹部切口不被粪便污染　　D. 用氧化锌软膏保护造瘘口周围皮肤

E. 不需扩张造瘘口

7. 下列护理措施中,不属于预防结肠造口并发症的护理措施是:(A)

A. 术后早期下床活动　　　　B. 加强对造口的护理和观察

C. 定期扩张造口　　　　　　D. 合理膳食、预防便秘

E. 预防感冒咳嗽

简述题

8. 肠造口术前定位要求有哪些?

答:① 根据手术方式和患者习惯定位;② 患者能看清造口位置;③ 位于腹直肌内;④ 避开皮肤瘢痕、褶皱、凹陷、皮肤炎症,以及系腰带和骨隆突处。

9. 该病例术前准备阶段,医嘱清洁灌肠 ,你操作时的注意事项有哪些?

答:① 应在直肠指诊引导下,选用材质、管径适宜的肛管。② 动作轻柔的通过狭窄部位,切忌动作粗暴。③ 应避免高压灌肠,防止癌细胞扩散。④ 出现血性排出物,应暂停灌肠,立即让患者平卧,并汇报医生处理。

10. 该患者术后的护理评估要点有哪些?

答:① 了解采取的手术、麻醉方式,手术过程是否顺利,术中有无输血及其量;② 观察病人生命体征是否平稳;③ 营养状况是否得以维持或改善;④ 引流管是否通畅,引流液的颜色、性质、量及切口愈合情况等;⑤ 术后有无发生出血、切口感染、吻合口瘘等并发症;⑥ 心理状况是否稳定及生活自理能力是否下降。

思考题

11. 作为恶性肿瘤患者,该患者出现了哪些心理问题? 你应如何做好心理护理?

答:(1) 患者出现了否认、愤怒、抑郁等心理问题。

(2) 心理护理:① 护士不必勉强其放弃他的否认,而去面对现实,应多给予关怀、理解和照顾;② 注意保护患者,预防自杀自伤的风险;③ 列举治愈肿瘤患者的病例,也可以让治愈好转的患者现身说法;④ 对于患者的愤怒表现,采取忍让宽容的态度,通过与患者进行语言和肢体语言的交流,要在精神上给予支持,要耐心、细心,使其能正确地对待疾病;⑤ 和患者家属沟通,提高家属参与的认识性,一起鼓励患者,扭转患者悲观心理。

12. 结肠癌术后非造口病人的营养支持要点有哪些?

答:① 术后早期禁食、胃肠减压,经静脉补液及营养液,并准确记录 24 小时出入量;② 48～72 小时肛门排气,拔除胃管后,可喂食少许温开水,若无腹胀、恶心、呕吐等不良反应,可进流质如米汤、瘦肉汤等;③ 术后 1 周改为少渣

半流质饮食;④ 术后 2 周左右进少渣普食,注意补充高热量、高蛋白、低脂、维生素丰富的食品,如豆制品、蛋和鱼类等。

13. 大肠癌手术术前留置尿管的目的是什么?留置尿管的时间和护理要点有哪些?

答:留置尿管的目的是为防止术中误伤输尿管或膀胱、术后膀胱后倾导致尿潴留或因麻醉、手术刺激盆腔神经引起反射性抑制而致排尿困难。

护理要点:① 术后导尿管放置时间为 1～2 周,注意保持尿道口清洁。② 导尿期间应保持导尿管通畅,避免扭曲、受压。③ 观察尿液性质,若发现脓尿、血尿等及时报告医生协作处理。④ 拔管前先试行夹管,每 4～6 小时或有尿意时开放,训练膀胱舒缩功能。

十、直肠肛管疾病患者的护理

【知识要点】
1. 熟悉肠造口病人的造口开放时间及造口袋的使用更换方法。
2. 掌握直肠肛管疾病病人的坐浴的目的及方法。
3. 掌握造口病人的饮食护理。
4. 掌握直肠肛管疾病术后并发症的观察及处理。

【案例分析】
患者,男性,65 岁,因"便血伴排便习惯改变 20 余天"就诊,主诉于 20 余天前无明显诱因下出现便血,为鲜红色,量不多,伴排便次数增多,由 1～2 次/日增加到 6～7 次/日,有里急后重感。直肠指检距肛门 3 cm 处可触及质硬肿块,环绕肠腔一周,表面凹凸不平,固定不动,局部肠腔狭窄,伴指套血染。直肠肿块活检病理示:直肠腺癌。完善术前准备后行 Miles 术,现为术后 3 天,造口排气接造口袋,造口黏膜色泽红润,血运良好,周围无脓性渗出。

☑ 选择题

1. 直肠肛管疾病简单而重要的检查方法:(C)
   A. 肛门视诊　　　　　B. 肛门触诊　　　　　C. 直肠指检
   D. 肛门镜检查　　　　E. 乙状结肠镜检查

2. 充分的肠道准备可以:(ABCD)
   A. 减少或避免术中污染　　　　B. 减少或避免术后感染
   C. 预防吻合口瘘　　　　　　　D. 增加手术的成功率

E. 减少疼痛

3. 结肠造口开放时的体位是：(B)

A. 右侧卧位   B. 左侧卧位   C. 半卧位

D. 仰卧位   E. 俯卧位

4. 直肠癌病人术后几日内切忌灌肠？(D)

A. 术后 1 日   B. 术后 1～3 日   C. 术后 5～7 日

D. 术后 7～10 日   E. 术后 15 日

5. 大多数肛肠术后病人创面疼痛剧烈，主要是由于：(ABCE)

A. 肛周末梢神经丰富   B. 括约肌痉挛

C. 排便时粪便对创面的刺激   D. 未预防性使用镇痛药

E. 敷料堵塞过多

6. 肛肠术后如何避免切口感染：(ABCDE)

A. 避免粪便、尿液污染   B. 改善全身营养状况

C. 保持肛门周围皮肤清洁   D. 切口定时换药

E. 充分引流

简述题

7. 直肠肛管疾病病人坐浴有哪些作用？

答：坐浴是清洁肛门、改善局部血液循环、促进炎症吸收的有效方法，有缓解括约肌痉挛、减轻疼痛的作用。

8. 针对肠造口患者如何进行饮食指导？

答：① 以清淡、易消化、高热量、高蛋白、丰富维生素的少渣食物为主，忌辛辣、酸、酒等刺激性食物。② 注意饮食卫生；摸索饮食规律与排便习惯的关系。③ 少食产气体类食物：如洋葱、蒜苗、豆类、山芋等；少食粗纤维食物：如芹菜、韭菜等。④ 多饮水。

思考题

9. 上述案例，术后从哪些方面观察肠功能是否恢复？可能会出现哪些并发症？如需坐浴，坐浴的要求是什么？

答：(1) 观察有无腹胀、腹痛、造口排便排气看肠功能恢复情况；

(2) 并发症的观察：出血、感染、吻合口瘘，有造口者重点观察造口有无出血、缺血坏死、水肿、回缩、脱垂、狭窄、皮肤黏膜分离、粪水性皮炎、造口旁疝等情况。

(3) 如需坐浴，坐浴盆具足够大，水温 43～46℃，最好将盆具放在专用的

坐浴椅上,将整个肛门会阴部浸泡在温水中,持续坐浴 20～30 分钟,每日 2～3 次,对直肠肛管炎症性疾病或术后病人可用药物坐浴。

10. 若病人术后一周出现腹痛,引流管引流出浑浊液体,考虑出现了什么情况? 出现此情况的原因可能有哪些? 如何处理?

答:考虑出现了吻合口瘘。术中误伤、吻合口缝合过紧影响血供、术前肠道准备不充分、病人营养状况不良、术后护理不当等都可导致吻合口瘘。应观察腹痛、发热、腹膜炎体征,禁食、胃肠减压,保持引流通畅、观察引流液的色、质、量;支持治疗;合理应用抗菌药;保护瘘口周围皮肤;必要时做好手术的准备。

十一、原发性肝癌患者的护理

【知识要点】

1. 了解肝肿瘤的大小与部位。

2. 熟悉肝功能的 Child 分级。

3. 掌握原发性肝癌的临床表现。

4. 掌握肝癌的主要并发症的预防及观察。

5. 掌握原发性肝癌的健康教育。

【案例分析】

患者,男性,44 岁,工人,因"右上腹隐痛不适加重 2 天"入院。查体:T 36.7℃、P 78 次/分, BP 110/70 mmHg,腹平软,无肌紧张,肝脏肿大肋下 5cm,无移动性浊音,巩膜轻度黄染。辅助检查:ALT 84 IU/L, AST 78 IU/L, AFP 880 ng/ ml,白蛋白 25 g/L,血小板 70×10^9/ L,B超显示肝右叶实质性 10 cm 占位性病变;肝硬化脾大,轻度腹水。既往有乙型肝炎病史多年,否认有高血压病史,否认有外伤手术史,否认食物、药物过敏史。入院后完善术前准备,术前晚灌肠、术晨胃管留置予全麻下行肝癌切除术。患者术后第三天出现烦躁不安、胡言乱语,不知道自己在哪里;术后一周病人出现胸闷气急、伤口敷料少许淡黄色渗液。

☑ 选择题

1. 下列哪一项不是肝癌特异性的临床表现:(C)

A. 肝区的疼痛　　　　B. 肝脏肿大　　　　C. 面色苍白

D. 腹水及黄疸　　　　E. 肝区肿块

2. 肝功能的 Child 分级以哪几项为指标？（ABCDE）

A. 肝昏迷　　　　　　　B. 腹水　　　　　　　C. 血清胆红素

D. 血清白蛋白　　　　　E. 凝血酶原时间

3. 肝癌术后吸氧的主要作用是：(A)

A. 促进肝细胞的再生　　　　　　B. 病人缺氧

C. 提高身体的抵抗力　　　　　　D. 提高血液中的氧浓度

E. 缓解疼痛

4. 肝癌术后吸氧一般持续几天？（C）

A. 1～2 天　　B. 2～3 天　　C. 3～4 天　　D. 4～5 天　　E. 5～6 天

5. 哪一项不是肝癌的病因：(E)

A. 病毒性肝炎　　　　　　B. 肝硬化　　　　　　C. 黄曲霉毒素

D. 饮用水的污染　　　　　E. 喜食油炸食品

简述题

6. 肝癌术后的护理观察要点？

答：① 密切监测生命体征，严密观察引流液的颜色、量、性状。② 观察病人的神志、精神、意识。③ 观察肝功能的情况。④ 观察膈下积液及脓肿的情况。⑤ 观察尿量、腹水、切口渗液、四肢水肿、电解质情况。

7. 肝癌术后的主要并发症有哪些？

答：① 术后出血：主要包括肝创面及其他部位的出血。② 肝衰竭：应密切观察患者的神智及意识。③ 上消化道出血：一般为胃及十二指肠应激性溃疡所致。④ 胸腔积液。⑤ 肺部感染。

8. 简述肝昏迷的前驱症状。

答：① 轻度的性格改变及行为异常，无扑翼样震颤。② 病人能正确答题，但吐词不清且较缓慢；③ 此症状可持续数天或数周，因症状不典型易被忽视。

9. 肝癌的高危人群有哪些？

答：① 慢性肝炎病史 5 年以上，其中以乙肝的几率最大。② 家族中已有确诊为肝癌的患者。③ 长期酗酒者。④ 长期使用腌制、霉变、烟熏食物者。⑤ 长期工作压力大、工作负荷过重和长期精神压抑者。

思考题

10. 巨块型肝癌患者术前如何做针对性宣教？一旦病人出现持续性腹部疼痛，可考虑什么原因？

答:① 患者入院后嘱病人多卧床休息,勿按压腹部,勿用重力撞击腹部,避免用力大便、打喷嚏、咳嗽;尽量少到人员密集的地方,以防止挤压腹部,活动转身时动作要慢。② 首先考虑肝癌破裂出血。

11. 此病人术前哪些操作要十分谨慎,为什么?

答:该病人肝硬化、脾功能亢进,在进行术前胃管留置操作前必须充分评估病情及护士自身的工作能力,以免盲目粗暴发生出血;同时如医嘱需要肠道准备灌肠时不能用肥皂水。

12. 肝癌术后一周病人出现胸闷气急,你考虑病人出现了什么并发症?如何护理?

答:(1) 首先考虑胸腹腔积液。

(2) ① 吸氧,半卧位,注意呼吸,汇报医生。② 保持引流管的通畅,妥善固定,保持有效引流,如渗液较多时给予及时换药。③ 密切观察体温的变化,高热者给予物理降温,鼓励病人多喝水。④ 加强营养支持及抗菌药物的使用。⑤ 遵医嘱以补充白蛋白,可食富含蛋白的食物。⑥ 必要时配合医师 B 超定位穿刺引流。

13. 患者术后第 3 天出现烦躁不安、胡言乱语,定向思维紊乱,发生了什么并发症? 该如何护理?

答:肝性脑病。

护理措施:

(1) 严密监测病情:密切观察并记录意识障碍的程度,必要时做好安全防护,防止意外伤害。

(2) 避免各种诱发因素:① 禁止给病人应用安眠药和镇静药。② 防止感染:加强基础护理,准确地给予抗生素。③ 防止大量进液或输液:过多液体可引起低血钾,稀释性低血钠、脑水肿等,可加重肝性脑病。④ 避免快速利尿和大量放腹水,防止水电解质紊乱和酸碱失衡。⑤ 保持大便通畅,忌用肥皂水灌肠。

(3) 饮食护理:限制蛋白质摄入,供给足够的热量和维生素,清醒后可逐步增加蛋白饮食,每天控制在 20 g 以内,最好给予植物蛋白,如豆制品。显著腹水病人应限制钠、水量。

(4) 药物护理:遵医嘱迅速给予降氨药物,并注意观察药物的疗效及副反应。

十二、胆石症和胆道感染患者的护理

【知识要点】

1. 熟悉胆道疾病疼痛护理的注意事项。

2. 熟悉 PTCD、ERCP、EST 的概念。

3. 掌握急性梗阻性化脓性胆管炎（AOSC）的临床表现。

4. 掌握胆道疾病主要并发症的观察及处理。

5. 掌握胆结石和胆道疾病患者的饮食指导。

【案例分析】

患者，男性，69 岁，因"右上腹痛反复发作 3 年，伴发热、寒战、皮肤黄染 1 天"来院就诊。6 年前因"胆囊结石、胆囊炎"行胆囊切除术。近 2 年腹痛发作频繁，偶有寒战、发热，无黄疸。半年前右上腹绞痛，伴轻度皮肤黄染，尿色深，经输液治疗后缓解。一天前突感右上腹绞痛，伴寒战、高烧，体温 39℃，且皮肤巩膜黄染，急诊入院。查体：T 39℃，P 88 次/分，BP 100/70 mmHg。神清合作，皮肤巩膜黄染，右上腹压痛，无肌紧张或反跳痛，胆红素 30 μmol/L，直接胆红素 14.90 μmol/L，WBC 29.7×10^9/L。B 超：肝大小形态正常，肝内胆管可见扩张，内径 0.7 cm，胆总管内径 2.1 cm，壁增厚，于其下端可探及一 1.6 cm×1.2 cm 结石。入院后完善术前准备行胆总管切开取石 T 管引流术，术后第一天，患者主诉腹痛，腹腔引流管中出现深黄色引流液 50 ml，T：39.5℃，血常规：WBC 15.7×10^9/L，腹肌紧张；术后第 7 天，T 管中引流出胆汁量每日 1200~1500 ml，病人精神萎靡、乏力、纳差；经积极治疗后带 T 管出院。

☑ 选择题

1. 胆总管探查术，安放 T 管引流，术后拔除 T 管的时间最短为：(C)

A. 术后 8 天   B. 术后 10 天   C. 术后 14 天

D. 术后 18 天   E. 术后 30 天

2. 急性重症胆管炎并发休克，最重要的治疗措施是：(C)

A. 大量使用有效抗生素   B. 补充血容量

C. 解除胆道梗阻，通畅引流   D. 纠正水、电解质失衡

E. 吸氧

3. 经皮肝穿刺胆道造影（PTC）检查后，应重点观察：(B)

A. 呼吸、体温、意识   B. 血压、腹膜刺激征

C. 腹泻、呕吐、黄疸　　　　　　　　　D. 肝浊音界、腹胀

E. 有无出血

4. EST 术后并发症是：(ABCD)

A. 出血　　　　　　B. 穿孔　　　　　　C. 急性胰腺炎

D. 急性胆管炎　　　E. 昏迷

5. 胆道术后病人拔 T 管前，哪项措施必不可少？（C）

A. 无菌盐水冲洗　　B. B 超　　　　　　C. 试夹管 1～2 天

D. 检查血胆红素　　E. 胆道造影

简述题

6. Charcot 三联征、Reynolds 五联征？

答：Charcot 三联征：腹痛、寒战高热、黄疸。

Reynolds 五联征：腹痛、寒战高热、黄疸、休克及中枢神经系统受抑制的表现。

7. 经腹腔镜胆囊切除手术后的观察要点？

答：(1) 病情观察：定时测量生命体征，尤其注意心率及心律的变化，观察病人的神志、皮肤颜色；观察并记录腹腔引流和胃肠减压引流液的形状、色泽和量。

(2) 手术后并发症的观察：① 出血：术后短时间内腹腔引流液呈鲜红色且骤增，应及时向医生汇报。② 胆汁瘘：如腹腔引流管中流出胆汁或出现腹膜炎症状应怀疑胆瘘。

8. 简述胆道术后引起胆瘘的原因。

答：胆管损伤、胆总管下段梗阻、T 管引流不畅等均可引起胆瘘。

9. 简述 T 管拔管指征。

答：胆汁色泽正常，且引流量逐渐减少，可术后 10 天试夹管，无发热、腹痛、黄疸，可经 T 管作胆道造影，造影后持续开放 T 管 24 小时，再夹管 2～3 日，无不适拔管。

10. 简述急性梗阻性化脓性胆管炎(AOSC)病情特点。

答：发病急，病情重，变化快，并发症多，病死率高。

思考题

11. 病人胆绞痛医嘱予止痛时护士应注意什么？

答：胆绞痛病人应使用解痉镇痛药物，如阿托品、山莨菪碱，慎用哌替啶，禁用吗啡，因为吗啡和哌替啶能引起胆囊和 Oddis' 括约肌痉挛，增加胆囊和

胆道内压力,促使症状加重,如和阿托品同用,则既可止痛又有解痉作用,使止痛效果更加明显;同时要注意观察止痛药物的不良反应、腹痛有无缓解以及有无呼吸抑制情况。

12. 患者行胆总管切开 T 管引流术后第一天,患者主诉腹痛,腹腔引流管中出现深黄色引流液 50 ml,血常规:WBC 15.7×10^9/L,腹肌紧张,你认为该患者出现了什么情况? 如何观察?

答:考虑该患者出现了胆瘘。

观察要点:① 汇报医生。② 观察生命体征。③ 观察并记录病人的引流液的量,性质和颜色,保持 T 管通畅,观察切口及引流管口周围渗液的情况。④ 观察腹痛腹胀,压痛,是否有腹膜炎体征,是否伴有黄疸。⑤ 观察体温情况。⑥ 积极做好术前准备。

13. 如患者术后第 5 天,T 管中引流出胆汁量每日 1200～1500 ml,病人精神萎靡、乏力、纳差,你在护理中注意什么问题?

答:首先考虑病人胆道有感染、大量的水分和电解质丢失而引起一系列问题。在护理中要注意:① 监测电解质情况、病人精神神志变化。② 观察并记录胆汁的量、颜色和性质。③ 遵医嘱予补液补充电解质。④ 指导病人饮食中注意补钠补钾,如饮食偏咸,进食橙子、香蕉等富含钾的食物。⑤ 保持引流管周围皮肤清洁干燥。

14. 该病人术后第 8 天,医嘱带 T 管出院,如何做好该病人的出院健康教育?

答:(1) 指导病人选择低脂、高碳水化合物、高蛋白、高维生素易消化的饮食,忌油腻的食物及饱餐。肥胖者应适当减肥,糖尿病者应遵医嘱坚持药物和饮食治疗。养成良好的工作、休息和饮食规律,避免劳累及精神高度紧张。

(2) 带 T 管出院的病人解释 T 管的重要性,告知出院后的注意事项。尽量穿宽松柔软的衣服,以防引流管受压;洗浴时采用淋浴,用塑料薄膜覆盖引流管处,以防止增加感染的机会。日常生活中避免提举重物或过度活动,以免牵拉 T 管而致脱出。在 T 管上标明记号,以便观察其是否脱出。引流管口每日换药 1 次,周围皮肤涂氧化锌软膏加以保护。若敷料渗湿,应立即更换。每日在同一时间更换引流袋,并记录引流液的颜色、量和性状。若发现引流液异常或身体不适等,应及时就医。

(3) 遵医嘱复诊。

十三、周围血管疾病患者的护理

【知识要点】

1. 了解周围血管疾病的临床表现。

2. 熟悉气压治疗的方法及原理。

3. 掌握腔静脉滤器置入术后的体位、活动、观察重点。

4. 掌握周围血管疾病的并发症观察及处理。

5. 掌握周围血管疾病的弹力袜使用的注意事项。

【案例分析】

患者,男性,65 岁,因"左下肢肿胀伴疼痛一周"诊断为"左下肢深静脉血栓形成"入院,主诉有高血压病史十年,右下肢静脉曲张术后 10 天,专科情况:左下肢浅静脉曲张,周径明显较右侧增粗,见浅静脉代偿性扩张,Homans 征阳性,足背动脉搏动可触及,下肢肌力可。下肢彩超示:深静脉血栓形成。D-二聚体1.5 mg/L。

✅ 选择题

1. 下肢静脉曲张的主要原因是:(B)

A. 长时间站立   B. 静脉壁薄和静脉压增高

C. 股静脉血栓形成   D. 慢性咳嗽、习惯性便秘

E. 盆腔肿瘤

2. 下肢静脉曲张剥脱术后护理,正确的是:(D)

A. 卧床休息 10 天   B. 患肢制动   C. 只允许床上活动

D. 早期下床活动   E. 1 周后方可行走

3. 下肢静脉曲张病人术后早期活动主要是为了预防:(E)

A. 关节僵直   B. 患肢水肿   C. 血管痉挛

D. 肌肉萎缩   E. 深静脉血栓

4. 深静脉血栓形成急性期处理错误的是:(B)

A. 10～14 天内绝对卧床休息   B. 热敷患肢

C. 禁止按摩患肢   D. 患肢宜高于心脏平面 20～30 cm

E. 必要时遵医嘱给予镇痛药物

5. 男性,34 岁,计算机工程师,近期感觉久坐后下肢沉重酸胀,容易疲劳。护士指导其在工作期间定时站立,活动下肢,以促进下肢血液循环,其原理是

利用：(A)

　　A. 小腿肌泵收缩功能　　　　B. 胸腔吸气期负压

　　C. 心脏舒张期负压　　　　　D. 静脉瓣膜向心单向开放

　　E. 地心对血柱的吸引力

简述题

6. 对下肢静脉曲张病人如何进行出院健康教育？

答：① 鼓励穿弹力袜。② 避免久站、双膝交叉过久,休息时抬高下肢。③ 不要用过紧的腰带、穿过紧衣物。④ 适当的体育锻炼,增强静脉壁弹性。⑤ 避免便秘、肥胖等因素。

7. 对深静脉血栓形成的患者行"腔静脉滤器置入"术后,如何指导下肢的活动？

答：术后术侧髋关节制动 8～12 小时,患肢宜高于心脏平面 20～30 cm,膝关节微屈,可行足背伸屈运动。24 小时后鼓励患者穿医疗弹力袜下床活动,应逐渐增加活动量,如增加行走距离和锻炼下肢肌,以促进下肢深静脉再通和侧支循环的建立。

思考题

8. 以上案例,医嘱使用医疗弹力袜,其治疗原理是什么？

答：通过对组织和血管定向施力,挤压静脉到正常的直径,使仍未受损害的静脉瓣的功能得到了加强,静脉血流速提高,血液循环得到了明显改善。这样可以降低静脉血管中形成血凝块的危险。医疗弹力袜最重要的作用是加强"腓肠肌泵"的功能,通过对运动中的腓肠肌上施加反作用力,来加速血液回流心脏。这也就意味着在双腿运动的时候,医疗弹力袜更能够充分发挥作用。

9. 此病人在治疗过程中若突然出现胸痛、呼吸困难、血压下降等异常情况,应考虑出现了什么？ 如何配合医生紧急处理？

答：应考虑出现了肺动脉栓塞。立即嘱病人平卧,通知医生,密切病情监测,观察神志、生命体征、胸闷、气急情况、监测凝血象;建立输液生命线,遵医嘱对症处理,高浓度吸氧、溶栓、抗凝。备好抢救物品,如介入手术立即备皮、做好心电图、凝血象;通知家属安慰病人,避免深呼吸、咳嗽及剧烈翻身;如出现心跳呼吸停止按心肺复苏抢救。

十四、胰腺肿瘤和壶腹部癌患者的护理

【知识要点】

1. 了解胰腺的解剖。

2. 了解胰腺肿瘤所发生的部位与临床表现之间的关系。

3. 熟悉胰腺肿瘤和壶腹部肿瘤患者术前的相关健康教育。

4. 掌握胰腺肿瘤和壶腹部肿瘤患者的围术期的营养支持。

5. 掌握胰十二指肠切除术后主要并发症胰瘘的观察与护理。

【案例分析】

患者,男性,68 岁,因反复上腹疼痛半年,肤目黄染,皮肤瘙痒及尿黄 2 周入院,体检:全身皮肤,巩膜重度黄染,腹肌软,上腹正中偏右有深压痛,无反跳痛,肝胆肋下均可触及肿大,腹水征(一),辅助检查,尿胆红素(++),Hb 106 g/L,TB 276 μmol/L,DB 140 μmol/L,ALB 30 g/L,ALP 750 U/L,GGT 1230 U/L,血糖 4.5 mol/L,CA 1992530 U/L,B 超及 CT 提示胆囊明显增大,肝内外胆管扩张,胰头见 2.0 cm×2.0 cm 肿块,PTC 检查提示肝内外胆管明显扩张,入院后与完善相关检查后行了胰十二指肠切除术,术后第五天病人发热 T 39℃,P 122 次/分,BP 100/62 mg;腹腔引流管内引流出清亮继之褐色并伴有絮状物的 300 ml 液体,切口敷料潮湿;术后恢复饮食后出现腹胀、呕吐,三周后出现视力模糊复视。

✅ 选择题

1. 胰腺癌患者最先出现的症状是:(A)

A. 腹痛与腹部不适   B. 恶心、呕吐   C. 发热

D. 黄疸   E. 肝大

2. 胰头癌患者最主要的症状是:(B)

A. 上腹痛   B. 黄疸   C. 消化道症状

D. 消瘦、乏力   E. 发热

3. 胰腺肿瘤首选检查方式是:(A)

A. B 超   B. 内镜超声   C. CT,MRI

D. ERCP   E. PTC, PTCD

4. 患者拟行胰十二指肠切除术,术前应特别注意采取的护理措施是:(D)

A. 给予高蛋白高脂肪饮食   B. 禁食 72 小时,术前以温盐水洗胃

C. 血糖控制在 10.0 mmol/L　　　D. 补充维生素 K

E. 适当糖皮质激素

5. 胰十二指肠切除术不能用于下列哪项癌的治疗？（E）

A. 胰头癌　　　　　　B. 胰体尾癌　　　　　C. 胆总管下段癌

D. 壶腹癌　　　　　　　　　E. 十二指肠乳头周围癌

6. 胰腺癌的好发部位是:（A）

A. 胰头　　　　　　　B. 胰体　　　　　　　C. 胰尾

D. 全胰　　　　　　　　　E. 胰体和胰尾

简述题

7. 胰腺肿瘤病人术前应给予哪些营养支持？

答:通过提供高蛋白高热量低脂和丰富维生素的饮食,肠内、外营养或输注白蛋白等改善营养状况;必要时可予输注红细胞治疗改善贫血。

8. 胰腺肿瘤病人如何改善肝功能？

答:注意休息,遵医嘱予保肝药物使用,复合维生素 B 等;饮食,进食优质蛋白;有黄疸者,静脉输注维生素 K,改善凝血功能。

9. 如何对黄疸的病人进行皮肤护理？

答:① 每日温水擦浴 1～2 次,衣服宜宽大柔软。② 出现瘙痒时,可用手拍打,切忌用手抓。③ 瘙痒部位不用肥皂等清洁剂清洗。④ 瘙痒难忍影响睡眠者,可按医嘱给予抗组胺药、镇静催眠药物。

10. 胰十二指肠术后有哪些并发症？什么是胰腺术后最重要及致命的并发症？

答:术后并发症有:出血,感染,胰瘘,胆瘘,肠瘘,继发性糖尿病。胰瘘是最常见及致命的并发症。

11. 胰腺肿瘤有哪些临床表现？

答:① 腹痛:多为首发症状,夜间尤甚。② 黄疸:进行性梗阻性黄疸。③ 消化道症状:食欲不振,恶心,呕吐,腹泻,消化不良。④ 消瘦乏力:体重下降。⑤ 其他:继发感染可出现发热,晚期可扪及上腹部肿块,糖尿病。

? 思考题

12. 胰十二指肠术后观察要点？

答:(1) 生命体征的观察:体温,心率,血压,呼吸,尿量。

(2) 病情的观察:维持水电解质平衡,监测 24 小时出入量,监测血糖,观察病人胃肠道功能恢复情况。

（3）伤口的观察：伤口有无渗血渗液，及时更换敷料，有渗出，要根据医嘱进行处理，观察腹部情况，有无腹痛、腹胀及腹膜刺激征。

（4）各管道的观察：保持管道通畅，有效引流，准确记录引流液的颜色，性状及量。

（5）血糖的观察，控制血糖。

13. 如何对胰十二指肠术后病人进行饮食指导？

答：术后胃肠蠕动恢复后遵医嘱予流质饮食。当日少量多次饮水，无不舒适后第 2 天进半量流质饮食，每次 50～80 ml，5～6 餐，第 3 日进全量流质，每次 100～150 ml，进食后无不适渐过渡到半流质直至普食。指导进食低脂高蛋白、高维生素易消化食物，少量多餐。饮食宜定时定量，少食腌熏食物，避免过冷、过烫、过辣及油煎炸食物。观察病人进食后有无腹痛腹胀情况。

14. 术后第五天病人出现腹痛，腹腔引流管流出无色清亮液体，引流液淀粉酶升高，体温：38.6℃，病人出现哪项并发症，该如何护理？

答：病人出现了胰瘘。

护理措施：① 半卧位，保持引流管通畅。② 根据胰瘘程度，采取禁食，胃肠减压，生长抑素静脉维持等措施，禁食病人要维持水电解质平衡。③ 严密观察引流液颜色、量、性质，准确记录。④ 必要时腹腔双套管灌洗引流，防止胰液侵蚀内脏，继发感染和腐蚀大血管。⑤ 保护腹壁瘘口周围皮肤，凡士林纱布覆盖或氧化锌软膏涂抹。

15. 病人术后三周出现视力模糊、复视，该病人怎么了？如何处理？

答：可能是病人禁食时间长营养不良，导致微量元素、维生素缺乏引起视力模糊。

护理措施：① 立即汇报医生。② 观察病人生命体征：意识，血压，尿量。③ 遵医嘱补充维生素尤其要补充 B 族维生素。④ 进饮食时多食粗粮。⑤ 加强活动：协助病人床上、下床活动。⑥ 心理护理：病人往往会出现焦虑、悲观的情绪。故应积极与病人交流，为病人介绍疾病的转归，战胜疾病的信心，取得病人的积极配合。

第二节　神经外科

一、颅内压增高患者的护理

【知识要点】

1. 了解颅内压增高的诱因。

2. 熟悉颅内压增高引起的头痛的护理重点及脱水剂使用过程中的注意事项。

3. 掌握颅内压增高患者的安全管理。

【案例分析】

患者,男性,25 岁,因"头痛、视物模糊伴走路不稳 2 周"来院就诊,行头颅 MRI 提示:① 松果体区占位;② 梗阻性脑积水。入院查体:T 36.4℃,P 78 次/分,R 18 次/分,BP 130/80 mmHg,神志清楚,双侧瞳孔等大等圆,直径约为2.5 mm,对光反应灵敏,眼球活动各方向运动正常,双手睁眼指鼻试验稳定,闭眼时不稳定。直线行走睁眼稳定,闭眼不稳,患者主诉头痛与体位有关,夜间平卧时头痛较常发生,且程度较重,站立时头痛明显减轻,疼痛评分 10 分。入院后即给予20%甘露醇 250 ml,28 h,头痛症状明显改善,疼痛评分 5 分。患者于 2013 年 6 月 4 日在全麻下行松果体区肿瘤切除术,术后安返 NICU。

☑ **选择题**

1. 颅内压增高患者常采用:(B)

A. 头高 45°卧位　　　　　　　　B. 头高 30°卧位

C. 平卧位　　　　　　　　　　　D. 侧卧位

2. 诱发患者颅内压增高的因素有:(D)

A. 剧烈咳嗽　　　　　　　　　　B. 情绪激动

C. 便秘　　　　　　　　　　　　D. 以上选项都正确

3. 与该患者相关的护理诊断有:(ABCD)

A. 头痛　　　　　　　　　　　　B. 潜在的脑疝

C. 潜在的脑灌注异常　　　　D. 潜在的体液不足

4. 对于有颅高压的患者,我们给予的饮食指导是:(ABCD)

A. 少食多餐　　　　　　　　B. 剧烈呕吐时暂禁食

C. 避免刺激性食物　　　　　D. 进食清淡、易消化、高维生素食物

简述题

5. 对于患者因颅高压引起的头痛,我们护理的重点是什么?

答:① 评估头痛的部位、性质、程度、持续时间及变化。② 避免咳嗽、弯腰、用力活动等以免加重头痛。③ 遵医嘱应用镇痛剂,但禁用吗啡、哌替啶,以免抑制呼吸中枢。

6. 患者在使用脱水剂20%甘露醇过程中,护士应注意观察什么?

答:① 观察输注的速度(20%甘露醇250 ml应在30分钟内输完)及效果评价(患者有无主诉疼痛缓解、血压下降、条件允许的情况下监测颅内压的变化)。② 严密监测每小时尿量及24小时出入量。③ 监测血、电解质、肾功能和血渗透压的变化。④ 皮肤黏膜的护理。⑤ 保护血管、选择粗直的血管,甘露醇为高渗药液,输注过程中防止药液外渗而引起的组织坏死。

思考题

7. 该患者出现视物模糊伴走路不稳,入院后我们在安全管理上要注意哪些?

答:① 评估患者跌倒的危险程度,加强巡视,协助生活护理,陪检;② 卧床休息并抬高床头30°卧位;③ 充足给氧,保持呼吸道通畅。

二、急性脑疝患者的护理

【知识要点】

1. 了解急性脑疝并发下肢深静脉血栓的预防措施。

2. 熟悉急性脑疝两种类型的主要区别。

3. 熟悉急性脑疝患者使用呼吸机期间肺炎的预防措施。

4. 熟悉急性脑疝并发下肢深静脉血栓的用药注意事项。

5. 掌握急性脑疝的急救措施。

【案例分析】

患者,男性,69岁,一天前起床刷牙时突发头晕,双上肢抽搐,后出现意识

不清,并伴有呕吐来院就诊,头颅 CT 示:① 小脑蚓部血肿;② 蛛网膜下腔出血及脑室内积血。于 2013 年 6 月 11 日平车入院。患者有"脑干梗死"4 年,左侧肢体行动不利,有"血高糖及高血脂"病史。查体:T 38.8℃,P 86 次/分,R 16 次/分,BP 140/80 mmHg,浅昏迷,双侧瞳孔直径约 3 mm,对光反射消失。颈部稍抵抗,气管插管,因呼吸微弱,给予呼吸机辅助呼吸,双侧巴氏征阳性。入院后急诊在全麻下行血肿清除＋脑膜扩大修补＋去骨瓣减压术,术毕安返 NICU。术后第 2 天患者出现左下肢肿胀、皮温增高,床边 B 超提示下肢深静脉血栓,给予抬高制动,遵医嘱使用低分子肝素钠 3100 μl/12h。

☑️ **选择题**

1. 对于该患者,当癫痫发作时首要的护理措施为:(A)

A. 保持呼吸道通畅　　　　　　B. 使用抗癫痫药物

C. 按压肢体　　　　　　　　　D. 吸氧

2. 对于此类老年术后患者,早期进行床上活动的原因:(D)

A. 血管弹性差、血管壁损伤时血液处于高凝状态

B. 有高血糖、高血脂病史

C. 卧床及膝后垫软枕使下肢静脉血流缓慢或瘀滞

D. 以上选项均正确

3. 对于此类患者,我们如何预防下肢深静脉血栓的发生:(ABCD)

A. 活动肢体　　　　　　　　　B. 尽量避免在下肢穿刺

C. 使用弹力袜　　　　　　　　D. 使用间歇加压装置

4. 避免颅内压骤然增高而导致脑疝发生的各种诱因:(ABCD)

A. 呼吸道梗阻　　　　　　　　B. 剧咳和便秘

C. 癫痫发作　　　　　　　　　D. 情绪激动

5. 使用低分子肝素的注意事项有:(ABCD)

A. 避开硬结和伤口,注射时必须提起皮肤形成皱褶,从皱褶最高点垂直进针

B. 选择腹部脐周上下 5 cm、左右 10 cm 的位置

C. 注射完后稍停留片刻,再快速垂直拔针

D. 注射后要严密观察局部出血情况及全身有无出血倾向

✎ **简述题**

6. 本例患者在受伤后不久出现呼吸微弱,随后出现瞳孔对光发射消失,根据你的经验,病人可能发生了哪类脑疝? 此类脑疝早期典型的临床表现是

什么？临床上常见脑疝的类型还有哪些及典型临床表现？

答：枕骨大孔疝(小脑扁桃体疝)，早期典型的临床表现：以延髓急性损害表现为主，早期可出现呼吸变化，甚至呼吸骤停。

还有小脑幕切迹疝(颞叶沟回疝)，典型的临床表现：患侧瞳孔出现一过性缩小，进而逐渐开始散大，对光反应迟钝甚至消失。

7. 患者使用呼吸机期间，怎样预防呼吸机相关性肺炎？

答：① 抬高床头 30°～45°。② 口腔护理 4 次/日。③ 接触病人前后洗手。④ 使用手套。⑤ 早期活动，经常性变化体位。⑥ 加强气道湿化，管理分泌物黏度。⑦ 气囊压力保持在 25～30 cmH$_2$O。⑧ 用声门下可吸引导管直接吸出气囊上的分泌物。⑨ 防误吸：肠内营养管应超过幽门，营养液由营养泵持续输入。⑩ 每周至少 1 次行下呼吸道分泌物培养加药敏。

? 思考题

8. 当患者发生急性脑疝时，护士应立即采取哪些急救措施？

答：首先判断脑疝的类型，是枕骨大孔疝还是小脑幕切迹疝。

(1) 立即保持呼吸道通畅，球囊辅助呼吸，气管插管，给予呼吸机辅助呼吸，及时清除呼吸道的分泌物。

(2) 建立两条静脉通道，立即遵医嘱静脉快速输入甘露醇、地塞米松、呋塞米等，以降低颅内压。

(3) 做好紧急术前检查和术前准备。若为枕骨大孔疝或存在幕上脑积水的患者，立即协助医生做床边钻颅脑室穿刺脑脊液体外引流术。

(4) 严密监测病情：严密观察瞳孔、呼吸、心率、血压的变化，如有异常，及时汇报医生，对症处理。

(5) 遵医嘱使用呼吸兴奋药、肾上腺素、碳酸氢钠等，观察药物的效果及不良反应，应经常巡视，确保输液针头在血管内，防止高渗溶液漏出血管外引起组织坏死。

三、脑积水患者的护理

【知识要点】

1. 了解两种不同脑积水的主要区别。

2. 熟悉脑积水患者的术前护理要点。

3. 熟悉脑积水术后低颅压的观察及处理。

4. 掌握脑积水患者术后的护理注意事项及出院指导。

【案例分析】

患者,男性,19 岁,于 2012 年 10 月 30 日住院行肿瘤切除术,术后病情好转出院,出院后 7 月余出现尿失禁,自觉视力、记忆力减退。于 2013 年 5 月行头颅 MRI 检查示:脑积水,于 2013 年 5 月 26 日入院。入院护理查体:T 37.0℃,P 70 次/分,R 18 次/分,BP 155/90 mmHg,枕部可见一长约 10 cm 的手术瘢痕;双侧视力粗测减退 1 m 处看手指数,四肢肌力Ⅳ级。在与患者交流过程中发现其有焦虑症状,焦虑评分 8 分,随即给予心理疏导,留家属陪护后,焦虑症状明显改善。于 6 月 18 日在全麻下行脑室—腹腔分流术,术后安返 ICU。术后 2 小时,患者自行坐起,主诉腹痛,随后主诉头晕并伴有呕吐,立即给予平卧位后好转。

☑ 选择题

1. 该患者可能的护理诊断有:(D)

A. 焦虑　　　　　　　　　B. 自理能力缺陷

C. 有受伤的危险　　　　　D. 以上选项均正确

2. 你认为该患者的脑积水为何种类型?（A）

A. 梗阻型脑积水　　　　　B. 交通型脑积水

C. 常压性脑积水　　　　　D. 先天性脑积水

3. 患者在术后出现以下哪些表现,考虑为发生低颅压?（ABC）

A. 额部和枕部疼痛　　　　B. 头晕

C. 恶心、呕吐和体位有明显关系　D. 血压为 160/95 mmHg

4. 该患者术后出现腹痛,护士应给予的饮食指导是:(ACD)

A. 少食甜食　　　　　　　B. 少食坚硬的食物

C. 清淡、易消化、高维生素饮食　D. 少食多餐

🌿 简述题

5. 对于本例患者,护士如何做好术前护理?

答:① 严密观察生命体征变化,特别是意识、瞳孔的变化,询问有无恶心、呕吐等病史。警惕颅高压的发生。做好甘露醇使用期间的护理。② 脑积水加重时,协助医生做腰穿持续引流术,引流期间遵守无菌原则,准确记录引流液的性状、量及患者的意识变化。③ 饮食应为清淡、易消化、富含纤维素的食物。④ 做好心理护理,帮助患者及家属树立起战胜疾病的信心,积极配合治疗。⑤ 预防并发症:颅内压增高时避免搬动,抬高床头 30°,保持呼吸道通畅、

及时吸出呼吸道分泌物。⑥ 做好抢救器械、药品的准备,必要时气管切开。⑦ 做好术前准备。

6.脑积水患者的出院健康教育有哪些?

答:① 脑积水分流术后患者须注意保护头部,防止颈部损伤。② 半年内不能剧烈运动,身体活动时不可用力过猛,以免扭曲、拉断分流管。③ 教会患者及家属按压压力泵的技巧、次数,防止引流管堵塞。④ 注意分流管排斥反应如皮肤薄弱处出现红肿破溃,但排除颅内及腹腔感染。⑤ 嘱患者门诊随访,如出现头痛、呕吐、腹痛、胃肠道不适等表现,应及时来院就诊。

7.梗阻性脑积水和交通性脑积水的区别在哪里?

答:梗阻性脑积水是指病变位于脑室系统内或附近,阻塞脑室系统脑脊液循环而形成。即第四脑室出口以上部位发生阻塞造成的脑积水。也是脑积水中最常见的一种。

交通性脑积水是指脑室外脑脊液循环通路受阻或吸收障碍所致的脑积水,也有产生过多的脑脊液而导致的脑积水。

? 思考题

8.患者行脑室-腹腔分流术后,护理中应注意什么?

答:① 体位:平卧位 12 小时,不可突然抬高头部。② 预防低颅压:观察意识、瞳孔、生命体征的变化,注意有无头晕、呕吐、面色苍白、出冷汗等低颅压症状,给予头低脚高位。③ 预防感染:保持伤口敷料清洁干燥,如渗血过多应请医生及时更换敷料。④ 脑室-腹腔分流术后需常规禁食 8 小时,待胃肠功能恢复再进食。⑤ 预防颅高压:由于导管被血块纤维蛋白原凝块堵塞。出现头痛、呕吐、意识改变等症状,应及时汇报医生,可抬高床头 30°。

四、颅脑损伤患者的护理

【知识要点】

1.了解脑震荡主要表现及健康指导。

2.熟悉颅脑外伤后昏迷病人家属的健康教育。

3.掌握颅脑损伤合并脑脊液耳漏患者的护理重点。

【案例分析】

患者,男性,13 岁,1 天前头部受到撞击,受伤时,患者有意识丧失,持续约 30 分钟后,意识恢复。受伤后 1 小时外院 CT 示"右侧顶骨凹陷性骨折,右

侧顶叶脑挫伤,头皮血肿",于 2013 年 6 月 8 日平车入院就诊。查体:
T 36.5℃,P 75 次/分,R 18 次/分,BP 125/85 mmHg。患者入院后出现意识
障碍进行性加重,呈浅昏迷状态,GCS 评分为 6 分(E1+V2+M3),双侧瞳孔
等大等圆,约 2.5 mm,对光反射迟钝,左侧肢体肌力Ⅱ级,左侧巴氏征阳性,右
侧巴氏征阴性,右侧外耳道有淡红色液体流出,右侧乳突有瘀斑。转入我院
后急查头颅 CT 示:右顶叶硬膜外血肿。急诊在全麻下行血肿清除+脑膜扩
大修补+去骨瓣减压术,术后安返 NICU 继续治疗。

☑️ 选择题

1. 格拉斯哥昏迷评分法(GCS)是从哪几个方面进行评估:(ABC)

A. 睁眼反应　　　　　　　　B. 言语反应

C. 运动反应　　　　　　　　D. 意识状态

2. 哪种颅脑损伤典型的临床表现具有"中间清醒期"?（A)

A. 硬膜外血肿　　　　　　　B. 硬膜下血肿

C. 脑内血肿　　　　　　　　D. 脑室出血

3. 对于去骨瓣减压后颅骨缺损的患者,翻身时应注意:(D)

A. 选择健侧卧位

B. 避免碰撞缺损部位

C. 翻身幅度、速度不宜过大,避免脑组织移位

D. 以上选项都正确

4. 对于合并脑脊液耳漏的患者护理的重点是:(ABCD)

A. 患侧卧位　　　　　　　　B. 保持外耳道的清洁

C. 绝对卧床　　　　　　　　D. 密切观察有无颅内感染征象

5. 根据你的临床经验,你认为以下哪些是脑震荡病人所具有的临床表
现?（ABC)

A. 逆行性遗忘　　　　　　　B. 昏迷时间<30 分钟

C. 头痛、头晕　　　　　　　D. 有神经系统缺损表现

🖊️ 简述题

6. 对于脑震荡患者,护士应做哪些健康教育?

答:① 休息:卧床休息 1～2 周,保持积极乐观情绪。② 饮食:给予营养
丰富、富含纤维素、健脑的饮食。③ 体位:头高 15°～30°。④ 症状护理:常见
症状为头痛、头晕。注意密切观察意识状况及自觉症状,提供良好的休养环
境,避免不必要的刺激,对于症状明显的病人可遵医嘱给予镇静、止痛药物,

指导病人放松心情,转移注意力。

7. 对颅骨缺损的患者,护士在做出院指导时应重点强调哪些内容?

答:① 安全指导:防止头部与硬物碰撞,外出时戴好防护帽;卧床休息时,选择松软适宜的枕头,避免缺损的部位长期受压;变换体位时,动作宜缓慢;清洁颅骨凹陷部位时避免使用刺激性强的洗发液,水温以 40~50℃为宜;避免剧烈咳嗽、用力排便、负重等增加颅内压的行为。② 心理健康指导:消除患者顾虑、惧怕的自卑情绪,树立战胜疾病的信心和勇气;鼓励患者多与周围人群交流、沟通。③ 健康行为与饮食指导:做好个人卫生,勤洗浴、更衣;忌烟酒;饮食规律,避免辛辣刺激性食物,宜高蛋白、高热量、高维生素饮食。④ 颅骨修补相关知识宣教:手术适应证、手术时间及常见不良反应。

? 思考题

8. 对于脑挫裂伤的病人,其护理要点有哪些?

答:① 严密的病情及生命体征的观察,警惕再出血、脑疝、休克。② 遵医嘱合理使用降颅内压的药物如甘露醇、甘油果糖,输液过程中,应确保输液通道在位通畅,观察药物的不良反应及尿量的变化。③ 呼吸道的管理:解除呼吸道梗阻,防止误吸。④ 症状护理:颅内高压、意识障碍等护理。⑤ 并发症的护理:如脑脊液漏以及脑积水的护理。⑥ 心理护理。⑦ 饮食及体位护理。

9. 重型颅脑损伤后昏迷的患者,护理中应采取哪些措施?

答:① 严密的病情及生命体征的观察。② 呼吸道的管理:清理呼吸道分泌物,保持呼吸道通畅,预防误吸。③ 饮食护理:根据患者个体差异,选择合适的营养途径、营养液。④ 预防并发症护理:预防感染、下肢静脉血栓、压疮等。⑤ 肢体功能锻炼:被动运动,防止足下垂等。⑥ 生活护理:如口腔护理。⑦ 与家属的沟通交流。

五、垂体瘤患者的护理

【知识要点】

1. 了解垂体瘤患者术后口腔护理的重要性。

2. 熟悉垂体瘤术后并发症(脑脊液漏、中枢性高热)的护理要点。

3. 掌握尿崩症的临床判断及护理观察要点。

【案例分析】

患者,女性,53 岁,因"多尿 4 月,视力下降半月余"来院就诊,头颅 MRI

示鞍区占位,于 2013 年 6 月 17 日入院。入院前口服溴隐亭 4 个月,患者尿崩症状较前明显好转,尿量 1450～2450 ml/24 h。半月前患者出现双眼视力下降,检查示 R 0.5,L 0.4。患者于 2013 年 6 月 19 日在全麻下行经右侧单鼻孔入路肿瘤切除术,术后安返 NICU。

患者术后第二天出现尿量增多,尿量为 4100 ml/24 h,遵医嘱给予去氨加压素 0.1 mg 口服 q8h,视力检查较术前有明显改善;术后第 3 天拔除右鼻腔填塞纱条,患者在坐起时,右鼻腔有清水样液体流出;于术后第 4 天置腰穿持续引流管,引流出清亮透明的脑脊液约 330 ml/d;术后第 5 天,查血电解质结果提示血清钠 129 mmol/L,给予静脉补钠 6 g/d;术后第 9 天,复查血清钠为 138 mmol/L;患者于术后第 14 天拔除腰穿持续引流管,右鼻腔未见液体流出。

☑ 选择题

1. 根据以上病例,你认为该患者的主要护理问题有:(ABCD)

A. 尿崩症　　　　　　　　　　B. 脑脊液鼻漏

C. 电解质紊乱　　　　　　　　D. 有受伤的危险

2. 本例患者入院时视力 R 0.5,L 0.4,在安全管理上应做到:(ABCD)

A. 病床安置护栏、呼叫器　　　B. 走廊安置扶手

C. 家属陪伴　　　　　　　　　D. 患者活动范围内无障碍物

3. 该患者在入院前即有尿崩症,在饮食上应给予的指导是:(ABC)

A. 少量多次口服液体　　　　　B. 选择含钾、钠的水果

C. 暂停高糖、利尿食物　　　　D. 可吃西瓜、冬瓜

4. 该患者为经鼻手术,在术前准备中重点是:(ABCD)

A. 氯霉素滴鼻　　　　　　　　B. 剃鼻毛

C. 漱口液漱口　　　　　　　　D. 避免感冒

5. 对于服用溴隐亭的病人,应注意可能出现的副作用:(D)

A. 恶心、呕吐　　　　　　　　B. 体位性低血压

C. 头痛、便秘　　　　　　　　D. 以上选项均正确

🌿 简述题

6. 患者为经单鼻腔肿瘤切除,术后如何做好口腔护理?

答:由于术后鼻腔堵塞,改用口呼吸,引起口咽部的干燥。另外,血性分泌物从后鼻道渗入咽后壁,增加口臭且利于细菌的生长,护理上要注意:

(1) 保持口唇湿润。

(2) 指导和鼓励患者随时吐出口腔分泌物。

(3) 术后拔除鼻腔填塞纱条后,每 2 小时予 2%呋麻滴鼻液滴鼻 1 次。

(4) 采用口舒漱口液漱口 q4h,教会病人刷牙,预防口腔感染。

7. 患者在术后第 3 天坐起时鼻腔有清水样液体流出,你认为我们在护理上应该注意什么?

答:留取流出液体的标本,汇报医生,送检。若确诊为脑脊液鼻漏,做好以下护理:① 体位:抬高床头 30°,避免坐直或低头,以防逆行性颅内感染或脑脊液漏出过多。② 脑脊液鼻漏时用消毒棉球擦拭,禁止挖鼻孔、填塞、冲洗、滴药,以防逆行性感染。③ 避免用力排便,保持大便通畅。④ 遵医嘱口服乙酰唑胺等减少脑脊液分泌的药物。⑤ 行腰穿持续引流者,按相关规范护理。⑥ 严格限制探视,减少外源性感染 。

8. 在患者行腰穿持续引流期间,护理上应注意什么?

答:① 严密观察患者的意识、瞳孔、生命体征的变化。② 保持引流通畅,密切观察引流液的颜色、性状及量。③ 严格控制引流瓶的高度及引流速度、引流量。④ 严格无菌操作,预防引流感染。⑤ 拔管前,关闭引流开关 24~48 h,患者无异常反应后方可拔管。拔管后,观察患者的病情变化,警惕颅高压的发生。

? 思考题

9. 该患者在入院时即有尿崩症,临床上该如何判断? 护理上要注意哪些?

答:一般认为尿量>250 ml/h,连续 2 小时或 4000 ml/d,血渗透压>300 mOsm/L,尿比重<1.005,尿渗透压<200 mOsm/L 可诊断尿崩症。

护理要点:① 严密观察尿量及颜色的变化,准确记录每小时尿量及 24 小时出入量。② 遵医嘱准确用药给予抗利尿激素,如垂体后叶素、去氨加压素。并严密观察用药效果及用药后反应。③ 保持出入液量平衡,监测血电解质的变化。一旦发现尿量增多或轻度低钠血症时口服补钠;对于中或重度低钠的患者,在口服补液的基础上,常需静脉输入高浓度盐水液如 3%或 5%高渗盐水溶液,补液过程中,应确保输液通道在位通畅,防止高渗溶液渗出血管外引起组织坏死。④ 饮食指导:清淡、易消化的软食,禁辛辣、刺激、坚硬的食物;鼓励患者适当多吃含钠高的食物如榨菜、火腿及盐开水等,含钾高的食物如香蕉、橘子等,避免吃西瓜、冬瓜等利尿的食物。

六、颅内动脉瘤患者的护理

【知识要点】

1. 了解颅内动脉瘤破裂的诱因。

2. 熟悉颅内动脉瘤用药注意事项及血压控制要求。

3. 掌握颅内动脉瘤出血急性期的健康指导及出院指导。

【案例分析】

患者,女性,66岁,"突发头痛伴恶心1周"来院就诊,头颅CT提示:"自发性蛛网膜下腔出血",头颅CTA提示:"左侧颈内后交通动脉瘤"于2013年6月8日平车入院。既往有"高血压"病史5年,未正规服药。患者入院时查体血压180/110 mmHg,主诉头痛剧烈,疼痛评分9分,给予硝苯地平缓释片20 mg口服q12 h、微量泵持续静推尼莫地平10 mg,q12 h后血压波动在140～150/90～100 mmHg之间,脑膜刺激征阳性。患者于2013年6月8日在全麻下行全脑血管造影＋支架辅助弹簧圈栓塞术,术后安返NICU。患者术后穿刺下肢制动8小时,穿刺部位无出血、血肿,患者主诉头痛与术前相比明显缓解,疼痛评分3分。术后第1天给予阿司匹林0.1 g口服;解除穿刺部位加压包扎的绷带,周围皮肤完好,无青紫肿胀;患者主诉无不良反应。术后第6天准予出院,出院后遵医嘱继续服用阿司匹林1个月。

☑ 选择题

1. 目前诊断颅内动脉瘤的金标准是:(A)

A. DSA　　　　B. CTA　　　　C. CT　　　　D. MRI

2. 诱发该患者动脉瘤破裂出血最可能的因素是:(D)

A. 剧烈运动　　B. 情绪激动　　C. 用力排便　　D. 高血压

3. 该患者在饮食上我们应给予的指导是:(ABCD)

A. 低胆固醇、少动物脂肪饮食　　B. 避免过咸、过甜及过饱

C. 多食水果、蔬菜　　　　　　　D. 少食油炸、烧烤食品

4. 该患者动脉瘤介入术后8小时的体位要求:(D)

A. 平卧位　　　　　　　　　　　B. 穿刺下肢制动

C. 禁做屈髋、屈膝动作　　　　　D. 以上选项都正确

6. 脑膜刺激征包括:(ABC)

A. 颈项强直　　　　　　　　　　B. Bruzinski阳性

C. Kernig 征阳性　　　　　　　　D. Babinski 征阳性

简述题

7. 患者在出血急性期,我们给予的健康指导主要有哪些?

答:① 做好心理指导,保持情绪稳定。② 绝对卧床休息。③ 严密观察意识、瞳孔及生命体征的变化。④ 保持病室环境安静,保持大便通畅。⑤ 避免各种诱发动脉瘤破裂再出血的因素。

8. 患者在使用钙离子通道阻断剂尼莫地平过程中应注意哪些?

答:① 使用时需用静脉推注泵控制滴速,避光使用,根据病情做调整;② 因尼莫地平制剂含有一定浓度的乙醇,故必须与另一路液体同时输注;③ 使用过程中注意观察病人有无心率增快、面色潮红、头痛、头晕及胸闷不适等症状;④ 使用过程中要注意监测血压,收缩压<100 mmHg 时慎用。

9. 该患者在颅内动脉瘤介入术后,对血压的控制有什么要求?

答:遵医嘱控制性降血压,监测用药效果与反应,一般将收缩压降低10%~20%即可,原发性高血压病人则降低收缩压 30%~35%,防止血压过低造成脑供血不足而引起脑缺血性损害。

思考题

10. 对于此类患者,我们在做出院指导时应重点强调哪些内容?

答:① 遵医嘱服用抗凝药物如阿司匹林,告知患者及家属按时服药的重要性、每周检查凝血四项,异常时及时就诊。② 注意休息,勿过度疲劳。③ 合理搭配饮食,作息规律。④ 保持情绪稳定。⑤ 定期复诊。⑥ 康复训练,增强自理能力。

第三节　心胸外科

一、胸部损伤肋骨骨折患者的护理

【知识要点】

1. 熟悉疼痛的评估与护理。

2. 掌握多发肋骨骨折的急救与护理。

3. 掌握胸腔闭式引流管的观察与护理。

【案例分析】

患者,男性,18 岁,因"车祸致胸痛胸闷 3 小时",拟"胸外伤,肋骨骨折"收治入院,患者主诉胸闷胸痛剧烈,气短伴濒死感,查体:T 37.9℃,P 92 次/分,R 22 次/分,BP 95/60 mmHg,轻度发绀,出现反常呼吸,X 线示左侧第 5~8 肋骨骨折,气管,纵隔略向右偏,肺压缩70%,医生遂行胸腔闭式引流术,留置胸腔闭式引流管一根接引流瓶,可见气体逸出并伴有少量血性液体引出。

☑ **选择题**

1. 肋骨骨折多发生于:(C)

A. 第 1~5 肋　　　B. 第 2~7 肋　　　C. 第 4~7 肋　　　D. 第 7~12 肋

2. 胸腔闭式引流瓶水封瓶液面应低于引流管胸腔出口平面:(C)

A. 40 cm　　　B. 50 cm　　　C. 60 cm　　　D. 70 cm

3. 反常呼吸时,患者应选择何种紧急体位? (B)

A. 半卧位　　　B. 患侧卧位　　　C. 健侧卧位　　　D. 平卧位

4. 气胸患者行胸腔闭式引流术的正确置管位置是:(A)

A. 锁骨中线第二肋间　　　　　　　B. 锁骨中线第四肋间

C. 腋中线第二肋间　　　　　　　　D. 腋中线第四肋间

5. 以下哪种情况常提示胸腔内活动性出血? (D)

A. 咳嗽时可见气体逸出

B. 咳嗽时可见水柱波动

C. 引流管内见暗血性条索状引流液

D. 引流管内见鲜红色滚珠样引流液持续引出＞200 ml/h

6. 更换胸引瓶的错误的方法是:(B)

A. 更换时注意保持装置的密闭性

B. 更换时单钳夹闭胸引管

C. 更换时严格无菌操作,防止感染

D. 更换后注意观察引流管的水柱波动

7. 胸腔闭式引流管安放位置正确的是:(ACD)

A. 排气管可置于锁骨中线第2肋间

B. 排液管可置于腋前线第6～7肋间

C. 排液管可置于腋中线第6～7肋间

D. 排液管可置于腋后线第6～7肋间

E. 脓胸常选在胸腔最低处

8. 常用的疼痛评估常用工具有:(ABCD)

A. 数字式疼痛评定法　　　　　B. 文字描述式评定法

C. 视觉模拟评定法　　　　　　D. 面部表情测量图

E. 阅读和回顾病史

▶ 简述题

9. 何谓反常呼吸? 其急救与护理的主要措施有哪些?

答:反常呼吸是指相邻多处多根肋骨骨折后,尤其前侧局部胸壁可因失去完整的肋骨支撑而软化,出现反常呼吸,即吸气时,软化的胸壁内陷,不随其余胸壁向外扩张,呼气时则相反,软化区向外鼓出小范围胸壁软化时,用厚敷料压盖软化区,再用多头带包扎胸廓,范围大的胸壁软化,采用体外牵引固定或手术内固定,现场急救可用厚棉垫或手掌施压于胸壁软化区,或采用患侧向下卧位,利用身体的重力压迫胸壁软化部位,同时密切观察循环和呼吸变化,给予吸氧,鼓励病人咳嗽和排痰,必要时行气管插管或人工辅助呼吸气管切开。

10. 该患者的胸腔闭式引流管的护理要点是什么?

答:(1) 妥善固定。

(2) 保持引流系统密封和无菌。

(3) 保持引流通畅:观察引流管有无受压、扭曲或堵塞、漏气等情况,定时挤压引流管。

(4) 观察与记录:① 观察水封瓶内气体排出情况。② 观察引流液量、颜色、性状。③ 水柱波动情况。

(5) 体位与活动:① 通常采用半卧位。② 病情允许可指导病人进行床上或床边活动。③ 搬动病人前,用两把止血钳双重夹住胸腔引流管。④ 鼓励病人深呼吸与咳嗽、咳痰。

（6）拔管后观察：拔管后 24 小时内,应注意病人的呼吸情况,局部有无渗液、出血、漏气、皮下气肿等情况。

11. 疼痛评估的内容与方法

答:（1）评估内容:① 疼痛部位;② 疼痛时间;③ 疼痛性质;④ 疼痛程度;⑤ 疼痛的表达方式;⑥ 影响疼痛的因素;⑦ 疼痛对病人的影响有无伴随症状。

（2）评估方法:① 询问病史,听取病人主诉;② 观察和体格检查;③ 阅读和回顾既往病史;④ 使用疼痛评估工具,评定疼痛的程度。

? 思考题

12. 该患者改变体位时主诉疼痛,你计划采取哪些护理措施帮助他?

答:① 评估患者疼痛的部位、程度、时间和性质。② 向患者介绍有关闭式引流的知识,使之了解置管的重要性,并能很好的配合。③ 遵医嘱给予胸带包扎固定。④ 协助患者更换卧位、下床活动、咳嗽排痰时轻提引流管,防止牵拉导致疼痛。⑤ 保持引流通畅,及时提供拔管指征,以尽早拔管。⑥ 遵医嘱使用镇痛剂或在排痰前给予止痛药物。

二、肺癌手术患者的护理

【知识要点】

1. 了解肺癌患者术前、术后呼吸功能锻炼的要点。

2. 熟悉肺癌患者术后早期深静脉血栓的预防方法。

3. 掌握肺癌患者术后功能锻炼的方法与目标。

4. 掌握肺癌患者术后的护理重点。

【案例分析】

患者,男性,70 岁,因咳嗽伴消瘦乏力月余,痰中带血就诊。当地医院 CT 示:左上肺占位。纤支镜检查取组织活检。病理示:鳞癌。院门诊以"左上肺癌"收治住院。查体:T 36.6℃,P 78 次/分,R 18 次/分,BP 110/61 mmHg。患者活动自如、对答清晰,患者自述病程中有体重下降,有 40 年吸烟史,平均 20 支/天。但无胸痛、发热及声音嘶哑。入院后,完善肺肿瘤相关术前检查,排除禁忌证。一周后,在全麻下行左上肺叶切除＋淋巴结清扫。

✅ **选择题**

1. 在接待患者过程中,获悉患者有吸烟习惯,你首先指导患者进行:(B)

A. 戒酒   B. 戒烟   C. 忌油炸食物   D. 忌腌制食物

2. 下列哪项不是肺癌的主要转移途径:(D)

A. 直接转移   B. 淋巴转移   C. 血行转移   D. 种植

3. 支气管胸膜瘘一般发生在术后:(C)

A. 3～4 天   B. 5～6 天   C. 7～10 天   D. 10～12 天

4. 全肺切除患者的禁忌体位是:(D)

A. 平卧位   B. 半卧位   C. 1/4 侧卧位   D. 健侧卧位

5. 检查结果显示患者有轻度贫血,你建议患者采取下列哪种饮食:(ABCD)

A. 蛋类、乳类   B. 鱼虾类及肉类

C. 蔬菜及水果   D. 动物肝脏

📝 **简述题**

6. 开胸患者手术前护理措施有哪些?

答:① 呼吸道管理:建议患者立即戒烟;对患者进行深呼吸及腹式呼吸训练;通过示范及训练,患者掌握有效咳嗽及排痰的方法。② 体能训练:建议患者快速步行或爬楼梯训练(有人陪同),以增强心肺功能。③ 心理护理:通过沟通,将患者的心理状态调整至接受手术的最佳状态。④ 饮食护理:建议患者增加营养,增加蛋类、鱼虾类、肉类及蔬菜、水果的摄入量,增加进食次数。

7. 患者术后第 3 天,诉切口疼痛,你将如何应对?

答:① 首选:按疼痛评估脸谱或数字尺,确定疼痛程度。② 检查伤口敷料、胸腔引流管及胸带的情况。③ 分析情况,向患者解释原因。④ 指导患者放松情绪。⑤ 按疼痛分级,使用止痛药物。⑥ 评估止痛效果。

❓ **思考题**

8. 患者术后第 2 天,由 ICU 返回病区,患者行左上肺叶切除＋淋巴结清扫＋胸腔粘连松解术,术中出血相对较多,相应的护理措施有哪些?

答:① 妥善安置患者,取半卧位。② 吸氧,心电监护,密切观察生命体征进行记录,进行动态分析。③ 加强胸腔引流管的观察,因胸腔粘连松解术后,渗血相对于非胸腔粘连患者多,注意渗血颜色变化。④ 呼吸道护理:加强气道湿化,鼓励咳嗽排痰,注意咳嗽时的力度,防止引起渗血量增加。⑤ 指导床上活动,进行踝泵运动,预防下肢深静脉血栓。⑥ 予半流质饮食,少量多次。

⑦ 适时进行疼痛评估,恰当应用止痛措施。⑧ 注意出入量平衡。

9. 对于该患者,应如何进行深静脉血栓的预防与教育?

答:① 指导患者戒烟。② 在术前宣教过程中,向患者灌输早期活动的重要性,即麻醉清醒后,主动进行踝泵运动。③ 鼓励进行深呼吸及咳嗽。④ 病情允许的情况下,即可下床活动。⑤ 术前一日进行深静脉置管,减少静脉损伤。⑥ 少量多次饮水,降低血液黏稠度。

10. 患者出院前,请你给出出院指导意见。

答:① 饮食:日常饮食即可满足营养需求,但要求食物新鲜,三餐间增加餐点。② 戒烟酒。③ 呼吸功能锻炼:散步,每次 30 分钟,每天 2 次;吹气球,每次 5 分钟,每日 3 次;缩唇呼吸,以鼻吸气,缩唇缓慢呼气,每天 2 次,每次 10 分钟。④ 术侧肢体功能锻炼:术侧肢体每天做爬墙运动,每天 3 次,每次 8～10 分钟。⑤ 休息:夜间保证 8～10 小时睡眠,午间 1～2 小时睡眠,避免重体力劳动。⑥ 复查:术后一月返院复查,如有剧烈咳嗽、胸痛、高热、气喘等随时就诊。⑦ 若年轻患者,术前有正常性生活者,术后体力恢复后,提倡性生活。

三、食管癌手术患者的护理

【知识要点】

1. 了解不良饮食习惯在食管癌发病中的作用。

2. 了解食管癌的典型临床表现。

3. 熟悉食管癌患者的饮食护理要点。

4. 掌握食管癌手术后的护理重点。

【案例分析】

患者,男性,51 岁,因进食有梗阻感且伴有进食时胸骨后疼痛。外院病理示:食管鳞癌。门诊以"食管癌"收住入院。护理查体:T 36.5℃,P 82 次/分,R 17 次/分,BP 128/75 mmHg。患者活动自如、对答清晰,病程中,患者无恶心呕吐、腹痛腹泻、体重下降。患者自述喜食滚烫食物及进食速度快。入院后,完善相关术前检查,排除禁忌证。一周后,在全麻下行食管癌根治＋淋巴结清扫术。

☑ **选择题**

1. 食管没有下列哪项组织结构?(D)

A. 黏膜层   B. 黏膜下层   C. 肌层   D. 浆膜层

2. 食管有几个生理性狭窄：(C)

A. 1   B. 2   C. 3   D. 4

3. 食管癌的典型临床表现是：(C)

A. 咽下食物哽噎感   B. 胸骨后针刺样疼痛

C. 进行性吞咽困难   D. 食管内异物感

4. 你在接待并对患者进行饮食指导过程中，你建议患者采取的饮食有：(B)

A. 普食   B. 半流   C. 流质   D. 禁食

5. 从健康的角度出发，你建议患者避免的不良习惯有：(ABCD)

A. 进食速度过快   B. 进食过烫食物

C. 刺激性食物   D. 粗糙食物

6. 患者手术后的胸腔闭式引流水封瓶液面应低于引流管胸腔出口平面：(C)

A. 40 cm   B. 50 cm   C. 60 cm   D. 70 cm

❧ 简述题

7. 胸腔闭式引流的护理要点有哪些？

答：① 正确连接引流装置，保持密闭，妥善固定，转运病人时，双钳夹管，防止滑脱；下床活动时，引流瓶低于膝关节水平。② 取半卧位，鼓励咳嗽、排痰。③ 胸腔闭式引流水封瓶液面应低于引流管胸腔出口平面 60 cm。④ 观察引流液的量、性状、水柱波动范围，并准确记录。⑤ 术后 24～72 小时，引流液明显减少且颜色变淡，24 小时引流量＜50 ml，X 线胸片示肺膨胀良好，患者无呼吸困难即可拔管。

8. 简述肠内营养支持护理要点。

答：① 妥善固定营养管并有明显的标记，及时更换固定胶贴。② 落实查对制度，正确输注营养液。③ 取半卧位，减少误吸的风险。④ 输注前后及中途每隔 4 小时，用温开水进行脉冲式冲管，冲液量视营养管的通畅程度而定，至少 40 ml。⑤ 输注速度：第 1 天 30 ml/h，如无不适，以每天 10 ml/h 的速度递增，最大速度 125 ml/h。⑥ 输注过程中，观察患者有无腹痛、腹胀、腹泻等。如有不适，减慢输注速度或停止灌注。⑦ 让患者知晓营养管的作用及重要性，主动维护营养管。

9. 简述食管癌术后饮食护理要点。

答：① 患者入院后，指导患者进食半流质饮食，避免油炸及大块硬性食物，进食时细嚼慢咽。② 术后禁食 5～7 天。③ 术后 7～10 天进流质。进食时,指导患者集中思想,小口进食,开始量 50～100 ml,逐步增加进食量。
④ 术后 10～30 天进半流,开始量 100～150 ml,每天 6～8 次,无不适后,逐步
增加进食量。⑤ 30 天后进软食,逐步过渡到普通饮食。⑥ 进食后指导患者,
取坐位或高半卧位 30 分钟。

？ 思考题

10. 患者术后第 2 天,将由 ICU 返回病室,你将采取哪些护理措施?

答:① 接到患者返回病室的通知后,立即进行床边准备(床单元、氧气、监
护仪、营养泵等)。② 与监护室护士共同安置并安慰患者,吸氧,监护,查看引
流管、导管、皮肤,进行物品与药品交接。③ 监测并记录患者的生命体征。
④ 气道管理:气道湿化并协助咳嗽排痰,排痰间隔根据患者的痰量情况而定。
⑤ 引流管及导管护理:观察并记录引流液的量、性状,观察导管的在位及通畅
情况。⑥ 协助进行个人卫生处置及活动。⑦ 相关知识宣教及心理护理。

11. 患者术后第 7 天出现高热,39.2℃,对症处理后体温下降。同时患者
伴有轻度胸闷、呼吸困难,吸氧后改善。你认为患者可能发生了哪种并发症?
针对该并发症应如何护理?

答:(1) 该患者可能发生了食管癌术后最严重的并发症:吻合口瘘。术后
第 9 天,GI 证实:吻合口瘘。

(2) 吻合口瘘护理:① 由于吻合口瘘的发生,患者的心理肯定会发生变
化,及时的心理疏导尤为重要;指导患者即刻开始禁食,介绍治疗方法。② 协
助医生在 DSA 下置入经鼻经瘘口引流管,妥善固定并标记。③ 建立并维持
瘘口引流管的压力,观察并记录引流液的量、性状。④ 监测患者的体温,观察
胸闷、气急的情况。⑤ 正确实施口腔护理、压疮预防和护理、专科对症护理、
安全护理等护理措施。保持患者清洁、舒适。⑥ 根据医嘱正确实施治疗,用
药,并观察患者的治疗效果。⑦ 确保肠内营养支持治疗安全、有效。

12. 你所在病区为了对患者及家属进行食管癌方面知识宣教,需要做一
块展板,你将从哪几方面进行宣传?

答:(1) 食管癌发病原因:① 亚硝胺及真菌亚硝胺类化合物具有高度致
癌性;真菌能将硝酸盐还原亚硝酸盐,促进二级胺的形成。② 遗传因素:人群
的易感性与遗传和环境条件有关。③ 营养不良及微量元素缺乏:在人群高发
地区调查发现,大多数居民缺乏动物蛋白及维生素与微量元素。④ 饮食习
惯:患者与进食粗糙食物,进食过热、过快有关,长期吸烟与饮酒的人群其发
病率明显高于非吸烟与饮酒者。⑤ 其他因素:食管的炎症及慢性损伤。

(2) 病理:食管癌大多为鳞状上皮癌,占 95% 以上,腺癌甚为少见,偶可见

未分化小细胞癌。食管癌以中段为多,其次为下段及上段。

(3) 临床表现:早期症状不明显,偶有进食哽噎、停滞或异物感,胸骨后闷胀或疼痛;中晚期出现进行性吞咽困难。

(4) 扩散及转移:食管壁内扩散:食管黏膜及黏膜下层有丰富的淋巴管相互交通,癌细胞可沿淋巴管向上下扩散。直接扩散:肿瘤直接向四周扩散,穿透肌层及外膜,侵及邻近组织及器官。淋巴转移:是最主要的转移途径。血运转移:较少见,主要向肺、肾、肋骨、脊柱等转移。

(5) 治疗:手术治疗、放射治疗及药物治疗。

(6) 预防:改变饮食习惯:进食细嚼慢咽,避免进食过热、过快。适当改善营养。进食新鲜食物,避免食用霉变食物。戒烟酒。定期健康体检。

四、先天性心脏病手术患儿的护理

【知识要点】

1. 掌握先心病患儿术前准备的特殊性。

2. 掌握先心病患儿肺部体疗的方法。

3. 熟悉艾森曼格综合征的临床意义。

4. 熟悉体外循环术后护理要点。

【案例分析】

患儿,3岁,近1年多,哭甚时出现青紫,查体:心前区隆起,胸骨左缘第3～4肋间可闻及Ⅳ级收缩期杂音,可触及震颤。X线检查示:左右心室及左房增大,肺血管影增多,肺动脉段凸出。

✓ 选择题

1. 此患儿最可能的诊断是:(B)

A. 房间隔缺损　　　　B. 室间隔缺损　　　　C. 肺动脉狭窄

D. 动脉导管未闭　　　E. 法洛四联症

2. 此患儿如决定手术必须做的检查是:(D)

A. 心电图　　　　　　B. 磁共振成像　　　　C. 心功能检查

D. 心导管检查　　　　E. 超声心动图

3. 此患儿如出现了永久性青紫,说明:(B)

A. 动脉系统瘀血　　　　　　　　　　　B. 形成艾森曼格综合征

C. 合并了肺水肿　　　　　　　　　　　D. 静脉系统瘀血

E. 合并了心力衰竭

4. 患儿缺氧发作时,应采取的体位是:(D)

A. 俯卧位   B. 平卧位   C. 半坐卧位

D. 膝胸卧位   E. 侧卧位

5. 护理青紫型先心病患儿,要保证入量,防止脱水,其目的是:(D)

A. 防止心力衰竭   B. 防止肾衰竭   C. 防止休克

D. 防止血栓栓塞   E. 防止便秘

6. 复杂的先心病法洛四联症常见畸形包括?(BCDE)

A. 房间隔缺损   B. 肺动脉狭窄   C. 主动脉骑跨

D. 右心室肥厚   E. 室间隔缺损

7. 体外循环所用的人工心肺机包括哪些部位?(ABCD)

A. 血泵   B. 氧合器   C. 变温器

D. 过滤器   E. 气管插管

8. 体外循环术后常见并发症有:(ABCDE)

A. 出血   B. 急性呼吸衰竭   C. 急性肾衰竭

D. 脑部并发症   E. 低心排综合征

简述题

9. 该患儿术前护理措施有哪些?

答:(1) 监测生命体征、上下肢血压。

(2) 调整患儿一般情况,改善低氧血症、酸中毒和肝肾功能。

(3) 充足营养,母乳喂养,少量多餐。

(4) 注意多给患儿饮水,稀释血液,以免形成血栓。

(5) 避免患儿剧烈哭闹,导致缺氧。

(6) 术前吸氧 3 L/min,每天 3 次,每次 30 分钟,改善缺氧状况。

(7) 术前常规准备:① 术前行抗生素皮试,术晨遵医嘱带入术中用药。② 协助完善相关术前检查心电图、B 超、出凝血实验等。③ 术晨更换清洁病员服。④ 术晨建立静脉通道,如为接台手术,则需遵医嘱补液。⑤ 术晨与手术室人员进行患者、药物核对后,送入手术室。

10. 作为该患儿的责任护士,你怎样为该患儿提供肺部体疗护理?

答:① 开始肺部体疗前,给予适当的鼓励,使孩子保持轻松的心情。② 一般白天需要 2~3 小时进行一次,每次 10~15 分钟,患儿睡眠期间间隔时间可适当延长。③ 如果有引流瓶等,需要将管道固定好,避免牵拉脱出。如果孩子可以坐起,需准备枕头支撑身体。④ 拍背方法:术后孩子可以侧卧或取坐姿,拍背时手要微微蜷起,形成中空状,两侧交替进行,拍击力量不宜过大,由上而下、从外向内、依次进行。由于患儿的背和肺下部更容易产生痰液积聚,所以重点要拍这些部位。不要直接叩击伤口部位,不要叩击脊柱。⑤ 体位引流:根据肺炎或者肺不张的部位来选择不同的体位。⑥ 痰液黏稠时还可以通过雾化吸入来稀释痰液。

11. 简述体外循环术后的处理原则。

答:① 保持血流动力学稳定。② 维持血容量平衡,改善心功能。③ 加强呼吸系统的护理,维持有效呼吸。④ 及时纠正水、电解质和酸碱平衡失调。⑤ 遵医嘱应用抗菌药预防感染。

? 思考题

12. 试述艾森曼格综合征的观察和临床意义。

答:① 艾森曼格综合征常表现为轻至中等程度青紫,于劳累后加重,逐渐出现杵状指,常伴气急、乏力、头晕等症状,以后可出现右心衰竭症状,心浊音界增大,心前区明显搏动。② 本征已无矫治的可能,有条件者可行心肺联合移植。

五、心脏疾病瓣膜置换术患者的护理

【知识要点】

1. 掌握强心苷中毒的观察与护理。

2. 掌握抗凝治疗的护理。

3. 掌握低心排综合征的观察。

4. 熟悉术后高浓度补钾的安全护理。

5. 熟悉瓣膜置换术后健康宣教。

【案例分析】

患者,女性,64 岁,因"反复活动后胸闷气喘 3 年,加重 3 月"拟"风湿性心脏病"收治入院,UCG 示"二尖瓣关闭不全(重度),主动脉瓣关闭不全(中—重度),三尖瓣关闭不全(轻度)",遂择期在"全麻体外循环下双瓣置换术",术后十日出院。术后用药地高辛 0.25 mg po. qd ,华法林 1.875 mg po. qn。一周前,患者出现恶心呕吐、腹部不适。近三日心慌不适,心电图示室早二联律,查生化血钾 5.9 mmol/L,再次入院。

☑️选择题

1. 二尖瓣关闭不全最早期的症状是：（A）

A. 劳力性呼吸困难　　　　　　　B. 夜间阵发性呼吸困难

C. 端坐呼吸　　　　　　　　　　D. 咯血

2. 联合瓣膜病变通常以_____为主：（A）

A. 二尖瓣病变　　　　　　　　　B. 三尖瓣病变

C. 主动脉瓣病变　　　　　　　　D. 肺动脉瓣病变

3. 瓣膜置换术后，血浆凝血酶原时间通常控制在正常值的：（B）

A. 0.5～1 倍　　　B. 1.5～2 倍　　　C. 2.5～3 倍　　　D. 3.5～4 倍

4. 风湿性心脏病最具诊断价值的检查是：（D）

A. 心电图　　　　　　　B. 胸片　　　　　　　C. 血沉

D. 抗"O"　　　　　　　E. 心脏听诊

5. 需要终身抗凝的心脏手术是：（D）

A. 房缺修补术　　　　　B. 室缺修补术　　　　C. 冠脉搭桥术

D. 机械瓣置换术　　　　E. 生物瓣置换术

6. 下列关于低心排综合征的叙述中，正确的是：（A）

A. 体外循环术后，由于心脏排血量显著减少，以致重要脏器灌注不足而引起的休克症候群

B. 由于急性心脏病变引起心排血量显著、急剧地降低，导致组织器官灌注不足和急性瘀血的综合征

C. 由于心排血量突然骤减、中断或严重低血压而引起一时性脑缺血、缺氧

D. 由于各种原因引起短时间内大量出血及体液丢失，使有效循环血量降低所致

7. 室早二联律的心电图特征有：（ABCDE）

A. 其前无 P 波　　　　　　　　　B. T 波与主波方向相反

C. QRS 波时限＞0.12 秒　　　　　D. 早搏后有一完全代偿间期

E. 提前出现的成对的宽大畸形的 QRS 波群

8. 瓣膜置换术后的护理措施中，正确的有：（ABCD）

A. 教会患者深呼吸和有效咳嗽

B. 指导患者少食多餐，控制水分摄入

C. 服用强心苷患者要教会其自数脉搏

D. 服用华法林期间注意有无出血倾向

E. 指导患者严格卧床休息，减少活动量

◆ 简述题

9. 该患者最可能发生了何种反应? 其观察要点和预防措施有哪些?

答:(1) 该患者最可能出现了洋地黄中毒。

(2) 常见洋地黄中毒临床表现:① 胃肠道反应:一般较轻,常见纳差、恶心、呕吐、腹泻、腹痛。② 心律失常:服用洋地黄过程中,心律突然转变,是诊断洋地黄中毒的重要依据。洋地黄中毒的特征性心律失常有:多源性室性过早搏动呈二联律、室上性心动过速伴房室传导阻滞。③ 神经系统表现:可有头痛、失眠、忧郁、眩晕,甚至神志错乱。④ 视觉改变:可出现黄视或绿视以及复视。

若出现中毒反应,应立即停用洋地黄,补充钾盐,停用排钾利尿药,纠正心律失常。

10. 瓣膜置换术后抗凝治疗的护理措施是什么?

答:① 给药剂量要准确、定时,每天尽可能在同一时间服药;如果漏服,应在当天尽快补上,而不应在第二天服用双倍剂量的抗凝药来补偿。② 定期复查 PT 及 INR 来调整抗凝药的使用剂量。③ 严密观察有无皮肤出血点、紫癜、瘀斑、牙龈出血、鼻出血、咯血、血尿、黑便、月经量增多等出血倾向。如果出现出血倾向应立即检查 PT 及 INR,根据检验结果减少华法林用量,或应用维生素 K 治疗。④ 嘱患者不可自行停药,服药时要检查药物有无潮解、发霉、变质,以及每片药的剂量、名称。⑤ 必须注意抗凝药与其他药物之间的相互作用,观察抗凝效果及不良反应。

11. 简述瓣膜置换术后健康宣教的内容。

答:① 饮食:富营养易消化饮食,少量多餐,指导患者养成规律排便习惯。② 活动与休息:逐渐增加活动量,术后一年内避免剧烈运动和重体力劳动。③ 自我保健:注意防寒保暖,防止感冒。④ 服用强心苷药物要自数心率,服用华法林定期查 PT,调整药量。⑤ 加强锻炼,定期复查。

? 思考题

12. 简述瓣膜置换术后高浓度补钾的注意事项。

答:多数心脏瓣膜置换术患者由于长期心衰,使用洋地黄、利尿剂、体内钾丢失多;又由于长期肝瘀血、腹水、水肿、消化道摄入少,导致低血钾。术前虽然口服或静脉给钾,但体内钾总含量仍然较低。有报道称心衰患者体内钾总含量比正常人低 34%,心脏瓣膜置换术后患者的低血钾,要求补钾量较大,由于要限制每日补液量及输液速度,常规的补钾浓度难以达到及时纠正低钾的目的。通过微量泵施行高浓度(10%浓度)低速度的补钾,克服了以上矛盾。

高浓度补钾的注意事项:① 肾功能好,尿量>30 ml/h,钾低时可增加浓度及速度,每小时入 1~2 g钾是安全的,但速度不宜过慢(<20 mmol/h),且必须在心电监测下进行。② 必须十分清醒警惕高钾的危险,及时复查血清钾,正常后应减量或停止。③ 应采用静脉穿刺插管,中心静脉输入,严防药液外漏。④ 护士必须严密观察此通道是否堵塞,走速是否正常,防止意外发生。⑤ 微量输液泵静脉给钾通道严禁推注其他药液,以免瞬间高钾进入发生危险。

六、冠状动脉搭桥手术患者的护理

【知识要点】

1. 掌握搭桥手术取血管肢体的护理。

2. 掌握使用血管活性药物的护理。

3. 掌握心包填塞的观察与护理。

4. 熟悉心律失常的观察与护理。

5. 熟悉冠脉搭桥术后健康宣教。

6. 了解 IABP 的护理。

【案例分析】

患者,男性,59 岁,因"冠心病,多支病变"拟行"冠脉搭桥术＋IABP 植入术"入院,术前晚,患者主诉难以入睡,担心手术与预后。查体:P 100 次/分,BP 145/95 mmHg,遵医嘱予地西泮 5 mg 口服后入睡,术后第 3 天,硝酸甘油以 0.3 μg/(kg·min)静脉泵入,保留心包、纵隔引管在位,14 小时未见引流液,患者突发胸闷气促,面色苍白,查体脉搏细弱,可触及奇脉,P 120 次/分,BP 90/75 mmHg,颈静脉怒张,肋下三指可触及肝脏,立即汇报医生,即刻送手术室行开胸探查术。

☑ **选择题**

1. 冠脉搭桥术后 14 小时,拔除气管插管,拔出后多长时间可进水和流质:(B)

A. 1 小时 B. 2 小时 C. 3 小时 D. 4 小时

2. 患者术前晚最主要的护理问题是:(C)

A. 潜在并发症:心动过速 B. 低效性呼吸型态

C. 焦虑 D. 皮肤完整性受损

3. 血管活性药使用的护理措施,错误的是:(C)

A. 使用血管活性药需要微量输液泵给药

B. 根据血压心率的变化,及时调整血管活性药的滴速

C. 血管活性药尽量从周围静脉输入

D. 不与其他输液输血在同一通路

4. 主动脉球囊反搏(IABP)的正确定义是:(A)

A. 以左心辅助功能主的机械性循环装置,是利用 IABP 球囊在心脏舒张期充气,增加主动脉舒张压

B. 以左心辅助功能主的机械性循环装置,是利用 IABP 球囊在心脏收缩期充气,增加主动脉收缩压

C. 以右心辅助功能主的机械性循环装置,是利用 IABP 球囊在心脏舒张期充气,增加肺动脉舒张压

D. 以右心辅助功能主的机械性循环装置,是利用 IABP 球囊在心脏收缩期充气,增加肺动脉收缩压

5. 身心疾病的治疗与护理都需要采用心身统一的观点及注重个体与环境的协调,常见的心身疾病有:(ABCD)

A. 冠心病　　　　　B. 原发性高血压　　　C. 消化性溃疡

D. 支气管哮喘　　　E. 风湿性心脏病

6. 冠脉搭桥术常用的自体血管有:(ABC)

A. 桡动脉　　　　　B. 大隐静脉　　　　　C. 乳内动脉

D. 锁骨下静脉　　　E. 小隐静脉

7. 冠脉搭桥术前,做好呼吸道的护理措施有:(ABCD)

A. 有吸烟史者劝其戒烟　　　　B. 训练病人做深呼吸和腹式呼吸

C. 指导病人有效咳嗽和排痰方法　　D. 痰液黏稠者行雾化吸入

E. 术前常规使用抗生素

8. 冠脉搭桥术后正确的护理措施有:(ABCDE)

A. 密切观察心率、心律的变化

B. 保持血氧饱和度 93% 以上,制定肺部锻炼计划

C. 做好引流管的护理

D. 观察尿量及尿色,准确记录尿量

E. 给予高蛋白、高维生素、高纤维素饮食

简述题

9. 作为管床护士,你计划采取哪些护理措施来解决患者术前晚的主要护理问题?

答:① 鼓励病人说出恐惧、焦虑的内心感受。② 促进其与手术成功的病人交流,增强对手术治疗的信心。③ 引导病人熟悉环境,介绍手术相关情况,以减轻手术相关的焦虑。④ 鼓励家属参与帮助缓解患者压力。⑤ 必要时予术前安定,保证患者良好睡眠。

10. 大隐静脉作为常用的旁路供材,常见的护理措施有哪些?

答:① 术前避免损伤和炎症反应。② 禁忌下肢静脉穿刺。③ 尽量延长弹性绷带的包扎时间。④ 指导患者下肢抬高,促进回流。⑤ 活动下肢,以加强交通支的建立。

11. 该患者可能突发了心脏术后哪种严重并发症? 该并发症的观察要点是什么?

答:(1) 患者可能发生了心包填塞。

(2) 观察要点:① 引流量较多,且引流管内有条索状血块挤出,或原先持续较多的引流突然停止或明显减少。② 病人血压下降,脉压差减小,心率加快。③ 中心静脉压明显升高,颈静脉怒张。④ 尿量减少(<30 ml/h)。⑤ 病人可在出现不典型上述症状时突然出现心脏骤停。⑥ X 线检查可显示纵隔增宽,心影增大。B 超提示心包积液。

(3) 处理方法:① 保持心包纵隔引流通畅。② 疑有心包填塞时可行床旁胸片或 B 超检查。③ 一旦出现心包填塞应立即通知医生行心包穿刺或开胸进行血块清除,并重新放置心包引流管。

(?) **思考题**

12. 简述冠脉搭桥术后常见心律失常的护理措施。

答:① 密切观察心率和心律的变化,正确识别各种心律失常,发现异常及时处理。控制心率在 60~80 次/分,血压在 90~120/60~80 mmHg,并根据患者的病情调整正性肌力药和扩血管药物。② 做好呼吸道护理,是预防低氧血症、保证心肌供氧、减少肺部感染和心律失常的重要措施。③ 详细记录出入量,维持水、电解质平衡,减少心律失常的诱发因素。④ 遵医嘱合理用药,发生室性心律失常首选利多卡因,房颤发作时给予毛花苷 C(西地兰)静脉注射等,根据心率调整药物速度,随时观察药物的不良反应。⑤ 做好基础护理,避免因疼痛、失眠、便秘、情绪不佳等各种原因致机体应激反应,诱发心律失常。

七、纵隔肿瘤(胸腺瘤)手术患者的护理

【知识要点】

1. 了解纵隔肿瘤(胸腺瘤)的用药护理要点。

2. 了解纵隔肿瘤(胸腺瘤)的临床表现及护理观察重点。

3. 掌握纵隔肿瘤(胸腺瘤)手术后的护理重点。

【案例分析】

患者,男性,69岁,因"双眼睑上抬无力伴复视一年半",门诊以"胸腺瘤伴重症肌无力眼肌型"收入院。护理查体:T 36.3℃、P 78次/分、R 16次/分、BP 168/106 mmHg。患者自述:有高血压史15年,自行服用降压药,同时服用溴吡斯的明60 mg,tid。患者双睑下垂明显。入院后,肌电图诱发电位检查:明确重症肌无力,无手术禁忌证。入院后因血压控制不良及肌无力症状加重,经调控上述症状改善,2周后,在全麻 VATS 下行胸腺瘤切除。

☑️ **选择题**

1. 下列说法中,正确的是:(C)

A. 肌无力危象是由于抗胆碱酯酶药物过量所致

B. 胆碱能危象是由于抗胆碱酯酶药物剂量不足所致

C. 注射依酚氯铵(腾喜龙)后如症状减轻者为肌无力危象

D. 出现呼吸肌无力时,应用抗胆碱酯酶药物无效

2. 可能与胸腺瘤并发的疾病多达30多种疾病,最常见的是:(A)

A. 重症肌无力   B. 单纯红细胞再生障碍性贫血

C. 低丙种球蛋白血症   D. 胸腺外恶性肿瘤

3. 护理该患者时,你应特别关注患者的:(A)

A. 呼吸   B. 吞咽   C. 排泄   D. 肌力

🔖 **简述题**

4. 该类患者因麻醉、手术、出血等可诱发 MG 危象,MG 危象多发生于术后24～72小时。因此除严密观察生命体征外,特别做好哪"五查"?

答:神经肌力状态的稳定性;肠鸣音状态;心率变化;唾液和呼吸道分泌物;汗腺分泌。

? 思考题

5. 患者术后第一天由 ICU 回房,护理重点应有哪些?

答:① 生命体征监测、吸氧。② 重点关注:呼吸是否平稳、有力;吞咽是否正常;握力及四肢肌力是否正常。③ 继续使用抗胆碱酯酶药物,关注药物疗效及副作用。④ 管路护理:引流管在位、通畅有效、功能良好。⑤ 咳嗽排痰,方法得当,患者配合。⑥ 关注患者心理状态。⑦ 避免使用影响神经肌肉接头传递、抑制呼吸的药物,如链霉素、卡那霉素、庆大霉素、吗啡、哌替啶(杜冷丁)、地西泮、苯巴比妥(鲁米那)等。⑧ 饮食指导:营养合理、得当。

6. 患者即将出院,请进行针对性的健康指导。

答:① 保证足够的睡眠,夜间 6～8 小时,午间 1～2 小时。② 抗胆碱酯酶药应按时按量服用,不可随意更改,外出时不应忘记带药。③ 注意保暖,预防上呼吸道感染。④ 合理营养,增加蛋白质、维生素等的摄入,食物新鲜,少量多餐,易消化。⑤ 进行力所能及的身体锻炼,增强体质,锻炼时,以不感觉疲劳为指标。⑥ 保持乐观的情绪,多与家人朋友沟通交流。

第四节　泌尿外科

一、肾损伤患者的护理

【知识要点】

1. 掌握肾损伤的急救护理。

2. 掌握肾损伤的主要临床表现。

3. 掌握肾损伤病情观察的要点。

4. 掌握预防肾损伤再出血的护理措施。

【案例分析】

患者,男性,52 岁,因"摔伤致全身多处外伤 10 小时"2013 年 4 月 30 日急诊入院,患者 10 小时前骑电动车摔伤卧睡马路,伤后感觉疼痛剧烈、心慌、出汗,由旁人立即护送来院就诊。

入院查体:精神烦躁,面色苍白,BP 90/52 mmHg,P 106 次/分,R 24 次/分,SpO$_2$96%,全身体表多发伤,伴血尿,呈全程酱油色样尿液。无咯血,无四肢不能活动。左肾区饱满肿胀,压痛明显,无反跳痛及肌紧张。极度紧张和害怕。血常规检查示血红蛋白 9.2 g/L,血细胞数下降;尿常规检查示镜下血尿。CT 示:左侧颧骨骨折,左肾轮廓不清晰,肾周积液,积血。临床诊断:左肾部分裂伤,肾周积液,颅面部外伤。病情危重,目前暂采取保守治疗:绝对卧床,留置尿管,抗感染,补液,止血。根据病情变化随时有急诊手术可能。

☑️选择题

1. 肾损伤后的基本病理生理变化是:(B)

A. 血容量不足　　　　B. 出血、尿外渗　　C. 电解质紊乱

D. 尿瘘　　　　　　　E. 发热

2. 肾损伤合并休克的病人最突出的护理问题是:(D)

A. 焦虑、恐惧　　　　B. 疼痛　　　　　　C. 有感染的危险

D. 组织灌注异常　　　E. 体温异常

3. 肾损伤,非手术治疗,需卧床休息的时间是:(C)

A. 3 天　　　　　　B. 1 周　　　　　　C. 2～4 周

D. 5～6 周　　　　　E. 7～8 周

4. 肾损伤,非手术治疗,期间应考虑紧急手术处理的情况是:(C)

A. 尿外渗　　　　　B. 明显血尿　　　　C. 严重休克不能纠正

D. 高热　　　　　　E. 剧烈疼痛

5. 如治疗后病人已康复,准备出院,护士指导何时可做体力劳动或竞技运动,正确的回答是:(C)

A. 1 个月后　　　　B. 2 个月后　　　　C. 3 个月后

D. 6 个月后　　　　E. 1 年后

▷ 简述题

6. 接诊急性肾损伤的患者需采取哪些急救护理措施?

答:① 绝对卧床;② 留置尿管;③ 迅速建立两条静脉通路:快速输液、输血,确保输液通畅,补充有效循环血量;④ 急救止血;⑤ 密切观察病情;⑥ 积极做好手术准备。

7. 肾损伤的主要临床表现有哪些? 如何对尿液进行观察?

答:因损伤程度不同肾损伤的临床表现差异很大,主要症状有休克、血尿、疼痛、腰腹部肿块、发热。

尿液的观察:患者应常规留置导尿管及床边接尿袋,准确记录 24 小时尿量并观察尿液的量、色、尿比重的变化,保持每小时尿量不少于 60 ml,每小时留置尿标本一份对比观察,并测尿比重以判断病情变化,1～2 周后如尿液正常方可拔除尿管。

❓ 思考题

8. 该患者病情观察的要点有哪些? 如何观察腰腹部肿块的大小?

答:(1) 病情观察要点:① 密切观察患者血压、脉搏、呼吸、体温的变化及神志情况;② 观察每次排出尿液颜色的深浅变化:若血尿颜色逐渐加深,说明出血加重;③ 观察腰、腹部肿块范围的大小变化;④ 动态监测血红蛋白和血细胞比容变化,以判断出血情况;⑤ 定时观察体温和血白细胞计数,以判断有无继发感染;⑥ 观察疼痛的部位及程度。

(2) 应密切关注 B 超及 CT 结果的动态变化,用记号笔标注患者血肿的位置,密切观察标注位置有无变化,班班交接。

9. 如何预防损伤肾脏再出血?

答:因肾脏血供充足,肾损伤后出血量大,不适当的活动可使已停止的出血灶再次出血,因此肾损伤患者应绝对卧床休息,各种检查也应尽可能进行床边操作。病情稳定后须进行必要的辅助检查时,一定要有医护人员护送协助,搬动患者时动作要轻柔,特别注意不要挤压患侧肾区,以免诱发再出血。如病情稳定,卧床1~2周后尿检红细胞消失,再卧床1周方可下床活动。

二、泌尿系结石患者的护理

【知识要点】

1. 掌握肾绞痛的处理原则。

2. 掌握泌尿系结石与饮食的关系。

3. 掌握肾造瘘管及双J管的护理。

4. 掌握经皮肾镜术后大出血的处理。

【案例分析】

患者,男性,42岁,因"反复左侧腰腹部疼痛一年余,突发腹痛、恶心呕吐6小时"入院。患者2012年1月无明显诱因下感左侧腰腹部疼痛,阵发性绞痛,程度中等。2013年3月10日症状再次发作,门诊CT示:左输尿管中段结石,左肾结石伴积水,左输尿管扩张,拟"左输尿管中段结石,左肾结石"入院。

入院查体:神志清楚,痛苦貌,由平车推入病房。查体:T 36.6℃,P 88次/分,R 18次/分,BP 128/80 mmHg。对症处理及完善各项检查后,于急诊硬膜外麻醉下行"左输尿管镜下钬激光碎石取石术+双J管置入术",将取出的结石做成分分析,结果为:草酸结石。于2013年3月17日在全麻下行左侧经皮肾镜钬激光碎石取石术,术后安返病房,遵医嘱一级护理,心电监护,予消炎、止血、止痛治疗。留置导尿管及左肾造瘘引流管各一根。

☑️ 选择题

1. 上尿路结石的主要症状是:(B)

A. 排尿困难   B. 疼痛与血尿   C. 尿频尿急

D. 无痛性血尿   E. 尿失禁

2. 上尿路结石形成的相关因素不包括:(E)

A. 饮食中纤维素过少   B. 反复尿路感染   C. 长期卧床

D. 大量饮水   E. 饮食中脂肪含量过高

3. 草酸结石患者应限食:(D)

A. 肉类　　　　　　　　B. 水果　　　　　　　　C. 豆制品

D. 菠菜　　　　　　　　E. 动物内脏

4. 肾结石非手术治疗,为促进结石排出,最适宜的运动方式是:(A)

A. 跳绳　　　　　　　　B. 散步　　　　　　　　C. 太极拳

D. 气功　　　　　　　　E. 游泳

5. 尿路结石最有效的预防方法是什么,正确的回答是:(E)

A. 调整饮食　　　　　　B. 控制感染　　　　　　C. 多活动

D. 调整尿液 pH 值　　　E. 大量饮水,尿量在 2000ml 以上

6. 经皮肾镜碎石取石术后护理措施中,不正确的是:(C)

A. 肠蠕动恢复后可进食

B. 遵医嘱吸氧

C. 鼓励患者早期下床活动

D. 密切观察尿液的颜色、量及患侧肾功能

E. 密切观察肾造瘘管引流情况,保持引流管通畅

7. 常见结石的种类有:(ABCDE)

A. 草酸钙结石　　　　　B. 磷酸盐结石　　　　　C. 尿酸盐结石

D. 碳酸盐结石　　　　　E. 磷酸镁结石

简述题

8. 简述肾绞痛的处理原则。

答:① 缓解疼痛,减少恶心呕吐;② 遵医嘱补液;③ 根据结石大小与位置选择合理的手术方式,并做好术前准备;④ 可保守治疗者,指导病人促进排石的方法。

9. 简述经皮肾镜碎石术后留置肾造瘘管的目的及护理。

答:(1)目的:观察穿刺侧肾脏出血情况、尿液引流以及便于窦道形成,为需要二次手术患者创造条件。

(2) 护理:肾造瘘管的护理尤为重要。① 一般情况下,肾造瘘管在术后6~12 小时是夹闭的,利用肾盂内的压力止血。② 开放肾造瘘管后,应密切注意引流液的颜色,并与导尿管引流液的颜色进行比较,并记录尿量,做好不同时段的对比,及早判断有无出血。③ 妥善固定造瘘管并保持通畅。患者床上休息时,引流袋位置不得高于床面,床下活动时不得超过造瘘口平面,防止逆流,指导患者翻身前先将造瘘管留出一定的长度,然后再转向对侧,下床或活动时先将造瘘管拿好,防止肾造瘘管脱出。④ 更换引流袋时严格无菌操作。⑤ 术后 7~10 天若引流液转清、体温正常,可考虑拔管。

10. 经皮肾镜碎石术后于输尿管内放置双 J 管的目的是什么？多久拔除？对出院后携带双 J 管患者应给予哪些健康指导？

答:(1) 目的:起支撑输尿管及内引流的作用,有助于保护和恢复肾功能,有利于肾积水、积血的引流。还可以扩张输尿管,有助于小结石的排出,防止输尿管内"石街"形成。

(2) 经皮肾镜碎石术后双 J 管一般术后 6～8 周拔除。

(3) 健康指导:① 多饮水,保持尿量大于 2000 ml/d。② 部分患者会出现排尿疼痛、尿频、血尿等情况,多为双 J 管膀胱端刺激所致,应向患者解释清楚。③ 指导患者在置管期间不做四肢及腰部同时伸展动作,不做下蹲动作及体力劳动,防止双 J 管滑脱和移位。④ 不憋尿,以防止膀胱过度活动引起尿液反流。⑤ 讲解结石与饮食的关系,避免进食高钙、高动物脂肪、高糖饮食,防止结石复发。⑥ 遵医嘱按时来院拔除双 J 管。

❓ 思考题

11. 患者术后第二天肾造瘘管内引流出大量鲜红色血性液体约 450 ml,患者目前最主要的护理诊断是什么？该如何处理？

答:最主要的护理诊断:出血。

处理:① 暂夹闭肾造瘘管止血;② 绝对卧床休息;③ 遵医嘱急查血常规,了解血红蛋白及红细胞计数;④ 加快补液、输血,维持血容量及电解质平衡;⑤ 必要时选择性肾血管栓塞。

三、肾肿瘤患者的护理

【知识要点】

1. 掌握肾部分切除术患者活动的健康指导。

2. 掌握肾癌患者肾功能的观察及健肾保护的相关知识。

【案例分析】

患者,男性,58 岁,两个月前体检时查 B 超示 3.5 cm×3.0 cm 占位,患者当时偶觉右腰部轻微酸胀不适,无尿频、尿急、尿痛及血尿,患者未治疗,昨日患者出现肉眼血尿,为全程无痛性,无血块,来院就诊,CT 检查示:右肾3.8 cm×3.2 cm 实质性占位。以"右肾占位"收入院。

入院查体:T 36.8℃,P 76 次/分,R 16 次/分,BP 150/90 mmHg,有高血压病史 1 年,未服降压药。入院后完善检查,积极术前准备,在全麻腹腔镜下行右肾部分切除术,术后遵医嘱予一级护理,心电监护,有留置导尿管及伤口引流管各一根,遵医嘱予补液抗炎营养治疗。

☑ 选择题

1. 肾癌三联征是指:(ABC)

A. 血尿　　　　　　B. 腰痛　　　　　　C. 肿块

D. 疼痛　　　　　　E. 高血钙

2. 泌尿系肿瘤血尿的特点是:(E)

A. 终末血尿伴膀胱刺激症状　　　　B. 初始血尿

C. 血尿伴疼痛　　　　　　　　　　D. 血尿伴蛋白

E. 无痛性肉眼血尿

3. 关于肾肿瘤引起高血压的原因,最正确的有:(ACD)

A. 肿瘤压迫肾蒂　　　　　　　　　B. 肿瘤坏死、液化

C. 肿瘤内动、静脉短路　　　　　　D. 肿瘤内的升压物质

E. 情绪紧张

4. 肾癌患者术前护理措施中,正确的有:(ABCDE)

A. 疏导患者,帮助其树立和增强战胜疾病的信心

B. 给予高蛋白、高热量、高维生素营养丰富食物,以满足机体需要

C. 保证病人休息和睡眠,必要时给予镇静剂

D. 观察尿液颜色、量、性状,了解患侧及健侧肾脏功能

E. 术前禁食 12 小时,禁饮 4 小时

5. 肾癌患者行肾全切术后护理,不正确的是:(A)

A. 卧床一周　　　　　　B. 通气后　　　　　　C. 肿块

D. 疼痛　　　　　　　　E. 高血钙

6. 肾癌部分切除患者术后护理,正确的是:(BCDE)

A. 患者生命体征平稳后应尽早下床活动

B. 患者术后需卧床休息 2～4 周

C. 保持伤口引流管通畅

D. 密切观察患者有无出血、感染症状

E. 如果引流液突然暗红变为鲜红,引流液量由少变多提示有出血现象

🖋 简述题

7. 护士应从哪几个方面指导肾部分切除术后患者活动?

答:① 肾部分切除术后患者需卧床 2～4 周,给予卧气垫床,在卧床期间

进行关节的主、被动活动,被动进行肢体肌肉按摩、肢体气压治疗促进血液循环,促进血液循环促进肌肉张力恢复,减少下肢深静脉血栓形成。② 避免进行增加腹压的活动,注意保暖,以防受凉感冒,减少剧烈咳嗽及打喷嚏的发生;饮食宜清淡,多吃新鲜蔬菜,保持大便通畅,以减少腹压,防止术后出血。③ 术后一般需绝对卧床 1 周,病情稳定,可根据医嘱协助患者翻身。翻身时需注意轴线翻身,卧于健侧。④ 恢复期能下床活动时,按长期卧床病人首次下床活动规范协助患者下床活动。

? 思考题

8. 护士如何对肾癌患者肾功能的观察及对健肾的保护?

答:(1) 术前的观察:① 遵医嘱抽血检查患者的肾功能及电解质的情况。② 检查 GFR(肾小球滤过率):前一小时嘱患者饮水 300～500 ml,不能饮水的患者可补液,以保证充足的肾灌流量,保证检查结果的准确性。③ 观察患者的尿量及尿色。

(2) 术后的观察及健肾的保护:① 术后留置尿管接精密尿袋,保持尿管引流通畅,观察及准确记录 24 小时尿量,同时注意观察尿色。② 禁食期间合理安排输液,保证每小时的液体入量,以保证肾脏的稳定的灌流量及减少快速大量补液对健肾的负担。③ 进食后协助病人少量多次饮水。④ 遵医嘱抽血了解患者的肾功能及电解质情况,保持患者水、电解质平衡。⑤ 避免使用肾毒性药物。⑥ 指导病人:进食优质蛋白、低脂低盐低胆固醇饮食,戒烟戒酒;少量多次饮水,保证每日尿量在 2000 ml 左右;注意健肾的保护,避免外伤;看医生时主动汇报病史,避免使用肾毒性药物;避免重体力劳动及剧烈运动;保持良好的情绪及充足的睡眠。

四、良性前列腺增生患者的护理

【知识要点】

1. 掌握前列腺增生患者临床表现。

2. 掌握前列腺增生患者电切术后并发症的观察、预防及护理。

3. 掌握前列腺增生患者电切术后预防迟发性出血的方法。

【案例分析】

患者,男性,78 岁,因"进行性排尿困难十年,加重 4 个月"入院。患者十年前无明显诱因出现尿频,白天 5～6 次,夜尿 2～3 次,尿线细,无力,射程变近。四月前患者尿频明显加重,口服药物盐酸坦索罗辛(哈乐)、非那雄胺(保列治)不能缓解,门诊拟前列腺增生,慢性尿潴留收入住院。

入院查体:T 36.5℃,P 78 次/分,R 16 次/分,BP 130/70 mmHg。入院后完善各项检查在硬膜外麻下行经尿道前列腺电切+耻骨上经膀胱造瘘术,术中出血约 100 ml,术后遵医嘱予Ⅰ级护理、禁食、持续心电监测,留置尿管及膀胱造瘘管接膀胱持续冲洗,并于补液抗感染治疗。

✓ 选择题

1. 良性前列腺增生发病的主要因素是:(C)

A. 饮水少　　　　　B. 泌尿系感染　　　　C. 男性激素代谢异常

D. 习惯性便秘　　　E. 泌尿系结石

2. 良性前列腺增生的典型症状是:(E)

A. 尿频　　　　　　B. 尿急　　　　　　　C. 尿痛

D. 尿失禁　　　　　E. 进行性排尿困难

3. 良性前列腺增生症采取药物治疗,服用药物之一是哌唑嗪。服药时应注意预防的问题是:(B)

A. 尿潴留　　　　　B. 跌倒　　　　　　　C. 抑郁

D. 便秘　　　　　　E. 尿失禁

4. 行 TURP 术后第 6 天,护理措施中不正确的是:(D)

A. 取半卧位　　　　　　　　　B. 鼓励患者多饮水

C. 持续膀胱冲洗　　　　　　　D. 出现腹胀时可肛管排气、灌肠

E. 锻炼肛提肌

5. TURP 行膀胱冲洗。下列措施中,不正确的是:(A)

A. 引流不畅时应及时施行低压冲洗　　　B. 准确记录冲洗量和排出量

C. 冲洗速度根据尿色而定　　　　　　　D. 定时挤捏尿管

E. 用生理盐水冲洗

6. 术后第 7 天拔除尿管后,护士指导提肛功能锻炼,目的是防止:(C)

A. 膀胱痉挛　　　　　B. 便秘　　　　　　　C. 尿频尿失禁

D. 术后出血　　　　　E. 大便失禁

🍃 简述题

7. 术后一天,患者感觉下腹部剧烈疼痛,并有强烈的尿意、肛门坠胀感、膀胱冲洗液不滴,引出尿液血色明显加重。考虑患者出现了什么问题? 原因及如何处理?

答：(1) 患者出现了膀胱痉挛现象。原因：① 患者精神紧张、烦躁、恐惧常是诱发膀胱痉挛的因素。② 前列腺窝出血形成血凝块，堵塞引流管冲洗不畅，以至膀胱充盈和刺激膀胱收缩导致痉挛。③ 引流管刺激。④ 冲洗液冲洗刺激。

(2) 处理：① 减慢冲洗速度；② 向患者讲解膀胱痉挛发生的病因、治疗及预后情况，消除紧张情绪减轻其心理负担；③ 挤压导尿管防止血块堵塞，保持膀胱冲洗通畅有效。注意观察和记录引流液的颜色、量，若引流量少于冲洗液时，应及时检查导管位置；④ 遵医嘱应用解痉止痛药物。使用镇痛泵，可持续缓慢将镇痛药注入(24～72 小时)机体降低膀胱痉挛的发生。

8. 前列腺电切术后病人晚期前列腺窝出血的原因及如何指导患者预防？

答：前列腺手术创面在无感染的情况下，术后至少 6 周左右才能被黏膜覆盖，有感染者需要时间更长。在创面未愈合前，任何过量的活动及腹压增高的因素均可造成出血。故需注意预防继发性出血。① 嘱患者适当多饮水，保持每日尿量大于 2000 ml，避免饮酒及辛辣饮食。② 保持大便通畅，防止排便时过度用力；避免骑自行车活动。③ 术后早期避免性生活，原则上，经尿道前列腺切除术后 1 个月后，经膀胱前列腺摘除术后 2 个月后可恢复性生活。④ 一旦发生出血、血块形成，可造成排尿困难、膀胱胀满，应去医院急诊处理。

? 思考题

9. 患者术中出血 100 ml，术后回病房后作膀胱冲洗，冲洗液为淡血色。术日晚出现烦躁不安、不合作，血压 220/125 mmHg，血红蛋白 150 g/L，K^+ 4.7 mmol/L，Cl^- 112 mmol/L。请问：

(1) 患者可能出现何种并发症？依据是什么？可能的原因？

(2) 如何处理？

答：(1) 该患者可能出现了 TUR 综合征。患者术中出血不多，术后引流通畅，引流液淡血色，目前血压高，血红蛋白正常，因此不考虑出血。但患者出现烦躁不安、血钠低于正常，应考虑发生了稀释性低钠血症、水中毒。主要因术中及术后大量的冲洗液被吸收使血容量急剧增加、血压升高、稀释性低钠血症，致脑水肿，因而出现烦躁不安。

(2) 患者可在几个小时内出现烦躁、恶心、呕吐、抽搐、昏迷，严重者出现肺水肿、心力衰竭等。TUR 综合征处理包括：减慢输液速度，遵医嘱氧气吸入，遵医嘱给予利尿剂、脱水剂，静脉滴注高渗溶液和使用镇静剂，应用对肾功能无明显损害的抗生素预防感染。持续观察生命体征的变化。

五、肾上腺疾病患者的护理

【知识要点】

1. 熟悉肾上腺疾病的分类。

2. 熟悉肾上腺激素水平的主要指标。

3. 掌握肾上腺激素水平检测的采血时间、方法。

4. 掌握肾上腺疾病的安全教育。

5. 掌握肾上腺危象的临床表现及处理。

【案例分析】

患者,女性,55 岁,因"四肢进行性乏力,夜尿增多 11 天"以"低血钾性周期性麻痹"收入院,入院查体:T 36.9℃,P 80 次/分,R 18 次/分,BP 180/105 mmHg,血钾 3.1 mmol/L,血钠 141 mmol/L,尿 pH 值为 6.9,心电图示 ST 延长,T 波倒置,CT 示"左肾上腺外支有 1.8 cm×2.0 cm 肿瘤",入院后予以螺内酯(安体舒通)每次 20 mg,3 次/日;氯化钾 10 ml,3 次/日;酚苄明每次 10 mg,2 次/日口服,抽血查肾上腺激素水平示血醛固酮高于正常。10 天后复查血压为 135/90 mmHg(18/12 kPa),血钾 3.3 mmol/L,术前三天予以羟乙基 500 ml、转化糖电解质 500 ml 扩容治疗。完善术前准备后,在全麻下行腹腔镜左肾上腺切除术,术后予以激素、补液等对症治疗。

☑ 选择题

1. 肾上腺疾病的叙述,以下说法不正确的是:(B)

A. 库欣综合征是由皮质醇分泌过多引起

B. 原发性醛固酮增多症多为原发性肾上腺皮质增生引起

C. 儿茶酚胺症是由嗜咯细胞瘤或肾上腺髓质增生引起

D. 皮质醇症、原发性醛固酮增多症和儿茶酚胺症均有高血压表现

E. 肾上腺手术后患者均应观察有无肾上腺功能不足现象

2. 低血钾患者的补钾原则下列哪项是错误的?(C)

A. 补钾总量为 40～80mmol/d　　　　　B. 不可静脉直接推注

C. 尿量在 30 ml/h　　　　　D. 补钾浓度为 20 mmol/L

3. 下列哪项不是原发性醛固酮增多症的常见实验室检查改变:(D)

A. 高血压　　　B. 低血钾　　　C. 高血钠　　　D. 酸中毒

4. 下列哪些药物属于补钾利尿剂?(ABC)

A. 螺内酯   B. 氨苯蝶啶   C. 阿米洛利

D. 氢氯噻嗪   E. 呋塞米

5. 术前使用羟乙基等药物扩容的目的哪项是错误的？（C）

A. 防止术中腺体切除后血压急剧下降

B. 防止低血容量性休克的发生

C. 患者尿多，实施补液

D. 患者血管处于长期收缩状态，血容量低

6. 患者术前最主要的护理诊断：（C）

A. 体液过多   B. 营养失调   C. 高危险性伤害/跌倒

D. 焦虑   E. 知识缺乏

◆ 简述题

7. 肾上腺疾病激素水平指标主要包括哪些？应在什么时间段采血？采取什么方法？

答：肾上腺激素水平指标主要包括：肾素、血管紧张素、血醛固酮、血尿儿茶酚胺、血浆皮质醇的测定等。

采血时间方法：① 禁食禁水，卧床休息 6～8 小时后于清晨六点抽取卧位血：一个绿管（血醛固酮）＋一个装有特殊抗凝剂的塑料管（血管紧张素）＋两个紫管（血儿茶酚胺），起床活动 2 小时后抽取立位血，即一个绿管（血醛固酮）＋一个装有特殊抗凝剂的塑料管（血管紧张素）；② 按 8：00、16：00、0：00 时间抽取血浆皮质醇；③ 尿儿茶酚胺留取：晨 7：00 排完尿后将所有尿液解于清洁容器中直至第二日晨 7：00 排完尿液，测量 pH 值后测量总量记录后留取一管约 15 ml 送检。

8. 针对原发性醛固酮增多症患者的低钾，有哪些护理措施？

答：① 遵医嘱口服螺内酯，促进水钠排出，保留钾离子，记 24 小时尿量；② 指导进食富含钾的食物，监测生化钾离子浓度；③ 做好活动指导，预防患者跌倒。

❓ 思考题

9. 患者术后 1 日，突然出现呼吸困难、心率加快、血压下降的表现，最有可能发生了什么情况？应如何进行处理及预防？

答：（1）最有可能是发生了肾上腺危象。

（2）处理：应立即报告医生，及早判断。常规给予 5％葡萄糖注射液 500 ml ＋氢化可的松 100 mg 静脉滴注，1 次/日，根据患者情况调节激素用

量及应用时间,并逐步减量。

(3) 预防:① 术前三天给予患者羟乙基等补液治疗,以防术中术后发生肾上腺危象。② 术后按时按量补充氢化可的松等激素,避免肾上腺危象的发生。③ 倾听患者的主诉,及时发现肾上腺危象的相关表现。④ 密切观察患者的生命体征及神智变化,及时发生病情变化并做好处理。

六、膀胱癌患者的护理

【知识要点】

1. 掌握膀胱癌根治术术前肠道准备。

2. 掌握膀胱癌根治术术后管道的护理。

3. 掌握膀胱癌行膀胱全切尿流改道造瘘口的护理。

4. 掌握膀胱癌术后健康教育。

【案例分析】

患者,男性,67 岁,因"膀胱肿瘤电切术后两年,血尿半月",门诊拟"膀胱癌"收入院。患者两年前行"膀胱肿瘤电切术",术后病理示:高级别乳头状尿路上皮癌伴鳞状分化,未见明确基底膜浸润。术后规律灌注化疗。半月前患者出现肉眼血尿。

入院查体:T 36.7℃,P 70 次/分,R 16 次/分,BP 130/70 mmHg。

膀胱镜检查示膀胱左侧壁有 2 cm×2 cm,2 cm×1.5 cm 肿块,病理检查示:移行细胞癌Ⅱ级。患者完善术前检查,在全麻下行"膀胱全切回肠代膀胱＋双侧盆腔淋巴结清扫术"。术后遵医嘱予Ⅰ级护理、禁食、持续心电监测,有输尿管支架管两根、留置尿管及盆腔引流管各一根,术后遵医嘱予抗炎补液营养治疗。

☑ 选择题

1. 诊断膀胱癌最有意义的检查方法是:(D)

A. B 超   B. 尿脱落细胞检查   C. 静脉尿路造影

D. 膀胱镜检查必要时活检   E. 膀胱双合诊

2. 早期膀胱癌首选的治疗方法是:(A)

A. 肿瘤及部分膀胱切除   B. 化疗   C. 放疗

D. 膀胱全切除   E. 免疫疗法

3. 对于行灌注化疗患者的指导,不正确的是:(E)

A. 灌注前先排空尿液　　　　　　　B. 可采取俯、仰、左、右卧位

C. 每隔 15～30 分钟更换体位　　　　D. 药物需保留膀胱内 2 小时

E. 灌注后少喝水,减少尿液,使药物作用时间长

4. 膀胱全切回肠代膀胱尿流改道腹壁造口术的护理,错误的是:(D)

A. 引流通畅　　　　　　　　　　　B. 每天按时行膀胱冲洗

C. 保持输尿管支架管固定良好　　　　D. 术后第一天开放造口

E. 使用白醋清洗尿酸结晶

5. 术后行输尿管支架管冲洗,引流量少于入量,应首先考虑发生了:(C)

A. 尿瘘　　　　　B. 腹腔脓肿　　　　C. 引流管受压

D. 引流管堵塞　　　　E. 引流管脱出

简述题

6. 患者行膀胱全切回肠代膀胱尿流改道术术前如何进行肠道准备?

答:术前肠道准备对全膀胱手术清洁度至关重要。从以下三点进行准备。① 饮食:术前三天进无渣半流质,术前两天清流质饮食,术前一天禁食,6～8 小时禁饮,适当补液及营养支持;② 口服抗生素:术前三天口服诺氟沙星(氟哌酸)0.2 g,3 次/日,甲硝唑 0.1 g,3 次/日;③ 清洁肠道:术前一天下午16:00 口服复方聚乙二醇电解质散(恒康正清),术日晨清洁灌肠,直至排出水样便为止。

7. 患者术后有哪些引流管?针对该患者预防尿漏的护理措施有哪些?

答:输尿管支架管、盆腔引流管。

护理措施:① 保持各引流管在位通畅;② 观察引流液的颜色、性状及量;③ 观察有无尿漏的表现:引流尿量减少、盆腔引流管引流出尿液、切口部位渗出尿液、出现腹痛腹胀的症状,有无体温升高、白细胞计数上升等感染征象等。

思考题

8. 膀胱全切回肠代膀胱腹壁造瘘口周围出现红肿的问题会是哪些因素造成的? 腹壁造瘘口如何护理?

答:造成腹壁造瘘口周围红肿的因素:① 尿液长时间浸渍,刺激皮肤引起刺激性皮炎;② 频繁更换造口袋,或强行剥离造口袋黏胶,造成皮肤损伤。应轻柔慢慢剥离黏胶,避免频繁更换造口袋一般 3～5 天为宜;③ 造口周围体毛过密或多汗,应将体毛剔除;④ 皮肤对黏胶过敏。

腹壁造瘘口的护理:① 输尿管支架管引流通畅,防止因引流不畅,尿液

外溢刺激造瘘口周围的皮肤,并发湿疹、溃疡及感染,及时更换造瘘口周围的敷料,保持周围皮肤的清洁干燥。② 密切观察成形皮肤乳头的血运情况,观察其颜色及有无回缩现象出现。如出现回缩、颜色变紫,则证明已出现血运障碍。应立即通知医生处理。

9. 患者将要出院,除指导造口护理外在日常生活方面还需进行哪些指导?

答:① 饮食:均衡饮食,注意多饮水,多吃新鲜蔬菜和水果,补充维生素 C 以提高小便酸性,减少感染几率。② 衣着:以柔软舒适为原则,应避免过紧衣裤,以免压迫、摩擦造口,影响血液循环。③ 运动:适当参加一些不剧烈的体育活动,如台球、自行车、慢跑、远足;同时避免增加腹压的活动,以防造口疝。

第五节 骨 科

一、四肢骨折行石膏固定、牵引患者的护理

以股骨干下段骨折患者的护理为例：

【知识要点】

1. 掌握股骨干骨折现场急救要点。

2. 掌握股骨干骨折患者围术期及康复期护理。

3. 掌握骨牵引术的护理。

4. 掌握脂肪栓塞综合征的概念和预防措施。

5. 熟悉股骨干骨折治疗方法。

【案例分析】

患者，男性，28岁，因"摔倒致左大腿肿胀疼痛3小时"来院就诊，X片示："左侧股骨干下段骨折"，诊断为"左股骨干下段开放性骨折，失血性休克"，于2013年5月12日急诊平车入院。患者入院时左下肢肿胀Ⅱ度，内旋畸形，较右下肢缩短2 cm。患者既往体健，无药物、食物过敏史。家庭经济状况良好，育有一女，关系和睦。入院后予以患肢胫骨结节骨牵引，并予以消炎、消肿、抗休克、防血栓、止痛治疗。

患者于2013年5月17日08:00在全麻下行左侧股骨干骨折闭合复位内固定术，术毕11:15返回病房。带回伤口负压引流管一根，通畅，血性引流液，健侧肢体使用抗血栓压力带和血栓压力泵治疗，并予补液抗感染、抗休克、抗血栓治疗。

☑ **选择题**

1. 关于股骨干骨折的概述，下列选项中正确的有：(ABD)

A. 包括粗隆下2~5 cm至股骨髁上2~5 cm

B. 占全身骨折6%   C. 占全身骨折3%

D. 各年龄均可发生   E. 以老年人为多见

2. 关于骨折的治疗原则,下列选项中正确的是:(B)

A. 复位,固定及内外用药　　　　　B. 复位,固定及功能锻炼

C. 复位,固定　　　　　　　　　　D. 复位,固定及物理治疗

E. 固定,功能锻炼及内外用药

3. 关于骨折早期功能锻炼,下列说法正确的是:(B)

A. 骨折部上、下关节的活动　　　　B. 伤肢肌肉的舒缩运动

C. 完全不能活动　　　　　　　　　D. 伤肢完全不能活动

E. 骨折部上、下关节的大幅度活动

4. 护士应监测患者末梢血液循环,以下哪些症状及体征是血液循环障碍时可能会出现的有:(ABCE)

A. 骨折远端肢体发凉、发绀　　　　B. 脉搏减弱或消失

C. 毛细血管充盈现象缓慢或消失　　D. 运动失调

E. 患肢肿胀

5. 发生脂肪栓塞综合征的患者常见的护理问题有:(ABCDE)

A. 疼痛　　　　　　　B. 焦虑与恐惧　　　　　C. 知识缺乏

D. 呼吸模式的改变　　E. 皮肤受损的危险

6. 在急救现场护士积极预防休克的做法正确的有:(ABCD)

A. 配合医生及时有效地止痛　　　　B. 严密观察生命体征

C. 及时开通静脉通路　　　　　　　D. 尽快止血

E. 立刻清创

7. 股骨干骨折牵引患者保持牵引有效性的方法正确的有:(BDE)

A. 抬高床头　　　　　　　　　　　B. 牵引方向与股骨干纵轴成一直线

C. 牵引重量可随意增减　　　　　　D. 牵引绳上不可有外力

E. 牵引锤应悬空放置

8. 股骨干骨折行骨折牵引术的作用包括:(ABDE)

A. 骨折复位　　　　　B. 骨折固定　　　　　C. 防止骨质脱钙

D. 矫正畸形　　　　　E. 解除肌肉痉挛

9. 骨科骨牵引重量计算方式正确的有:(ABC)

A. 股骨髁上牵引:体重的1/7　　　　B. 胫骨结节牵引:体重的1/7

C. 跟骨牵引:体重的1/12　　　　　　D. 颅骨牵引:体重的1/11

E. 跟骨牵引:体重的1/10

简述题

10. 患者患肢肿胀程度如何分度?

答:0度:无肿胀;

Ⅰ度:较正常皮肤肿胀,但皮纹还在;

Ⅱ度:皮肤肿胀伴皮纹消失,但无水疱;

Ⅲ度:出现张力性水疱。

11. 骨折的愈合过程包括哪些?

答:血肿机化演进期、原始骨痂形成期、骨痂改造塑形期。

12. 牵引针眼处发生疼痛主要观察哪些方面?

答:牵引针眼大小、牵引针眼是否感染、牵引弓是否松动、牵引重量是否正确、患者体位情况。

13. 脂肪栓塞综合征主要临床表现有哪些?

答:① 肺部症状:以呼吸急促、呼吸困难、发绀为特征,伴有氧分压下降、二氧化碳分压升高。② 无头部外伤的神经症状:意识模糊、嗜睡、抽搐、昏迷。③ 皮肤黏膜出血点。

? 思考题

14. 5 月 13 日 13:00 患者突然出现呼吸困难,继发昏迷、皮下出血,血压 80/60 mmHg。胸部 X 线片显示有"暴风雪样"改变,诊断为肺脂肪栓塞。请问什么是脂肪栓塞综合征? 如果您是急救现场的护士,请问您当时会对该患者采取哪些措施可以有效预防脂肪栓塞? 为什么?

答:(1) 脂肪栓塞综合征(FES)是严重创伤后 24～48 小时,因骨折断裂血肿张力过大,脂肪颗粒进入破裂的静脉内,引起肺、脑脂肪栓塞。主要病变在肺,其次在脑。

(2) 预防措施:① 尽量少搬动患者,予以患肢止血,并尽快用夹板固定,因为早期制动既能减少骨折端活动及组织再损伤,又可降低脂肪栓塞综合征的发生率。② 及时开放静脉通路予以补充血容量,在防止患者休克的同时,也是预防创伤后脂肪栓塞综合征最重要的措施。③ 早期提醒医生予以止痛处理。早期止痛可以限制类交感神经反应,通过加速脂肪分解而增加自由脂肪酸释放,从而减少脂肪栓塞综合征的发生。

15. 什么是急性疼痛? 该患者在急性疼痛期应该使用哪类止痛药物,请举一种药物为例?

答:急性疼痛可能由于损伤、炎症或外科手术等引起,在第一个 24 小时内最严重,5 天后缓解,持续 2～3 周。

急性疼痛:先选择具有较强镇痛作用的强阿片类,如吗啡、芬太尼、哌替啶等。

二、骨关节手术患者的护理

以全髋关节置换术后患者的护理为例：

【知识要点】

1. 掌握全髋关节置换术患者围术期及康复期护理。

2. 掌握全髋关节置换术后的体位护理。

3. 掌握大关节手术深静脉血栓的预防及护理。

4. 熟悉全髋关节置换术的适应证和禁忌证。

5. 了解骨关节炎的定义、病因。

【案例分析】

患者，男性，59岁，"左髋部疼痛不适三年伴跛行一年余"来院就诊，X片示："左侧股骨头无菌性坏死、继发性左髋关节骨性关节炎"于2013年1月14日步行入院。患者三年前无诱因突发左髋周围持续性酸痛，行走活动后加重，严重时股骨内侧至膝关节处疼痛，休息后酸痛可减轻，继发跛行一年余。入院体检：左下肢较右下肢缩短3 cm，肌肉萎缩，肌力为4级。左髋关节活动受限，左侧腹股沟中点下外、大转子压痛，左侧臀肌压痛，左侧"4"试验（＋），大腿滚动试验（＋）。患者既往睡眠差，每日夜间睡眠约4小时。双上臂有湿疹样皮疹病史五年，诊断不明，长期口服大剂量泼尼松，现已停药。无药物、食物过敏史。家庭经济状况良好，育有一儿一女，关系和睦。入院后予以抗血栓、缓解疼痛、改善睡眠等对症治疗。

患者于2013年1月21日08:30在全麻下行左侧全髋关节置换术，术毕于12:30返回病房。术后患肢保持外展中立位，双下肢使用抗血栓压力带和血栓压力泵治疗，并予补液抗感染、抗血栓治疗。

☑ 选择题

1. 骨关节炎患者X线检查可表现为：（ABDE）

A. 软组织肿胀　　　　B. 关节间隙变窄　　　　C. 关节间隙增宽

D. 骨赘形成　　　　　E. 骨质增生明显

2. 目前，国内外常用的Harris标准内容主要包括：（ABCD）

A. 疼痛　　　　　　　B. 功能　　　　　　　　C. 关节活动度

D. 畸形　　　　　　　E. 对康复锻炼的相关知识的掌握

3. 人工髋关节置换术后早期的并发症主要有：（ABCDE）

A. 出血　　　　　　　　B. 深静脉栓塞　　　　C. 感染

D. 假体松动　　　　　　E. 假体脱位

4. 关于人工髋关节置换术后患者预防脱位的方法包括：（ABCD）

A. 术后取外展中立位　　　　　　　　B. 遵循"三不"原则

C. 避免患肢内收和内旋　　　　　　　D. 厕所坐便不宜过低

E. 可自由穿裤穿袜

5. 全髋关节置换患者体位安置的要求有：（ABCD）

A. 术后予平卧位　　　　　　　　　　B. 患肢保持外展 $15°\sim30°$ 中立位

C. 穿丁字鞋　　　　　　　　　　　　D. 双腿之间放置梯形枕

E. 翻身时以健侧为主

6. 人工髋关节置换后 6 周内正确的做法为：（ABCDE）

A. 不要交叉双腿　　　　　　　　　　B. 不要坐沙发或矮椅

C. 不要弯腰拾物　　　　　　　　　　D. 不要在床上屈膝而坐

E. 坐位时不要前倾

7. 指导人工髋关节置换后患者早期康复锻炼的方法有：（ABCDE）

A. 下肢肌肉的等长收缩练习　　　　　B. 脚趾屈曲与背伸运动

C. 臀收缩运动　　　　　　　　　　　D. 直腿抬高运动

E. 屈髋练习

8. 术后评估关节局部情况主要包括：（BCD）

A. 患肢体位的摆放　　　　　　　　　B. 关节活动度

C. 股四头肌肌力　　　　　　　　　　D. 腘绳肌肌力

E. 能否按计划进行功能锻炼

9. 人工髋关节置换前患者饮食指导包括：（ABCD）

A. 高热量　　　　　　B. 高蛋白　　　　　　C. 高维生素

D. 易消化　　　　　　E. 饮食营养与术后伤口愈合关系不大

10. 护士应该指导人工关节置换术后患者需注意的事项有：（ABDE）

A. 定期复查

B. 防止外伤

C. 为延长人工关节使用寿命,应尽量减少活动

D. 增强体质,防止感冒,预防人工关节晚期感染

E. 确诊为人工关节假体松动时,应及时手术翻修

简述题

11. 全髋关节置换术后患者发生便秘时,可采取哪些的措施?

答:① 腹部顺时针按摩;② 多饮水,每日不少于 2000 ml;③ 多吃蔬菜水果;④ 喝蜂蜜水;⑤ 开塞露或口服缓泻剂。

12. 对于新入科的人工髋关节置换患者的全身状况,护士评估内容包括哪些?

答:① 生命体征是否稳定;② 患者营养状况;③ 有无骨质疏松;④ 肢体活动受限程度;⑤ 全身有无急慢性感染及心肺功能状况等。

13. 行人工髋关节置换术术后,出院指导包括哪些方面?

答:① 加强营养,以清淡易消化饮食为主,少量多餐,预防感冒,定期复查;② 术后 6 周避免侧卧位;③ 术后 6 周内不能坐矮凳、下蹲拾物、患肢架在另一腿上、爬陡坡等可能使髋关节脱位的动作;④ 如厕时必须使用加高坐凳;⑤ 正确使用步行器,预防跌倒。

14. 人工髋关节置换术后早期应如何正确搬运患者?

答:① 尽量避免搬运和移动患者;② 搬运时将髋关节与患肢整个拉起;③ 采用三人搬运法;④ 可采用平车进行搬运。

15. 医院内可改善该患者术前睡眠情况的常用方法有哪些?

答:① 改善睡眠环境;② 改变不良睡前习惯:如睡前大量进食等;③ 治疗原有慢性病:如皮肤病;④ 进食促进睡眠的食物:如牛奶等;⑤ 使用促进睡眠药物,观察药物反应,及时调整药物及剂量。

思考题

16. 手术当天患肢护理要点包括哪些?

答:① 保持患肢外展中立位,防术后脱位,足跟垫软垫以防压疮。② 双下肢予以抗血栓压力带和血栓压力泵治疗。③ 指导家属进行腓肠肌按摩。④ 麻醉清醒后,指导患者利用床头吊环进行抬臀活动,防止并发症发生。患肢进行踝泵运动,最好能做到 10 个/组,4 组/次。⑤ 指导患者术后 6～12 小时后即可进行股四头肌锻炼。

17. 该患者有无必要进行抗血栓治疗?为什么?使用抗血栓压力带的目的和注意事项是什么?

答:(1) 有必要。因为该患者进行了髋关节周围的骨科大手术。

(2) 使用目的:促进下肢静脉回流,减轻下肢肿胀,预防大手术及长期卧床患者的下肢深静脉血栓形成。

(3) 注意事项:① 患者腿部及足部存在感染、感觉迟钝、动脉缺血性疾病、皮炎、溃疡、出血、坏疽等暂不使用。② 测量膝下 10 cm 小腿周径,选择合适的型号,穿戴后松紧适度。③ 使用中注意观察下肢血运情况(皮肤的温度、颜色、足背动脉的搏动等)。④ 穿抗血栓压力带的时间最好选在每天早晨起床时,此时腿部肿胀程度较轻。如患者腿部肿胀程度重,可让患者卧床 10 分钟后再穿。建议 24 小时穿戴,如感不舒适,晚上睡觉时可脱掉。⑤ 穿戴期间常修剪趾甲,避免首饰等刮伤抗血栓压力带。

三、脊柱骨折和脊髓损伤患者的护理

以 C4 骨折伴四肢瘫患者的护理为例:

【知识要点】

1. 掌握颈椎骨折患者围术期及康复期护理。

2. 掌握四肢瘫患者的护理。

3. 熟悉颈椎骨折的不同的手术方式。

4. 熟悉颈椎骨折的定义、病因、分型。

5. 了解脊柱骨折的局部表现及药物治疗原则。

【案例分析】

患者,男性,32 岁,因"车祸致头颈部外伤伴瘫痪两小时"收治入院,拟诊为 C4 骨折伴四肢瘫,于 2012 年 11 月 30 日急诊收治入院。入院时患者脊柱生理弯曲存在,双上肢肌力 2 级,左下肢肌力 0 级,右下肢肌力 1 级。患者既往体健,食欲正常,无特殊饮食习惯。营养状况良好,无食物药物过敏史,无烟酒嗜好。初中毕业,打工,经济状况差,现费用老板支付,家庭关系好。

入院后予颈托固定,甲基泼尼松龙冲击治疗,多巴胺静滴维持血压,多功能心电监护,保留导尿,禁食。12 月 1 日予以颅骨牵引,补液抗感染、脱水、营养神经治疗。协助四肢被动运动、翻身、拍背,宣教康复的相关知识并解释禁食的原因。于 12 月 3 日始予以雾化吸入治疗,12 月 4 日开始进食半流质饮食,进行饮食指导。于 12 月 11 日在全麻下行 C3—C4 节段前路减压椎间融合＋钢板内固定术,术毕安返病房,伤口敷料干燥,引流管通畅。术后继续补液抗感染、消肿、营养神经、化痰及雾化治疗。现患者病情好转,已出院。

☑️ **选择题**

1. 颈椎骨折的分类有:(ABCD)

A. 屈曲型损伤   B. 垂直压缩损伤   C. 过伸损伤

D. 齿状突骨折　　　　　E. 骨折－脱位

2. 脊柱骨折的患者局部表现有：(ABDE)

A. 局部疼痛、压痛、叩击痛

B. 椎旁肌紧张

C. 受损部位棘突前凸或出现成角畸形

D. 颈椎骨折患者出现头部前倾,张口受限

E. 腰椎活动受限,不能翻身起立

3. 下列关于脊柱骨折合并脊髓损伤的药物治疗说法正确的有：(ABDE)

A. 伤后 6 小时内为药物治疗的黄金时间,24 小时内为急性期

B. 皮质激素：常用大剂量甲基泼尼松龙

C. 抗生素

D. 渗透性利尿：常用 20% 甘露醇

E. 神经节苷脂：在脊髓损伤 48～72 小时给予

4. 脊柱骨折合并脊髓损伤患者手术治疗的目的包括：(BDE)

A. 恢复脊髓神经功能　　　　　　B. 解除脊髓神经压迫

C. 能够站立　　　　　　　　　　D. 纠正畸形

E. 恢复脊柱稳定性

5. 颈椎骨折合并四肢瘫,无感染病灶出现高热,可采取的措施有：(ABCE)

A. 冰水灌肠　　　　B. 冰水擦浴　　　　C. 通风

D. 药物降温　　　　E. 调节室温

6. 下列说法正确的有：(CDE)

A. 一般持续颅骨牵引重量为 2～3 kg

B. 新鲜椎体脱位是指脱位时间未满 2 周

C. 椎体压缩超过原高度 1/2 以上的脊椎骨折为不稳定型骨折

D. 脊髓损伤是脊柱损伤后的严重并发症

E. 脊柱损伤患者恢复负重和行走的功能是下肢功能练习的主要目的

7. 对轻度压缩的稳定型颈椎骨折治疗：(ACD)

A. 采用颌枕带牵引复位　　　　　B. 牵引重量为 5 kg

C. 牵引重量为 3 kg　　　　　　　D. 复位后头颈胸石膏固定 3 个月

E. 复位后头颈胸石膏固定 2 个月

8. 护士观察颈椎前路手术伤口情况时,以下症状中提示可能有局部血肿的有：(ABCDE)

A. 伤口渗血多　　　　B. 颈部增粗　　　　C. 颈部肿胀

D. 呼吸困难　　　　　E. 烦躁不安

9. 颈椎前路手术术后颈部制动的措施有:(ABDE)

A. 颈托固定
B. 头颈胸石膏固定
C. 禁止咳嗽及打喷嚏
D. 枕颌带或颅骨牵引
E. 大沙袋放在两侧颈肩部

简述题

10. 为什么该患者需要保留导尿?

答:主要由于脊髓损伤引起。骶髓 2～4 段为排尿的脊髓反射中枢,圆锥以上脊髓损伤的截瘫患者,由于尿道外括约肌失去高级神经支配,不能自主放松,因而出现尿潴留。阴部神经中枢受损,尿道外括约肌放松,出现尿失禁。

11. 若患者术后出现吞咽可能、饮水呛咳以及声音嘶哑等表现,考虑是损伤了什么神经?

答:损伤了喉上神经及喉返神经。

12. 此患者术前住院时间较长,常见护理诊断有哪些?

答:① 气体交换受损与脊髓损伤、呼吸机麻痹、清理呼吸道无效有关。② 体温过高或过低与脊髓损伤、自主神经功能紊乱有关。③ 尿潴留与脊髓损伤及液体摄入有关。④ 便秘与脊髓损伤、液体摄入不足、饮食及不活动有关。⑤ 自身形象紊乱与躯体移动和感觉障碍有关。⑥ 有皮肤完整性受损的危险与感觉及活动障碍有关。

13. 使用甲强龙冲击治疗的目的是什么? 甲强龙治疗后常见不良反应有哪些?

答:① 主要抑制损伤脊髓脂质过氧化,减少细胞内钙聚集,降低乳酸水平,改善微循环和抑制脊髓损伤后缺血。②通过抑制损伤局部白介素类物质释放达到抗炎效果。③ 维持脊髓血供减少组织缺血,稳定细胞膜,提高细胞内有氧呼吸,清除自由基,降低细胞内钙离子浓度,降低前列腺素和血栓素水平,从而减轻脊髓水肿程度。④ 早期使用甲强龙可以促进神经功能恢复。⑤ 甲强龙常见不良反应有:感染、消化道溃疡及出血、心律失常、电解质紊乱、高血糖。

思考题

14. 颈椎前路手术前如何进行气管食管推移训练?

答:气管、食管推移训练:向患者及家属交代气管、食管训练的必要性和重要性,如牵拉不符合要求,不仅术中损伤大和出血多,而且可因无法牵开气管或食管而发生损伤,甚至破裂。方法是嘱患者剪短指甲,用自己的拇指或

2～4 指指端顺气管侧旁,将气管、食管持续向非手术侧推移,或是用另一手进行牵拉,必须将气管推向中线。开始时,每次持续 10～20 分钟,逐渐增加至 30～60 分钟,每日 2～3 次,持续 3～5 日。体胖颈短者应适当延长时间。患者自己不能完成时,可由护士或家属协助完成。

15. 术前该患者外出做检查时需要注意哪些事项?

答:① 使用三人搬运法。② 搬运过程中注意颅骨牵引:需要专人负责。③ 平车和病床固定牢靠。④ 医生、护士床边保护并协助。⑤ 观察生命体征变化。⑥ 注意各类导管及输液情况。⑦ 转运途中禁止使用特殊药物,如青霉素等。⑧ 搬动或转运途中注意保暖和保护隐私。

16. 使用多巴胺时,有哪些注意事项?

答:① 应用多巴胺治疗前必须先纠正低血容量。② 在滴注前必须稀释,稀释液的浓度取决于剂量及个体需要的液量(中、小剂量对周围血管阻力无作用,用于处理低心排血量引起的低血压;较大剂量则用于提高周围血管阻力以纠正低血压)。③ 选用粗大的静脉作静注或静滴,以防药液外溢,产生组织坏死;如确已发生液体外溢,可用酚妥拉明稀释溶液在注射部位作浸润。④ 滴注的速度和时间需根据血压、心率、尿量、外周血管灌流情况、异位搏动出现与否等而定,可能时应做心排血量测定。⑤ 休克纠正时即减慢滴速。⑥ 遇有血管过度收缩引起舒张压不成比例升高和脉压减小、尿量减少、心率增快或出现心律失常,滴速必须减慢或暂停滴注。⑦ 如在滴注多巴胺时血压继续下降或经调整剂量仍持续低血压,应停用多巴胺,改用更强的血管收缩药。⑧ 突然停药可产生严重低血压,故停用时应逐渐递减。

四、颈椎病手术患者的护理

以颈椎后纵韧带骨化、脊髓中央综合征患者的护理为例:

【知识要点】

1. 掌握脊髓中央综合征的定义、病因。

2. 掌握脊髓损伤患者围术期及康复期护理。

3. 掌握不全瘫患者的护理。

4. 熟悉颈椎骨折的不同的手术方式。

【案例分析】

患者,男性,59 岁,因"摔伤致四肢活动受限 2 小时"来院就诊,门诊拟诊为"颈椎后纵韧带骨化、脊髓中央综合征"于 2013 年 4 月 3 日收住院。入院时患者双上肢肌力 3 级,双下肢肌力为 0 级。患者既往体健,食欲正常,无特殊饮食习惯。营养状况良好,无食物药物过敏史,无烟酒嗜好。初中毕业,个体户,经济状况良好,育有三女一子,家庭关系好,入科后予抗肺部感染、营养神经治疗。

于 2013 年 4 月 16 日在全麻下行颈椎后路单开门椎管扩大成形+钢板固定术,术毕安返病房,术后患者双上肢肌力 3 级,双下肢肌力为 1 级,并予补液抗炎、激素冲击及营养支持等治疗。无头晕头痛,伤口干燥,予以制定功能锻炼计划,并协助其功能锻炼,宣教合理饮食及康复的相关知识。

☑ 选择题

1. 脊髓神经功能观察要点有:(ABC)

A. 肢体运动　　　　B. 肢体感觉　　　　C. 四肢肌力

D. 疼痛　　　　　　E. 肿胀

2. 脊髓损失常表现为:(ABC)

A. 胸段脊髓损伤表现为截瘫

B. 颈段脊髓损伤表现为四肢瘫

C. 上颈椎损伤的四肢瘫均为痉挛性瘫痪

D. 下颈椎损伤的四肢瘫均为弛缓性瘫痪

E. 以上说法均正确

3. 脊髓损伤患者功能锻炼及康复指导正确的有:(BCDE)

A. 主要为四肢的功能恢复

B. 向患者及家属宣教早期功能锻炼的重要性

C. 术后 24 小时进行四肢各关节的主动运动

D. 截瘫患者行双下肢被动运动

E. 每日 3～4 次,每次 20～30 分钟

4. 搬运脊柱损伤患者的方法有:(BD)

A. 一人背起患者搬运　　　　　　B. 将患者滚到木板上搬运

C. 一人抬头一人抬腿搬运　　　　D. 三人用手将患者平托至木板上

E. 以上方法均可

5. 关于棘上、棘间韧带损伤,下列叙述中不正确的有:(BC)

A. 棘间韧带损伤多发于腰 5～骶 1 处

B. 棘间韧带损伤多发于腰段处　　C. 颈胸段棘上韧带损伤多见

D. 中胸段棘上韧带损伤多见　　　E. 多无明确外伤史

6. 颈椎病术后护理措施包括:(ABCD)

A. 保持有效的气体交换

B. 观察有无喉返、喉上神经损伤的迹象

C. 促进患者感觉和运动功能的恢复

D. 肺部感染等并发症的预防和护理

E. 预防跌倒

7. 颈椎病术后应密切观察哪些方面？（BCD）

A. 心理变化　　　　　　B. 呼吸　　　　　　C. 手术局部情况

D. 伤口引流情况　　　　E. 血压体温变化

8. 颈椎病术后功能锻炼的方法：（ABCDE）

A. 颈托固定 2～3 个月

B. 指导患者做捏橡皮球、健身球的练习

C. 手指进行对指等功能锻炼

D. 每日进行四肢与关节的锻炼

E. 进行系纽扣的练习

9. 康复训练包括肠道功能训练，以下说法正确的有：（ABCDE）

A. 注意鼓励患者参与，调动患者的积极性

B. 在患者能够正常饮食后开始

C. 在患者胃肠功能未完全恢复时，不能进食过多纤维素丰富的饮食，不吃辛辣刺激性食物

D. 胃肠功能恢复后，多吃蔬菜汁、水果汁或蜂蜜汁，进食富含纤维的食物

E. 多饮水，每天 2000～2500 ml

10. 颈椎病术后为保持有效的气体交换，应除外下列哪些护理措施？（ABC）

A. 备好吸痰装置和气管切开包　　　B. 给予吸氧

C. 密切观察病情　　　　　　　　　D. 减慢输液滴速

E. 限制陪客人数

简述题

11. 颈椎病术后如何促进患者感觉和运动功能的恢复？

答：采取合适体位，颈部制动，加强观察，加强功能锻炼。

12. 脊髓损伤患者长期卧床易发生的三大并发症是指什么？

答：压疮、呼吸道感染、泌尿系统感染。

13. 患者发生便秘时常见处理方法有哪些？

答：① 指导饮食，多饮水。② 腹部按摩，热敷腹部。③ 开塞露肛塞或口服药物。④ 灌肠。⑤ 人工挖便或肛门牵张技术。

14. 该患者在康复期施行间歇导尿的优点有哪些？

答:① 有效地预防泌尿系感染的发生。② 促进逼尿肌反射的早期恢复。③ 避免了尿道的长期刺激。④ 改善了留置尿管所致的心理障碍。⑤ 防止膀胱输尿管反流的发生。⑥ 专人负责,个性化护理,有利于康复。

❓思考题

15. 脊髓损伤急性期的患者如何进行功能锻炼?

答:脊柱脊髓损伤后 2～4 周内,脊柱相对不稳定,病情复杂多变,所以患者需要卧床制动。损伤急性期应该进行卧床功能锻炼,主要包括病情允许下的呼吸功能锻炼、ROM 练习、肌力训练。锻炼期间应该注意:① 应限制可能影响脊柱稳定性的髋、肩关节的运动。② 颈椎不稳定的患者,肩关节外展活动不可超过 90°;腰椎不稳定患者,髋关节屈曲不可超过 90°。③ 患者存在感觉障碍,康复过程中避免用力过猛,导致关节软组织牵拉过度损伤。

16. 护理人员在帮助脊髓损伤患者康复过程中主要包括哪些内容?

答:① 心理护理。② 早期的功能干预:康复应在患者入院后尽早介入,以预防并发症。③ 做好基础护理:大多数脊髓损伤患者是四肢瘫或截瘫,长期卧床易发生三大并发症。④ 防止关节挛缩:躯干和肢体的正确体位,有助于预防关节挛缩和压疮。⑤ 日常生活活动的训练。⑥ 手功能训练。⑦ 预防肌肉萎缩的训练。

五、下腰椎疾病手术患者的护理

以 L5－S1 椎间盘突出症患者的护理为例:

【知识要点】

1. 掌握腰椎间盘突出症患者围术期及康复期护理。

2. 掌握腰椎间盘突出症日常自护知识。

3. 掌握腰椎间盘突出症的定义、病因、分型。

4. 熟悉腰椎间盘突出症的诊断和治疗方法。

【案例分析】

患者,女性,79 岁,"放射性腰痛 1 年,加重 2 月余"来院就诊,X 片示:"L5－S1 椎间盘突出症"于 2013 年 1 月 14 日搀扶入院。患者出现放射性腰痛 1 年,疼痛从下腰部向左下肢放射,并伴麻木感,咳嗽、排便或打喷嚏时疼痛加剧,保守治疗后症状能缓解。近 2 月出现疼痛加重,排尿困难,便秘。入院体检示:L5—S1 棘突压痛,叩击痛(＋),左下肢放射痛,直腿抬高试验(＋)。患者生活自理,喜进食腌制食品。既往有高血压史5年,口服卡托普利(开富特)治疗,平素控制好。无药物、食物过敏史。家庭经济状况良好,育有两儿两女,关系和睦。入院后指导绝对卧床休息,完善相关检查准备手术。

于2013年1月17日08:15在全麻下行L5—S1 PLIF术,术毕于11:45返回病房。患者双下肢活动好,术后带回伤口引流管一根在位通畅,引流出血性液体;保留导尿一根在位通畅,尿色清。

✓ 选择题

1. 保守治疗的腰腿痛患者的健康教育的内容有:(ABCDE)

A. 有脊髓受压时配戴腰围3～6个月

B. 患者睡眠时应卧硬板床

C. 患者坐位时应身体靠向椅背,并在腰部垫一靠枕

D. 患者行走和站立时应抬头、挺胸、收腹

E. 长时间站立和坐位时经常改变体位

2. 常用的腰背部锻炼方式有:(ABCD)

A. 五点式   B. 四点式   C. 三点式

D. 飞燕式   E. 以上都不是

3. 腰椎间盘突出症的处理原则有:(ABCD)

A. 止痛   B. 减轻对椎间盘的压力

C. 减轻对神经的压迫   D. 改善局部循环

E. 改善肌肉痉挛

4. 腰椎间盘突出症的手术指征有:(AC)

A. 有明显的神经压迫症状   B. 严格非手术治疗6个月

C. 多次反复发作者   D. 有急性腰扭伤史

E. 首次出现腰椎间盘突出症

5. 有助于腰椎间盘突出症诊断的方法有:(ABCDE)

A. CT   B. MRI   C. X线平片

D. 脊髓造影   E. 肌电图

6. 腰椎间盘突出症的临床表现有:(ABCDE)

A. 腰痛和坐骨神经痛

B. 马尾神经受压综合征

C. 大小便和性功能障碍以及感觉、肌力和腱反射改变

D. 腰椎活动受限,腰椎侧凸和前凸

E. 直腿抬高试验及加强试验阳性

7. 该患者口服卡托普利(开富特)可能会有哪种情况的不良反应?（AB-CDE）

A. 皮疹   B. 尿蛋白   C. 低钾

D. 眩晕   E. 血管性水肿

8. 该患者术后可能会出现哪些并发症?（ABCD）

A. 脊髓神经功能损伤   B. 脑脊液漏   C. 深静脉血栓

D. 坠积性肺炎   E. 头痛

简述题

9. 腰椎间盘突出症患者常见的处理措施有哪些?

答:卧床休息,骨盆牵引,药物治疗和手术治疗。

10. 术前该患者的主要护理诊断有哪些?

答:① 焦虑:与环境改变、疾病相关知识知识缺乏有关。② 疼痛:与椎间盘突出、神经根受压有关。③ 排尿不畅:与马尾神经受压有关。④ 便秘:与马尾神经受压有关。⑤ 潜在并发症:肌萎缩、关节僵硬。

11. 该患者术后如何进行功能锻炼?

答:① 四肢肌肉、关节的功能练习:术后第一天开始进行股四头肌的舒缩运动,卧床期间定时作四肢关节的活动,以防关节僵硬。② 直腿抬高练习:术后第三天开始直腿抬高练习,每分钟 2 次,抬放时间相等;逐渐增加抬腿幅度,以防止神经根粘连。③ 腰背肌锻炼:根据术式及医嘱,指导患者锻炼腰背肌,以增加腰背肌肌力、预防肌萎缩和增强脊柱稳定性。④ 行走训练:指导患者按医生指导佩戴支具下床活动。坐起前,先抬高床头,再将患者两腿放在床边,使其上身竖直;行走时,应确保有人在旁,直至患者无眩晕和感觉体力可承受后,方可独立行走并注意安全。

12. 腰椎间盘突出症患者根据病理变化及 CT、MRI 表现临床分型为哪几种?

答:膨隆型、突出型、脱垂游离型、Schmorl 结节及经骨突出型。

思考题

13. 预防腰椎间盘脱出如何从日常生活做起?

(1) 加强腰背肌肉的功能锻炼:腰背肌肉的强劲可增加腰椎的稳定性,拮抗腰椎滑脱的趋势。腰背肌肉的锻炼可用下列两种方法:① 俯卧位,两上肢呈外展状、抬头、抬胸、上肢离开床面,同时双下肢亦伸直向后抬起呈飞燕状。

②仰卧位,两膝屈曲,双足踩于床面,吸气时挺胸挺腰,使臀部离开床面,呼气复原。

(2)限制活动:减少腰部过度旋转、蹲起等活动,减少腰部过度负重。这样可减少腰椎小关节的过度劳损、退变,在一定程度上避免退行性腰椎滑脱的发生。

(3)减轻体重:尤其是减少腹部脂肪堆积。体重过重增加了腰椎的负担及劳损,特别是腹部脂肪堆积,增加了腰椎在骶骨上向前滑脱的趋势。

14. 该患者术后观察内容有哪些?针对该患者,床位护士要做哪些方面的出院宣教?

答:术后观察内容:① 生命体征、意识、尿量。② 伤口情况。③ 引流管。④ 疼痛。⑤ 双下肢活动。⑥ 胃肠道功能。⑦ 患者主诉内容。⑧ 辅助检查。⑨ 功能锻炼情况。

出院宣教:① 应卧硬板床,以避免脊柱屈曲;仰卧位时,应用小枕使膝屈曲45°。② 正确应用人体力学原理劳动,避免损伤,增加自我保护知识。③ 避免长时间坐或站立。保持正确姿势,行走时抬头、挺胸、收腹;坐时最好选择高度合适、有扶手的靠背椅,身体靠向椅背并在腰部衬一靠垫;站立时应尽量使腰部平坦伸直,收腹、提臀。④ 应控制饮食量或减轻体重。⑤ 制订康复计划和锻炼项目,坚持腰背肌锻炼,增加腰背肌的力量,防止肌肉萎缩。⑥ 穿平跟鞋,对身体提供更好的支持。⑦ 出院后行走和外出时需戴腰围。2个月内不弯腰,半年内避免重体力劳动,饮食起居保持规律性,如有不适,随时就诊。⑧ 有效控制并定期监测血压情况,及时调整药物,预防并发症。

六、脊柱侧凸疾病患者的护理

以脊柱侧凸畸形手术患者的护理为例:

【知识要点】

1. 掌握脊柱侧凸患者围术期及康复期护理。

2. 掌握脊柱侧凸日常自护知识。

3. 熟悉脊柱侧凸的定义、病因、分型。

4. 熟悉脊柱侧凸的诊断和治疗方法。

5. 熟悉脊柱侧凸的分型。

【案例分析】

患者,女性,12岁,因"因发现双肩高低不平2年"来院就诊,X片示:"青少年特发性脊柱侧凸"于2013年1月14日搀扶入院。入院时患者体检:双肩不等高、左低右高,双侧髂嵴不对称,左低右高,站高 140 cm,坐高 71 cm,双臂间距为 141 cm,全身皮肤、毛发分布正常。前面观右侧胸部隆起,左侧胸部下沉,未见明显鸡胸及漏斗胸,后侧外观脊柱侧凸主弯在胸段,凸向右侧。双侧腰部皮褶不对称,胸腰部无明显压痛,腰椎活动:前屈 80°,后伸 40°,左侧屈 45°,右侧屈 35°;弯腰时右侧"剃刀背"明显,畸形柔软性尚可,腰椎可见代偿性侧弯突向左侧。四肢肌力正常。

2013 年 1 月 20 日 08:00 患者在全麻下行胸腔镜下前路松解术,术毕患者于 16:00 安全返回病房。患者四肢活动好,术后带回胸腔引流管一根在位通畅,引流出血性液体;保留导尿一根在位通畅,尿色清。

☑ 选择题

1. 引起脊柱侧凸的病因有:(ABCDE)

A. 遗传　　　　　　　B. 脊柱结构变化　　　C. 椎旁肌的作用

D. 神经系统改变　　　E. 褪黑素作用

2. 脊柱侧凸临床上一般习惯按病因分类分为:(AB)

A. 结构性脊柱侧凸　　　　　　　　　B. 非结构性脊柱侧凸

C. 先天性脊柱侧凸　　　　　　　　　D. 特发性脊柱侧凸

E. 神经肌肉性脊柱侧凸

3. 脊柱侧凸的临床表现,下列叙述正确的有:(ABCDE)

A. 剃刀背畸形

B. 两肩及两侧髂前上棘不等高,胸廓不对称

C. 头部在骨盆上方没有居中

D. 骨盆倾斜

E. 内脏压迫症状

4. 下列情况中,属于结构性脊柱侧凸的有:(ABCDE)

A. 神经纤维瘤病性脊柱侧凸　　　　　B. 间质病变性脊柱侧凸

C. 先天性脊柱侧凸　　　　　　　　　D. 特发性脊柱侧凸

E. 神经肌肉性脊柱侧凸

5. 脊柱侧凸患者手术适应证有:(ABCDE)

A. 支具治疗不能控制畸形发展,脊柱侧凸的度数继续增加

B. 肺功能障碍以及青少年型脊柱侧凸中的躯干不对称,畸形严重者

C. 保守治疗不能控制的较年长患者的疼痛或伴有神经症状者

D. 脊柱侧凸 45°以上的青少年型

E. Cobb 角虽然小于 40°,但伴有严重胸前凸或明显肋骨隆起者

6. 脊柱侧凸患者术前肺功能训练的叙述,正确的有:(ABCDE)

A. 术前鼓励患者每日爬楼梯 2 次,上下午各 1 次,每次持续时间根据患者体力、病情而定

B. 缩唇呼吸或膈肌呼吸

C. 吹气球或吹瓶子

D. 有效咳嗽练习

E. 指导患者进行胸腹式呼吸

7. 胸腔镜下脊柱侧弯前路松解矫形内固定术的术后体位护理,正确的有:(AB)

A. 床头抬高 20 cm   B. 向切口方向侧卧幅度不可太大

C. 绝对去枕头平卧位   D. 半卧位

E. 只能向健侧侧卧

8. 保守治疗的患者可以做的功能锻炼有:(ABCDE)

A. 腰背肌锻炼   B. 脊柱体操   C. 脊柱主动运动

D. 上肢主动运动   E. 下肢主动运动

简述题

9. 术前患者入院时,询问脊柱侧弯的治疗目的是什么?

答:脊柱侧凸治疗的目的包括:① 矫正畸形;② 获得稳定;③ 维持平衡。

10. 常见的脊柱侧凸的非手术治疗手法有哪些?

答:① 石膏固定;② 牵引疗法;③ 支具疗法;④ 电刺激疗法。

11. 简述脊柱侧凸后路手术备皮的范围。

答:上至颈椎,下至臀部,两侧过腋中线。

12. 对于该患者应如何指导下床行走训练?

答:行走训练:在拔除引流管后鼓励患者佩带支具下床活动,按照:坐位→床旁坐位→床旁站立→床周行走→病室内行走的顺序进行,时间由短至长,脊柱保持正直,避免旋转,防止内固定松动,护士在旁加以指导和保护。

13. 胸腔镜下脊柱侧弯前路松解矫形内固定术的术后护理包括哪些方面?

答:① 术后体位护理;② 呼吸系统护理;③ 胸腔引流管的护理;④ 神经系统并发症的护理。

思考题

14. 脊柱侧弯的日常保健包括哪些方面?

答:① 保持正确姿势:坐姿必需端正;走路时挺胸;睡觉时避免睡高枕和趴睡;避免弯腰捡拾重物,宜以蹲下取之。② 避免单侧抱重物和长期使用单侧。③ 幸免饮食过量,防止体重过重,增加腰椎负担。④ 摄取足够钙质,防止骨质疏松症提早发生,含钙食品有乳酪、牛乳、甘蓝菜及豆腐等。⑤ 适当、适量运动,强化肌肉,增加关节柔软度,以维持良好姿态,防止骨骼老化,减缓钙质流失。

15. 若该患者采取非手术佩戴支具治疗,请问长期使用支具可能出现哪些并发症?

答:① 皮肤压疮。② 肢体肿胀麻木、神经受阻。③ 肌力减退。④ 呼吸系统症状。⑤ 消化道功能异常。

七、骨盆骨折患者的护理

以骨盆骨折患者的护理为例:

【知识要点】

1. 掌握骨盆骨折的定义、病因、分类。

2. 掌握骨盆骨折导致低血容量性休克的急救处理原则。

3. 掌握骨盆骨折的并发症及护理。

4. 掌握骨盆骨折围术期及康复期护理。

5. 熟悉骨盆骨折治疗方法。

【案例分析】

患者,女性,28 岁,"车祸致耻骨联合处压痛、会阴部肿胀 1 小时"来院就诊,X 片示:"骨盆骨折",于 2013 年 5 月 12 日急诊平车入院。患者入院时局部压痛、瘀血,会阴部肿胀,骨盆分离挤压试验、"4"字征、扭转试验为阳性。患者既往体健,无药物、食物过敏史。家庭经济状况良好,育有一女,关系和睦。

入院后采取卧硬板床保守治疗,予以保留导尿、抗休克、抗血栓治疗,指导绝对卧床休息,低坡位翻身,并进行疾病相关知识宣教及健康指导。

☑️**选择题**

1. 骨盆骨折最危险的并发症是:(A)

A. 盆腔大出血　　　B. 膀胱破裂　　　C. 尿道断裂

D. 骶丛神经损伤　　E. 骨折移位

2. 关于骨盆结构描述正确的有：(ABCDE)

A. 为一完整的闭合骨环　　　　　　　　B. 有两侧髋骨及骶骨组成

C. 前方有耻骨联合　　　　　　　　　　D. 后方有骶髂关节

E. 骨盆底部有骶结节韧带和骶棘韧带

3. 骨盆骨折预防低血容量性休克的措施有：(ABDE)

A. 密切观察患者的意识、脉搏、血压、尿量

B. 建立静脉通路，及时予输血、补液

C. 取半卧位、双腿下垂

D. 及时止血和处理盆腔内器官损伤

E. 及时通知医师，协助做好手术准备

4. 骨盆骨折处理原则有：(ABCDE)

A. 牵引　　　　　　B. 手术　　　　　　C. 清除血肿

D. 抗休克　　　　　E. 处理尿道损伤

5. 骨盆骨折非手术治疗的方法有：(ABCE)

A. 卧硬板床休息 3～4 周　　　　　　　B. 骨盆兜带吊牵引固定

C. 手法复位　　　　　　　　　　　　　D. 患肢皮牵引

E. 患肢骨牵引

6. 关于骨盆骨折伴膀胱、尿道损伤护理正确的有：(ABDE)

A. 尿道不完全撕裂时，留置导尿管 2 周，并妥善固定

B. 行膀胱造口者，需保持引流管通畅

C. 造口管一般留置 3 周

D. 拔管前先试行夹管

E. 鼓励患者多饮水

7. 关于骨盆骨折行皮牵引正确的有：(ABCD)

A. 重量 6～8 kg　　　　　　　　　　　B. 患肢外展 15°～30°，中立位

C. 定时检查牵引带的松紧、位置　　　　D. 骨隆突处垫棉垫

E. 根据患者主诉增减牵引重量

8. 关于骨盆骨折并发深静脉血栓说法正确的有：(ABC)

A. 患者长时间卧床导致下肢静脉血流瘀滞

B. 创伤损伤血管壁，术中失血多，血液呈高凝状态

C. 首发症状为患肢肿胀、疼痛

D. 骨折早期发生

E. 以上说法均正确

9. 骨盆骨折术后第 1 周～第 2 周功能锻炼正确的是：(CDE)

A. 术后 6 小时开始指导患者进行股四头肌等长收缩锻炼、踝关节屈曲背

伸锻炼

B. 术后 12 小时开始指导患者进行股四头肌等长收缩锻炼、踝关节屈曲背伸锻炼

C. 术后 24 小时开始指导患者进行股四头肌等长收缩锻炼、踝关节屈曲背伸锻炼

D. 术后第 2 周进行髋膝关节伸曲活动

E. 术后第 2 周进行 CPM 持续被动运动

10. 关于骨盆骨折下床期描述正确的有：(ACE)

A. 为术后第 8～10 周

B. 为术后第 10～12 周

C. X 线复查，若骨折线进一步模糊，可扶双拐行走

D. X 线复查，若骨折线清晰，可扶双拐行走

E. 遵循免负重——部分负重——全部负重循序渐进的原则

简述题

11. 骨盆骨折的临床体检会出现哪些症状？

答：① 骨盆分离试验阳性。② 可见耻骨联合、腹股沟及会阴部肿胀。③ 可出现血尿或无尿。④ 多有外伤史。

12. 请说明正确的骨盆骨折体位护理方法。

答：① 不影响骨盆环完整的骨折，可采取仰卧与侧卧交替，侧卧时健侧在下。② 影响骨盆环完整的骨折，伤后应平卧硬板床，减少搬动。③ 必须搬动时则由多人平托。

13. 骨盆骨折术后第 1 周～第 2 周如何进行功能锻炼？

答：① 术后 24 小时开始指导患者进行股四头肌等长收缩锻炼、踝关节屈曲背伸运动。② 术后第 2 周进行髋膝关节伸曲活动。③ 术后第 2 周进行 CPM 持续被动运动。

14. 骨盆骨折的常见并发症有哪些？

答：① 出血性休克。② 腹膜后血肿。③ 直肠损伤。④ 神经损伤。⑤ 尿道或膀胱损伤。

思考题

15. 骨盆骨折导致血容量不足乃至休克的相关因素有哪些？如何处理？骨盆骨折术后生命体征观察注意要点有哪些？

答：(1) 相关因素：① 骨盆各骨主要为骨松质，骨折后本身出血较多。

② 临近有较丰富的动、静脉丛。③ 静脉丛都无静脉瓣阻挡回流。

（2）正确处理：① 迅速予以低流量吸氧。② 快速补液、输血。③ 保暖。④ 加用热水袋，防烫伤。⑤ 提高室温。

（3）观察要点：① 术后24小时内伤口用腹带加压包扎。② 每30分钟监测血压、脉搏、氧饱和度。③ 正确记录引流量。④ 观察伤口敷料有无渗血、渗液。⑤ 早期出现烦躁、出汗、脉速等情况应警惕休克发生。

16. 请简要总结骨盆骨折患者如何安排功能锻炼。

答：（1）对未影响骨盆环完整的骨折患者，指导其早期在床上做上肢伸展运动、下肢肌肉收缩以及足踝活动，伤后1周后半卧及坐位练习，并作髋关节、膝关节的伸屈运动。伤后2～3周，可下床站立并缓慢行走。伤后3～4周，练习正常行走及下蹲。

（2）影响骨盆环完整的骨折，伤后即进行上肢功能锻炼，2周后开始习半卧位，并进行下肢肌肉收缩的锻炼，以保持肌力，预防关节僵硬；3周后在床上进行髋关节、膝关节的锻炼，由被动锻炼逐渐过渡到主动锻炼；6～8周后拆除牵引固定，扶拐行走。12周后逐渐弃拐行走。

八、关节脱位行牵引石膏托固定患者的护理

以左全髋关节置换术后脱位、左肘关节后脱位患者的护理为例：

【知识要点】

1. 掌握关节脱位的定义、病因、分类。
2. 掌握关节置换术后再脱位的原因和处理方法。
3. 掌握关节脱位的治疗后护理及康复。
4. 熟悉肘关节脱位及假体置换术后脱位的原因和处理方法。
5. 熟悉关节脱位的治疗。

【案例分析】

患者，男性，72岁，"摔倒致左髋部、左肘疼痛、活动受限一小时"来院就诊，X片示："左全髋关节置换术后脱位、左肘关节后脱位"于2013年5月12日急诊平车入院。患者入院时左肘部畸形、肿胀、疼痛明显，无明显神经损伤症状，左髋部压痛，内旋畸形，较右下肢缩短2 cm。患者九个月前曾在本院行左全髋关节置换术，无药物、食物过敏史。家庭经济状况良好，育有三女一儿，关系和睦。入院后予以左下肢皮牵引，左肘关节手法复位后予以石膏托固定。

☑️ **选择题**

1. 石膏固定后患者的护理措施,正确的有:(ABCE)

A. 适当抬高患肢

B. 观察肢体远端血循环

C. 疼痛时,及时给予止痛剂

D. 石膏未干,用手指扶托,以防大面积压痕

E. 可进行肌肉舒缩活动及固定外的关节伸屈活动

2. 拆除石膏前、后患者的正确的护理措施有:(ABCE)

A. 在石膏拆除前,要拍 X 线片

B. 告知患者拆石膏不会特别疼痛

C. 拆除石膏后,应尽可能进行功能锻炼

D. 拆除石膏后,应保持患肢呈下垂位

E. 拆除石膏后,应用油涂抹皮肤

3. 石膏管型固定患者诉伤肢疼痛,正确的处理措施有:(ABDE)

A. 报告医师处理

B. 抬高患肢,以利静脉回流

C. 给止痛药并向石膏管型内填塞棉花

D. 石膏开窗检查

E. 密切观察肢端血运

4. 与皮肤牵引相比较,骨牵引具有下列哪几项特点?(ABCD)

A. 可用时间较长   B. 可用重量较重

C. 对不稳定性骨折的复位更为有效   D. 能减少肌痉挛

E. 不大可能引起骨感染

5. 髋关节后脱位常见的体征是:(B)

A. 屈髋,内收,外旋畸形   B. 屈髋,内收,内旋畸形

C. 屈髋,外旋,外展畸形   D. 屈髋,外旋,内旋畸形

6. 造成习惯性脱位的原因有:(ABCD)

A. 关节囊松弛   B. 韧带松弛

C. 骨骼附着点撕裂   D. 关节结构不稳定

E. 关节结构稳定

7. 创伤性关节脱位的治疗原则有:(ABC)

A. 复位   B. 固定   C. 功能锻炼

D. 止痛   E. 消除肿胀

8. 关节脱位的特有体征是:(ABC)

A. 畸形　　　　　　B. 弹性固定　　　　C. 关节盂空虚

D. 疼痛　　　　　　E. 活动障碍

9. 下列关节中脱位发生几率较高的有：(ABCD)

A. 髋关节　　　　　B. 膝关节　　　　　C. 肩关节

D. 肘关节　　　　　E. 踝关节

10. 肘关节脱位的特有体征包括：(ABC)

A. 肘后空虚感　　　B. 肘后突畸形　　　C. 前臂弹性固定

D. 肘部疼痛　　　　E. 前臂活动障碍

11. 肘关节后脱位可能会合并以下哪些组织损伤？(ABC)

A. 肱骨内上髁骨折　　　　　　　　B. 正中神经损伤

C. 尺神经损伤　　　　　　　　　　D. 桡神经损伤

E. 贵要静脉损伤

12. 关节脱位复位失败的原因有：(ABCD)

A. 麻醉不满意，肌肉痉挛　　　　　B. 复位方法不正确

C. 有软组织卡在复位途中　　　　　D. 关节有骨折复位不稳定

E. 关节囊的破裂

简述题

13. 哪些患者不可以使用皮牵引？

答：① 皮肤有创伤、炎症、溃疡、黏膏过敏以及静脉曲张等疾病者，不宜使用。② 对胶布、海绵等过敏者，不宜使用。③ 肌肉力量强大有力者，不适合使用。

14. 如何避免牵引过度？

答：① 定时测量患肢长度。② 牵引一定时间后拍片复查。③ 根据牵引部位和患者情况选择适当的牵引重量。

15. 哪种症状说明患者左上肢有正中神经损伤？

答：① 猿手。② 拇指不能对掌。③ 桡侧三指半感觉消失。

16. 石膏固定最常见的并发症有哪些？

答：① 骨筋膜室综合征。② 压迫性溃疡。③ 关节僵直。④ 肌肉萎缩。⑤ 疼痛。

思考题

17. 该患者石膏固定康复训练护理指导细则及注意事项有哪些？

答：(1) 石膏固定期间的康复训练：脱位整复后，应鼓励患者在固定期间

做张手握拳功能训练及肩、腕等邻近关节最大范围的活动,并开始行患肢肱二头肌、肱三头肌等长收缩练习。

(2)解除石膏固定后的康复训练:解除固定后逐渐开始肘关节主动活动,将上臂置于枕垫之上,进行屈伸及前臂旋前旋后等活动,以屈肘为主。但必须禁止肘关节的粗暴被动活动,以免发生损伤性骨化。

18. 如何判断该患者左上肢是否有动脉血管损伤?

答:① 若肘部严重肿胀,桡动脉搏动减弱或消失,应警惕是否存在肱动脉损伤的可能。② 同时了解患者患肢是否有剧痛,是否手部皮肤有苍白、发凉、麻木等体征。③ 如果被动伸直时有剧痛者应高度怀疑存在肱动脉损伤或受压所致的筋膜间隔综合征。

九、骨关节感染疾病患者的护理

以左膝化脓性关节炎患者的护理为例:

【知识要点】

1. 掌握化脓性关节炎的定义、病因。

2. 掌握化脓性关节炎的治疗方法。

3. 掌握化脓性关节炎患者围术期及康复期护理。

【案例分析】

患者,男性,28岁,"左膝红肿疼痛伴高热五天"来院就诊。患者十天前摔倒致左膝肿胀、破损,未及时就诊治疗。2013年6月6日左膝红肿加重,疼痛加剧,并伴有寒战高热,体温(腋温)最高达39.9℃,在当地医院使用抗生素治疗三天未明显改善。为求进一步治疗来我院门诊以"左膝化脓性关节炎"于2013年6月11日收治入院。入院体检示:患者左膝关节屈曲、外展、外旋位,活动及伸直位时疼痛加剧,局部红、肿、热、痛及关节积液明显,功能障碍,浮髌试验(十)。2013年6月13日行关节腔清理术。患者现患肢肿胀明显,担心预后。

✅ **选择题**

1. 急性化脓性关节炎的临床表现有:(DE)

A. 关节痛:病情缓慢,肿而不红

B. 关节痛:游走性、轻度红、肿、热,与天气变化有关

C. 穿刺液:白细胞数增多,中性比例占75%

D. 关节痛：急性发作，高烧、红肿明显，不能活动，白细胞计数高

E. 穿刺液：关节液白细胞甚多，中性比例占 90％

2. 化脓性关节炎最常发生于：（ABE）

A. 髋关节　　　　　　B. 膝关节　　　　　　C. 肩关节

D. 腕关节　　　　　　E. 肘关节

3. 处理急性血源性骨髓炎正确的方法是：（ABCE）

A. 加强支持疗法　　　　　　　　B. 早期联合、足量应用抗生素

C. 患肢抬高　　　　　　　　　　D. 早期进行功能锻炼

E. 尽早开窗引流

4. 血源性化脓性关节炎的患者最常见的致病菌是：（B）

A. 白色葡萄球菌　　　　　　　　B. 金黄色葡萄球菌

C. 肺炎球菌　　　　　　　　　　D. 淋病双球菌

E. 肠道杆菌

5. 膝关节化脓性关节炎，早期治疗最好的方法是联合使用：（ABC）

A. 早期足量有效抗生素　　　　　B. 关节穿刺抽液

C. 关节穿刺注入抗生素　　　　　D. 石膏固定

E. 手术治疗

6. 急性化脓性膝关节炎经穿刺注射药物和抗菌药物积极治疗 3～4 天后，症状未能控制，首先应采取的措施有：（AB）

A. 切开排脓、冲洗　　　　　　　B. 抗菌药物腔内滴注

C. 外敷药物　　　　　　　　　　D. 施行彻底的病灶清除术

E. 调整抗菌药物

7. 化脓性关节炎后功能保留及保留程度关键在于：（AB）

A. 早期诊断　　　　　　　　　　B. 及时治疗

C. 全身支持疗法　　　　　　　　D. 手术的彻底性

E. 抗菌药物敏感程度

8. 化脓性关节炎的早期症状有：（ABCD）

A. 关节呈半屈曲状态　　　　　　B. 关节肿胀和关节腔内积液

C. 畏寒，发热，全身不适　　　　D. 关节部疼痛，轻微活动即引起剧痛

E. 病理性骨折

简述题

9. 化脓性关节炎的感染途径可能有哪些？

答：① 血源性传播；② 邻近关节附近的化脓性病灶直接蔓延至关节腔内；③ 开放性关节损伤发生感染；④ 医源性感染。

10. 化脓性关节炎的治疗方法有哪些？

答：① 早期足量全身性使用抗生素；② 关节腔内注射抗生素；③ 关节腔持续性灌洗；④ 经关节镜灌洗；⑤ 关节切开引流。

11. 骨与关节感染的护理要点有哪些？

答：① 卧床休息，保持患肢正确体位；② 观察用药反应；③ 功能锻炼；④ 关节镜术后护理；⑤ 关节腔持续性灌洗的护理；⑥ 注意牵引、石膏固定患者的护理。

？ 思考题

12. 该患者入院后首要的护理问题是什么？如何处理？如何缓解该患者关节疼痛？是否可以进行早期功能锻炼？有何优势？

答：(1) 首要护理问题是体温过高，主要是与化脓性感染有关。

(2) 处理：维持体温在正常范围，方法如下：① 休息：患者高热期间，嘱其卧床休息，以减少消耗。② 物理降温：患者发热且体温较高时，可用冰袋枕于头部、温水擦浴、冷水或冰水灌肠等措施降温。③ 药物降温：根据医嘱给退热药物，并观察和记录用药后的体温变化。④ 控制感染：根据医嘱应用抗菌药，以控制感染，避免发热。⑤ 加强观察：加强对出现昏迷、惊厥、谵妄等中枢神经系统功能紊乱症状的患者的观察，必要时根据医嘱给予镇静药物。

(3) 缓解疼痛措施：① 制动：抬高患肢，促进静脉回流；限制患肢活动，维持肢体于功能位，以有利于局部病灶修复，防止关节畸形和病理性骨折及减轻疼痛。当必须移动患侧肢体时，尽量减少刺激，避免患处产生应力。② 转移患者的注意力：如让患者听音乐、与人交谈等，使之分散对患处的注意力。③ 按医嘱给予镇痛药物。④ 妥善处理局部创口：加强对创面的护理，及时交换敷料，保持创面清洁、干燥。

(4) 可以早期功能锻炼：① 由于关节镜手术损伤小、恢复快，可迅速去关节病灶，缓解疼痛，改善患者的关节功能，因此相比较传统的治疗方法来说，能够早期开始功能锻炼，更有利于患者的恢复。② 关节镜术后早期嘱患者作股四头肌等长功能锻炼，利用股四头肌的收缩压迫，使膝关节间隙受到适当挤压，令关节各个腔室得到充分灌洗引流，使关节引流更彻底，同时减少了关节内粘连改善关节功能。关节局部炎症控制后给予膝关节持续被动屈伸功能锻炼，既可防止关节粘连，恢复良好的关节功能，又可避免过早过频繁活动而造成炎症扩散或复发。

十、骨肿瘤疾病患者的护理

以右股骨远端骨肉瘤患者的护理为例：

【知识要点】

1. 掌握骨肉瘤患者围术期及康复期护理。

2. 熟悉骨肉瘤的定义、病因、症状。

3. 熟悉骨肉瘤治疗方法。

【案例分析】

患者，男性，14 岁，"右膝关节疼痛三个月"来院就诊。患者 3 月前无诱因下出现右膝关节行走时疼痛，跑步、屈曲时疼痛明显，无外伤，无发热，无皮疹，无局部肿胀，无肿块，无感觉障碍。患者曾在当地医院施行局部膝关节封闭治疗，效果不明显。1 个月前在当地医院拍片结果示：右股骨远端低密度占位灶；MRI 结果示：右股骨远端不规则信号，局部骨皮质破坏，周围软组织肿胀，考虑恶性肿瘤的可能。2012 年 10 月 19 日在我院 CT 定位下穿刺活检：右股骨远端梭形细胞肿瘤，伴有肿瘤性成骨，符合髓内高分化骨肉瘤。

为进一步治疗，门诊以"右股骨远端骨肉瘤"于 2012 年 10 月 27 日收治入院。入院体检：双下肢等长，右膝关节无明显肿胀，未扪及肿块，皮肤颜色、感觉、温度均正常。右股骨下端压痛（＋），右膝关节活动度－5°～150°，过伸或过度屈曲时疼痛加剧，内外翻时轻度疼痛。患者于 2012 年 10 月 31 日施行介入化疗，并择期行膝关节周围骨肉瘤人工肿瘤型假体置换术治疗。

☑ **选择题**

1. 骨肉瘤患者常见的护理问题有：（ABCDE）

A. 躯体活动障碍，与疼痛、关节功能受限及制动有关

B. 活动无耐力，与恶病质、长期卧床及化疗有关

C. 自我形象紊乱，与截肢和化疗引起的副作用有关

D. 疼痛，与肿瘤压迫周围组织有关

E. 舒适的改变，与幻肢痛有关

2. 关于骨肉瘤的正确说法有：（ABDE）

A. 骨肉瘤是恶性的成骨性肿瘤   B. 男性多于女性

C. 该瘤恶性程度甚高，预后较好   D. 好发部位是长管状骨的干骺端

E. 股骨远端和胫骨近端最多见，其次是肱骨和腓骨近端

3. 恶性骨肿瘤的诊断特点为:(ABCD)

A. 生长快 　　　　　　　　　　　B. 容易有远处转移

C. X线摄片示骨破坏明显,边缘不清楚 D. 局部症状明显

E. 局部无阳性体征

4. 骨肉瘤发病的特点为:(BC)

A. 多见于老年人 　　　　　　　　B. 好发于膝关节临近骨的干骺端

C. 易发生肺转移 　　　　　　　　D. 截肢后3年生存率较高

E. 生长速度较慢

5. 骨肉瘤可以有:(AC)

A. 血钙升高 　　　　　　　　　　B. 血磷升高

C. 血碱性磷酸酶升高 　　　　　　D. 血酸性磷酸酶升高

E. 血总蛋白浓度升高

6. 患者使用细胞毒性药物时发生恶心、呕吐,可以缓解呕吐的方法有:
(ABCD)

A. 渐进性放松训练方法 　　　　　B. 催眠疗法

C. 引导意向疗法 　　　　　　　　D. 使用化疗药前半小时使用止吐剂

E. 减少使用化疗药物剂量

7. 患者使用细胞毒性药物时发生恶心、呕吐,正确的宣教内容是:
(ABCDE)

A. 化疗前24小时进食清淡易消化饮食

B. 化疗后72小时内进食清淡易消化饮食

C. 避免进食咖啡及食用辛辣和油腻食物

D. 少量多餐,多饮水,多食用新鲜水果蔬菜

E. 选择高蛋白、高维生素、高热量的食物

8. 该患者实施介入化疗后的观察及护理要点有:(ABCDE)

A. 术后应密切观察穿刺点局部情况

B. 患肢伸直制动

C. 绝对卧床休息24小时

D. 观察患肢足背动脉搏动、患侧肢体皮肤颜色及肢体肿胀情况

E. 一旦发现局部有肿胀渗血,应行穿刺抽出渗血后加压包扎,保持敷料
清洁干燥

简述题

9. 该患者实施介入化疗的意义有哪些?

答:术前行介入化疗可以明显缓解肿瘤局部疼痛,同时能促进肿瘤坏死,

减少肿瘤体积,达到良好的手术安全边界,减少术中出血,进而增加保肢率。

10. 该患者行膝关节周围骨肉瘤人工肿瘤型假体置换手术治疗后,患肢体位应该如何摆放?

答:术后应抬高患肢 20°～30°,保持中立位,防止外旋压迫腓总神经,促进血液循环,减轻肢体肿胀。

11. 该患者行膝关节周围骨肉瘤人工肿瘤型假体置换手术治疗后,除了关注患者生命体征,还要观察哪些方面?

答:患者心理状态、营养情况,是否感染,末梢血运,疼痛程度,预防深静脉血栓形成。

? 思考题

12. 简述该患者行膝关节周围骨肉瘤人工肿瘤型假体置换手术治疗后并发症的观察及护理。

答:(1) 感染的观察及护理:病室需加强通风;手术日房间应进行紫外线消毒,严格控制探视陪护人员;术前做好皮肤护理;术后密切观察肢体局部情况;保持伤口敷料干燥及引流通畅;注意观察体温变化并做好记录;及时复查血象及血培养,并对症治疗。

(2) 关节不稳的预防及护理:向患者及家属做好健康教育指导,应遵循科学有效的锻炼,注意运动量适当,避免过度劳累,切勿盲目加大活动度。在日常生活中,要选择舒适合脚的平底鞋,走路要稳、慢,防止摔倒等意外的发生。

(3) 血管危象的观察及护理:病室应适当开窗通风,调节室温 18～22℃,严禁吸烟,防止烟碱和尼古丁刺激血管。术后注意观察肢体局部肿胀情况,患肢注意保暖,以免寒冷刺激导致血管痉挛;禁止局部热敷,以免扩张血管,加重出血。密切观察患肢末梢血液循环,包括肢端颜色、温度及足背动脉搏动情况。

13. 如何为该患者安排康复锻炼计划?

答:(1) 第一阶段(术后1～3 天)目的:加强活动度及肌力练习,提高关节控制能力及稳定性,开始恢复日常活动。

(2) 第二阶段(术后第 4～10 天)目的:强化关节活动度至与健侧相同,强化肌力,改善关节稳定性。

(3) 第三阶段(术后＞10 天)目的:全面恢复日常生活各项活动,强化肌力及关节稳定性,逐渐恢复运动。

十一、截肢手术患者的护理

以左小腿截肢术患者的护理为例:

【知识要点】

1. 掌握截肢的定义及标准。

2. 掌握截肢患者围术期及康复期护理。

3. 掌握糖尿病足患者的护理。

4. 掌握截肢残肢端的功能锻炼及护理。

【案例分析】

患者,男性,48岁,"左足皮肤反复溃疡半年,溃烂、疼痛加剧1周"来院就诊,诊断为"糖尿病足"于2012年6月12日轮椅入院。患者入院时左足末梢血运差,皮肤溃烂,有脓液流出,左小腿红肿、皮温高,胫前区有皮肤溃疡两处。患者既往糖尿病20年,现皮下注射来得时、口服拜糖平治疗。家庭经济状况一般,育有一女一儿,关系和睦。

患者于2013年5月17日08:00在全麻下行左小腿截肢术,术毕于11:15返回病房。带回伤口负压引流管一根,通畅,血性引流液。

☑️ **选择题**

1. 对截肢患者的正确护理措施有:(ABDE)

A. 观察生命体征

B. 床边备止血带

C. 睡硬板床,每隔6~8小时俯卧20~30分钟

D. 观察残端的情况,及时记录汇报

E. 患肢顽固性疼痛,可以使用精神心理治疗

2. 关于幻肢痛的说法,正确的有:(ABCDE)

A. 幻肢痛使患者感到已切除的肢体仍有疼痛或其他异常感觉

B. 幻肢痛最有效的预防方法是心理治疗

C. 患肢感觉异常时可以让患者轻轻敲打残肢端,从空间及距离的确认中消除幻肢痛的主观感觉

D. 必要时使用镇静剂、止痛药

E. 对于长期的顽固性疼痛可行神经阻断手术

3. 关于幻肢痛的描述,正确的有:(ABDE)

A. 多为持续性   B. 以夜间为甚

C. 以白天为甚　　　　　　　　　　D. 属于精神因素性疼痛

E. 可采取放松疗法等心理治疗手段消除疼痛

4. 患者残肢的有效锻炼包括:(BCD)

A. 大腿截肢的患者易出现屈髋内收畸形,要及时进行外展后伸的练习

B. 上肢截肢术后加强背部、胸部和肩部肌肉的锻炼

C. 前臂截肢术后加强上臂肌肉的运动

D. 上肢截肢术后 1～2 天可离床活动

E. 下肢截肢术后 1～2 天可进行床上坐起

5. 截肢患者预防关节痉挛正确的做法有:(ACDE)

A. 截肢后患肢要固定于功能位,残端给予沙袋压迫,防止屈曲

B. 大腿截肢术后,应防止髋关节屈曲内收挛缩

C. 小腿截肢术后,要避免膝关节屈曲挛缩

D. 膝下截肢术后,患者躺、坐时不要让残肢垂下床缘,长时间处于屈膝位

E. 膝上截肢术后,不要将枕头放在两腿之间

6. 截肢术后患者的饮食应遵循的原则有:(ACD)

A. 高热量　　　　B. 高盐高蛋白　　　　C. 高维生素

D. 高蛋白　　　　E. 高糖

7. 对截肢患者的正确护理有:(ACDE)

A. 下肢截肢者,每 3～4 小时俯卧 20～30 分钟

B. 术后 24～48 小时去枕平卧

C. 观察肢体残端渗血情况

D. 渗血较多者,可用棉垫加弹性绷带加压包扎

E. 术后患者床旁应常规放置止血带

8. 针对糖尿病足,入院后需要做的检查有:(ABCDE)

A. 皮肤温度检查　　　B. Charcot 关节病　　　C. 周围血管检查

D. 神经系统检查　　　E. 溃疡合并感染的检查

❖ **简述题**

9. 截肢术后需要预防哪些关节挛缩?

答:① 大腿截肢术后:预防髋关节屈曲、外展挛缩。② 小腿截肢术后:预防膝关节屈曲挛缩。③ 膝下截肢术后:患者躺、坐时不要让残肢下垂,长期处于屈膝位。④ 膝上截肢术后:不要将枕头放在两腿之间。

10. 什么是幻肢痛?

答:幻肢痛又称肢幻觉痛,系指患者感到被切断的肢体仍在,且在该处发生疼痛。疼痛多在断肢的远端出现,疼痛性质有多种,如电击样、切割样、撕

裂样或烧伤样等。表现为持续性疼痛,且呈发作性加重。

11. 护士在患者入院时应该从哪几方面对患者糖尿病足评估?

答:① 感知觉方面。② 血运情况方面。③ 伤口情况。④ 骨髓炎方面。

12. 出院时如何指导患者进行健侧肢体糖尿病足的预防?

答:① 加强相关因素的筛查。② 加强患者相关知识认知度。③ 加强足部护理:经常检查;预防外伤;穿合适鞋袜。

? 思考题

13. 针对该患者的病情,应该怎样指导患者保护健侧下肢?

答:① 控制高血糖。② 每天洗脚:温水(<40℃),温性肥皂清洗,低于5分钟。干软毛巾擦干,尤其是趾间,外涂润肤霜。③ 洗脚后仔细检查有无皮肤病变,及时就诊。④ 不要自行处理或修剪病变处。⑤ 不要赤足走路。⑥ 不要用热水袋或电热毯等热源温暖足部;可用厚毛巾袜包裹。⑦ 每日做小腿和足部运动。⑧ 每年专科检查脚部一次,包括感觉和血管搏动。

14. 如何进行截肢术后残端护理?

答:① 术后给予适当加压包扎。② 术后适当抬高患肢,促进血液回流,预防抬得过高引起关节畸形。③ 观察伤口情况。④ 保持残端清洁,注意皮肤护理,加强基础护理。⑤ 经常给予残端均匀压迫,促进残端软组织收缩,有利于日后假肢的安装。⑥ 指导残端功能锻炼。

十二、手外伤患者的护理

以左手刀砍伤患者的护理为例:

【知识要点】

1. 掌握断肢再植的急救与护理。

2. 掌握手外伤的并发症和急诊接待。

3. 熟悉手外伤的治疗方法。

4. 掌握手外伤的概念和范畴。

【案例分析】

患者,男性,22岁,因"左手掌及腕部利器割伤疼痛、流血、感觉异常10分钟"急诊来院,诊断为左手刀砍伤,腕部血管、神经损伤。于2013年6月22日22:15送急诊手术室在臂丛麻醉下行"左手刀砍伤清创缝合术+血管吻合术+石膏托外固定术",术毕安返病房。患者既往体健,无药物、食物过敏。患者嗜烟,每天2包。现患肢抬高位,予以抗炎、抗血栓、抗凝、营养神经治疗。

☑ **选择题**

1. 该患者有开放性损伤,以下症状能说明患者是有血管损伤的有:(AB)

A. 伤口喷射性出血　　　　B. 伤口远端苍白、无脉、皮温明显减低

C. 伤口疼痛　　　　　　　D. 伤口皮损大

E. 伤口痉挛

2. 受外伤患者早期评估包括哪些方面?(ABCDE)

A. 皮肤伤情的判断　　　　　　B. 神经损伤的判断

C. 血管损伤的判断　　　　　　D. 肌肉、肌腱损伤的判断

E. 骨、关节损伤的判断

3. 该患者对需要急诊进行清创手术表示疑问,下列关于手术解释正确的有:(ABCDE)

A. 开放性伤口的急诊清创是至关重要的

B. 清创的好坏直接决定了患者术后伤口是否可以一期愈合,是否会出现感染

C. 清创时可以尽量将坏死、失活的组织以及严重污染的组织予以彻底清理

D. 在麻醉的情况下,可以反复用生理盐水、过氧化氢以及碘伏冲洗创面,减少疼痛

E. 如果伤口不是污染特别严重,手部的外伤还可以进行一期的组织修复与重建

4. 该患者有正中神经损伤,以下临床表现正确的有:(ABCDE)

A. 手的桡侧半感觉障碍　　　　B. 拇指对掌不能

C. 呈"猿形手"　　　　　　　　D. 拇示指屈曲受阻

E. 在掌侧拇指、示指、中指及环指桡侧半,在背侧示指、食指、中指远节丧失感觉

5. 手外伤患者的一般临床表现包括:(ABCD)

A. 出血　　　　B. 疼痛　　　　C. 肿胀

D. 畸形和(或)功能障碍　　　　E. 感觉异常

6. 血循环恢复的征象有:(ABCDE)

A. 吻合的动、静脉充盈良好,并经勒血实验证实

B. 可摸到再植肢体远端的动脉搏动

C. 再植肢体皮肤红润,毛细血管充盈时间不超过2秒

D. 再植肢体的皮温逐渐上升

E. 在指端以粗针或尖刀刺一小口,不断有鲜血溢出

7. 该患者急诊手术前的护理措施包括:(BCDE)

A. 患肢制动,矫正畸形

B. 观察关节活动度,了解除手部以外是否有损伤

C. 观察手部受伤情况

D. 了解患者出血情况

E. 测量生命体征

8. 该患者的正确体位护理包括:(ABCD)

A. 患者取舒适卧位

B. 患肢用软枕抬高,必要时悬吊患肢

C. 患肢抬高幅度应该高于心脏水平

D. 坐位或站位时患肢要使用颈腕悬吊带悬吊于胸前

E. 患肢有血管损伤,可以不需要抬高,平放于身体一侧,防止血运不足

简述题

9. 为什么该患者需要石膏托固定?

答:血管吻合术后,且可能有肌腱损伤的情况下会需要石膏托固定。

10. 开放性手外伤的急救处理原则是什么?

答:止血、创口包扎和局部固定。

11. 手外伤患者术后主动运动的禁忌证有哪些?

答:严重创伤后的 3~4 天;神经和肌腱修复术后 3 周;关节急性炎症;不稳定骨折等。

思考题

12. 倘若该患者来医院时已经发生手指断离,且断指保存清洁、完好。请问可以做断指再植吗?急诊室如何处理?再植术后常规的处理包括哪些?术后局部情况的观察与如何处理?

答:(1) 可以行断指再植。

(2) 急诊室处理:① 迅速了解受伤史,全面地进行全身和受伤肢体创口、断肢情况的检查。抽血检验血型、血常规,并配好同型血 1000~2000 ml。同时常规给予破伤风抗毒血清,必要时导尿。② 抗休克。③ 摄肢体 X 线片。④ 通知手术室立即做好断肢再植的清创与再植手术的器械准备。⑤ 通知有关手术医师和麻醉医师,尽速做好手术前准备。⑥ 如发现伤者有严重合并损

伤而危及生命时,应首先请有关科室协同处理。

（3）再植术后常规的处理包括:① 安置患者于特殊隔离病室,保持 20～25℃室温及一定的湿度,严格消毒隔离制度。② 戒烟,进食高营养、易消化饮食。③ 抬高肢体。④ 局部加温。⑤ 观察再植手指血循环,有色泽、弹性、皮温、毛细血管充盈时间等。⑥ 周围血管扩张药物的应用,常用妥拉唑啉、罂粟碱等。⑦ 预防感染和常规破伤风抗毒血清肌内注射。⑧ 全身应用抗凝药物:一般应用低分子右旋糖酐、阿司匹林及一些血管解痉药物即可。注意用药反应。

（4）局部情况的观察与处理:再植肢体循环危象一旦发生,首先需迅速判断为动脉还是静脉危象,然后进一步鉴别是血管痉挛或血栓形成。突然发生的循环危象,大多数由于血栓形成所引起。如疑有血栓,应做好术前准备,及时进行手术探查,取出血栓或切除吻合口再行缝接。

渐渐发生的供血不足,一般由于血管痉挛所引起。血管痉挛可反复出现,均为动脉供血不足之现象,经输血,使用抗凝、解痉药物,局部保温或交感神经节封闭等处理后可逐渐好转。

术中应注意预防再植肢体术后可能出现的进行性肿胀,应密切注意肿胀的发展,检查患者的体位、石膏、包扎、伤口缝合是否过紧。如术后形成血肿已压迫静脉,应及时拆除必根缝线,清除血肿,细致止血。

第四章 妇产科疾病护理

第一节 产 科

一、前置胎盘孕妇的护理

【知识要点】

1. 掌握前置胎盘孕妇的临床表现及护理要点。

2. 掌握前置胎盘孕妇使用安宝保胎的观察要点和注意事项。

3. 掌握前置胎盘孕妇出血性休克的应急抢救流程。

4. 熟悉前置胎盘孕妇的治疗原则和辅助检查方法。

【案例介绍】

孕妇,30 岁,2012 年 6 月 23 日 1:30 无痛性阴道流血,色鲜红,量大于月经量。B 超提示:胎盘下缘完全覆盖宫颈内口,拟"G_2P_0孕 29 周,中央性前置胎盘",于 2012 年 6 月 23 日 1:59 平车入院。LMP:2011 年 12 月 2 日,EDC:2012 年 9 月 9 日,月经史:15 岁 7/30 天,量中,无痛经,生育史 0—0—1—0。既往体健,无心、肺、肾疾病史,无外伤史,无手术史,否认"肝炎、结核"等传染病史。否认食物、药物过敏史。否认高血压、糖尿病等家族史。孕妇入院后予地塞米松促胎肺成熟,盐酸利托君(安宝)保胎治疗。

查体:T 36.5℃,P 80 次/分,R 20 次/分,BP 110/57 mmHg,双下肢水肿(一)。

产科检查:宫高 22 cm,腹围 88 cm,LOA,B 超示:胎盘下缘完全覆盖宫颈内口;胎心音 150 次/分,仍有间断少量暗红色阴道流血,无宫缩。

今孕妇住院第 3 天,间断少量暗红色阴道流血,未扪及宫缩,安宝静滴保胎治疗中;孕妇焦虑,担心胎儿安危。

☑️ **选择题**

1. 诊断前置胎盘较安全可靠的方法是：(D)

A. 阴道检查   B. 肛门检查

C. 放射线检查   D. B型超声检查

E. 以上方法均可以

2. 护理前置胎盘孕妇时，正确的是：(BCD)

A. 协助下床活动并做好心理护理   B. 密切观察阴道流血及生命体征

C. 注意产程进展   D. 定时听胎心音

E. 多饮水

3. 指导前置胎盘孕妇防止便秘的方法，正确的是：(BCD)

A. 每天饮水 300 ml   B. 多食粗纤维、果胶食物

C. 建立正确排便习惯   D. 必要时遵医嘱给予润肠剂

E. 多下床活动

4. 指导孕妇口服硫酸亚铁纠正贫血，正确的是：(ABD)

A. 两餐之间服用

B. 可同时服用维生素 C，以促进铁的吸收

C. 用牛奶送服铁剂

D. 可同时服用酸性食物，以促进铁的吸收

E. 餐后服用

5. 关于该前置胎盘孕妇的处理，下列说法中错误的是：(B)

A. 出血不多，胎儿尚未成熟，可以期待疗法

B. 出血少，胎儿足月，可以等待自然临产

C. 出血多，产妇休克，应抗休克的同时行剖宫产

D. 在期待疗法中，禁止阴道检查和肛查

E. 出血少，胎儿缺氧，可以等待自然临产

6. 如该前置胎盘孕妇血红蛋白下降 10 g/L，估计失血约为：(C)

A. 200～300ml   B. 300～400ml   C. 400～500ml

D. 500～600ml   E. 600～700ml

7. 关于该前置胎盘孕妇的处理，发生出血性休克时补充血容量的原则为：(ABCE)

A. 两路静脉快速补液   B. 先盐后糖

C. 先晶后胶   D. 嘱多饮水

E. 纠正酸中毒

8. 关于该前置胎盘孕妇的饮食护理,正确的有:(ABCE)

A. 高蛋白食物　　　　　　　　B. 含铁易消化食物

C. 粗纤维食物　　　　　　　　D. 高脂肪食物

E. 水果、蔬菜等食物

简述题

9. 关于该前置胎盘孕妇,请简述在盐酸利托君(安宝)使用过程中的注意事项有哪些?

答:① 严格按照医嘱执行用药,根据宫缩缓解程度及病人耐受度调节滴速,监测血压、心率、呼吸、胎心音;发现母亲心率、血压及与胎心率等异常变化及时汇报医生并停药。② 控制进液量,每天不超过 2000 ml,以防肺水肿。③ 静脉给药的护理:盐酸利托君(安宝)静脉用药持续时间长,应严格无菌操作,每天更换输液器和输液针,每班观察静脉穿刺处,防止发生静脉炎。

10. 护士如何为该孕妇提供心理疏导?

答:① 倾听病人诉说,表示同理心。② 介绍床位医生、床位护士、医疗条件、抢救技术及设备。③ 介绍前置胎盘的相关知识,与其交流同种疾病且分娩成功的案例,让其获得所需知识及信息,主动与医护配合。

11. 估计出血量有几种方法? 如何用称重法估计出血量。

答:估计出血量的方法有:称重法、面积法和容积法 3 种方法。

$$称重法:失血量(ml) = \frac{[接血敷料湿重(g) - 接血前敷料干重(g)]}{1.05(血液比重\,g/ml)}$$

思考题

12. 该孕妇在住院保胎期间,出现反复阴道流血,如何防止感染?

答:① 保持会阴清洁,勤换卫生垫及内衣裤。② 会阴护理 2 次/天,并使用会阴消毒垫。③ 严密观察有无感染征象:体温,血象,阴道分泌物的色、量、味。④ 各种操作严格执行无菌技术。⑤ 每日病室通风 2 次。⑥ 遵医嘱使用抗生素。

13. 如该孕妇短时间内阴道流血量达 300 ml 以上时,护士对该孕妇的护理要点是什么?

答:① 立即汇报医生。② 同时开通两路静脉补液,加快补液速度;备血。③ 持续给氧。④ 予心电监护、胎心监护。⑤ 以上操作的同时,安慰孕妇,给予心理护理。⑥ 必要时遵医嘱做好剖宫产术前准备。

二、平产分娩后产妇的护理

【知识要点】

1. 掌握平产分娩后的主要护理措施。

2. 掌握母乳喂养的技术指导。

3. 熟悉产后健康评估要点及常见问题的处理方法。

4. 熟悉产褥期健康保健要点。

【案例分析】

产妇,37 岁,因"停经 40^{+2} 周,下腹疼痛伴阴道见红一天"拟"G_2P_1 孕 40^{+2} 周,临产"于 2013 年 6 月 20 日 11:44 步行入院。孕期定期产前检查,LMP: 2012 年 9 月 11 日,EDC:2013 年 6 月 18 日。平素月经规律,生育史:1—0— 0—1,2003 年 3 月自然分娩一女婴,体重 3500 g,健在。入院时孕妇主诉下腹部阵发性疼痛,扪及规律宫缩,20 秒/5～6 分钟,宫口开 1 cm,情绪紧张。入院后立即予助士导乐陪产;家庭支持良好,经济有保障。15:45 在右侧会阴侧切下平产分娩一男婴,体重 3900 g,Apgar 评 10—10 分,产房观察 2 小时后转母婴同室。产后第 3 天,T38.2℃,P88 次/分,乳房充盈,泌乳通畅,新生儿纯母乳喂养,各化验指标均正常,产妇主诉阵发性腹痛难忍。产后第 4 天体温恢复正常,母婴出院。

☑️ **选择题**

1. 母乳喂养的好处有:(ABCDE)

A. 促进母亲子宫收缩　　　　　　B. 对婴儿有营养,能防病

C. 增加母子感情　　　　　　　　D. 预防乳腺癌

E. 抑制排卵

2. 该孕妇宜采取的卧位应为:(D)

A. 仰卧位　　　　B. 右侧卧位　　　　C. 半坐卧位

D. 左侧卧位　　　　E. 自由体位

3. 产妇的饮食指导包括:(ABCD)

A. 饮食宜清淡,少量多餐

B. 进食丰富蛋白质、维生素,适量粗纤维

C. 无刺激、易消化食物

D. 为促进泌乳,可以多进食汤水

E. 少渣饮食

4. 关于产后恶露的描述,正确的有:(ABD)

A. 恶露分为血腥恶露、浆液性恶露和白色恶露

B. 评估恶露时要注意色、量、味

C. 血性恶露持续 1 周后转为浆液性恶露,约 2 周后变为白色恶露

D. 恶露有臭味提示有宫腔感染的可能

E. 恶露持续时间约 2～3 周

5. 有效的母乳喂养包括:(ABCD)

A. 按需哺乳   B. 吸入大部分乳晕

C. 2 次喂奶间隔不超过 3 小时   D. 有节奏的吸吮和吞咽

E. 早吸吮、早接触

6. Apgar 评分项目有:(ABCDE)

A. 皮肤颜色   B. 呼吸   C. 肌张力

D. 哭声   E. 喉反射

7. 会阴伤口护理采用的药液有:(ABCD)

A. 新洁尔灭   B. 呋喃西林   C. 碘伏

D. 洗必泰   E. 安尔碘

8. 纯母乳喂养的时间是:(C)

A. 3 个月   B. 4 个月   C. 6 个月

D. 1 年   E. 2 年

简述题

9. 该产妇第 3 天体温一过性升高是什么原因?如何处理?

答:(1)泌乳热:产后 3～4 天出现乳房血管、淋巴管充盈,乳房胀满,伴 37.8～39℃发热。

(2)一般持续 4～16 小时,体温会自动下降,恢复正常,不属病态,在排除其他原因尤其是感染引起发热的情况下,不需要特殊处理。指导产妇多休息,勤喂哺,及时排空乳房,并密切观察体温的变化。

10. 简述产后容易引起尿潴留的原因。

答:产褥期由于膀胱肌张力降低,对膀胱内压力敏感性降低,加之外阴切口疼痛,器械助产,区域阻滞麻醉等,均可能增加尿潴留的发生。

11. 简述产妇腹痛难忍的原因,应如何处理?

答:(1)该产妇属产后宫缩痛,因为子宫收缩引起下腹部阵发性剧烈疼痛,一般是产后 1～2 天出现,持续 2～3 天,多见于经产妇。哺乳使反射性缩宫素分泌增加致疼痛加剧。

（2）一般不需特殊用药，但要做好解释工作，做好产妇恐惧的心理护理，帮助产妇度过这个特殊的时期。

? 思考题

12.该产妇出院前，请给予产褥期健康指导处方。

答：（1）饮食起居：饮食合理，多食高蛋白、高热量食物，多吃蔬菜水果；多休息；保持室内空气清新，温度适宜 22～24℃，产妇和新生儿都不宜太热。

（2）适当活动：根据自身体力恢复情况，每天要下床活动，适量参与新生儿的日常护理，并循序渐进地进行产后健身操，以帮助子宫收缩，促进腹壁及盆底肌肉张力的恢复，减少静脉血栓的发生。

（3）计划生育指导：产后 42 天后恢复性生活，应采取避孕措施，哺乳期以工具避孕为主。

（4）母乳喂养：坚持纯母乳喂养 6 个月后逐步添加辅食。

（5）产后检查：产妇出院后，由社区医疗保健人员在出院后 3 天，产后 14 日，产后 28 日分别做 3 次产后访视，了解产妇及新生儿健康状况。产妇及婴儿应在产后 6 周去医院常规产后检查。

三、胎膜早破患者的护理

【知识要点】

1.掌握胎膜早破临床表现及护理措施。

2.掌握胎膜早破对母儿的影响及处理原则。

3.掌握脐带脱垂的预防与急救处理。

4.熟悉胎膜早破的病因。

【案例分析】

患者，女性，28 岁，因"停经 33^{+4} 周，阴道流水 8 小时"于 2012 年 7 月 17 日 12:30 平车推入院。2012 年 7 月 17 日 4:30 自然破水，羊水色清，量不详，2012 年 7 月 17 日 12:30 收入院保胎治疗，LMP:2011 年 12 月 7 日，EDC:2012 年 9 月 14 日。既往体健，15 岁初潮，5/30 天，量中，无痛经，生育史:0—0—0—0。临床诊断：G_1P_0 孕 33^{+4} 周，胎膜早破，先兆早产，初产臀位。入院后遵医嘱予硫酸镁静脉滴注保胎、地塞米松静脉推注促胎肺成熟、头孢西丁钠静脉滴注抗感染治疗，予胎膜早破护理常规护理。今病人入院第 3 天，正在使用硫酸镁保胎输液中。在交流中发现病人担心胎儿健康。

☑️ **选择题**

1. 胎膜早破的常见病因有：(ACDE)

A. 胎膜脆性增加   B. 羊膜腔压力降低

C. 机械性刺激   D. 宫颈病变

E. 宫内感染

2. 该孕妇采取的卧位应为：(AD)

A. 臀高位   B. 头高足底位

C. 半坐卧位   D. 左侧卧位

E. 右侧卧位

3. 评估该孕妇存在或潜在的护理诊断是什么？（ABCDE）

A. 有感染的危险   B. 焦虑

C. 胎儿有受伤的危险   D. 早产的可能

E. 知识缺乏

4. 胎膜早破的临床表现有：(BD)

A. 阴道流血

B. 较多的液体自阴道持续性流出，不能自控

C. 较多的液体自阴道持续性流出，能自控

D. 肛门检查时能触到前羊膜囊

E. pH 试纸变蓝色

5. 胎膜早破预防感染的护理措施包括：(ABC)

A. 保持外阴清洁，会阴护理 2 次/天

B. 羊水量多时及时更换消毒会阴垫

C. 做好血常规及 C-反应蛋白的检测

D. 阴道流水量减少时可相应减少会阴护理

E. 绝对卧床休息

6. 胎膜早破的孕妇为防止脐带脱垂，下列护理措施中错误的是：(B)

A. 侧卧位

B. 胎先露浮者卧床休息，必要时可床边走动

C. 抬高臀部

D. 平卧位

E. 绝对卧床休息

7. 使用硫酸镁保胎发生中毒最早出现的症状是：(A)

A. 膝反射消失   B. 呼吸减慢   C. 心率减慢

D. 尿量减少   E. 心率增快

8. 羊水 pH 值为：(B)

A. 4.5～5.5   B. 7.0～7.5   C. 5.5～6.5

D. 6.0～6.5   E. 7.5～8.0

简述题

9. 胎膜早破的观察要点有哪些？

答：① 胎心监护，观察胎心率的变化。② 定时观察羊水的性状、颜色、气味。③ 观察患者生命体征，注意体温的变化。④ 定期监测血常规及 C-反应蛋白的检测，及时发现感染征象。

10. 胎膜早破患者应采取何种体位？为什么？

答：应绝对卧床，左侧卧位，抬高臀部。

为防止脐带脱垂导致胎儿窒迫。

11. 当胎膜早破孕妇出现羊水胎粪污染时，如何观察及处理？

答：① 出现羊水胎粪污染时，汇报医师；遵医嘱予胎心监护；② 如果胎心监护正常，不需要进行特殊处理，密切观察胎儿宫内情况；③ 如果胎心监护异常，存在胎儿宫内缺氧情况，会引起胎粪吸入综合征（MAS），应予左侧卧位，吸氧，配合医师为提前结束分娩做准备。

思考题

12. 预防胎膜早破的健康教育有哪些？

答：① 妊娠 32 周后避免性生活。② 避免腹压突然增加，保持大便通畅。③ 保持外阴清洁，如有生殖道感染应积极治疗。④ 注意孕期营养。⑤ 宫颈内口松弛者多卧床休息。⑥ 临产后胎先露部未入盆者应卧床休息，少做肛门检查或阴道检查。

13. 发生脐带脱垂时护士该如何处理？

答：① 立即予持续氧气吸入。② 抬高臀部，上推先露部（需坚持到胎儿娩出）。③ 如使用催产素应立即停药，遵医嘱应用子宫松弛剂。④ 如宫口未开全者，在胸膝卧位下，戴无菌手套行脐带还纳术，做好即刻剖宫产术前准备。⑤ 宫口开全者，协助立即阴道分娩助产。

四、先兆早产患者的护理

【知识要点】

1. 掌握先兆早产临床表现及护理措施。

2. 掌握先兆早产的药物治疗原则及注意事项。

3. 掌握早产不可避免时的护理。

4. 熟悉早产的常见病因。

【案例分析】

孕妇,28 岁,因"停经 30^{+3} 周,下腹疼痛伴阴道流血一天"拟" G_2P_0 孕 30^{+3} 周,先兆早产"于 2012 年 9 月 26 日 11:44 平车入院。患者孕期定期产前检查。LMP:2012 年 1 月 25 日;EDC:2012 年 11 月 2 日;平素月经规律;生育史:0－0－1－0,2010 年 3 月孕 50 天人工流产一次。入院时孕妇主诉下腹部阵发性疼痛,扪及规律宫缩,20 秒/10 分钟;见鲜红色阴道流血,相当于月经量。家庭支持良好,有医疗保险;孕妇紧张,害怕母婴有危险;入院后立即予盐酸利托君保胎,地塞米松促胎肺成熟治疗。现入院第 3 天偶有腹胀伴间断性少量暗红色阴道流血,胎心率 136 次/分。紧张较入院时有所缓解,盐酸利托君补液进行中。

☑ 选择题

1. 早产的常见病因有:(ABCDE)

A. 孕妇生殖器官畸形　　　　　B. 过度疲劳

C. 双胎妊娠　　　　　　　　　D. 外伤

E. 孕妇合并感染性疾病

2. 该孕妇主诉腹痛,床位护士应做的工作有:(ABCD)

A. 评估宫缩频率、强度,根据宫缩情况调节保胎药物滴速

B. 测胎心音

C. 做好心理护理

D. 记录病情观察及用药情况

E. 帮助孕妇轻轻按摩腹部

3. 住院期间孕妇的饮食应注意:(ABCD)

A. 饮食宜清淡,少量多餐　　　　B. 进食丰富蛋白质、维生素

C. 适量粗纤维　　　　　　　　　D. 无刺激、易消化食物

E. 高热量、高脂肪

4. 该孕妇紧张的相关因素是：(ADE)

A. 陌生的环境　　　　　　　　　B. 担心家庭支持

C. 担心经济问题　　　　　　　　D. 担心胎儿安危

E. 担心自身预后

5. 诱发宫缩的活动有：(ACDE)

A. 抬举重物　　　　　　　　　　B. 卧床休息

C. 肛查和阴道检查　　　　　　　D. 性生活

E. 乳头按摩

6. 盐酸利托君的常见副作用有：(ACE)

A. 心跳加快　　　　B. 血压增高　　　　C. 血糖增高

D. 血钾增高　　　　E. 恶心、出汗、头痛

7. 为进一步查明病因并了解预后，该孕妇可能会做的检查有：(ACD)

A. 产科 B 超　　　　　　　　　　B. 心超

C. 胎儿纤维连结蛋白　　　　　　D. B 族链球菌

E. 胸片

8. 如早产不可避免，以下分娩期护理正确的是：(CD)

A. 如已临产可用吗啡、哌替啶　　B. 继续使用抑制宫缩药物

C. 做好早产儿保暖和复苏的准备　D. 产程中应给孕妇吸氧

E. 选择阴道分娩，第二产程尽量不做会阴切开术

简述题

9. 常用的保胎药物有哪些？

答：① 硫酸镁；② β2-肾上腺素受体激动剂，如盐酸利托君、沙丁胺醇等。

10. 如果该孕妇是宫颈内口松弛者，孕期如何处理？

答：宫颈内口松弛者应于孕 14～18 周行宫颈内口环扎术，待分娩发动前拆除缝线。

11. 该孕妇使用盐酸利托君（安宝）保胎中的观察要点有哪些？

答：① 观察孕妇和胎儿的情况：用药开始 4 小时内，每 30 分测血压、脉搏、呼吸、胎心音，滴速根据宫缩缓解程度及孕妇耐受度调节；待宫缩缓解后，每班检查 1 次；使用安宝后有不同程度的孕妇心率和胎心率加快，但随着用药时间的延长可出现减敏现象，不良反应可逐渐消失；同时应观察有无血压下降、恶心、出汗、头痛等，如症状严重，应及时汇报医生并停药。② 安宝静脉用药持续时间长，应严格无菌操作，每天更换输液器和输液针，每班观察静脉穿刺处，防止发生静脉炎；控制进液量，每天不超过 2000 ml，以防发生肺水肿。

③ 宫缩抑制显效,遵医嘱静脉滴注停止前 30 分钟开始口服安宝片剂。

❓ 思考题

12. 保胎治疗期间,应做好哪些护理预防新生儿并发症的发生?

答:① 教会孕妇自数胎动,定期行胎心监护,有异常时及时采取应对措施。② 按医嘱给予糖皮质激素可促胎肺成熟,是避免发生新生儿呼吸窘迫综合征的有效步骤。

13. 如果该孕妇早产不可避免,此时护士该做哪些护理及准备工作?

答:① 如出现规律宫缩,同时宫颈扩张 1 cm 以上时为早产临产;② 及时汇报医生,根据医嘱选择合适的分娩方式;③ 根据分娩方式进行术前(剖宫产准备)或分娩前(送分娩室)准备;④ 通知麻醉师和新生儿科医生及时配合抢救;⑤ 做好孕妇的心理安慰。

五、重度子痫前期患者的护理

【知识要点】

1. 了解重度子痫前期孕妇特殊标本的留取方法。

2. 熟悉重度子痫前期孕妇的临床表现。

3. 掌握重度子痫前期孕妇的动态病情观察要点、使用降压药治疗时的注意事项。

【案例分析】

张某,女,36 岁,外来务工人员。因"停经 32^{+5} 周,发现血压升高半天",平车入院。孕妇孕期不定期产前检查,LMP:2012 年 1 月 1 日,EDC:2012 年 10 月 8 日。既往体健,平素月经规律,17 岁初潮,6—7/30 天,量中,无痛经,生育史:1—0—0—1,2002 年在外地老家孕足月平产分娩一女婴,体重不详,健在。否认有高血压、糖尿病、慢性肾炎等疾病史,否认药物、食物过敏史。入院时患者精神紧张,无头晕、眼花不适主诉。

查体:T 36.9℃,P 90 次/分,R 18 次/分,BP 162/115mmHg。水肿(++++)。眼科会诊:眼底小动脉痉挛,A:V=1:3。

专科体检:宫高 25 cm,腹围 85 cm,LOA,胎心率 140 次/分,未扪及宫缩,胎膜存,宫口未开。

实验室检查:尿蛋白(+++),白蛋白 40 g/L,血小板计数 $160×10^9$/L,血红蛋白 10^8 g/L,谷草转氨酶 10 U/L,谷丙转氨酶 21 U/L,乳酸脱氢酶

307 IU/L,间接胆红素 5.5 μmol/L。

治疗:硫酸镁静脉滴注,地塞米松促胎肺成熟,盐酸拉贝洛尔、地西泮口服。

☑ 选择题

1. 目前患者可能的诊断是:(C)

A. 妊娠期高血压   B. 轻度子痫前期

C. 重度子痫前期   D. 先兆子痫

E. 子痫

2. 患者入院时,针对病情护士除评估产科一般健康状况外,还应重点评估的有:(ABCE)

A. 血压   B. 尿蛋白   C. 自觉症状

D. 黄疸   E. 水肿

3. 通过护理评估,目前患者水肿(++++)表示:(A)

A. 全身水肿或伴腹水   B. 水肿局限于踝部及小腿

C. 水肿延及大腿   D. 水肿达外阴

E. 水肿达腹壁

4. 导致患者精神紧张的因素有:(ABCD)

A. 担心自身的安危   B. 担心胎儿的安危

C. 住院环境的陌生   D. 对疾病知识不了解

E. 未定期产检

5. 对该患者正确的心理护理是:(ABDE)

A. 向患者说明该疾病的病理变化是可逆的,在产后多能恢复正常

B. 在开展每项治疗及护理前向患者及家属解释,说明对胎儿有无影响

C. 耐心倾听患者的倾诉,不能轻易回答患者及家属的疑问

D. 嘱患者听轻音乐,以减轻紧张的情绪

E. 鼓励患者说出自己的心理感受

6. 住院期间护士对患者的饮食指导为:(ABC)

A. 进食富含蛋白质(>100 g/d)的食品

B. 减少脂肪的摄入

C. 进食富含维生素、铁、钙和锌等微量元素的食品

D. 限制食盐(<5 g/d)

E. 可食腌肉补充蛋白质

7. 住院期间,床位护士应注意观察患者体重的变化,一周内体重增加多

少应引起重视:(C)

A. 2 kg B. 3 kg C. 0.5 kg

D. 1 kg E. 1.5 kg

8. 使用硫酸镁治疗时,观察膝反射是否存在的部位是:(E)

A. 髌骨 B. 膝盖下方 C. 左下肢

D. 右下肢 E. 髌骨下方的股四头肌肌腱

9. 该患者在使用硫酸镁时,如何观察膝反射的存在:(D)

A. 护士用手叩击 B. 患者用手叩击

C. 直接询问患者 D. 使用叩诊锤叩击

E. 教会家属叩击

简述题

10. 简述该患者静脉滴注硫酸镁时的注意事项?

答:① 静脉滴注硫酸镁时,注意滴速以 15～30 滴/分,每小时 1 g 为宜,最多不超过 2 g。② 在使用前、使用中、使用后应观察膝反射是否正常存在;呼吸不少于 16 次/分;尿量不少于 17 ml/h 或不少于 400 ml/24 h,有条件时监测血镁浓度。③ 应备有钙剂,一旦出现中毒反应,立即停药并静脉缓慢注射 10% 葡萄糖酸钙 10 ml(5～10 分钟),予以解毒。

11. 在护理工作中,床位护士如何做好该患者的动态病情观察?

答:① 每 4 小时测 1 次血压,尤其注意观察舒张压的变化,以判断病情是否加重;随时观察孕妇有无头痛、复视、上腹部疼痛不适等自觉症状,一旦出现及时报告医生。② 根据医嘱每日或隔日测体重,记录液体出入量;定时测尿常规及 24 小时尿蛋白定量。③ 注意监测胎心、胎动变化和宫缩情况。④ 根据医嘱定时检查眼底,评估小动脉的痉挛程度,以判断病情严重程度。

12. 患者入院后遵医嘱留 24 小时尿蛋白定量,床位护士如何指导患者留取标本?

答:嘱患者留尿之日晨 7 点时排尿一次(不管有否尿意),将尿全部排尽弃去,之后所有排出的尿液均留在贴好条码带盖的小桶中,为防止尿液变质,必须在患者排第一次小便后,在小桶内加入适量甲苯(每 100 ml 尿液加入甲苯 0.5 ml)共 10 ml,使其形成一薄膜覆盖于尿液表面,隔绝空气达到防腐的目的。留尿至次日晨 7 时(24 小时后)排最后一次尿(不管有否尿意),将尿液留在小桶内,然后告知护士。

? 思考题

13. 患者治疗 2 天后,今晨起床后主诉有头晕,无眼花主诉,查 BP:165/100 mmHg,P:88 次/分,胎心率:145 次/分,无宫缩,无阴道流血及流水,此时如何做好患者的安全护理?

答:① 解释可能发生意外的危险因素及预防措施。② 加强安全防护:患者翻身、改变体位及起床时动作缓慢;活动、如厕有人陪同。③ 使用床护栏,防止坠床。④ 将患者置于暗室,保持环境安静;床旁备子痫包。⑤ 监测生命体征,询问自觉症状。⑥ 左侧卧位。⑦ 低流量吸氧,每次 30 分钟,每天 3 次,必要时增加次数。⑧ 监测胎心音,必要时胎儿连续监护。⑨ 教会患者自测胎动,每天 3 次,每次 2 小时。

14. 若患者病情未得到有效控制,预计可能会发生的病情变化有哪些?

答:① 重度子痫前期病情未得到有效控制可发展成子痫。② 可能会发生的并发症有:HELLP 综合征、胎盘早剥、DIC、脑出血、视网膜剥离、急性肾衰竭等。

六、妊娠期糖尿病患者的护理

【知识要点】

1. 掌握妊娠期糖尿病孕妇的临床表现和低血糖反应。

2. 掌握妊娠期糖尿病孕妇的护理要点,正确的饮食、运动疗法。

3. 熟悉妊娠期糖尿病孕妇的治疗原则和辅助检查方法。

【案例分析】

患者,女性,28 岁,因"停经 38 周,发现血糖升高 3 个月"于 2011 年 8 月 10 日 12:00 步行入院,LMP:2010 年 11 月 17 日,EDC:2011 年 8 月 24 日。患者 2011 年 5 月 18 日孕 26 周本院门诊产检示 OGTT:4.9－10.1－8.9 mmol/L,确诊妊娠期糖尿病(GDM)。月经史:15 岁 5/35 天,量中,无痛经,生育史 0－0－1－0,2009－5 人工流产一次。既往史:既往体健,无心、肺、肾疾病史,无外伤史,无手术史;否认"肝炎、结核"等传染病史;否认食物、药物过敏史,否认高血压、糖尿病等家族史;平素喜好甜食,怀孕后为增加维生素而进食较多水果。

查体:T 36.5℃,P 100 次/分,R 18 次/分,BP 110/70 mmHg,双下肢水肿(一)。产科检查:宫高 32 cm,腹围 99 cm,LOA,胎心音 150 次/分,无宫缩。辅助检查:糖化血红蛋白 5.7%,总糖化血红蛋白 7.1%。目前孕妇住院第 1 天,护士将对其进行全面的护理与指导。

✅ **选择题**

1. 糖尿病合并妊娠妇女需使用药物治疗时应选用:(C)

A. 消渴丸 　　　　　　　B. 格列本脲(优降糖) 　　　C. 胰岛素

D. 苯乙双胍(降糖灵) 　　　E. 格列齐特(达美康)

2. 关于糖尿病合并妊娠妇女的护理指导,正确的是:(ABD)

A. 孕期停用一切降糖药,一律改用胰岛素治疗

B. 选择分娩时间很重要,一般选择孕 37～38 周终止妊娠

C. 产后应长期避孕,最好放置宫内节育器

D. 产后 24 小时内胰岛素用量应减量,约为原用量的一半

E. 妊娠期特有疾病,一般不需特殊治疗,产后即恢复正常

3. 护士指导孕妇进行 OGTT 试验,正确的是:(ABCD)

A. 前 1 日晚餐后禁食至少 8 小时至次日晨(最迟不超过上午 9 点)

B. 先查空腹血糖

C. 再将 75 g 葡萄糖溶于 300 ml 温开水中充分混匀

D. 5 分钟内喝完

E. 15 分钟内喝完

4. 妊娠期糖尿病产妇阴道分娩时的病情观察要点,正确的是:(ABCDE)

A. 应随时监测血糖、尿糖、尿酮体,使血糖不低于 5.6 mmol/L

B. 可按每 3～4 g 糖加 1 U 胰岛素比例给予静脉输液

C. 产程中严密观察宫缩和胎心音变化

D. 避免产程延长,应在 12 小时内结束分娩

E. 产程＞16 小时易发生酮症酸中毒、胎儿缺氧和感染危险

5. 关于运动治疗的作用,正确的是:(ABCD)

A. 适当运动可提高机体对胰岛素的敏感性

B. 改善血糖与脂代谢紊乱

C. 有利于病情控制

D. 有利于正常分娩

E. 运动主要能起到减肥作用

6. 关于饮食治疗,正确的是:(ABCDE)

A. 饮食治疗为基本治疗方法

B. 忌辛辣刺激食物,戒烟酒、浓茶、咖啡

C. 可以控制血糖

D. 能减轻胰岛负担

E. 能减少餐后高血糖

7. 糖尿病对胎儿、新生儿的影响，下列选项错误的是：(C)

A. 畸形儿发生率高　　　　　　　B. 围产儿死亡率高

C. 低体重儿发生率高　　　　　　D. 新生儿容易发生低血糖

E. 高胆红素血症

8. 关于妊娠期糖尿病孕妇的健康教育，正确的有：(ABCDE)

A. 做好健康宣教比药物治疗更为重要

B. 向孕妇发放健康报刊及宣传折页

C. 减轻患者的精神负担，告知定期产前检查，积极主动配合医生诊治

D. 严格控制好血糖值就可以预防母婴并发症发生

E. 使患者充分理解并有自我参与意识，主动配合和自觉控制饮食

简述题

9. 如何判断妊娠期糖尿病孕妇发生了低血糖反应？

答：如出现心悸出汗、面色苍白、饥饿感等症状，说明发生了低血糖反应。

10. 你该如何指导该孕妇的运动疗法？

答：散步为最佳运动方式，每次持续 20～40 分钟（包括热身运动 5 分钟，运动 20 分钟，放松运动 5 分钟），每次餐后 1 小时运动最佳。

11. 如何了解饮食控制是否合理？

答：饮食控制是否合理，还需行血糖监测，应根据血糖的变化调节饮食。

思考题

12. 请指导该孕妇的饮食分配方案及注意事项。

答：① 提倡少量多餐原则，每日按 6 餐分三大餐和三小餐，分配总热量为：早餐 10％，午前加餐 10％，午餐 30％，下午加餐 10％，晚餐 30％，睡前加餐 10％。② 指导其改变喜甜食及进食多量水果的习惯，多吃素菜，用黄瓜、番茄替代含糖量高的水果。

13. 该孕妇需测餐后 2 小时血糖，该如何指导其把握正确的测血糖时间？

答：正确的测血糖时间应从进食第一口饭算起满 2 个小时通知护士测血糖。

七、妊娠期肝内胆汁淤积症患者的护理

【知识要点】

1. 掌握妊娠期肝内胆汁淤积症孕妇的临床表现及护理要点。

2. 掌握妊娠期肝内胆汁淤积症孕妇发生胎儿宫内窘迫时的应急抢救流程。

3. 熟悉妊娠期肝内胆汁淤积症孕妇的治疗及实验室检查指标。

【案例分析】

患者,女性,32 岁,因"停经 34 周,发现血清总胆汁酸升高一天,皮肤瘙痒 2 天"拟 G_1P_0 孕 34 周,妊娠期肝内胆汁淤积症收入院。门诊化验示:血清总胆汁酸 18 μmol/ L,ALT 50 U/L,AST 48 U/L。

孕妇孕期定期产检,LMP:2012－08－01,EDC:2013－05－25。既往体健,平素月经规律,16 岁初潮,6/30 天,量中,无痛经,生育史:0－0－0－0。

护理体检:T 36.7℃,P 80 次/分,R 18 次/分,BP 120/68 mmHg,胎心音:145 次/分,无宫缩,无阴道流血及流水,腹部及双下肢见散在的皮肤抓痕。

入院后孕妇食欲差,沉默不语,不喜与人言谈;遵医嘱予丁二磺酸腺苷蛋氨酸(思美泰)、熊去氧胆酸,监测胎儿宫内情况。

✓ 选择题

1. 妊娠期肝内胆汁淤积症是发生在妊娠哪一阶段的特有并发症:(BC)

A. 妊娠早期   B. 妊娠中期   C. 妊娠晚期

D. 分娩期   E. 产褥期

2. 妊娠期肝内胆汁淤积症可能对该孕妇及胎儿造成的影响是:(ABDE)

A. 孕妇易发生早产   B. 孕妇易发生产后出血

C. 孕妇可发生前置胎盘   D. 胎儿宫内窘迫

E. 新生儿颅内出血

3. 诊断该孕妇妊娠期肝内胆汁淤积症最特异性的指标是:(D)

A. 甘胆酸   B. 谷丙转氨酶   C. 谷草转氨酶

D. 血清总胆汁酸   E. 血清胆红素

4. 妊娠期肝内胆汁淤积症的首发症状是:(C)

A. 黄疸   B. 食欲减退   C. 皮肤瘙痒

D. 失眠   E. 恶心、呕吐

5. 妊娠期肝内胆汁淤积症的临床表现是：（ABCD）

A. 皮肤瘙痒　　　　　B. 黄疸　　　　　　　C. 食欲减退

D. 恶心　　　　　　　E. 腹痛

6. 对于该孕妇，入院后护理措施中错误的是：（AC）

A. 右侧卧位

B. 教会孕妇自测胎动

C. 持续吸氧 2 L/min

D. 监测胎心音的变化，必要时连续胎心监护

E. 观察有无宫缩、阴道流血、流水情况

7. 入院当天夜间，孕妇主诉因皮肤瘙痒严重无法入睡，当班护士应该如何处理？（ACD）

A. 给予指导后，遵医嘱予安眠类药物帮助其睡眠

B. 直接汇报值班医生，让医生处理

C. 指导孕妇穿全棉、宽松、透气的衣裤

D. 保持手部清洁，可压、拍局部，以减轻痒感

E. 不做任何处理

8. 对于该孕妇，在临床护理过程中的观察要点有：（ABCDE）

A. 胎动　　　　　　　　　　B. 胎心音的变化

C. 实验室指标的变化　　　　D. 孕妇的主诉

E. 宫缩、阴道流血、流水情况

简述题

9. 孕妇入院后，床位护士应如何监测胎儿宫内的情况？

答：① 定时监测胎心率的变化，必要时行连续胎心监护。② 教会孕妇自测胎动，发现胎动频繁或胎动减少，立即通知床位护士。③ 观察产兆：宫缩、阴道流血、阴道流水等情况。④ 左侧卧位，改善胎盘循环。⑤ 每日吸氧3次，每次 30 分钟。

10. 床位护士应如何指导该孕妇的皮肤护理？

答：① 指导孕妇选择宽松、舒适、透气性及吸水性良好的纯棉内衣裤袜，并保持良好的卫生习惯。② 保持皮肤及衣物的清洁，勤洗澡。③ 避免搔抓，以免加重瘙痒和损伤皮肤。④ 禁用热水烫洗或用肥皂擦洗。

11. 针对孕妇的饮食情况，床位护士如何做好饮食健康宣教？

答：① 饮食宜清淡。② 禁食辛辣刺激性食物。③多食水果、蔬菜，补充各种维生素及微量元素。

? **思考题**

12. 若该孕妇入院治疗一周后复查各项实验室指标示:血清总胆汁酸45 μmol/L,谷丙转氨酶88 U/L,谷草转氨酶68 U/L。医生与孕妇及家属谈话建议尽早分娩,孕妇回病室后大哭。床位护士应如何处理?

答:① 了解孕妇情绪波动的原因,耐心倾听孕妇的叙述及提问。② 详细讲解疾病的相关知识,及时提供其所需的信息,使其正确面对疾病的影响。③ 帮助孕妇及家人认识疾病发展及胎儿的预后,使其积极配合治疗。④ 发挥家庭支持系统作用,减轻孕妇的心理应激,增加其心理耐受性和舒适感。

13. 若孕妇主诉小腹胀痛,护士床边测得胎心率80~90次/分,扪及宫缩一次,强度弱,持续15秒,此时应该如何处理?

答:① 左侧卧位;持续低流量吸氧。② 立即汇报床位医师。③ 遵医嘱予持续胎心监护。④ 观察宫缩、阴道流血、流水情况。⑤ 遵医嘱予剖宫产术前准备:备皮、备血,协助穿手术衣裤,禁食指导等。⑥ 向孕妇做好解释,使其能积极配合。

八、产后出血患者的护理

【知识要点】

1. 掌握产后出血临床表现及护理措施。

2. 掌握产后出血正确的出血量估计方法。

3. 掌握产后出血的急救及护理。

4. 熟悉产后出血的病因评估。

【案例分析】

患者,女性,32岁,"G_4P_1孕38周,瘢痕子宫"于2013年6月17日入院,LMP 2012年9月24日,EDC 2013年7月1日,平素月经规律,生育史:1—0—2—1,2006年11月因"臀位"剖宫产一女婴,体重3850 g,健在;2008年7月孕4月引产一次;2010年3月流产一次。今日因"G_4P_1孕38^{+3}周,瘢痕子宫"在联合麻醉下行剖宫产术。术中娩一男婴,体重4100g,Apgar评分10—10分。术中发现胎盘粘连予徒手剥离,出血500 ml,予卡前列素氨丁三醇(欣母沛)1支宫体注射,术毕回产休病房后2小时内共压出积血400 ml。BP90/55 mmHg,急诊血常规提示:血红蛋白69 g/L。宫底脐上1指,质软。补液进行中,遵医嘱输MAP2单位。

☑️选择题

1. 产后出血最常见的原因是:(A)

A. 子宫收缩乏力　　　　B. 胎盘因素　　　　C. 软产道裂伤

D. 凝血功能障碍　　　　E. 脐带因素

2. 正常产后胎盘娩出后,宫底高度大约在:(D)

A. 脐上 2 指　　　　　B. 脐上 1 指　　　　C. 脐平

D. 脐下 1 指　　　　　E. 脐下 2 指

3. 产后出血护理中下列哪项措施正确?(ACDE)

A. 应迅速而有条不紊地抢救

B. 医生到达后,方可采取止血措施

C. 宫缩乏力引起的出血应立即按摩子宫

D. 压出宫腔积血可促进宫缩

E. 尽快查明出血原因

4. 该产妇目前主要护理措施有哪些?(ABCDE)

A. 按摩宫底,观察宫缩

B. 遵医嘱予子宫收缩剂

C. 观察血压、尿量及补液、输血等情况

D. 氧气吸入

E. 注意保暖与心理安慰

5. 产后出血测量失血量的方法较为准确、临床常用的是:(AD)

A. 称重法　　　　　　B. 目测法　　　　　C. 面积法

D. 容积法　　　　　　E. 休克指数

6. 评估失血量时,血红蛋白每下降 10 g/L,失血为:(C)

A. 200～300 ml　　　B. 300～400 ml　　　C. 400～500 ml

D. 500～600 ml　　　E. 600～700 ml

7. 产后宫缩乏力性出血的描述,正确的是:(D)

A. 血液的颜色是鲜红色　　　　　B. 表现为持续性出血

C. 子宫底轮廓清、质硬　　　　　D. 手感子宫时软时硬

E. 胎盘、胎膜不完整

8. 如产妇发生失血性休克,主要表现有:(ABCDE)

A. 眩晕口渴、恶心呕吐　　　　　B. 面色苍白、肢端发绀

C. 皮肤湿冷、脉搏细数　　　　　D. 尿量减少、烦躁不安

E. 血压下降、脉压减小

9. 该产妇术后护理中,正确的是:(BD)

A. 术后回病房每 2 小时按压宫底 1 次,观察阴道出血量、色共 4 次

B. 禁食 6 小时后改忌甜流质至肠蠕动恢复后改软食

C. 腹部伤口由医生换药,同时由医生观察伤口情况

D. 一般情况下去枕平卧位 6 小时,或根据麻醉 24 小时后改为半卧位或自由体位

E. 待产妇可以翻身后方能给新生儿哺乳

简述题

10. 简述宫缩乏力性产后出血的特点。

答:胎盘娩出后检查胎盘、胎膜完整,流血呈间断性,色暗红,有凝血块,触摸子宫体软,轮廓不清。通常产程中已有宫缩乏力、产程延长、胎盘剥离延缓等表现。

11. 防治产后出血,护理评估时尤其要注意收集与产后出血相关的病史,包括哪些内容?

答:① 孕前是否患有出血性疾病、重症肝炎、子宫肌壁损伤史。② 多次人工流产史及产后出血史。③ 妊娠期高血压疾病、前置胎盘、胎盘早剥、多胎妊娠、羊水过多。④ 分娩期产妇精神过度紧张,过多地使用镇静剂、麻醉剂。⑤ 产程过长、体力过度消耗或急产以及软产道裂伤等。

12. 阴道分娩的产妇预防产后出血,产后护理重点包括哪些内容?

答:① 产妇产后留产房密切观察 2 小时,观察血压、脉搏、呼吸、宫缩、宫底高度等。② 督促协助产妇及时排空膀胱,以免影响宫缩;早期哺乳促进宫缩。③ 密切观察阴道流血量,及时发现产后出血,采取相应急救措施。

思考题

13. 试分析该产妇发生产后出血的原因。

答:① 因疤痕子宫子宫肌壁损伤造成肌纤维损伤导致子宫收缩乏力。② 胎盘因素:胎盘粘连,因胎盘部分剥离也导致子宫收缩乏力。

14. 如产妇发生失血性休克应如何护理?

答:① 应及早补充血容量。② 应输血,以补充同等血量为原则。③ 严密观察并详细记录产妇的意识状态、皮肤颜色、血压、脉搏、呼吸及尿量。④ 观察子宫收缩情况,有无压痛,恶露量、色、气味;观察腹部伤口情况。⑤ 休克卧位、吸氧、保暖,注意为产妇提供安静的环境。⑥ 严格会阴护理,遵医嘱给予抗生素防治感染。

第二节　妇　科

一、子宫脱垂患者的护理

【知识要点】

1. 熟悉子宫脱垂的临床表现及分度。

2. 掌握术前阴道准备注意事项。

3. 掌握子宫脱垂的术后护理及健康宣教。

【案例分析】

患者,女,71岁,绝经20年。因外阴有肿物脱出一年,门诊拟"Ⅰ度子宫脱垂轻型"行子宫托治疗效果不佳,2月前,自觉脱出物较前明显,伴排尿不尽,门诊拟"Ⅱ度子宫脱垂重型"收治入院。患者既往体健,有高血压病史15年,长期服用降压药,入院后测生命体征平稳,妇科检查:宫颈及部分宫体脱出阴道口外1 cm,阴道前壁膨出Ⅲ度。在硬膜外麻醉下行全子宫切除术＋阴道前壁修补术,术中失血100 ml。术后阴道填塞纱布六块,保留尿管在位、通畅。

☑ **选择题**

1. 子宫脱垂的临床表现,不包括:(E)

A. 肿物自阴道脱出　　　　　　　B. 下坠感和腰背酸痛

C. 张力性尿失禁、便秘　　　　　D. 伴有膀胱、直肠膨出

E. 伴有子宫肌瘤

2. 对子宫脱垂患者使用子宫托的目的是:(A)

A. 有利于恢复盆底组织张力　　　B. 使病人局部清洁

C. 减轻病人肉体上和精神上的折磨　D. 防止外阴部继发感染

E. 手术治疗的术前准备

3. 术前进行肠道准备进食无渣饮食时间应为:(B)

A. 术前2日　　　　　B. 术前3日　　　　　C. 术前4日

D. 术前5日　　　　　E. 术前7日

4. 该患者术前护理的内容中,不正确的是:(B)

A. 溃疡者,行阴道冲洗后局部涂 40%紫草油

B. 阴道冲洗液的温度为 43～45℃

C. 子宫还纳后,病人应平卧半小时

D. 使用丁字带支托下移的子宫

E. 局部炎症,使用抗生素及局部涂含雌激素的软膏

5. 护士指导患者盆底肌肉组织锻炼的方法为:(A)

A. 收缩肛门运动　　　　B. 仰卧起坐　　　　　　C. 上肢运动

D. 下肢运动　　　　　　E. 俯卧撑

6. 阴道前后壁修补术后,护士应告知患者适宜采取的体位是:(A)

A. 平卧　　　　　　　　B. 半卧位　　　　　　　C. 端坐位

D. 俯卧位　　　　　　　E. 膝胸卧位

7. 该患者术后的护理要点,下列正确的是:(ABE)

A. 外阴擦洗每日 2 次　　　　　　　B. 保持导尿管通畅

C. 术后留置尿管 2 天后拔除　　　　D. 早期下床活动

E. 避免增加腹压

8. 护士对该患者行出院指导的内容正确的有:(ABDE)

A. 术后应休息 3 个月　　　　　　　B. 半年内避免重体力劳动

C. 术后 1 个月可以盆浴　　　　　　D. 术后 2 个月复查伤口

E. 有异常情况随时就诊

简述题

9. 该患者入院后如何进行专科评估? 重点进行哪些宣教?

答:评估:子宫脱垂的程度,伴随症状;会阴部皮肤完好情况,脱垂部位黏膜有无破溃,血压控制情况。

宣教:① 保持会阴部皮肤的清洁,穿宽松棉质的衣服,减少脱垂部位的摩擦。② 卧床休息,做好饮食指导,保持大便通畅,减少增加腹压的动作。③ 监测血压,做好防跌倒宣教。

10. 子宫脱垂患者术前阴道准备有哪些注意事项?

答:① 术前 3 天开始进行阴道准备,Ⅰ度子宫脱垂的患者应每天坐浴 2 次,一般采取 1∶5000 的高锰酸钾或 0.02%的碘伏液;对Ⅱ、Ⅲ度子宫脱垂的患者,特别是有溃疡者,行阴道冲洗后遵医嘱局部涂含抗生素或雌激素软膏,并勤换内裤。② 阴道冲洗液温度不宜过高,以 41°～43°为宜。③ 阴道冲洗后戴无菌手套将脱垂的子宫还纳于阴道内,让患者平卧半小时。④ 可用清洁的卫生带或丁字带支持下移的子宫。

? 思考题

11. 患者手术回病房 6 小时,主诉下腹及会阴部胀痛不适,分析可能的原因是什么? 如何处理?

答:(1) 可能的原因:尿管阻塞;纱布压迫、手术后伤口疼痛、手术部位出血。

(2) 处理:① 尿管:保持尿管通畅在位。② 阴道填塞纱布:解释填塞纱布的必要性,做好安抚。③ 手术伤口疼痛:心理疏导,必要时使用止痛剂。④ 手术部位出血:生命体征的监测,观察有无阴道出血,外阴部有无肿胀。

二、功能失调性子宫出血患者的护理

【知识要点】

1. 了解功能失调性子宫出血的治疗原则。

2. 熟悉贫血的分度及各期的临床表现。

3. 掌握铁剂及激素治疗的用药护理。

4. 掌握功血患者的病情观察及健康宣教。

【案例分析】

患者,女,13 岁,因"不规则阴道流血一个月伴头昏"由门诊拟"功能失调性子宫出血,中度贫血"收治入院,入院时阴道流血量中,腹痛,腰酸,食欲差,头昏,面色苍白,贫血貌,BP 85/60 mmHg,P 96 次/分,实验室检查:Hb 76 g/L,WBC 11.85×10^9/L,中性粒细胞 64.5%,给予抗炎、调经、止血、铁剂治疗,肌注苯甲酸雌二醇 10 天后阴道流血渐止,双侧臀部皮肤出现硬结。

✓ 选择题

1. 关于该贫血的护理,下列哪项是错误的:(E)

A. 避免过度劳累和剧烈运动　　　B. 加强全营养饮食

C. 保证充足的睡眠　　　　　　　D. 加强外阴护理

E. 大量快速输血

2. 护理人员针对该患者进行健康指导时,不妥的说法是:(E)

A. 勤换内裤,保持外阴清洁干燥

B. 多卧床休息

C. 进食高蛋白、高维生素、富含铁剂的食物

D. 严格遵医嘱服药,不得擅自停药

E. 用药期间出现阴道流血是正常现象,无需处理

3. 下列哪项不是青春期功血的治疗原则:(E)

A. 止血   B. 减少经量

C. 调整月经周期   D. 促进排卵

E. 加强营养,改善全身状况

4. 性激素治疗功血的护理要点包括:(E)

A. 按时按量服用性激素,以保持血中有效血药浓度,不得随意停服或漏服

B. 药物减量需在止血后才能开始,每 3 天减量一次,每次减量不超过原剂量的 1/3,直至维持量

C. 维持量服用时间,通常按停药后发生撤退性出血的时间与患者上一次行经时间相应考虑

D. 指导患者治疗期间若有不规则阴道流血,应及时就诊

E. 以上叙述均正确

5. 有关功血病人的一般护理措施,正确的有:(ABD)

A. 指导病人按医嘱正确用药

B. 鼓励病人摄取营养丰富、含铁量高的食物

C. 通过盆浴、淋浴等方式保持外阴清洁

D. 指导病人卧床休息,减少盆腔充血

E. 出血多的患者,均需刮宫治疗

6. 功血出血期护理措施为:(ABCDE)

A. 大量出血或反复出血致贫血者,应住院治疗

B. 必须卧床休息,密切观察病情变化

C. 保留会阴垫,正确估计出血量

D. 做好补液和输血准备,立即抽血检查或配血

E. 对需施行刮宫术患者,术前应做好刮宫用药和病人的准备

7. 关于口服铁剂的护理,正确的有:(ABCDE)

A. 勿与牛奶、浓茶及含有鞣酸的饮料同时服用,以免影响吸收

B. 服用糖浆剂时使用吸管,避免接触牙齿,以防牙齿变黑

C. 服用缓释片时,勿嚼碎或掰开服用,以免影响疗效

D. 注意观察,会出现黑便,如有腹泻或便秘,及时汇报医生

E. 服用铁剂时应坚持足够的疗程,不可擅自变更剂量

🔖 **简述题**

8. 评估该患者的贫血处于什么程度,如何进行饮食指导?

答:贫血的分度为:轻度贫血:Hb 110～90 g/L;中度贫血:Hb 90～60 g/L;重度贫血:Hb 60～30 g/L;极重度贫血:Hb≤30 g/L。此患者入院后查 Hb 76 g/L,属中度贫血。指导患者进食高蛋白、高维生素性食物,增加含铁丰富的食物如:动物血、肝脏、大豆、黑木耳、芝麻酱、瘦肉、蛋黄、干果等,同时注意避免摄入干扰铁吸收的食物,如咖啡、牛奶及含鞣酸的食物(浓茶、菠菜)等。

9. 该患者入院后使用激素类药物治疗,如果当班护士发药时发现患者离开病房外出,如何处理?

答:立即联系患者,通知患者尽快返回病房,如未错过用药时间,指导患者正确用药;如错过用药时间,汇报医生,需更改用药的时间、次数和剂量者,遵医嘱指导患者用药,并做好用药的观察。

10. 使用苯甲酸雌二醇肌内注射的注意事项有哪些? 出现硬结如何护理?

答:(1) 注意事项:① 选择合适的注射针头和注射部位,避开红肿硬结、瘢痕部位,深部肌内注射,两侧臀部交替注射。② 注射前做好解释工作,注射时做到两快(进针快、拔针快),一慢(推药慢),一匀(推药匀)。③ 注射完毕,用干棉签按压,直至无渗血渗液,切忌用力揉擦。④ 注射部位可在注射 2～3 小时后湿热敷或局部按摩。

(2) 硬结护理:① 保持局部皮肤清洁、干燥,防止感染。② 穿棉质内裤,减少摩擦。③ 观察体温变化及感染征兆。④ 可选用维生素 E 涂抹、金黄散湿热敷或马铃薯贴敷,同时观察局部皮肤情况及治疗效果。

❓ **思考题**

11. 该患者入院后出血量进一步增多,主诉头晕乏力,测 BP 80/50 mmHg,P 124 次/分,护士如何进行出血量的评估,应采取的护理措施有哪些?

答:① 出血量的计算方法。②生命体征的监测,失血性休克的急救措施。③ 防跌倒风险评估及指导。

三、宫颈癌患者的护理

【知识要点】

1. 熟悉宫颈癌早期的临床表现。

2. 掌握宫颈癌围术期的护理要点。

3. 掌握宫颈癌根治术后膀胱功能的锻炼方法。

【案例分析】

患者,女性,39 岁,两年前无明显诱因同房后阴道流血,量少,未检查和治疗。一个月前因"阴道流血量增多",妇科检查见菜花状肿块,行宫颈活检病理提示"宫颈低分化腺癌Ⅰ期"收住入院,入院后完善各项检查,在全麻下行广泛全子宫切除术＋双侧附件切除术＋盆腔淋巴结清扫术,术中出血约 300 ml,术后给予抗炎、补液治疗,腹腔引流管 1 根,留置尿管,术后第 3 天肛门排气。

☑ 选择题

1. 早期宫颈癌最常见的症状是:(C)

A. 更年期周期短的阴道出血　　B. 生育年龄月经前后的点滴出血

C. 接触性出血　　D. 绝经后出血

E. 阴道水样排液

2. 关于早期宫颈癌阴道灌洗的说法正确的是:(A)

A. 宫颈癌有活动性出血者禁止灌洗

B. 妇产科手术后 2 周禁止阴道灌洗

C. 未婚妇女禁止阴道灌洗

D. 急性子宫颈炎病人可行阴道灌洗

E. 阴道灌洗的温度为 43～45℃

3. 患者手术前一日需做的术前准备不包括:(E)

A. 皮肤准备　　B. 测量生命体征

C. 抽血做血型及交叉配血试验　　D. 心理护理

E. 留置尿管

4. 有关宫颈癌病人的护理措施,错误的是:(A)

A. 术前一天可进食高蛋白高维生素的食物

B. 术前一天清洁灌肠

C. 保持各种引流管通畅

D. 指导患者提高机体抵抗力

E. 拔除尿管自行排尿后,需测残余尿

5. 该患者手术后第二天采取最合适的体位是:(C)

A. 平卧位   B. 去枕平卧位   C. 半卧位

D. 屈膝仰卧位   E. 自由体位

6. 宫颈癌根治术后可以拔尿管的时间是术后:(D)

A. 1～2 天   B. 3～4 天   C. 6～8 天

D. 10～14 天   E. 2 周以上

7. 宫颈癌的术前护理包括:(ABCDE)

A. 观察阴道流血的情况

B. 安慰、关心病人,解释手术的必要性

C. 注意病人的一般情况

D. 指导病人做盆底肌锻炼,促进术后膀胱功能的恢复

E. 按医嘱做好术前肠道、阴道及腹部皮肤等准备

8. 宫颈癌术后护理中正确的是:(ABCD)

A. 定时测量血压、脉搏   B. 注意腹部切口情况

C. 注意会阴卫生护理   D. 保持导尿管通畅

E. 肛门恢复排气即可拔除导尿管,以预防感染

简述题

9. 该患者为宫颈癌外生型,如何做好术前的阴道准备?

答:① 操作前评估者宫颈有无活动性出血。② 低压阴道冲洗,灌肠筒的高度不超过床沿 30cm,灌肠液温度 39～41℃。③ 动作轻柔,防止癌肿破裂引起出血。

10. 该患者术后需留置尿管 14 天,如何指导患者膀胱功能锻炼?

答:① 术后第 2 天鼓励患者开始锻炼盆底肌肉,做憋尿动作或提肛运动。② 在拔除尿管前 3 天开始夹管,每 2 小时开放 1 次,以锻炼膀胱功能,促使排尿功能恢复。③ 拔管后,嘱患者 1～2 小时排尿 1 次,排尿后测残余尿,若残余尿超过 100 ml,应再置尿管,保留 3～5 天后,再行拔管测残余尿,直至残余尿量少于 100 ml。

思考题

11. 术后第三天,护士巡视病房时患者主诉下肢胀痛,警惕可能出现什么

情况? 应采取哪些护理措施?

答:① 下肢深静脉血栓的可能。② 制动,抬高患肢,报告医生,测量腿围,协助进一步检查,确诊后做好用药护理及观察等,警惕栓子脱落引起肺栓塞。经检查排除下肢深静脉血栓,可进行活动指导,并注意病情的动态变化。

四、卵巢肿瘤患者的护理

【知识要点】

1. 熟悉卵巢肿瘤常见并发症及护理。

2. 掌握卵巢肿瘤围术期的护理。

3. 掌握卵巢癌放腹水和化疗的护理。

【案例分析】

患者,女性,47 岁,已婚,生育史:1—0—0—1。3 年前体检发现右侧附件肿物,未予重视,一月前无明显诱因出现胸闷、腹胀不适,门诊就诊。B 超提示:胸腹腔大量积液,右卵巢肿瘤;CT 提示:卵巢肿瘤恶性可能性大。入院后测生命体征平稳,患者主诉:"睡眠差,平卧困难",完善各项检查给予患者放腹水,查腹水及胸水中见肿瘤细胞,后行"全子宫+双附件切除+大网膜切除术+盆腔淋巴清扫术",术中予顺铂腹腔灌注化疗,术毕回室,腹腔引流管一根夹闭,尿管在位畅,尿色清,予禁食,现生命体征平稳。术后病理提示:卵巢低分化腺癌,次日行静脉化疗。

☑ **选择题**

1. 卵巢肿瘤最常见的并发症:(C)

A. 囊肿破裂   B. 感染   C. 蒂扭转

D. 恶性变   E. 肿瘤远处转移

2. 因肿瘤过大或伴有腹水,患者出现压迫症状,如心悸、气促,护士指导患者应采取的体位是:(D)

A. 右侧卧位   B. 仰卧位   C. 左侧卧位

D. 坐位   E. 截石位

3. 化疗前需要准确测量病人体重的原因是:(D)

A. 精确计算补液量   B. 精确计算摄入量

C. 精确计算病人饮食需要量   D. 精确计算药物剂量

E. 确定化疗的疗效

4. 腹腔化疗时的护理配合不妥的是：(E)

A. 抽腹水后注入药物　　　　　　B. 药物稀释后注入

C. 药物现配现用　　　　　　　　D. 协助病人变换体位

E. 协助病人多下床活动

5. 该病人后续化疗期间,白细胞和血小板达到什么指标应及时停药：(C)

A. WBC下降至 $5 \times 10^9 /L$,血小板低于 $7 \times 10^9 /L$

B. WBC下降至 $4 \times 10^9 /L$,血小板低于 $6 \times 10^9 /L$

C. WBC下降至 $3 \times 10^9 /L$,血小板低于 $5 \times 10^9 /L$

D. WBC下降至 $2 \times 10^9 /L$,血小板低于 $4 \times 10^9 /L$

E. WBC下降至 $1 \times 10^9 /L$,血小板低于 $3 \times 10^9 /L$

6. 患者术后腹胀的处理措施有：(ABCD)

A. 可予肛管排气　　　　　　　　B. 生理盐水低位灌肠

C. 针刺大肠俞穴　　　　　　　　D. 皮下注射新斯的明 0.5 mg

E. 可食糖、牛奶食物

7. 该病人化疗时,护理措施正确的有：(ABCE)

A. 注意病人的情绪,给予心理安慰

B. 定时巡视病人

C. 嘱病人进高营养易消化的食物

D. 化疗中一般均有体重减轻,化疗药物剂量不必调整

E. 注意观察病人不良反应

8. 腹腔化疗下列哪项说法是正确的：(ABDE)

A. 按化疗病人常规护理　　　　　B. 观察尿量变化

C. 减少体位变动 ,防止液体渗出　D. 注意体位变动效果

E. 注意观察病情变化

简述题

9. 患者胸腹腔大量积液伴胸闷、呼吸困难,护理的重点是什么？放腹水有哪些注意事项？

答：(1) 护理重点：① 指导患者采取半卧位,减轻呼吸困难。② 保持皮肤清洁干燥,床铺平整,防止皮肤破溃、感染或发生压疮。③ 定期测量体重及腹围并记录,每天记录出入量;限制患者水钠摄入,指导其低钠饮食,钠盐每天不超过 2 g;如应用利尿剂,应注意监测电解质的变化。

(2) 放腹水注意事项：① 腹腔穿刺放腹水每次 <3000 ml,以免腹压骤降,发生虚脱。② 放腹水过程中严密观察生命体征的变化及出现的不良反应。③ 放腹水速度宜慢,放腹水后用腹带包扎腹部。④ 放腹水后,应指导患者优

质高蛋白饮食。

10. 该病人术后腹腔引流管夹管期间如何护理?

答:① 观察引流口处敷料有无渗血、渗液;妥善固定引流管,保持夹闭状态。② 监测生命体征,观察有无腹胀、腹痛情况,防止因夹管不能观察引流液情况而忽视了腹腔内出血。③ 夹管过程中做好床边交班,做好记录,加强宣教,交代好家属,勿擅自打开引流管。

11. 患者腹腔化疗后如何进行观察和护理?

答:① 观察患者有无腹胀、腹痛、腹泻。② 协助患者每 15 分钟变换体位,以确保药物均匀分布到肿瘤表面达到治疗效果。③ 观察穿刺点有无红肿,敷料有无潮湿外渗。④ 严密观察尿量,注意有无化疗不良反应。

⑦ 思考题

12. 患者术后第 3 天,腹胀、叩诊鼓音,听诊无肠鸣音,肛门未排气,晨 06:00呕吐淡绿色胃内容物量约 500 ml 后仍觉腹胀。查血钾 2.07 mmol/L,腹部伤口干燥无渗血。请问该患者可能出现哪些病情变化? 如何护理?

答:① 病情变化:低钾、麻痹性肠梗阻。② 护理:病情观察、禁食、胃肠减压、用药的护理等。

五、滋养细胞疾病患者的护理

【知识要点】

1. 了解滋养细胞疾病典型的临床表现。

2. 熟悉病灶转移的观察及护理。

3. 掌握术后随访的内容及健康教育。

4. 掌握化疗期间的观察和护理。

【案例分析】

患者,女性,27 岁,生育史 0—0—1—0,停经 3 月余,B 超提示:宫腔内见"弥漫分布的光点",血 HCG>2 000 000mIU/ml,诊断"葡萄胎"行吸宫术,术后病理提示"水泡状胎块,滋养液细胞中度增生",二次清宫术后 3 个月复查血 HCG 仍波动在正常范围以上,否认术后有性生活史,复查 B 超"宫腔见直径 0.4 cm 细长型中回声,子宫后壁见稍丰富血流信号",妇科检查见阴道前壁 1.2 cm×2 cm 紫蓝色结节,肺部 CT 提示"左肺下叶多发结节",门诊拟"滋养细胞肿瘤"收入院后行 EMA—CO 方案治疗。

☑ **选择题**

1. 确诊葡萄胎后,行清宫术前,护理观察中最重要的是:(D)

A. 早孕反应的轻重　　　　　　　　B. 子宫大小

C. 病人的一般情况　　　　　　　　D. 阴道出血量及腹痛情况

E. 病人情绪反应

2. 葡萄胎病人刮宫前,应准备好静脉通路并配血,这是因为:(B)

A. 葡萄胎刮宫术中需要静脉给药　　B. 防止刮宫时大出血造成休克

C. 葡萄胎刮宫前需要输液或输血　　D. 病人要求

E. 医师建议

3. 葡萄胎患者术后避孕的最佳方法:(D)

A. 口服避孕药　　　　B. 宫内节育器　　　　C. 针剂避孕药

D. 工具避孕如阴茎套,阴道隔膜　　　　　　E. 结扎术

4. 葡萄胎刮宫术后随访,下列各项指标和临床表现中,哪项最有可能提示恶性变的发生:(A)

A. 血 HCG 持续不降或下降后又升高

B. B超检查提示宫腔内有液性暗区

C. 子宫稍增大而质软

D. 下腹胀痛不适

E. 阴道流血淋漓不尽

5. 该患者化疗时体重减轻,食欲减退,呕吐,体温高达38.6℃。不正确的护理措施是:(D)

A. 每日测体温 4 次　　　　　　　B. 保持室内清洁卫生

C. 严格无菌操作　　　　　　　　D. 按原给药剂量继续化疗

E. 及时查看血常规化验单,有异常及时报告

6. 葡萄胎患者的观察要点和护理措施有:(ABCD)

A. 心理护理

B. 严密观察病人腹痛及阴道流血情况,阴道排出物性状

C. 保持会阴清洁干燥,监测体温,及时发现感染征兆

D. 做好生活护理,满足病人的基本生活需要

E. 绝对卧床休息

7. 对侵蚀性葡萄胎肺转移的患者的护理正确的有:(ABDE)

A. 如有呼吸困难可间断吸氧并采取半坐卧位

B. 密切观察生命体征,及早发现肺感染的征兆

C. 肺转移一旦发生咯血,立即让患者取端坐位

D. 如患者出现咳嗽、咯血、胸闷等症状,可遵医嘱给予镇静药

E. 大出血时要保持呼吸道通畅,建立静脉通路

8. 针对该患者给予的心理护理包括:(ABCDE)

A. 耐心给予安慰与帮助

B. 讲解疾病的知识

C. 介绍化疗在临床应用的显著效果

D. 告诉用药目的、方法及注意事项

E. 帮助患者稳定情绪,增强治疗信心

简述题

9. 该患者入院后,如何观察病情?

答:① 观察有无阴道流血及流血的量、质、色,阴道流血量多者,观察生命体征的变化,做好抢救准备。② 观察患者有无腹痛及腹痛的部位、程度、持续时间、伴随症状。③ 观察患者有无咳嗽、咯血、头昏、头痛等转移征象。

10. 患者化疗期间复查血常规,护士接到化验室电话,患者白细胞 0.9×10^9/L,护士应如何处理?

答:① 做好危急值登记汇报,立即汇报医生。② 进行保护性隔离:安置单人病室,做好空气净化,谢绝探视,禁止带菌者入室。③ 监测体温,密切观察病情变化,及时发现感染征兆。④ 严格执行无菌操作规程,治疗操作尽量集中进行。⑤ 按医嘱应用抗生素、升白细胞药物、输新鲜血或白细胞等,注意观察用药效果。

思考题

11. 患者阴道局部有紫蓝色结节,在护理中应重点注意哪些? 患者入院后第三日突然出现阴道流血约 200 ml? 如何处理?

答:(1) 紫蓝色结节的护理:观察阴道有无破溃出血,禁做阴道检查和窥阴器检查。

(2) 阴道出血的处理:① 备好各种抢救器械、物品和药品(输血输液用物、长纱条、止血药、氧气、照明灯等)。② 配合医生做好大出血的急救,用消毒纱布条填塞阴道,以达到局部止血。③ 观察患者生命体征,遵医嘱给予静脉输血、止血急救措施。

六、异位妊娠患者的护理

【知识要点】

1. 熟悉异位妊娠的临床表现和治疗原则。

2. 掌握异位妊娠非手术治疗期间的护理及观察要点。

3. 掌握腹腔内出血的急救和护理。

【案例分析】

患者,女性,30 岁,已婚,生育史:0－0－3－0。因"停经 43 天,下腹痛伴阴道流血 7 天",由门诊拟"异位妊娠?"收入院。入院后测生命体征平稳,无腹痛,阴道少量流血,查尿妊娠试验阳性,B 超示"宫腔见直径 1.0 cm 中回声区,未见孕囊,右附件见一约 1.5 cm×2.0 cm 的混合性包块",患者有生育需求,要求行保守治疗。入院后患者出现便秘,第 3 天凌晨因异位妊娠破裂在腹腔镜下行右侧输卵管切除术,术中见腹腔内积血约 800 ml,术后病理报告提示右侧输卵管妊娠。

☑️ **选择题**

1. 对于非手术治疗的输卵管妊娠患者的护理,错误的是:(A)

A. 密切观察生命体征,阴道出血不多则病情一定稳定

B. 腹痛加剧、肛门坠胀感明显则病情加重

C. 卧床休息,避免咳嗽及便秘

D. 指导患者进食富含铁蛋白的食物

E. 发现异常及时报告医生

2. 为预防该患者发生便秘,下列健康教育正确的是:(B)

A. 随时使用甘油栓剂

B. 养成定时排便习惯,多食含粗纤维的食物

C. 指导患者多活动,促进肠蠕动

D. 随时使用缓泻剂

E. 保证充足的睡眠,避免劳累

3. 根据案例诊断异位妊娠破裂大出血,下列简单可靠的方法是:(C)

A. 腹部检查　　　　B. 盆腔检查　　　　C. 后穹隆穿刺

D. 妊娠试验　　　　E. 超声检查

4. 病人需立即进行手术,下列准备不妥的是:(C)

A. 禁食禁饮　　　　　B. 皮肤准备　　　　　C. 灌肠

D. 留置导尿　　　　　E. 协助医生与病人家属签订手术协议书

5. 术后每小时尿量不少于:(A)

A. 30 ml　　　　　　B. 50 ml　　　　　　C. 80 ml

D. 200 ml　　　　　　E. 500 ml

6. 异位妊娠非手术治疗患者的护理措施有:(ABCD)

A. 严密观察病情　　　　　　　　B. 根据病情进行饮食指导

C. 避免增加腹压　　　　　　　　D. 尽量卧床休息

E. 积极防治休克

7. 输卵管妊娠时,除外哪些是需立即手术的指征:(ABDE)

A. 妊娠免疫试验阳性　　　　　　B. 阴道持续性流血

C. 晕厥或休克　　　　　　　　　D. 一侧附件扪及包块

E. 停经时间长

8. 失血性休克,组织灌注量异常纠正后的护理评价包括:(ABCD)

A. 血压正常　　　　　B. 血红蛋白升高　　　　　C. 尿量正常

D. 自觉症状缓解　　　E. 体温正常

简述题

9. 针对该患者在保守治疗期间,护士如何进行健康指导?

答:① 卧床休息,避免剧烈运动及增加腹压的动作。② 告诉病人出血多、腹痛加剧、肛门坠胀感等,及时告知医护人员。③ 做好饮食指导,保持大便通畅。④ 保持会阴部清洁,预防感染。⑤ 积极配合正确留取标本,以监测治疗效果。

10. 患者入院第 3 天,如厕时出现腹部撕裂样疼痛、心慌胸闷、面色苍白、脉搏细速,主诉肛门坠胀,可能原因是什么? 采取的措施有哪些?

答:(1) 可能原因:是异位妊娠破裂、腹腔内出血。

(2) 护理措施:① 立即给予患者平卧,汇报医生。② 吸氧,保暖,测量生命体征,观察生命体征的变化情况。③ 对于严重内出血并发现休克的病人应立即开放静脉,交叉配血,做好输血、输液的准备,必要时保留导尿。④ 积极配合医生做好急救和术前准备。⑤ 做好患者和家属的安慰工作,及时做好护理记录。

? 思考题

11. 患者手术回病房 2 小时后,护士巡视病房,发现病人神志清, BP 80/60 mmHg,P 116 次/分,R 22 次/分,2 小时总尿量 50 ml,色深,请分析患者可能存在的问题? 如何处理?

答:① 保持尿管通畅在位:要检查尿管是否通畅,有无折叠、堵塞、脱落。② 评估补液量:出量和入量的比较,入量不足应加快输液速度,增加补液量。③ 有无内出血:及时配合医生做好止血扩容,做好二次手术的准备。

第五章 儿科疾病护理

一、新生儿窒息复苏的护理

【知识要点】

1. 了解新生儿窒息的病因。

2. 熟悉新生儿 Apgar 评分方法和意义。

3. 掌握新生儿窒息后 ABCDE 复苏方案。

4. 掌握新生儿窒息复苏后护理要点。

【案例分析】

患儿孕 40^{+3} 周,因胎儿宫内窘迫、心动过缓,于 2013 年 6 月 9 日 16:57 行急诊剖宫产手术,出生体重 3600 g,无哭声、肤色苍白,无自主呼吸,无心脏搏动,四肢张力软,立即清理呼吸道,气囊正压通气,同步胸外按压,患儿心率无恢复,无自主呼吸,即予气管插管,经插管气囊正压通气,持续胸外按压,气管内滴入 1:10000 肾上腺素每次 0.5 ml/kg,共 3 次,持续胸外按压,正压通气,5 分钟时患儿心率逐渐恢复至 100~120 次/分,肤色较前稍红润,无自主呼吸,无反应,继续正压通气,生理盐水 30 ml 扩容,纳洛酮 0.2 mg 兴奋呼吸中枢。10 分钟出现抽泣样呼吸,带气管插管入 NICU,呼吸机辅助呼吸,心电监护。患儿体温 35.8℃,面色苍白,四肢末梢凉,无反应,抽泣样呼吸,四肢张力高,原始反射未引出。患儿产时羊水 Ⅱ。,无胎膜早破,脐带部分成团握于患儿右手中。患儿入新生儿病房后,持续抽搐,肌张力高,有抽泣样呼吸,血糖:9.4~12.3 mmol/L,血气分析示混合性酸中毒。

☑ **选择题**

1. 该新生儿出生时 Apgar 评分是:(A)

A. 0 分   B. 1 分   C. 2 分   D. 3 分

2. 该新生儿出生后 5 分钟时的 Apgar 评分是:(C)

A. 1 分   B. 2 分   C. 3 分   D. 4 分

3. 引起该新生儿窒息的可能因素有:(D)

A. 孕母因素   B. 胎儿因素   C. 分娩因素   D. 脐带因素

4. 新生儿 Apgar 评分项目正确的是:(C)

A. 皮肤颜色、呼吸、心率、体重、哭声

B. 皮肤颜色、呼吸、心率、肌张力、哭声

C. 皮肤颜色、呼吸、心率、肌张力、对刺激的反应

D. 皮肤颜色、呼吸、心率、体重、胎龄

5. 进行胸外按压时,按压部位是患儿胸骨体下 1/3,正确的按压深度是:(A)

A. 1.5～2 cm　　　B. 2～2.5 cm　　　C. 1～1.5 cm　　　D. 1.5～3 cm

6. 胸外按压:正压通气的比例是:(A)

A. 比例是 3∶1　　　　　　　　B. 比例是 2∶1

C. 比例是 30∶2　　　　　　　 D. 比例是 15∶1

7. 新生儿复苏时正压通气的吸气:呼气＝1∶2,通气频率是:(C)

A. 40 次/分　　　B. 60 次/分　　　C. 40～60 次/分　　D. 50 次/分

简述题

8. 该新生儿出生后 1 分钟及 5 分钟的 Apgar 的评分值,评分依据是什么?

答:该例新生儿出生后 1 分钟 Apgar 的评分为 0 分,依据:肤色苍白、无心脏搏动、无自主呼吸、无哭声、四肢张力软;出生后 5 分钟 Apgar 的评分为 3 分,依据:心率恢复至 100～120 次/分得 2 分,肤色较前稍红润得 1 分,无自主呼吸 0 分,无反应 0 分,合计 3 分。

9. 该新生儿属于何种程度的窒息? 复苏程序是什么,该病案中采取的程序有哪些?

答:该患儿出生后 1 分钟 Apgar 评分为 0 分,5 分钟 Apgar 评分为 3 分,10 分钟 Apgar 评分为 4 分,属于重度窒息,且复苏效果不好,可能预后不良。出生后已立即按 ABCDE 方案复苏,

A:清理呼吸道;B:气囊面罩加压给氧、建立呼吸,增加通气;C:持续胸外按压,维持循环,保证足够的心搏出量;D:1∶0000 肾上腺素每次 0.5 ml/kg,共 3 次,药物治疗;E:评价和环境(保温)。其中 ABC 三步最为重要,A 是根本,B 是关键,评价和保温贯穿于整个复苏过程。

10. 窒息患儿复苏成功后转入新生儿病房后,测血糖 9.4～12.3 mmol/L,你认为可能是何种原因,护理的注意事项有哪些?

答:血糖增高是暂时的,这是新生儿处于窒息状态时的应激反应,儿茶酚胺及胰高血糖素释放增加,早期血糖正常或增高造成的,但缺氧继续存在时,糖原消耗增加,随后会出现低血糖,因此,要定时测量血糖,关注血糖的动态

变化,根据血糖值调整输入葡萄糖液的浓度和速度,维持患儿内外环境的稳定。

? 思考题

11. 该患儿窒息复苏入室后昏迷、肌张力增高,频繁抽搐,最可能的并发症是什么?

答:该患儿出生时重度窒息,在复苏 10 分钟后,Apgar 评分仍为 4 分,窒息后最可能的并发症是缺血缺氧性脑病(HIE),分为轻度、中度、重度 3 度,轻度:表现为兴奋、激惹,下肢和下颌可出现颤动,吸吮反射正常、拥抱反射活跃、肌张力正常、呼吸平稳,不出现惊厥。中度:表现为嗜睡、反应迟钝、张力减弱、肢体自发运动减少、可出现惊厥、拥抱反射和吸吮反射减弱,瞳孔缩小、对光反射减弱;重度:表现为昏迷、肌张力低下、肢体自发运动消失、惊厥频繁、反复呼吸暂停、拥抱反射和吸吮反射消失,瞳孔不等大、对光反射消失,根据该患儿的临床表现,应该是重度 HIE。

12. 在护理此类患儿过程中,出现怎样的临床表现,提示病情加重或减轻?

答:若患儿惊厥次数减少、出现吸吮反射、拥抱反射、对光反射、生命体征趋向平稳,肢体自发运动增加,表明患儿病情在好转;若患儿出现持续抽搐、囟门张力增加、反复呼吸暂停或呼吸衰竭、心率减慢,表明病情加重,及时汇报医生,做相应处置。

二、新生儿呼吸窘迫综合征的护理

【知识要点】

1. 了解发生呼吸窘迫综合征的常见病因。

2. 熟悉新生儿呼吸窘迫综合征的确诊方法与替代治疗。

3. 掌握新生儿呼吸窘迫综合征临床表现及观察要点。

4. 掌握新生儿呼吸窘迫综合征的用药方法及注意事项。

【案例分析】

患儿系 G_1P_1,胎龄 29^{+6} 周,因其母"重度子痫前期,妊娠合并慢性肾功能不全"行剖宫产术,出生体重 1000 g,Apgar 评分 1 分钟 8 分,5 分钟 10 分。产时羊水清,量 400 ml,脐带胎盘无特殊,无胎膜早破。生后 10 分钟即出现呻吟、气促、鼻扇、吐沫、发绀,紧急转入新生儿科治疗,体检:T 35.2℃,P 186 次/

分,R 70 次/分,SaO_2 75%,"三凹"征明显,肝脏肋下 3 cm,哭声弱,四肢肌张力弱。

☑选择题

1. 该患儿出生时胎龄 29^{+6} 周,出生体重 1000 g,按胎龄与出生体重的关系来分,属于:(C)

　　A. 适于胎龄儿　　　　　　　　B. 大于胎龄儿

　　C. 小于胎龄儿　　　　　　　　D. 早产儿

2. 为该早产儿保暖的措施有:(ABCD)

　　A. 出生后急用预热过的毛巾吸干全身,并立即更换毛巾包裹

　　B. 将患儿置于 35℃的远红外辐射台中处置

　　C. 使用转运暖箱

　　D. 置入暖箱中:设置箱温 35℃、湿度 80%～90%,维持体温在 36.5～37.5℃之间

3. 该患儿出生 10 分钟后,即出现呻吟、口吐白沫、呼吸急促,主要原因是:(A)

　　A. 缺乏肺泡表面活性物质　　　B. 母亲孕期合并症

　　C. 体重过低　　　　　　　　　D. 体温过低

4. 新生儿呼吸窘迫综合征的主要临床表现有:(ABCD)

　　A. 出生后 2～6 小时出现呼吸困难,并进行性加重

　　B. 吸气时胸廓凹陷,呼气呻吟

　　C. 面色苍白

　　D. 肺呼吸音减轻,有细湿啰音

5. 新生儿呼吸窘迫综合征生后几小时后病情明显好转? (D)

　　A. 24 小时　　　　B. 48 小时　　　　C. 36 小时　　　　D. 72 小时

6. 除早产儿外,属于易发生呼吸窘迫综合征的高危因素的有:(ABD)

　　A. 糖尿病母亲的新生儿　　　　B. 剖宫产儿(未发动宫缩)

　　C. 新生儿溶血　　　　　　　　D. 新生儿窒息

　　E. 新生儿肺炎

✒简述题

7. 对该患儿最重要的确诊检查是什么? 应尽早进行何种治疗?

答:此患儿对确诊最重要的检查是:床边 X 线检查。注意做好患儿的放射防护;应尽早为患儿施行肺泡表面活性物质(PS)的替代治疗。

8. 如何观察该早产儿的呼吸,判断有无呼吸困难?

答:① 呼吸频率:有无过快、过慢;② 呼吸节律:有无呼吸不规则、叹息、双吸气、抽泣样呼吸;③ 呼吸幅度:有无浅表呼吸、深呼吸;④ 辅助呼吸运动:有无鼻扇、三凹征、耸肩、点头;⑤ 面色、神志、呼吸道分泌物、双肺呼吸音强弱等。

综合判断该患儿存在呼吸困难:鼻扇、气促、口吐白沫、呻吟、三凹征、发绀。

9. 肺泡表面活性物质(PS)替代治疗时如何进行护理配合?

答:① 药物选择:从猪肺或牛肺中提取的天然 PS 或人工合成的 PS;② 剂量选择:初次剂量 120～200 mg/kg,间隔 8～12 小时给第二剂或第三剂,再次剂量 100～120 mg/kg;③ 药物溶解:室温下升温,用无菌注射用水 1～2 ml 充分溶解,禁止振荡;④ 给药途径:气管插管后,直接滴入;⑤ 给药体位:分别在仰卧位、左侧卧位、右侧卧位、仰卧位时给药;⑥ 加压给氧:各个体位给药后,均给予加压给氧 1～2 分钟,充分弥散;⑦ 给药后护理:替代治疗后,密切观察患儿的病情变化,6 小时内禁止吸痰。

10. 根据患儿的临床表现,请判断患儿是否出现心力衰竭? 依据是什么?

答:患儿出现了心力衰竭,依据是:心率 186 次/分(>160 次/分)、呼吸 70 次/分(>60 次/分)、肝脏肋下 3 cm(肝脏≥3 cm),SaO_2 70%,发绀明显。

❓ 思考题

11. 患儿经积极治疗后生命体征平稳,于入院第 4 天出现呼吸增快,血氧波动,听诊:心脏第 2～3 肋间出现连续性机械性杂音,此患儿最可能发生了什么? 对确诊最有帮助的检查是什么? 应选用何种药物治疗? 护理要点有哪些?

答:(1) 此患儿最可能发生了动脉导管未闭(PDA)。行二维超声心动图检查可以确诊。应尽快选用布洛芬治疗。

(2) 护理要点:① 遵医嘱严格控制输液量及输液速度。② 口服吲哚美辛,首次剂量为每次 0.1～0.2 mg/kg,间隔8～12 小时后重复 1～2 次,24 小时内总剂量不超过 0.3～0.6 mg,每次给药后应暂停喂奶一次,以减轻胃肠道负担。③ 密切监测血压、脉压差。④ 严密观察患儿皮肤颜色、血氧饱和度的变化。⑤ 注意患儿有无出血性坏死性小肠炎(NEC)的发生,其临床表现为:如吐奶、进行性腹胀、粪便或胃残留物中带血,肠鸣音减弱或肠壁积气等。

三、新生儿败血症的护理

【知识要点】

1. 了解新生儿败血症的常见感染途径。

2. 熟悉新生儿败血症的临床表现及观察要点。

3. 掌握新生儿败血症的治疗要点及护理措施。

【案例分析】

患儿,女,17天,因"发热1天,不吃、哭声低半天"收治入院,患儿 G_1P_1,孕 39^{+6} 周自然分娩出生,出生体重3550 g,出生时羊水清,Apgar 评分9分。入院前1天发热,体温在 $38\sim38.5$℃,当日哭声低、吃奶少,反应差。检查:T 39.1℃,P 162次/分,R 65次/分,SaO_2 95%,体重:4100 g,前囟平软,腹软,肝脏肋下 1.5 cm,肠鸣音弱,皮肤、巩膜黄染,脐带未脱落,脐轮红,有渗液,四肢肌张力弱,吸吮反射差,拥抱反射存在。门诊血常规:CRP 56 mg/L,白细胞计数 23.58×10^9/L,中性粒细胞62.00%,血红蛋白142 g/L,血小板计数 71×10^9/L。

☑ 选择题

1. 根据患儿的临床表现及血常规报告,提示感染,其最可能的感染途径是:(C)

　　A. 呼吸系统　　　　B. 消化系统　　　　C. 脐带感染　　　　D. 神经系统

2. 确诊患儿是否存在败血症的检验手段是:(D)

　　A. 血培养　　　　　　　　　　　B. 脐部分泌物培养

　　C. 脐部分泌物直接涂片找细菌　　D. 以上都是

3. 患儿主要存在的护理问题是:(D)

　　A. 体温过高——与感染有关

　　B. 皮肤完整性受损——与脐炎有关

　　C. 活动无耐力——与吃奶量少,能量摄入低有关

　　D. 以上都是

4. 患儿血常规中,血小板计数 71×10^9/L,在护理中应注意什么?(ABCD)

　　A. 观察皮肤黏膜,注意有无出现出血点

　　B. 注射、抽血等有创治疗时,压迫时间适当延长,防止出血不止

C. 脐部护理时,动作轻柔,脐带脱落后,注意观察,防止出血

D. 遵医嘱,观察其他有关出凝血项目的动态变化,及时发现 DIC

5. 新生儿败血症的主要临床表现有:(ABCD)

A. 三少:少吃、少哭、少动　　　　B. 二不:体温不升、体重不增

C. 病理性黄疸、呼吸异常　　　　　D. 血糖不稳定

简述题

6. 该患儿的首要治疗措施是使用合适的抗生素,主要的护理要点是什么?

答:① 现配现用。② 遵医嘱按量、准时;使用输液泵,泵速合理。③ 确保静脉输液通畅、避免渗出。④ 观察药物疗效及副作用,遵医嘱复查血象、血培养、肝肾功能。⑤ 监测血药浓度,遵医嘱及时停药。⑥ 做好口腔护理,防止鹅口疮。

7. 新生儿败血症的病情观察要点是什么?

答:① 症状、体征的观察:观察患儿体温是否平稳或恢复正常,体重有无增加,面色、精神反应如何,奶量完成情况,皮肤黏膜是否有黄染、有无出血倾向或皮肤脓肿。② 并发症的观察:神经系统(有无抽搐、前囟饱满等化脓性脑膜炎表现)、消化系统(有无呕吐、腹胀、血便等坏死性小肠结肠炎的表现)、呼吸系统(频繁呼吸暂停、血氧饱和度异常等表现)、血液系统(有无出血倾向、血小板计数、D-二聚体值)。③ 药物疗效和不良反应的观察:及时、准确应用抗生素并观察其疗效和副作用,避免二重感染。

8. 新生儿败血症常见的并发症还有哪些? 其临床表现是什么?

答:新生儿败血症常见的并发症有:感染性休克、化脓性脑膜炎、DIC。

化脓性脑膜炎的临床表现:面色青灰、呕吐、脑性尖叫、前囟饱满、两眼凝视;DIC临床表现:皮肤出血、D-二聚体值异常等。

⑦ 思考题

9. 患儿入院的当晚,患儿心电监护突然报警:心率 90 次/分、SaO_2 75%,查体患儿面色青紫、呼吸暂停、全身皮肤湿冷、有大理石样花纹,立即测肛温为 35.3℃,患儿发生了什么问题? 护理要点有哪些?

答:该患儿可能发生了中毒性休克。

护理要点:① 遵医嘱,迅速扩容,维持有效的血液循环。② 氧气吸入,提高患儿的血氧饱和度。③ 保暖,适当提高暖箱温度,维持正常体温。④ 立即动态监测患儿血压变化,必要时使用有创血压监测。⑤ 遵医嘱,完成各项治

疗,如使用抗生素、激素及纠正酸中毒等。⑥ 密切观察病情变化,防止其他并发症的发生。

四、新生儿高胆红素血症的护理

【知识要点】

1. 了解新生儿高胆红素血症的原因及分类。

2. 熟悉新生儿高胆红素血症病理性黄疸的特点。

3. 掌握新生儿高胆红素血症光照疗法的方法和副作用。

4. 掌握新生儿高胆红素血症的并发症及观察要点。

【案例分析】

王宝宝,男,14 天,G_2P_1,胎龄 39^{+4} 周,出生体重 3800 g,Apgar 评分 10 分,生后第 4 天出现皮肤黏膜黄染,家长未予特殊处理,现皮肤黄染进行性加重,来院就诊,门诊经皮测胆红素最高 19.9 mg/dl ,于 2013 年 6 月 25 日 08:19分入院。

入院查体:T 36.5℃,P 140 次/分,R 40 次/分,体重 4.25 kg,头围 36.5 cm,神志清,反应好,哭声响,大小便正常,全身皮肤黏膜明显黄染,无皮疹、出血点及瘀斑,头颅左侧顶部可及一大小约 7 cm×6 cm 血肿,前囟平软,双侧瞳孔等大等圆,对光反射存在,巩膜黄染明显,脐部干燥,四肢肌张力正常,入院后完善检查:血常规:CRP 1 mg/L,白细胞计数 $8.6×10^9$/L,中性粒细胞23.5%,淋巴细胞58.4%,血红蛋白 139 g/L,血小板计数 $422×10^9$/L,生化:总胆红素 403.1 μmol/L,直接胆红素 18.0 μmol/L。

☑ **选择题**

1. 该患儿首选的治疗方案是:(A)

A. 光照疗法　　　　　　　　　B. 抗生素治疗

C. 换血疗法　　　　　　　　　D. 肌注苯巴比妥钠

2. ABO 血型不合所致的新生儿溶血症,较常见于_____型血母亲所分娩新生儿:(D)

A. A 型　　　　B. B 型　　　　C. AB 型　　　　D. O 型

3. 新生儿高胆红素血症可引起_____产生:(C)

A. 颅内出血　　　B. 颅内感染　　　C. 胆红素脑病　　　D. 败血症

4. 实施光照疗法时需密切观察患儿的:(A)

A. 体温　　　　　B. 脉搏　　　　　C. 呼吸　　　　　D. 血压

5. 正常情况下足月儿的生理性黄疸应在生后几天内褪净:(B)

A. 7 天　　　　　B. 14 天　　　　　C. 21 天　　　　　D. 28 天

6. 下列哪些属于光照疗法的副作用:(ABCD)

A. 体温异常　　　B. 青铜症　　　　C. 皮疹　　　　　D. 腹泻

简述题

7. 该患儿属于哪种类型的新生儿黄疸? 依据是什么?

答:属于病理性黄疸,依据是:① 黄疸程度重,血清胆红素 403.1 μmol/L,经皮测胆红素 19.9[>205.2~256.5 μmol/L(12~15 mg/dl)];② 血清结合胆红素直接胆红素 18.0 μmol/L(>26 μmol/L);③ 黄疸持续时间长 14 天(足月儿>2 周,早产儿>4 周);④ 黄疸褪而复现。

8. 新生儿高胆红素血症常用一种口服药的名称? 怎样喂药?

答:常用口服药的名称是苯巴比妥钠,其药理作用是诱导葡萄糖醛酸转移酶的生成,促进胆红素与葡萄糖醛酸结合,降低血中游离胆红素的水平,治疗高胆红素血症,遵医嘱将苯巴比妥片剂碾成粉末后,温开水溶解后喂服,喂药过程中,防止呛咳。

9. 怎样正确观察新生儿黄疸?

答:要在充足的自然光线下进行观察,因新生儿的皮肤红润,影响黄疸的观察,可以用手指轻按患儿的额头和鼻尖,通常使按压处皮肤变白,若皮肤变黄,即为新生儿黄疸。

10. 光疗超过 24 小时,易引起核黄素的缺乏以及低血钙,应如何预防?

答:光疗时适当补充维生素 B_2 和钙剂。

? 思考题

11. 蓝光治疗过程中患儿体温 38.2℃ ,此时该如何处理? 蓝光治疗中如何监测体温?

答:① 暂停光疗,发热是蓝光治疗的不良反应之一,当体温高于 37.8℃或者低于 35℃,应暂时停止光疗;② 光疗过程中应密切监测体温,2~4 小时测体温 1 次,并根据体温调节光疗箱温度,维持患儿体温稳定。

12. 该患儿黄疸程度严重,在患儿住院期间要严密观察病情,警惕哪些并发症的发生?

答:胆红素脑病,分为四期:

(1) 警告期:患儿表现为嗜睡、反应低下、吸吮无力、拥抱反射减弱、肌张力低下等;持续 12~24 小时。

(2) 痉挛期:患儿出现抽搐、角弓反张和发热;双眼凝视、肌张力增高、呼吸暂停、双手紧握,持续 12~48 小时。

(3) 恢复期:患儿吃奶、反应好转,抽搐次数减少,角弓反张逐渐消失,肌张力逐渐恢复,持续 2 周。

(4) 后遗症期:患儿各种症状消失,但出现手足徐动、眼球运动障碍、听觉障碍、牙釉质发育不良,也可有脑瘫、智能落后等。

所以护士在每天的日常护理中,若发现患儿反应低下、吸吮能力下降、肌张力异常等,应警惕胆红素脑病的发生。

五、营养性维生素 D 缺乏性佝偻病患儿的护理

【知识要点】

1. 了解营养性维生素 D 缺乏性佝偻病的病因、发病机制。

2. 熟悉营养性维生素 D 缺乏性佝偻病的各期临床特点。

3. 掌握营养性维生素 D 缺乏性佝偻病的预防措施。

4. 掌握服用维生素 D 的注意事项。

【案例分析】

患儿,女,10 个月,因"哭闹、多汗 1 个月、至今不能扶站"入院,入院前一个月家长发现患儿经常无诱因的出现哭闹,夜间尤为明显,难以安抚,至今不能扶站,查体:T 36.5℃,P 110 次/分,R 32 次/分,体重 9 kg,身高 70 cm,发育营养尚可,前囟 1.5 cm,枕秃,方颅,未出牙,肋缘外翻,肝右肋下 1 cm,脾(一),轻度"O"形腿,肌张力正常,神经系统未见异常。辅助检查:血常规:Hb 115 g/L,WBC 10×10^9/L,RBC 4.3×10^{12}/L。大便及尿常规未见异常。血清钙、磷正常,血碱性磷酸酶升高。腕部正位片示骨骺端钙化带模糊不清,呈杯口状改变,医嘱予维生素 D_3 肌内注射。

☑ 选择题

1. 该案例中的患儿是由于缺乏哪种维生素引起的:(B)

A. 维生素 A　　　B. 维生素 D　　　C. 维生素 B_1　　　D. 维生素 C

2. 影响维生素 D 缺乏的病因有:(ABCDE)

A. 围生期维生素 D 不足　　　　　B. 日光照射不足

C. 生长速度快,需要增加　　　　　D. 维生素 D 摄入不足

E. 疾病及药物影响

3. 佝偻病患儿早期的临床表现主要是:(A)

  A. 睡眠不安、多汗、枕秃   B. 颅骨软化

  C. 方颅   D. 前囟晚闭

  E. 出牙延迟

4. 属于佝偻病骨样组织堆积的表现是:(D)

  A. 脊柱弯曲   B. 鸡胸   C. 郝氏沟

  D. 方颅   E. 颅骨软化

5. 关于维生素 D 治疗佝偻病患儿的剂量,正确的是:(E)

  A. 先用小剂量,逐渐加大剂量   B. 依病情轻重选择不同的剂量

  C. 剂量越大越好   D. 剂量越小越安全

  E. 不同病期剂量相同

6. 婴儿服用维生素 D 预防佝偻病,每日剂量为:(B)

  A. 100 U   B. 400 U   C. 1000 U

  D. 5000 U   E. 10000 U

7. 口服维生素 D 治疗佝偻病,改为预防量前应持续:(A)

  A. 1 个月   B. 2 个月   C. 3 个月

  D. 6 个月   E. 到骨骼体征消失

8. 预防小儿佝偻病应强调:(E)

  A. 母乳喂养   B. 及早添加辅食

  C. 及早口服鱼肝油   D. 及早服用钙剂

  E. 经常晒太阳

简述题

9. 该患儿哪些表现属于激期的临床表现?

答:患儿无诱因的哭闹,夜间尤为明显,难以安抚,至今不能扶站,枕秃,方颅,未出牙,肋缘外翻,肝右肋下 1 cm,脾(一),轻度"O"形腿,腕部正位片示骨骺端钙化带模糊不清,呈杯口状改变。

10. 该患儿使用维生素 D 的注意事项有哪些?

答:严格掌握维生素 D 的用量,必要时先检查血清钙、磷、碱性磷酸酶,再决定是否需要用维生素 D。口服维生素 D 一般剂量为每日 2000~4000 IU,视临床和 X 线骨片改善情况,2~4 个月后改为维生素 D 预防量(每日 400 IU);使用过程中密切观察有无维生素 D 中毒的临床表现,如厌食、恶心、倦怠、烦躁不安、低热、呕吐、便秘、体重下降等。

?思考题

11. 根据此患儿的临床表现,护理人员应如何进行健康指导?

答:① 除采用维生素 D 治疗外,应注意加强营养,保证足够奶量,及时添加转乳期食品,给予富含维生素 D、钙、磷和蛋白质的食物。② 遵医嘱给予维生素 D 制剂,注意维生素 D 过量的中毒表现。③ 对已有骨骼畸形的患儿可采取主动和被动的方法矫正。如胸廓畸形,可作俯卧位抬头展胸运动;下肢畸形可施行肌肉按摩。④ 衣着柔软、宽松,床铺松软,避免久坐久站和早行走,以防骨骼畸形。护理操作时应避免重压和强力牵拉。

六、小儿腹泻的护理

【知识要点】

1. 了解小儿轮状病毒腹泻的特点。

2. 熟悉小儿腹泻患儿的液体疗法。

3. 掌握小儿腹泻患儿的水、电解质紊乱、脱水的评估要点与观察。

4. 掌握小儿腹泻患儿的皮肤护理、饮食护理方法。

【案例分析】

患儿,男,11 个月 13 天,因"发热伴腹泻 3 天,加重 1 天"收治入院,患儿入院前 3 天出现发热,热峰 39.2℃,热型不规则,伴腹泻,无伴皮疹、抽搐、尖叫、呕吐等,自服退热药物后体温可降至正常。入院前一天起呕吐,呕吐物为胃内容物,入院查体:T 38.2℃,P 130 次/分,R 40 次/分,体重 8.2 kg,辅助检查:血常规:WBC 6.7×10^9/L,N 67.8%,L 22.9%,Hb 95 g/L,PLT 325×10^9/L;查粪便轮状病毒(+),粪常规+OB(弱阳性),患儿神清,精神可,小便正常;无脱水貌,皮肤弹性好,肛周皮肤红,四肢肌张力正常,入院后予腹泻奶粉喂养,葡萄糖氯化钾溶液补充溶液,蒙脱石散剂(思密达)止泻,双歧三联活菌胶囊(培菲康)调节肠道菌群,口服补液盐补充电解质,超声波理疗止泻。

☑选择题

1. 引起患儿秋季腹泻最常见的病原体是:(C)

A. 柯萨奇病毒　　　　　　　　B. 腺病毒

C. 轮状病毒　　　　　　　　　D. 致病性大肠埃希菌

E. 金黄色葡萄球菌

2. 婴儿腹泻重症区别于轻症的主要点是:(E)

A. 黄绿色水样或蛋花汤样大便   B. 每次大便可达十余次

C. 大便腥臭有黏液   D. 有血便

E. 水、电解质紊乱及酸中毒

3. 评估脱水程度的内容,不包括:(C)

A. 精神状态   B. 皮肤弹性   C. 腹泻次数

D. 眼窝及前囟   E. 尿量

4. 纠正中度以下脱水,可应用口服补液盐,成分是:(D)

A. 水、氯化钠

B. 水、氯化钠、氯化钾

C. 水、氯化钠、氯化钾、葡萄糖

D. 水、氯化钠、氯化钾、枸橼酸钠、葡萄糖

E. 水、葡萄糖、氯化钠

5. 与婴儿腹泻中度脱水不相符的条件是:(A)

A. 失水占体重的 10% 以上   B. 烦躁或萎靡

C. 尿量明显减少   D. 口唇黏膜明显干燥

E. 皮肤弹性较差

6. 腹泻、脱水患儿经补液治疗后已排尿,按医嘱继续输液 200 ml,需加入 10% 氯化钾最多不应超过:(B)

A. 4 ml   B. 6 ml   C. 8 ml

D. 10 ml   E. 12 ml

7. 伴有周围循环不良和休克的重度脱水患儿,首先应快速输入等渗含钠液,按 20 ml/kg,总量不超过_____,于 30～60 分钟内静脉推注或快速滴入。(C)

A. 100 ml   B. 200 ml   C. 300 ml

D. 400 ml   E. 500 ml

简述题

8. 怎样为该患儿进行臀部皮肤护理?

答:选用吸水性强、柔软布质或纸质尿布,勤更换,避免使用不透气塑料布或橡皮布;每次便后用温水清洗臀部并擦干,以保持皮肤清洁、干燥;局部皮肤发红处可涂以 5% 鞣酸软膏或 40% 氧化锌油;局部皮肤糜烂或溃疡者,可采用暴露法,臀下仅垫尿布,不加包扎,使臀部皮肤暴露于空气中或阳光下,也可用灯光照射,每次照射 20～30 分钟,每日 1～2 次,使局部皮肤蒸发干燥,照射时护士必须坚持守护患儿,避免烫伤,照射后局部涂油膏。

9. 该腹泻患儿静脉补液时的护理要点？

答：(1) 严格掌握输液速度：防止输液速度过快或过缓，注意输液是否通畅，有无输液反应。

(2) 密切观察病情：① 注意观察生命体征：若出现烦躁不安、脉率加快、呼吸加快等，应警惕是否输液过量或输液速度过快，是否发生心力衰竭和肺水肿等情况。② 观察脱水情况：如补液合理，一般于补液后 3～4 小时排尿，说明血容量恢复；补液后 24 小时皮肤弹性恢复，眼窝凹陷消失，则表明脱水已被纠正；补液后眼睑出现水肿，可能是输入钠盐过多，补液后尿多而脱水未纠正，则可能是葡萄糖液补入过多，宜增加溶液中电解质比例。

(3) 准确记录 24 小时液体出入量。

? 思考题

10. 患儿经输液治疗后出现了精神萎靡、心音低钝、腹胀、肠鸣音减弱，这时应首先考虑什么？ 如何处理及注意事项？

答：患儿发生了低血钾，需静脉补钾治疗。

静脉补钾注意事项：全日钾需要量一般为 100～300mg/kg，应均匀分配于全日静脉输液中，浓度一般不超过 0.3%，每日补钾总量静脉滴注时间不应短于 6～8 小时，切忌将钾盐静脉推入。见尿补钾，或治疗前 4 小时排过尿。补钾时应检测血清钾水平，必要时心电监护；病情允许口服时，给予口服缓慢补钾，更为安全。

七、支气管肺炎合并心衰患儿的护理

【知识要点】

1. 了解小儿肺炎的临床表现。

2. 熟悉氧疗和吸入疗法的护理。

3. 掌握小儿心力衰竭的临床表现和护理。

【案例分析】

患儿，男，3 月 29 天，患儿因"咳嗽伴气促 3 天，拒奶 1 天"入院。患儿入院前 3 天出现咳嗽，呼吸增快，有痰不易咳出，入院当天患儿拒绝吃奶，烦躁不安。入院查体：T 37.5℃，P 140 次/分，R 46 次/分，体重 8 kg，精神欠佳，面色苍白，前囟平，直径 0.5cm。咽红，口腔中有鹅口疮，两肺呼吸音粗，闻及细湿啰音。血常规 CRP16 mg/L，WBC12.12×10^9/L，N 37.2%，L 32.8%，

Hb 123 g/L,PLT 239×10⁹/L。入院诊断：支气管肺炎。遵医嘱给予抗感染、化痰、雾化治疗。入院第 2 天患儿呼吸增快,R 60 次/分,P 160 次/分,肝肋下 3.0 cm,患儿烦躁,呻吟,拒绝吃奶,小便少,口唇青紫,有双吸气。血气分析：pH 7.32,PaO_2 80 mmHg,$PaCO_2$ 35 mmHg,SaO_2 85%,遵医嘱配合抢救。

✅ **选择题**

1. 小儿肺炎引起全身各系统病理变化的关键是:(E)

A. 病原体的侵入　　　　　　　　B. 毒素作用

C. 机体免疫功能下降　　　　　　D. 组织破坏

E. 缺氧和二氧化碳潴留

2. 支气管炎肺部听诊多为:(E)

A. 双肺粗湿啰音及哮鸣音　　　　B. 双肺散在干湿性啰音

C. 双肺哮鸣音及细湿啰音　　　　D. 双肺哮鸣音及呼气延长

E. 双肺底细湿罗音

3. 该患儿合并呼吸性酸中毒,最主要的措施是:(C)

A. 输碱性溶液,使 pH 恢复正常　　B. 纠正电解质紊乱

C. 改善通气功能　　　　　　　　D. 使用脱水剂减轻脑水肿

E. 人工机械通气

4. 该患儿鼻导管给氧,氧流量和氧浓度的选择为:(A)

A. 氧流量 0.5～1 L/min 和氧浓度<40%

B. 氧流量(2～4) L/min 和氧浓度<60%

C. 氧流量(4～6) L/min 和氧浓度<70%

D. 氧流量(6～8) L/min 和氧浓度<80%

E. 氧流量(8～10) L/min 和氧浓度<90%

5. 该患儿出现急性心力衰竭时的紧急护理是:(D)

A. 让患儿头足抬高休息　　　　　B. 经常给患儿翻身

C. 供应充足的饮食　　　　　　　D. 用洋地黄前应先测心率

E. 用洋地黄期间应少摄入含钾食物

6. 给该患儿静脉输液时应严格控制输液速度,一般每小时每千克体重是:(C)

A. 2～3 ml　　　　　B. 2～4 ml　　　　　C. 3～5 ml

D. 4～6 ml　　　　　E. 6～8 ml

7. 给该患儿应用强心苷时的过程描述,错误的是:(D)

A. 配药时需用 1 mL 注射器准确抽吸药物

B. 每次注射前测定患儿心率 1 分钟

C. 不与其他药物混合注射

D. 可同时静脉补钙

E. 多补充含钾食物

简述题

8. 给该患儿使用毛花苷 C(西地兰)的注意事项有哪些?

答:① 每次应用洋地黄前应测量脉搏,必要时监测心率<90 次/分时停用并报告医师。② 严格按剂量服药,为了保证洋地黄剂量准确,当注射用药量少于0.5 ml时,要加生理盐水稀释后用 1 ml 注射器吸药,口服药则要与其他药物分开服用。如患儿服药后呕吐,要与医师联系,决定补服或用其他途径给药。③ 观察洋地黄的中毒症状,当出现心率过慢、心律失常、恶心呕吐、食欲减退、视力模糊、黄绿视、嗜睡、头晕等毒性反应时,应停服洋地黄,并与医师联系及时采取相应措施。

9. 简述小儿氧疗的护理要点。

答:① 急性肺水肿时,湿化瓶中加入 20%～30%乙醇,间断氧气吸入,10～20 分钟/次,间隔 15～30 分钟,重复 1～2 次。② 面罩或头罩吸氧,氧流量 2～4 L/min,氧浓度不超过50%～60%。③ 鼻导管吸氧,氧流量 0.5～1 L/min,氧浓度不超过 40%。④ 监测血氧饱和度>90%时停止吸氧,吸氧过程中应经常检查导管是否通畅,患儿缺氧症状是否改善,发现异常及时处理。

10. 给该患儿雾化吸入时的注意事项有哪些?

答:雾化吸入时使用空气压缩泵,或者使用氧气做驱动,氧流量 6～8 L/min。

呼吸时吸气相大于呼气相,该患儿呼吸平静时可雾化吸入,避免哭闹、刚进食后做雾化。

患儿面部皮肤避免涂抹油性润肤霜,雾化结束后洗脸、漱口,该患儿可喂水代替漱口,预防过敏及真菌感染。

思考题

11. 该患儿发生心衰时,护理人员如何判断心衰并配合抢救?

答:患儿入院第二天出现 R 60 次/分,P 160 次/分,肝肋下 3.0 cm,患儿烦躁,呻吟,拒绝吃奶,小便少,口唇青紫,有双吸气,即可判断患儿出现心衰,同时安置患儿半卧位,给予吸氧、镇静、强心、利尿、扩血管治疗,遵医嘱予10%水合氯醛 4 ml 灌肠;予毛花苷 C(西地兰)、呋塞米(速尿)缓慢静推;鼻导管吸氧,氧流量 1～2 L/min,氧浓度不超过 40%;行心电监护,监测心率、呼吸、血氧饱和度;减慢输液速度,用输液泵控制 5 ml/(kg·h),详细记录出入量,观察患儿的面色、呼吸、尿量等变化,以及有无洋地黄的毒副作用,如:心率过慢、心律失常、恶心呕吐、食欲减退、视物模糊、黄绿视、嗜睡等。

八、支气管哮喘患儿的护理

【知识要点】

1. 了解支气管哮喘的病因与病机。

2. 熟悉支气管哮喘的临床表现与诊断标准。

3. 掌握支气管哮喘的临床表现与护理措施。

【案例分析】

患儿,男,4 岁,因"咳嗽、咳痰 1 天、喘息 3 小时"入院,患儿 1 天前无明显诱因下出现打喷嚏、流眼泪、咳嗽、咳白色黏痰,未引起家长注意。3 小时前在咳嗽后出现喘息,门诊以"儿童支气管哮喘"收治入院。患儿婴儿期有湿疹史;既往有反复咳嗽、喘息史,以冬、春季多发。体格检查:T 36.8℃,P 110 次/分,R 36 次/分,患儿精神状态尚可,端坐位,胸廓饱满,叩诊呈鼓音,听诊两肺呼吸音减弱,可闻及广泛呼吸相哮鸣音。辅助检查:WBC 10×10^9/L,N 75%,E 6%。胸片示:双肺透亮度增加,医嘱予抗感染、激素、吸氧、雾化等治疗。

☑ **选择题**

1. 支气管哮喘常见的诱因有:(ABCD)

A. 感染:主要是病毒感染　　　　　　B. 食物如鱼虾蛋奶等

C. 花粉、动物毛屑等　　　　　　　　D. 空气寒冷

2. 该哮喘患儿的吸氧浓度最佳为:(E)

A. 70%　　　　B. 60%　　　　C. 50%　　　　D. 40%

3. 糖皮质激素治疗该患儿的最佳给药途径是:(D)

A. 静脉给药　　　　B. 肌内注射给药　　　　C. 口服给药

D. 吸入给药　　　　E. 气管内给药

4. 若该哮喘患儿痰液黏稠吐不出来,最有效的祛痰方法是:(D)

A. 抽吸痰液　　　　　　　　B. 使用抗生素

C. 用棕色合剂或氯化铵　　　　D. 输液纠正失水

E. 纠正酸中毒

5. 哮喘患儿按压喷药于咽喉部时,应指导患儿:(A)

A. 深吸气,闭口屏气 10 秒　　　　B. 深呼气,闭口屏气 10 秒

C. 深吸气,闭口屏气 15 秒　　　　D. 深吸气,闭口屏气 5 秒

简述题

6. 简述儿童常用吸入药物的使用注意事项。

答:雾化吸入时使用空气压缩泵,或者使用氧气做驱动,氧流量 6～8 L/min。

呼吸时吸气相大于呼气相,小婴儿呼吸平静时可雾化吸入,避免哭闹、刚进食后做雾化。

呼吸的方法:用嘴深吸气,用鼻呼气。

患儿面部皮肤避免抹油性润肤霜,雾化结束后洗脸、漱口,小婴儿可喂水代替漱口,预防过敏及真菌感染。

7. 如何维持该患儿气道通畅,缓解呼吸困难?

答:① 安置患儿于坐位或半卧位,以利于呼吸,给予鼻导管或面罩吸氧。② 给予雾化吸入、胸部叩击或震荡,以促进分泌物的排出。③ 保证摄入足够的水分,以降低分泌物的黏稠度,防止痰栓形成。④ 遵医嘱给予支气管扩张剂和糖皮质激素,观察疗效和副作用。⑤ 有感染者,遵医嘱给予抗生素。⑥ 教会并鼓励患儿作深而慢的呼吸运动。

思考题

8. 该患儿出院后如何给予用药方法和呼吸运动的指导?

答:(1) 患儿出院时介绍用药方法:① 确认哮喘发作的诱因,避免接触可能的过敏原,去除各种诱发因素。② 对病情进行监测,学会辨认哮喘发作的早期征象、发作表现及掌握适当的处理方法。③ 教会家长选用长期预防与快速缓解的药物,正确、安全给药(吸入用药),掌握不良反应的预防和处理对策;适时就医。

(2) 呼吸运动指导:指导患儿在呼吸运动前,先清除呼吸道分泌物。

① 腹部呼吸运动方法:平躺,双手平放在身体两侧,膝弯曲,脚平放;用鼻连续吸气并放松上腹部,但胸部不扩张;缩紧双唇,慢慢吐气直到吐完;重复以上动作 10 次。② 向前弯曲运动方法:坐在椅上,背伸直,头向前向下低至膝部,使腹肌收缩;慢慢上升躯干并由鼻吸气,扩张上腹部;胸部保持直立不动,由口将气慢慢吹出。③ 胸部扩张运动:坐在椅上,将手掌放在左右两侧的

最下方肋骨上;吸气,扩张下肋骨。然后由口吐气,收缩上胸部和下胸部;用手掌下压肋骨,可将肺底部的空气排出;重复以上动作 10 次。

相关链接:

　　对婴幼儿来说,并不是所有的喘息都是哮喘。对这一年龄组的患儿而言,哮喘的诊断大多建立在临床判断的基础上,应当随着儿童的发育定期复查。婴幼儿喘息分两类:① 有特异性体质;② 无特异性体质及特异性家族史。

　　变态反应的过敏原测试可用变应原做皮肤试验或检测血清特异性的抗原。

　　吸入变应原致敏是儿童发展为持续性哮喘的主要危险因素,儿童早期食物致敏可增加吸入变应原致敏的危险性,并可预测持续性哮喘的发生。因此,对于反复喘息疑似哮喘的患儿,尤其无法配合进行肺功能检测的儿童,均推荐进行变应原检测,以了解患儿的过敏状态,协助哮喘诊断。也有利于了解导致哮喘发生和加重的个人危险因素,有助于制定环境干预措施和确定变应原特异性免疫治疗方案。

　　过敏原皮肤点刺试验不需要特殊设备,操作简单、快捷,常被用来诊断 I 型和IV型变态反应病的变应原。

　　过敏原皮肤点刺试验作用机理:如哮喘患者产生的针对某一种或多种变应原的 IgE 或 IgG 与皮肤黏膜下层的肥大细胞嗜酸性粒细胞 FC 受体结合,局部接触变应原后,引起 I 型变态反应,释出组胺等化学介质,使邻近的毛细血管扩张,通透性增加、充血、水肿,形成丘疹和红晕。

九、先天性心脏病患儿的护理

【知识要点】

1. 熟悉先天性心脏病的病因、分型及手术指征。

2. 掌握常见先天性心脏病的临床表现和护理。

3. 掌握先天性心脏病并发症的护理。

【案例分析】

　　患儿,男,年龄:7 月,主诉:咳嗽三天,气促、青紫二天入院。T 39℃,P 170次/分,R 62 次/分,BP 90/60 mmHg,体重 6.5 kg,患儿神志清,精神萎,乏力明显。查体:有咳嗽,为阵发性连声咳,喉中可闻及痰响不易咳出,伴吐沫,双唇发绀,肝脏肿大,肋下 3 cm,听诊:胸骨左缘 2～3 肋间可闻及 Ⅱ～Ⅲ级收缩期喷射性杂音。实验室检查:白细胞 4.94×10⁹/L,红细胞3.2×10^{12}/L,血红蛋白 100 g/L。谷丙转氨酶:280.6 U/L↑,谷草转氨酶:183.5 U/L↑。胸片示支气管肺炎。心脏彩超示房间隔缺损(6.5 mm),肺动脉高压。

诊断:1.支气管肺炎;2.先天性心脏病:房间隔缺损。

☑️ **选择题**

1. 胚胎心脏发育的关键时期是胚胎第几周？(D)

A. 第 1 周 　　　 B. 第 4 周 　　　 C. 第 12 周 　　　 D. 第 2～8 周

2. 目前认为先天性心脏病的原因有:(ABCDE)

A. 遗传因素 　　　　　　　　　　B. 宫内病毒感染

C. 孕母接触大量放射线 　　　　　D. 孕母患有糖尿病

E. 孕母患有慢性贫血

3. 属于右向左分流型先天性心脏病的有:(D)

A. 室间隔缺损 　　　　　　　　　B. 房间隔缺损

C. 动脉导管未闭 　　　　　　　　D. 法洛四联征

E. 肺动脉狭窄

4. 下列属于室间隔缺损手术指征的有:(　　)

A. 小型室间隔缺损者,不一定需要手术

B. 中型缺损临床出现症状者宜在学龄前期作修补术

C. 在 6 个月内发生难以控制的心衰时,应予手术

D. 大型缺损宜在 6 个月至 2 岁内及时手术根治

5. 关于洋地黄类药物治疗心力衰竭正确的有:(ABCD)

A. 首次给洋地黄化总量的 1/2,余量分 2 次,间隔 6～8 小时

B. 每次给药前需测量患儿的脉搏,婴幼儿<90 次/分、年长儿<70 次/分时停药

C. 应用洋地黄后出现心律失常、恶心呕吐、视力模糊、头晕等毒性作用时停药

D. 低血钾、酸中毒时易诱发洋地黄的毒性反应

E. 可同时补钙

6. 婴幼儿心率衰竭的临床特点是:(ABCDE)

A. 呼吸浅促、烦躁多汗、哭声低弱或嘶哑

B. 喂养困难、体重增长缓慢 　　　C. 心率增快,多能听到奔马律

D. 肝脏肿大在肋下 3 cm 以上 　　E. 颜面部、眼睑等部位水肿

7. 左向右分流型先天性心脏病常见的并发症,包括:(ABC)

A. 支气管肺炎　　　　　　　　B. 充血性心力衰竭

C. 感染性心内膜炎　　　　　　D. 蹲踞

E. 脑脓肿

简述题

8. 入院时怎样观察并记录该患儿的呼吸、脉搏、心率?

答:呼吸型态:① 分别观察患儿安静时或哭闹状态时呼吸频率至少 30 秒并记录;② 注意呼吸的节律、幅度,有无三凹征、鼻翼扇动、喉部咕噜音等伴随症状;③ 记录所有呼吸不畅的症状包括呼吸型态的改变、发生时间及持续时间;

脉搏:① 注意比较左右两侧桡动脉及足背动脉搏动,注意有无水冲脉;② 观察有无毛细血管搏动;③ 听诊有无股动脉枪击音;④ 记录脉搏的频率、强度;

心率:① 用听诊器听心音;② 注意心音的频率、节律,杂音部位、分级及传导方向;③ 注意观察有无心前区抬举性搏动;④ 记录心率。

9. 简述先天性心脏病的护理措施。

答:① 建立合理的生活制度:保证患儿休息、睡眠,集中护理,避免患儿哭闹,减少心脏负担;② 供给充足营养:供给充足能量、蛋白质和维生素,保证营养需要,对喂养困难的患儿要耐心喂养,少量多餐,避免呛咳和呼吸困难;③ 预防感染:避免引起呼吸系统感染,注意保护性隔离,以免交叉感染;④ 注意观察病情,防止并发症发生,观察有无心率增快、呼吸困难、吐泡沫样痰、水肿、肝大等心力衰竭的表现;⑤ 心理护理:态度和蔼,建立良好的护患关系,及时向家长解释病情和检查,取得他们的理解和配合;⑥ 健康教育:指导家长掌握先天性心脏病的日常护理,合理用药,预防感染。

10. 患儿 7 个月,体重 6.5 kg,正常吗? 可能的原因?

答:7 个月婴儿正常的体重:$6+7×0.25=7.75$ kg,而该患儿只有 6.5 kg,不正常,主要的护理问题是营养失调,营养低于机体的需要量,可能由于先天性心脏病引起的长期缺氧和体循环血量的减少,导致生长发育迟缓。

思考题

11. 根据患儿入院时体征,请问发生了什么并发症? 患儿应如何护理?

答:患儿并发了充血性心力衰竭,护理措施包括:① 充分休息,保持安静,减少氧耗;② 氧气吸入;③ 保持大便通畅;④ 喂奶时所用奶嘴孔增大,以免吸吮费力,但需注意防止呛咳;⑤ 控制液体入量,减少静脉输液总量,速度控制在 5 ml/(kg·H)以下;⑥ 密切观察病情变化;⑦ 用药护理;⑧ 监测体温,必要时物理降温;⑨ 做好健康教育。

十、缺铁性贫血患儿的护理

【知识要点】

1. 了解不同年龄段患儿的贫血诊断标准。

2. 了解缺铁性贫血的病因。

3. 熟悉缺铁性贫血的临床表现。

4. 掌握缺铁性贫血的预防、护理及健康教育。

【案例分析】

患儿,女,13 岁,因"发现面色苍白、纳差、四肢乏力半年"入院。患儿半年前渐出现面色苍白,四肢乏力,食欲不佳,查血常规示 Hb 78 g/L,考虑"缺铁性贫血",予补充铁剂,患儿常有腹部不适,食欲无明显改善,四肢仍觉乏力,血常规 Hb75 g/L,复查胃镜无异常,为进一步治疗收住院,体格检查：T 37.0℃,P 100 次/分,R 17 次/分,BP 100/70 mmHg。患儿神志清楚,精神可,体型偏瘦,营养中等,全身皮肤及口唇苍白,心音有力,律齐,无杂音,肝脾肋下未触及。入院后完善相关检查,网织红细胞1.31%。粪便常规＋隐血阴性。血常规:CRP 65 mg/L,WBC 7.7×10⁹/L,N 59.3%,L25.3%,HCT0.306,MCV75.4fL,HB 81g/L,MCH 20 Pg,MCHC 265 g/L,PLT 433×10⁹/L。生化提示肝肾功能、电解质、胆红素等均基本正常。铁蛋白 125 μg/L,血清铁1.4 μmol/L,总铁结合率 35.6 μmol/L。肝胆胰脾 B 超未见明显异常。叶酸22.97 nmol/L,维生素B₁₂为 360.7 pmol/L。骨髓涂片示增生性贫血。直接及间接 Coombs 试验阴性。入院后予抗感染,速力菲及维生素 C 口服,复查血常规 CRP30 mg/L,WBC 5.8×10⁹/L,N 41.4%,L42.7%,HB 93 g/L,PLT199×10⁹/L。

☑ **选择题**

1. 不符合营养性缺铁性贫血特点的是:(C)

A. 小细胞低色素性贫血　　　　B. 血清铁减少

C. 骨髓象红系核幼浆老　　　　D. 铁剂治疗有效

E. 总铁结合力增高

2. 治疗贫血,口服铁剂的最佳时间是:(D)

A. 餐前　　　　　　　B. 餐时　　　　　　　C. 餐后

D. 两餐之间　　　　　E. 随意

3. 口服铁剂的不良反应有:(ABC)

A. 恶心　　　　　　　B. 呕吐　　　　　　　C. 腹部不适

D. 便秘　　　　　　　E. 腹泻

4. 观察缺铁性贫血患儿铁剂疗效,早期最可靠的指标是:(E)

A. 面色改变　　　　　B. 食欲情况　　　　　C. 心率快慢

D. 血红蛋白量　　　　E. 网织红细胞增高

简述题

5. 如何给该患儿做饮食指导?

答:纠正其不良饮食习惯。

指导合理搭配饮食:告知家长含铁丰富且易吸收的食物如动物血、精肉、鱼类、肝脏、大豆及其制品;黑木耳、发菜、海带的含铁量也高。但吸收率低。维生素C、稀盐酸、氨基酸、果糖可促进铁的吸收,可与铁剂或含铁食品同时进食;茶、咖啡、牛奶、蛋类、麦麸、植物纤维、草酸和抗酸药物可抑制铁的吸收,应避免与含铁食物同食。鲜牛奶必须加热处理后喂养婴儿,以减少因过敏而致肠出血。

6. 简述该患儿口服铁剂的注意事项。

答:饭后或餐中服用,以减轻胃肠道反应;避免与牛奶、茶、咖啡同饮,避免同时服用抗酸药,可服用维生素C、乳酸或稀盐酸等;口服液体铁剂时须使用吸管,避免牙齿染黑;服铁剂期间粪便会变成黑色,应做好解释,消除病人顾虑;强调按剂量、按疗程服药,定期复查。

? 思考题

7. 患儿服用铁剂后,如何观察疗效?

答:服用铁剂后12～24小时临床症状好转,烦躁减轻,食欲增加。36～48小时开始出现红系增生现象。2～3天后网织红细胞开始升高,5～7天达高峰,以后逐渐下降,2～3天后降至正常。1～2周后血红蛋白开始上升,一般3～4周后达正常。如服药3～4周仍无疗效,应查找原因,如剂量不足、制剂不良、导致铁不足的因素继续存在等。

十一、肾病综合征患儿的护理

【知识要点】

1. 了解肾病综合征的病机。

2. 熟悉肾病综合征的临床特点。

3. 掌握肾病综合征的并发症、激素治疗方案及护理。

【案例分析】

患儿,女,4 岁,因"眼睑水肿,腹胀痛 4 天"入院。查体:T 36.5℃,P 100 次/分,R 28 次/分,BP 95/70 mmHg,体重 18 kg,腹围 50 cm,神志清楚,呼吸规则,双侧颈部腋下腹股沟未及肿大淋巴结,双侧眼睑水肿,无鼻扇,心音有力,律齐,无杂音,腹软,较膨隆,无压痛及反跳痛,可叩及移动性浊音,肝脾肋下未触及,肠鸣音正常。双足轻度肿胀,双下肢无明显凹陷性水肿。辅助检查:血常规:WBC 11.1×10⁹/L,NE49.6％,Hb152 g/L,PLT287×10⁹/L;尿常规:尿蛋白(＋＋＋＋),尿隐血(＋＋);24 小时尿蛋白 1.10 g/L;支原体抗体 1∶160;腹部 B 超提示:胸腔积液,腹腔积液,肝脾未见异常。肝肾功能正常,血浆白蛋白 35 mg/dl,血糖正常,总胆固醇 6.38 mmol/L,低密度脂蛋白 4.53 mmol/L,脂蛋白 a 496.7 mg/dl,胆固醇、脂蛋白高;凝血功能正常;入院后予抗感染,补充钙剂,泼尼松 40 mg 隔日顿服。

选择题

1. 肾病综合征的患儿最根本的病理生理改变是:(A)

A. 大量蛋白尿　　　　　　　　B. 低蛋白血症

C. 水肿　　　　　　　　　　　D. 高胆固醇血症

2. 肾病综合征的患儿最常见的并发症是:(A)

A. 感染　　　　　　　　　　　B. 电解质紊乱

C. 急性肾衰竭　　　　　　　　D. 高凝状态和血栓形成

3. 肾病综合征的患儿病理生理改变的关键环节是:(B)

A. 大量蛋白尿　　　　　　　　B. 低蛋白血症

C. 水肿　　　　　　　　　　　D. 高胆固醇血症

4. 学龄前期儿童 24 小时的正常尿量为:(C)

A. 200～400 ml　　　　　　　B. 400～600 ml

C. 600～800 ml　　　　　　　D. 800～1400 ml

E. 1200～1800 ml

5. 在肾病综合征并发的感染中,最常见的是:(A)

A. 上呼吸道感染　　　　　B. 胃肠炎　　　　　　　C. 原发性腹膜炎

D. 脑膜炎　　　　　　　　E. 尿路感染

6. 为减轻肾病综合征患者长期服用肾上腺皮质激素的副作用,可采用:(E)

A. 减少剂量　　　　　　　　　　　B. 选用地塞米松

C. 联合复用利尿剂　　　　　　　　D. 联合服用维生素 B_6

E. 隔日顿服法

7. 肾病综合征并发低钠血症的主要原因是:(E)

A. 感染　　　　　　　　B. 腹泻　　　　　　　　C. 多汗

D. 呕吐　　　　　　　　E. 长期忌盐或应用利尿剂过多

简述题

8. 该患儿可能发生哪些并发症?

答:感染、电解质紊乱和低血容量、高凝状态和血栓形成、急性肾衰竭、生长延迟。

9. 如何给该患儿做饮食指导?

答:给予含有优质蛋白、低脂肪、足量碳水化合物及高维生素的饮食,蛋白摄入控制在每日 36 g 左右为宜。明显水肿或高血压时短期限制钠盐的摄入,给予无盐或低盐饮食。患儿因长期服用激素、利尿药易引起低钾、低钙血症,鼓励患儿多进食含钾丰富的食物,如红枣、香蕉等,并注意补充钙剂及维生素 D。

10. 如何给该患儿做好皮肤护理?

答:(1) 保持皮肤清洁、干燥,定时翻身,翻身时避免拖、拉、拽,防止皮肤擦伤。被褥应松软、平整。臀部及四肢受压部位垫软垫,或用气垫床。水肿的阴囊可用棉垫或吊带托起,给患儿勤剪指甲,防止抓伤皮肤。

(2) 各种侵入性治疗与护理应注意无菌操作,严重水肿者应尽量避免肌内注射,以防药物外渗,导致局部潮湿或糜烂,因利尿出现尿频时,保持会阴部的清洁,防止继发感染。

思考题

11. 简述该患儿口服激素可能出现的反应及疗效的判断。

答:患儿口服激素可能出现库欣综合征、高血压、消化性溃疡、骨质疏松等。遵医嘱及时补充维生素 D 及钙质,以免发生手足搐症。

激素的疗效判断:泼尼松 2 mg/(kg·d)治疗 8 周进行评价。

激素敏感:8 周内尿蛋白转阴,水肿消退。

激素部分敏感,治疗 8 周内水肿消退,但尿蛋白仍＋～＋＋。

激素耐药:治疗满 8 周,尿蛋白仍在＋＋以上。

激素依赖:对激素敏感,但停药或减量 2 周内复发,再次用药或恢复用量后尿蛋白又转阴,并重复两次以上者(除外感染及其他因素)。

复发或反复:尿蛋白已转阴,停用激素 4 周以上,尿蛋白≥＋＋为复发;如在激素用药过程中出现上述变化为反复。

频繁复发或反复指半年内复发或反复≥2 次,1 年内≥3 次。

十二、糖尿病患儿的护理

【知识要点】

1. 了解儿童糖尿病的分型。

2. 熟悉儿童糖尿病的临床表现。

3. 掌握儿童糖尿病的饮食、运动指导。

【案例分析】

患儿,男,13 岁,因"发热伴胸闷 3 天"入院,入院前呕吐 2 次,为胃内容物,主诉胸闷,心慌不适,查体:T 36.7℃,P 130 次/分,R 30 次/分,BP 170/90 mmHg,体重 115 kg。神清,精神差,呼吸稍促,咽稍充血,扁桃体无肿大。心率 130 次/分,律齐,各瓣膜区未闻及病理性杂音。血常规 WBC17.72×10^9/L,N75.5%,心肌酶谱、电解质示 AST31.8 U/L,CK-MB 23.2 μmol/L,Na 125.3 mmol/L,Cl 92.9 mmol/L,心电图:① 窦性心动过速,心率 129 次/分,② 不完全右束支传导阻滞,③ 电轴右偏。入院后查血生化示血糖23.1 mmol/L,复测末梢血糖 23.4 mmol/L,小便已解。予生理盐水扩容,急查血气分析:pH 7.017,PCO_2 13.1 mmHg,PO_2 81 mmHg,HCO_3^- 3.4 mmol/L,BE －28 mmol/l,血钾 3.6 mmol/L,血氧饱和度 89%。查尿常规尿糖＋＋＋,尿酮体＋＋＋,尿蛋白＋＋,予碳酸氢钠纠酸,氯化钾补钾,胰岛素0.1 U/(kg·h)静滴控制血糖。患儿 1 天后精神反应好转,血糖波动在 14～16 mmol/L,胰岛素逐渐减量,测血压 155/100 mmHg,予酒石酸美托洛尔(倍他乐克)口服降血压治疗,现患儿病情好转,转内分泌科继续治疗。转科前胰岛素速度 2.5 U/h。

☑️ **选择题**

1. 小儿糖尿病多见于哪一型?（A）

A. 1 型　　　　　　B. 2 型　　　　　　C. 3 型　　　　　　D. 以上都是

2. 以下化验能确诊糖尿病的是:（A）

A. 餐后 2 小时血糖＞11.1 mmol/L　　B. 尿糖（＋）

C. 空腹血糖＞6.2 mmol/L　　　　　　D. 糖化血清蛋白＞1.6～2.6 mmol/L

3. 关于糖尿病酮症酸中毒的描述正确的是:（D）

A. 多发于老年,常无糖尿病史,常有感染、呕吐、腹泻等病史

B. 起病急,有饥饿感、多汗、心悸、手抖等交感神经兴奋的表现

C. 皮肤潮湿多汗、呼吸正常

D. 脉搏细速,血压下降

E. 尿糖阳性、尿酮阴性

4. 胰岛素治疗糖尿病患儿常见的不良反应是:（C）

A. 胰岛素过敏　　　　　　　　B. 胰岛素耐药

C. 低血糖　　　　　　　　　　D. 感染

E. 营养不良

5. 患儿 13 岁,为 1 型糖尿病患者,消瘦,"三多一少"症状明显,其饮食总热量应:（C）

A. 按实际体重计算再酌增　　　　B. 按实际体重计算再酌减

C. 按标准体重计算再酌增　　　　D. 按标准体重计算再酌减

E. 按标准体重计算不再增减

🏵️ **简述题**

6. 简述胰岛素皮下注射的部位、注意事项。

答:（1）胰岛素注射部位可选用股前部、腹壁、上臂外侧、臀部,有计划轮换注射部位,避免一个月内在同一部位注射两次,避免注射部位皮下组织萎缩硬化,影响吸收。

（2）每次尽量用同一型号的 1 ml 注射器,按照先 RI 后 NPH 或 PRI 顺序抽吸药液,混匀后注射,保证剂量绝对准确。

（3）严格执行无菌操作,皮下注射切忌皮内注射,以免组织坏死。

（4）开启后的胰岛素必须储存于冰箱中,并注明开启时间。

（5）根据病情需要调整胰岛素剂量,防止胰岛素过量和不足。

7. 该患儿出现酮症酸中毒护士的观察要点有哪些?

答:多饮多尿、体重减少,伴有恶心、呕吐、腹痛、食欲缺乏、并迅速出现脱

水和酸中毒征象,如皮肤黏膜干燥、呼吸深长、呼气中有酮味,脉搏细速、血压下降,随即出现嗜睡、昏迷或死亡。

? 思考题

8. 在患儿发生酮症酸中毒后,如何进行饮食运动指导?

答:饮食指导:饮食以保持正常体重,减少血糖波动,维持血脂正常为原则。饮食的成分分配为:碳水化合物 50%、蛋白质 20%、脂肪 30%;食物应富含蛋白质和纤维素,限制纯糖和饱和脂肪酸,碳水化合物以米饭为主,脂肪以植物油为主;全日热量分三餐,早、中、晚分别占 1/5、2/5、2/5,每餐留少量食物作为餐间点心。活动增多时可少量加餐或适当减少胰岛素的用量。每日进食应定时、定量,勿吃额外食品,一段时间内固定不变。

运动指导:血糖平稳后每天坚持适当运动,运动时间以进餐 1 小时后、2～3 小时以内为宜,最好进行有氧运动,避免空腹时运动,运动后有低血糖症状可加餐。随身携带糖尿病卡片及糖果以备用。病情变化要及时停止。

十三、化脓性脑膜炎患儿的护理

【知识要点】

1. 了解各年龄段患儿化脓性脑膜炎的常见病原体。
2. 了解患儿发生化脓性脑膜炎的发病机制。
3. 熟悉化脓性脑膜炎的临床表现、常见并发症。
4. 掌握化脓性脑膜炎患儿的护理措施。

【案例分析】

患儿,女,9 个月,因发热 2 天,呕吐伴抽搐一次入院。患儿 2 天前开始发热,体温 38.5～40.0℃,持续不降,伴有流涕、咳嗽、烦躁不安。呕吐 2 次,为胃内容物,量多,呈喷射状。入院当天突然出现抽搐,表现为意识丧失、双眼上翻、四肢强直,持续 3 分钟。患病以来,精神萎靡,大小便正常。查体:T 39.5℃,P 150 次/分,R 40 次/分,体重 9.0 kg。精神萎靡,嗜睡,皮肤黏膜未见瘀点瘀斑。前囟 1.0 cm,隆起。双侧瞳孔等大等圆,对光反射迟钝。鼻部通气良好,外耳道无异常,咽部红。颈抵抗,双肺呼吸音粗,心音有力律齐,未闻及病理性杂音。腹软,肝肋下 1.5 cm,剑突下 1.0 cm,质中,脾脏未扪及。脊柱四肢发育正常。颅脑神经未见异常,四肢肌张力增高,腱反射活跃。克氏征(±),布鲁斯基征(±),巴氏征(+)。辅助检查:脑脊液检查结果:压力

230 mmH$_2$O,外观浑浊;白细胞数 1620×10^6/L,多核 0.82,单核 0.18;蛋白 900 mg/L,糖 2.24 mmol/L,氯化物 100 mmol/L。血常规:WBC 16×10^9/L,多核 0.72,单核 0.28。尿粪常规、肝功均正常。胸部 X 线片未见异常。给予抗感染、止惊、脱水等治疗。

☑️ **选择题**

1. 小儿化脓性脑膜炎确诊的重要依据是:(A)

A. 脑脊液检查   B. 血常规检查

C. 血培养检查   D. 头颅 CT 检查

2. 婴幼儿化脓性脑膜炎最常见的病原体是:(B)

A. 大肠埃希菌   B. 脑膜炎双球菌

C. 金黄色葡萄球菌   D. 溶血性链球菌

E. 轮状病毒

3. 该患儿临床表现中哪些属于颅内高压表现:(C)

A. 布鲁津斯基征(±)   B. 巴宾斯基征(＋)

C. 前囟隆起   D. 嗜睡、昏迷

E. 双侧瞳孔等大等圆

4. 该患儿确诊为化脓性脑膜炎正确的处理是:(A)

A. 保持安静,头侧位以防窒息

B. 硬脑膜下穿刺时应侧卧位,固定头部

C. 重症患儿输液速度宜快,防止休克

D. 颅压高时应适量放出脑脊液

E. 硬脑膜下积液者可穿刺放液,每次不少于 30 ml

5. 该患儿应用地西泮及苯巴比妥等止痉治疗后最应注意的是:(A)

A. 呼吸抑制   B. 心率增快   C. 血压增高

D. 休克   E. 皮疹

6. 该患儿确诊为化脓性脑膜炎,脑膜刺激征不明显是由于:(C)

A. 机体反应差

B. 脑膜炎症反应不如年长儿强

C. 婴儿颅缝与囟门未闭,对颅内压起缓冲作用

D. 颈肌不发达

E. 大脑处于抑制状态

简述题

7. 简述化脑脑脊液的典型改变。

答:压力增高,外观混浊,白细胞总数明显增多,分类以中性粒细胞为主;蛋白明显升高,糖及氯化物含量显著下降。

8. 简述小儿腰穿术后的护理要点。

答:术后去枕平卧4～6小时,头偏一侧,防止呕吐引起窒息,避免头部抬高,可适当转动身体。观察穿刺点局部敷料是否潮湿,有无渗血渗液,24小时内不宜淋浴。观察患儿有无头痛、腰痛、脑疝、感染等不适,如有异常及时汇报医生并给予处理。

思考题

9. 护士在巡视病房时发现患儿双眼凝视、四肢肌张力增高,应首先采取何种措施及后续观察要点?

答:① 患儿发作时不要搬运,就地抢救。② 立即让患儿去枕平卧,吸氧,松解衣扣,头偏向一侧,头下放置柔软的物品。③ 将舌轻轻向外牵拉,防止舌后坠阻塞呼吸道引起呼吸不畅,已出牙的患儿在上下齿之间放置牙垫,防止舌咬伤;牙关紧闭时,不要强力撬开,以免损伤牙齿。④ 及时清除口鼻咽分泌物及呕吐物,保持呼吸道通畅。⑤ 专人守护,防止坠床和碰伤,对有可能发生皮肤损伤的患儿应将纱布放在患儿的手中或腋下,防止皮肤摩擦受损。⑥ 备齐急救药品和器械。

观察年长儿是否有持续性剧烈头痛、频繁呕吐、畏光等;婴儿是否有易激惹、尖声哭叫、双眼凝视、惊厥等;是否有前囟饱满或隆起、囟门增大、张力增高、颅骨缝增宽、头围增大等;若合并脑疝则出现呼吸不规则、两侧瞳孔大小不等、对光反射减弱或消失等。

十四、过敏性紫癜患儿的护理

【知识要点】

1. 了解过敏性紫癜的分型。

2. 熟悉过敏性紫癜的临床表现。

3. 掌握过敏性紫癜的皮肤护理、饮食指导。

4. 掌握过敏性紫癜的健康教育。

【案例分析】

患儿,男,5岁,因"双下肢皮疹3天,关节疼痛2天,腹痛1天"入院。患儿 2 周前有"上呼吸道感染"史,3 天前出现双下肢皮疹,呈紫红色,大小不等,高出皮面,无痒感,部分融合成片,压不褪色,双下肢皮肤张力较高,足背皮肤及脚踝部有肿胀,伴踝关节疼痛,踝关节活动受限,一天前出现脐周疼痛。血常规示"CRP 13mg/L,WBC 11.9×10^9/L,N 62.00%,L 27.50%,Hb 130 g/L,PLT 186×10^9/L";尿常规示尿蛋白(+),凝血五项正常。病程中患儿无发热,无咳嗽、气喘,无腹痛,无呕吐、腹泻,无黑便,无肉眼血尿等,食欲欠佳,精神尚可。入院后予以头孢哌酮钠、维生素 C、10% 葡萄糖酸钙、西咪替丁静脉滴注,芦丁、双嘧达莫、氯雷他定口服治疗。

☑ 选择题

1. 过敏性紫癜首发症状为:(A)

A. 皮肤紫癜　　　B. 消化道症状　　　C. 关节症状　　　D. 肾脏症状

2. 适用于检查过敏性紫癜的实验是:(D)

A. Guthrie 实验　　　　　　B. 尿三氯化铁实验

C. 血栓苯丙氨酸浓度测定　　　D. 毛细血管脆性试验

E. 四氢生物蝶呤负荷试验

3. 该患儿因过敏性紫癜入院,护理观察重点是:(BC)

A. 尿色并及时送检　　　　　B. 皮肤紫癜的部位与颜色

C. 关节肿胀及程度　　　　　D. 有无便血

E. 眼球结膜有无出血

4. 过敏性紫癜的分型有:(ABCD)

A. 皮肤型　　　B. 腹型　　　C. 关节型　　　D. 肾型

🍃 简述题

5. 如何做好该患儿关节疼痛与腹痛的护理?

答:观察患儿关节疼痛及肿胀程度,协助患肢采取不同的功能位置。根据病情给予热敷,教会患儿利用放松、娱乐等方法减轻疼痛;腹痛时卧床休息,尽量在床边守护,做好日常生活护理。遵医嘱使用肾上腺皮质激素,以缓解关节疼痛和解除痉挛性腹痛。

6. 该患儿的皮肤护理措施有哪些?

答:保持皮肤清洁,防擦伤和抓伤,有破溃时及时处理,防止出血和感染;衣着宽松、柔软,保持清洁和干燥;避免接触可能的各种致敏原。

7. 简述该患儿的病情监测重点及注意事项。

答:① 观察皮疹的形态、颜色、数量、分布,是否反复出现,可绘成人体图形,每日详细记录皮疹变化情况;② 观察患儿关节疼痛及肿胀程度,协助患肢采取不同的功能位置;③ 观察尿色、尿量,定时做尿常规检查,若有血尿和蛋白尿,提示紫癜性肾炎,按肾炎护理。

8. 简述该患儿静脉输注钙剂的目的及注意事项。

答:使用钙剂可减轻过敏反应,恢复毛细血管内壁完整性,减少渗出,缓解腹痛。

注意事项:使用过程中加强巡视,防止药物外渗,避免与其他药物混合,注意配伍禁忌。

? 思考题

9. 如何给处于急性期的患儿做皮肤、饮食的健康宣教?

答:处于急性期的患儿保持皮肤清洁,防擦伤和抓伤,有破溃时及时处理,防止出血和感染;衣着宽松、柔软,保持清洁和干燥;进食软食,如有食物或药物过敏者应停用有关食物或药物,避免接触可能的各种致敏原,注意饮食卫生,定时定量,结合个人饮食习惯,少食或忌食生冷刺激性、油煎、油炸食物,如有消化道出血的患儿应限制饮食,给予无渣流食或禁食。

十五、手足口病患儿的护理

【知识要点】

1. 了解手足口病的临床表现。

2. 熟悉手足口病的病情观察。

3. 掌握重症手足口病患儿的急救与护理。

4. 掌握手足口病的预防措施。

【案例分析】

患儿,男,3 岁,主因"发热 2 天伴皮疹 1 天"入院,患儿于 3～4 天前接触"手足口病"患儿后,2 天前出现发热,热峰 39℃,无寒战、惊厥,口服一次美林后体温有所下降,昨天患儿手、足出现皮疹,伴有咽痛、流涎,纳差,无咳嗽、恶心、呕吐、腹泻;查体:一般可,咽充血,双侧扁桃体Ⅰ°肿大,咽峡部可见较多疱疹,个别有破溃,心肺(一),双手掌侧可见少许斑丘疹,无破溃,臀部亦可见较多散在皮疹,神经系统阴性。

✅ **选择题**

1. 传染病在人群中的三个基本环节不包括:(D)

A. 传染源　　　　　B. 传播途径　　　　C. 人群易感性　　　D. 季节性

2. 手足口病属于《传染病防治法》中的哪类传染病?（D）

A. 不属于法定传染病　　　　　　B. 甲类

C. 乙类　　　　　　　　　　　　D. 丙类

3. 手足口病发病率最高的年龄组为:(A)

A. <3 岁　　　　　B. 3～5 岁　　　　C. 5～7 岁　　　　D. 7～12 岁

4. 下列病毒中,不能引起手足口病的是:(D)

A. 小 RNA 病毒科　　　　　　　B. 肠道病毒属的柯萨奇病毒

C. 埃可病毒　　　　　　　　　　D. 痢疾杆菌

5. 手足口病的传染源不包括:(D)

A. 病人　　　　　B. 隐性感染者　　　　C. 健康携带者　　　D. 牲畜

6. 手足口病的表现不包括:(D)

A. 常伴口痛　　　　　　　　　　B. 可伴发热

C. 皮疹表现斑丘疹或疱疹　　　　D. 皮疹呈向心性分布

7. 手足口病重症病例出现的肺水肿属于:(C)

A. 心源性肺水肿　　　　　　　　B. 肾源性肺水肿

C. 神经源性肺水肿　　　　　　　D. 高原性肺水肿

🍃 **简述题**

8. 简述手足口病的定义。

答:手足口病(HFMD)是由多种肠道病毒感染引起的以手、足、口腔等部位发生丘疱疹为主要特殊表现的儿童传染病。主要由柯萨奇病毒 A16 型及肠道病毒 71 型(EV71)引起。

9. 简述该患儿确诊为手足口病后预见性的风险评估。

答:该病为自限性疾病,多数预后良好,不留后遗症,极少数患儿可引起脑膜炎、脑炎、心肌炎、弛缓性麻痹、肺水肿等严重并发症。我们在观察体温、皮疹的同时,还要注意观察患儿神志、精神状态,有无头痛、呕吐,呼吸、肌张力的变化等一系列神经系统、呼吸系统的症状,认真听取患儿的主诉,及时汇报医生。

10. 有效预防控制手足口病的关键是什么?

答:早发现、早诊断、早隔离、早治疗。

11. 手足口病的传播途径有哪些?

答:密切接触传播、间接接触传播、飞沫传播、水源传播、院内交叉感染等。

12. 手足口病的皮疹具有哪"四不"特征？

答：不痛、不痒、不结痂、不结疤。

❓ **思考题**

13. 与患儿接触的健康人群如何预防手足口病的发生？

答：① 及时发现和隔离患者是控制流行的主要措施，患儿应及时就医，并适当隔离，一般隔离 2 周。对患儿口腔排出物及粪便、玩具、食具、便器应严格消毒，以防止传播。② 健康儿童应避免与患儿接触，注意饮食和饮水卫生。密切接触者可用大青叶、板蓝根等口服以预防。③ 注意孩子个人卫生，饭前便后一定要洗手。④ 注意室内空气流通、温度适宜。⑤ 多让孩子饮水、多吃蔬菜和瓜果。⑥ 对儿童玩具要经常消毒，尽量避免孩子到公共场所，以减少感染机会。⑦ 让孩子注意休息，适当锻炼身体，增强抵抗力等。

十六、高热惊厥患儿的护理

【知识要点】

1. 了解小儿高热惊厥的病因。

2. 熟悉小儿高热惊厥的临床表现。

3. 掌握小儿高热惊厥的急救流程。

4. 掌握小儿高热惊厥的健康宣教。

【案例分析】

患儿，女，2 岁，患儿因"发热 1 天，抽搐 1 次"入院。患儿入院前一日出现发热，热型不规则，体温波动于 39℃。入院当日上午家属喂食面条时突然出现抽搐，持续 1～2 分钟，期间牙关紧闭，神志不清、四肢抽搐，体温 38.7℃，家属立即用手抠出口中食物，因用力过猛，将患儿上两门齿撬落。入院查体：T 40.1℃，R 30 次/分，P 100 次/分，神志清，高热面容，上唇红肿，两门齿脱落，神经系统未见异常。入院后完善相关检查：血常规：WBC 12.5×10^9/L，N 82.3%，L 8.7%。入院诊断：高热惊厥、急性上呼吸道感染，给予抗感染、预防惊厥治疗。

✅ **选择题**

1. 小儿惊厥最常见的原因：(B)

A. 脑膜炎　　　　　　　　　　B. 高热惊厥

C. 缺血缺氧性脑病　　　　　　　　D. 原发癫痫

2. 高热惊厥多见于的小儿:(D)

A. 6个月～2岁　　　B. 1～2岁　　　C. 6个月～1岁　　　D. 1～3岁

3. 小儿高热惊厥的紧急处理,错误的是:(A)

A. 惊厥发作时立即搬至抢救室进行抢救

B. 及时清除口鼻咽部分泌物,保持呼吸道通畅

C. 密切观察生命体征、瞳孔及神志改变

D. 专人守护,防止坠床和碰伤

4. 小儿惊厥用于镇静止惊的首选药是:(A)

A. 地西泮　　　　B. 苯巴比妥钠　　　C. 0%水合氯醛　　　D. 苯妥英钠

5. 下列有关小儿高热惊厥的特点,正确的是:(BCD)

A. 主要发生在4～5岁的小儿

B. 大多发生在急骤高热开始后12～24小时

C. 呈全身性发作,伴意识丧失,持续数分钟,意识很快恢复

D. 在一次发热性疾病中,很少连续发作多次

简述题

6. 高热惊厥患儿降温的措施有哪些?

答:发热的护理:发热是一种防御反应,白细胞吞噬能力增高,体温＜38.0℃不用退热药,多饮水即可。

(1) 体温超过37.5℃,给予头部冷敷、冰袋、温水擦浴等物理降温,苯巴比妥口服预防惊厥;体温超过38.0℃,遵医嘱给予退热剂:如布洛芬、对乙酰氨基酚等,注意体温,防止高热惊厥。

(2) 保证患儿摄入足够水分,每日饮水量500～1500 ml,以排出毒素,补充水分,降低体温和保持口腔清洁,防止口腔感染。如患儿不愿饮水,可给果汁,如橙汁、西瓜汁或菜汤。严重时遵医嘱静脉补液。

(3) 给予清淡易消化和富含维生素的食物,如粥、面条;高热时不宜进食牛奶、鸡蛋等高蛋白食物,以免增加体温,可以饮用稀释牛奶。

(4) 如咽部疼痛给易消化清淡温凉流质或半流质,如稀饭、面条等,忌辛辣烫等刺激性食物,可少量多次的进食和饮水。

7. 简述高热惊厥的典型临床表现。

答:突然意识丧失,头向后仰,面部及四肢肌肉呈强直性或阵挛性收缩,眼球固定、上翻或斜视,口吐白沫,牙关紧闭,面色青紫,部分患儿有大小便失禁。持续时间数秒至数分或更长,发作停止后转入嗜睡或昏迷状态。

?　**思考题**

8. 患儿高热惊厥时,如何预防窒息和外伤?

答:① 惊厥发作时不要搬运,应就地抢救。② 立即让患儿去枕平卧,吸氧,松解衣扣,头偏向一侧,头下放置柔软的物品。③ 将舌轻轻向外牵拉,防止舌后坠阻塞呼吸道引起呼吸不畅,已出牙的患儿在上下齿之间放置牙垫,防止舌咬伤;牙关紧闭时,不要强力撬开,以免损伤牙齿。④ 及时清除口鼻咽分泌物及呕吐物,保持呼吸道通畅。⑤ 专人守护,防止坠床和碰伤,对有可能发生皮肤损伤的患儿应将纱布放在患儿的手中或腋下,防止皮肤摩擦受损。勿强力按压或牵拉患儿肢体,以免骨折或脱臼。⑥ 备齐急救药品和器械。

十七、肠套叠患儿的护理

【知识要点】

1. 了解空气灌肠的适应证和禁忌证。
2. 熟悉肠缺血－再灌注损伤的后果。
3. 掌握急性肠套叠的临床特点。
4. 掌握灌肠复位并发肠穿孔的观察与处理。
5. 掌握肠套叠经灌肠复位后好转的评估要点。
6. 掌握肠套叠术后护理。

【案例分析】

患儿,男性,1岁1月。以"阵发性哭闹12小时伴血便两次"为主诉入院。患儿今日凌晨无明显诱因下出现阵发性哭闹,至当地医院就诊,予开塞露通便后,解果酱样血便2次。

体格检查:T 37℃,P 122次/分,R 28次/分,神清,呈急性病容,腹稍膨,软,右中腹可及一包块,叩呈鼓音,肠鸣音低,肛指检观察指套上有少许果酱黏液便。

辅助检查:腹部B超:右中腹部在肠套叠横切呈"靶环征",纵切呈"套管征",诊断性空气灌肠示肠套叠。

患儿在全麻下行肠套整复术＋回盲部切除＋回结肠吻合术,术中见回结型肠套,回盲部见不规则菜花样肿物。术后第一天出现高热、尿量少、腹胀。术后给予抗感染、止血、禁食、胃肠减压、腹腔引流、留置导尿、营养支持治疗。

✅ 选择题

1. 关于肠套叠的叙述正确的是：(ABCDE)

A. 多见予 2 岁以内的小儿，4～10 个月是发病的高峰期

B. 5 岁罕见

C. 起病急

D. 病因尚未完全明了

E. 饮食改变、腹泻可诱发肠套叠

2. 下列选项中，哪一项不是急性肠套叠非手术疗法的禁忌证：(A)

A. 病程不超过 48 小时   B. 已出现腹膜炎症状

C. 肠套叠头部肿物硬、张力大者   D. 小肠型肠套叠

E. 疑有器质性病变

3. 下列临床表现中，不属于急性肠套叠的是：(D)

A. 阵发性腹痛   B. 呕吐   C. 便血

D. 头痛头晕   E. 腹部扪及腊肠样肿块

4. 肠套叠经灌肠复位后好转的症状有：(ABCD)

A. 患儿安静   B. 呕吐停止   C. 腹部肿块消失

D. 肛门排气   E. 烦躁不安

5. 急性肠套叠的护理措施有：(ABCD)

A. 密切观察患儿的腹痛、呕吐、便血、腹部包块情况

B. 注意有无水、电解质紊乱

C. 把握由口进食的时机

D. 对于手术后患儿，注意维持胃肠减压的功能

E. 婴幼儿出院后不需暂缓添加辅食

简述题

6. 肠套叠患儿空气灌肠适应证有哪些？

答：① 病程不超过 48 小时；② 全身情况良好，无明显脱水及电解质紊乱；③ 无明显腹胀和腹膜炎表现者。

7. 简述肠套叠整复后出院指导。

答：① 观察有无不明原因的阵发性哭闹、腹痛、呕吐、大便带血等肠套叠再次发生的症状。② 注意科学喂养，进食易消化、少刺激的食物，少量多餐，婴幼儿先暂缓添加辅食，不随意更换食品，添加辅助食品要循序渐进。③ 要注意气候的变化，随时增减衣服，避免各种容易诱发肠蠕动紊乱的不良因素。

? 思考题

8. 患儿术后第一天出现高热、尿量少、腹胀,考虑与肠缺血－再灌注损伤(I/R)有关吗? 肠 I/R 的后果是什么?

答:与肠缺血－再灌注损伤(I/R)有关。

肠 I/R 的后果:不仅可以引起肠黏膜的局部组织损害,而且可以导致肠道菌群移位和肠吸收功能的改变,以及远处器官的损害,甚至发生多系统器官功能不全综合征。

9. 若空气灌肠复位时并发肠穿孔,您如何进行病情评估及紧急配合处理

答:空气灌肠肠穿孔时评估要点:① 透视下立位见膈下游离气体;② 拔出肛管无气体自肛门排出;③ 患儿出现呼吸困难,心跳加快,面色苍白,病情突然恶化。

紧急配合处理:配合医生立即用无菌粗针头在脐与剑突连线中间穿刺排气,使患者呼吸循环得到及时改善,并马上做好进行剖腹探查的术前准备工作。

十八、先天性巨结肠患儿的护理

【知识要点】

1. 了解先天性巨结肠的基本病理改变。

2. 熟悉肛门狭窄的预防。

3. 掌握急性低位性肠梗阻表现。

4. 掌握先天性巨结肠并发症及观察。

5. 掌握清洁回流灌肠要求。

6. 掌握术前肠道准备。

7. 掌握肠造瘘术后护理。

【案例分析】

患儿,男性,1 月 9 天,以"反复腹胀一月余",拟诊为"腹胀待查:先天性巨结肠?"入院。患儿一月余前生后即出现腹胀,伴胎粪排出延迟,有呕吐,为胃内容物,在当地医院给予钡剂灌肠示先天性巨结肠可能,给予清洁回流灌肠后症状好转,出院后每日灌肠治疗,近日腹胀再次加重,伴排便困难,2~3 天一次。

体格检查:T 37℃,P 130 次/分,R 28 次/分,神清,营养中等,前囟未闭,2 cm×2 cm,腹膨隆,腹壁静脉可见,触之胀软,叩之鼓音,肠鸣音存在,肛指

未及明显狭窄环,拔指后黄糊便排出。

辅助检查:胸腹立位片示不全性肠梗阻。

经禁食、留置肛管、补液抗感染治疗一天,腹胀较前加重,复查胸腹立位片肠梗阻无好转,有肠坏死、肠穿孔可能,即完善术前准备,急诊在全麻下行肠减压＋肠活检＋小肠造瘘术,术后病理报告确诊为全结肠型先天性巨结肠。造瘘口肠管红润,胃肠减压引出约 50 ml 草绿色液体,造瘘袋内及腹腔引流见少量血性液体。

☑️选择题

1. 关于先天性巨结肠的叙述,正确的有:(ABCE)

A. 多基因遗传和环境因素共同作用的结果

B. 病理变化是肠壁肌间和黏膜下神经丛内缺乏神经节细胞

C. 结肠或直肠远端的肠管持续痉挛

D. 空肠远端的肠管持续痉挛

E. 分为常见型、短段型、长段型、全结肠型

2. 胎粪排出延迟是指:(C)

A. 出生后 12 小时内初次排出胎粪

B. 出生后延至 12～24 小时排出胎粪

C. 出生后超过 24 小时尚未排出胎粪

D. 出生后 12 小时内开始排出胎粪,约 2～3 天排完

E. 以上都不是

3. 先天性巨结肠的临床表现有:(ABCDE)

A. 胎粪排出延迟　　　　　　　B. 顽固性便秘

C. 呕吐　　　　　　　　　　　D. 营养不良

E. 发育迟缓

4. 关于先天性巨结肠灌肠叙述中,正确的有:(ABCE)

A. 用生理盐水进行清洁回流灌肠

B. 灌肠前先在钡灌肠照片上了解病变范围、肠曲走向

C. 肛管插入深度要超过狭窄段肠管

D. 可用清水灌肠

E. 选择软硬粗细适宜的肛管,粗暴操作有导致肠穿孔的危险

5. 先天性巨结肠术前肠道准备是:(E)

A. 入院后给予高热量、高蛋白、高维生素、低渣饮食

B. 术前 3 天流质饮食

C. 术前 2～3 天按医嘱口服抗生素

D. 灌肠每日一次，术前晚及术日晨各行清洁回流灌肠

E. 以上都是

6. 先天性巨结肠的术后护理有：(ABCD)

A. 如发现大便变细时，可试行手指扩肛

B. 注意术后有无腹胀、排气、排便

C. 注意有无体温升高

D. 注意肛门处有无脓液流出

E. 术后进食无禁忌

简述题

7. 简述巨结肠灌肠时灌肠液注入受阻或排出不畅时的处理。

答：① 检查有无粪块阻塞或肛管打折，若有粪石可在灌肠后行石蜡油保留灌肠以使粪石软化；② 协助患儿更换体位或调整肛管插入的深度，多次移动肛管，以利于大便排出；③ 注液后轻轻按摩患儿腹部，自右下腹右上腹左上腹左下腹 。

8. 简述肠造瘘术后造口情况的观察。

答：① 术后一般即开放造瘘口，注意观察肠管血运和张力情况，若发现有出血、肠管出现血运障碍、小肠脱出和回缩等异常，立即通知医生；② 观察排便排气情况。

9. 简述造口袋过度胀满的护理对策。

答：① 排泄物水样或较稀的，指导家长当造口袋 1/3 满时便要清放；排泄物为固体的则应在每次排泄后清放；② 排气过多的患儿，指导减少进食容易产气的食物。

思考题

10. 该患儿 1 月 9 天，在全麻下行肠减压＋肠活检＋小肠造瘘术，手术创伤大，术后可能发生最大危机是什么？ 如何护理？

答：术后可能发生最大危机是：① 全麻后并发症及意外：如呕吐、反流和误吸、舌后坠、拔管后喉水肿、体温改变等；② 出血及休克。

护理要点：① 保持患儿良好的呼吸功能；② 监测生命体征；③ 观察造口出血及腹腔引流液的性质及量；④ 准确观察及记录患儿的出入量；⑤ 维持电解质的平衡及静脉输液通道通畅。

11. 该患儿在全麻下行肠减压＋肠活检＋小肠造瘘术，术后有无发生最

严重并发症小肠结肠炎的可能？如何进行病情评估？

答:小肠结肠炎可以发生在术前,也可以发生在肠造瘘术后、巨结肠根治术后。只要发生小肠结肠炎的基本原因存在:如肠远端梗阻和因此产生的肠极度扩张及肠壁循环缺陷。其病情评估要点:① 全身情况突然恶化,高热,呕吐,腹泻;② 粪汁带有气体且奇臭;③ 迅速出现严重脱水征象;④ 腹部异常膨胀,可引起呼吸窘迫和面色青紫;⑤ X线检查腹部直立位平片示小肠扩张,伴液平面。

十九、先天性胆管扩张症患儿的护理

【知识要点】

1. 了解常用手术方法。

2. 掌握先天性胆管扩张症的典型症状。

3. 掌握术后近期并发症的观察。

4. 掌握胆道 T 型管引流及护理。

5. 掌握先天性胆管扩张症的饮食指导。

【案例分析】

患儿,男,5 岁。因"阵发性腹痛半年余"入院。患儿半年前无明显诱因下出现腹痛,有时伴有呕吐胃内容物,有时伴有发热,热峰 39.2℃,经抗炎补液治疗,疼痛可缓解。

体格检查:T 36.2℃,P 96 次/分,R 20 次/分,BP 100/67 mmHg,腹软,无明显压痛、反跳痛,未及明显包块,皮肤无黄染。

辅助检查:B超提示胆总管囊状扩张,血生化正常。

入院第四天在全麻下行胆总管切除肝总管空肠祥式吻合术,术后给予禁食、胃肠减压、腹腔引流、留置导尿、止血、抗感染等治疗。

☑ 选择题

1. 先天性胆管扩张症的最主要病因是:(B)

A. 病毒性感染   B. 胰胆管合流异常

C. 胆总管扩张   D. 肝内胆管扩张

E. 胆道上皮增殖不平衡

2. 诊断先天性胆总管囊肿首选的方法是:(A)

A. B超   B. X线腹部平片

C. 经皮肝穿胆道造影(PTC)　　　　D. X 线钡餐

E. CT

3. 先天性胆总管囊肿的三个典型症状是:(C)

A. 腹块、黄疸、发热　　　　　　　B. 腹痛、黄疸、发热

C. 腹痛、黄疸、腹块　　　　　　　D. 腹痛、腹块、发热

E. 腹痛、黄疸、呕吐

4. 先天性胆总管囊肿切除间置空肠代胆道术后,后遗症有:(BDE)

A. 术后远期易发生癌变　　　　　　B. 吻合口狭窄

C. 十二指肠溃疡　　　　　　　　　D. 肠内容物反流感染

E. 胆汁性胃炎

5. 关于先天性胆管扩张症术前护理叙述中,正确的有:(ABCDE)

A. 低脂饮食,急性发作期给予禁食

B. 有皮肤瘙痒时,应保持皮肤清洁干燥

C. 腹痛时可按医嘱给予止痛、解痉药物

D. 囊肿巨大的患儿,避免剧烈运动和碰撞,以免引起囊肿破裂

E. 告知术前做好肠道准备的必要性

6. 胆肠吻合口瘘一般发生在术后:(B)

A. 1~2 天　　　　　B. 4~5 天　　　　　C. 2~3 天

D. 一周后　　　　　E. 以上都不是

7. 关于术后各种引流管的观察护理,最重要的是:(D)

A. 换药时应注意引流管体外部位的固定

B. 胃肠减压管,引流量少时应考虑位置或有否堵塞

C. 保持引流管通畅,防止阻塞、扭曲

D. 仔细观察引流物的流量和颜色变化

E. 烟卷引流,渗液较多,要 4~7 日才能拔除

🔖 **简述题**

8. 简述囊肿穿孔的评估。

答:① 出现剧烈腹痛、呕吐、腹壁强直、腹腔积液和胆汁性腹膜炎等表现;
② 腹腔穿刺可抽出胆汁性腹水。

9. 简述先天性胆管扩张症的饮食指导。

答:① 术前饮食指导:低脂饮食,急性发作期给予禁食;② 术后饮食指导:待肠功能恢复后,给予低脂高蛋白、高维生素、易消化饮食 2~3 个月,以后过渡为正常饮食,忌油炸、油腻饮食,避免暴饮暴食。

10. 简述胆道 T 型管拔管试验及拔管指征。

答:拔管试验:① 开始时,每日夹闭管道 2～3 小时,逐步延长时间至全天夹闭;② T 管造影后应开放引流 2 天,使造影剂完全排出,避免逆行感染。

拔管指征:① 无腹痛、发热,黄疸消失,血象正常;② 胆汁引流量减少至 200 ml/d、清亮无脓液;③ T 管造影显示胆道通畅,夹管试验无不适。

? 思考题

11. 该患儿术后置腹腔引流管一根,如何根据引流液的性质和量判断术后出血和胆肠吻合口瘘?

答:① 术后出血常发生在术后 24 小时内,如 12 小时内引流液超过 300 ml,且颜色鲜红,术后进行性失血症状,切口有渗血。② 一般胆瘘、肠瘘多发生在术后 4～5 天,表现为腹腔引流管有多量胆汁或胆汁性肠液流出,或切口感染裂开,有胆汁性肠液溢出,患儿腹膜刺激症状明显,有高热现象。

12. 腹痛、黄疸、腹块为本病的三个基本症状,但该患儿在病史及就诊中只出现其中腹痛一个症状,请问该病黄疸的特征是什么?

答:黄疸的程度与胆总管远端梗阻程度有直接关系,轻者临床上可无黄疸,但随感染、疼痛发作后出现黄疸,经治疗后,胆汁能顺利排流时黄疸症状减轻或消失。间歇性黄疸为其特征之一。

二十、先天性心脏病患儿的护理

【知识要点】

1. 了解先天性心脏病分类、病理生理。

2. 熟悉先天性心脏病的临床特征。

3. 掌握缺氧发作预防与处理。

4. 掌握先天性心脏病手术、介入治疗、外科胸前小切口微创伞片封堵术的护理。

5. 掌握术后监护技术及血管活性药物用药管理。

6. 掌握呼吸机的管理、患儿气道管理。

7. 掌握呼吸机相关性肺炎预防。

8. 掌握灌注肺的临床表现与护理。

9. 掌握低心排出量综合征观察与处理。

10. 掌握心律失常的观察与护理。

11. 掌握肺高压危象预防与护理。

12. 掌握心包填塞的观察与处理。

【案例分析】

患儿,女,2 岁 2 月。因发现"心脏杂音"2 年余入院。患儿出生后不久因口唇青紫,经当地医院检查时发现心脏杂音,心脏超声示"先天性心脏病:法洛四联症(TOF),卵圆孔未闭"。平时活动后有蹲踞现象,活动耐力低于同年龄儿童。

体格检查:T 37℃,P 96 次/分,R 20 次/分,BP 110/80 mmHg,体重10 kg,SpO_2 75%,神清,口唇发绀,可及杵状指趾。胸骨左缘 3、4 肋间闻及 2/6 级收缩期杂音。

辅助检查:心脏 B 超:先天性心脏病:法洛四联症(TOF),卵圆孔未闭,根据超声回示相关数据计算得 McGoon 指数为 1.29。

患儿入院 5 天后在全麻下行 TOF 矫治,左肺动脉成形术。术后口插管接呼吸机辅助呼吸 SIMV 模式,呼吸机参数:f 24 次/分,VT100 ml,FiO_2 40%,PEEP ＋3 cmH_2O,PS＋3 cmH_2O。心电监护:P 125 次/分,BP 88/60 mmHg,SpO_2 100%,6 小时纵隔引流接低负压吸引,引出淡血性液 55 ml,体温正常,两肺呼吸音粗,留置导尿在位,出入量平衡,给予肾上腺素、米力农维持循环稳定,给予呋塞米(速尿)利尿。术后第一天血气示低血钙。术后第二天改 CPAP 吸氧,术后第四天拔除纵隔引流管和导尿管,病情平稳,转出 ICU。

✅ 选择题

1. 法洛四联症的生理异常是指:(E)

A. 肺血减少　　　　　　　　　　B. 主动脉内为混合血

C. 血细胞压积增高　　　　　　　D. 肺的侧支循环增多

E. 以上都是

2. 先天性心脏病右向左分流型最明显的外观特征是:(C)

A. 心脏杂音　　　　　　　　　　B. 发育迟缓

C. 持续发绀(青紫)　　　　　　　D. 心前区隆起

E. 活动耐力下降

3. 心脏手术后 4 小时内纵隔引流血液较多,首先采取的措施是:(D)

A. 检测出凝血时间　　　　　　　B. 输入血小板

C. 手术探查　　　　　　　　　　D. 检测 ACT

E. 少量给予鱼精蛋白

4. 下列选项中不属于低心排综合征的表现的是：(A)

A. 中心静脉压低   B. 动脉压降低

C. 无尿   D. 脉搏细弱

E. 神志淡漠

5. 心内直视手术后脑损害最主要表现为：(D)

A. 四肢强直   B. 瞳孔不等大

C. 烦躁   D. 意识障碍

E. 以上都是

6. 法洛四联征缺氧发作的处理，不能使用：(B)

A. 吗啡   B. 地高辛

C. 普萘洛尔   D. 碳酸氢钠

E. 膝胸卧位

7. 法洛四联征患儿喜蹲踞是因为：(D)

A. 缓解漏斗部痉挛

B. 使心脑供血增加

C. 使腔静脉回心血量增加

D. 增加体循环阻力，减少右向左分流量

E. 使劳累、气急缓解

8. 护理青紫型先心病患儿，要注意保证入量防止脱水，其目的是：(D)

A. 防止心力衰竭   B. 防止肾衰竭

C. 防止休克   D. 防止血栓栓塞

E. 防止便秘

◆ 简述题

9. 简述灌注肺发生的原因及临床表现。

答：灌注肺发生的原因：① 肺动脉发育差、侧支循环丰富；② 体外循环时间长；③ 术后液体输入过多、过快。

临床表现：① 急性进行性呼吸困难、发绀、血样痰；② 难以纠正的低氧血症，术后氧饱和度为 50%～60%，氧分压低；③ 气道压力明显升高；④ X 线胸片显示两肺有渗出性改变。

10. 简述法洛四联症缺氧发作的预防。

答：① 由于患儿血红蛋白增多，血液黏稠度大，故应指导家长给予患儿适当多饮水，特别在睡前或早晨时应更注意；② 应保持患儿安静，防止因啼哭、检查、抽血等不良刺激时产生缺氧发作；③ 遵医嘱给予吸氧；④ 术前禁食可加重血液浓缩，术前补液以降低血液黏稠度。

11. 简述低血钙的监测。

答:① 心电图表现:可出现 QT 间期延长、房室传导阻滞和室性心律失常;② 临床表现:心缩无力、血管扩张、血压下降、肌肉抽搐、喉痉挛等;③ 测定血钙低于正常值(正常值 2.25～2.75 mmol/L)。

? **思考题**

12. 该患儿如哭闹后出现阵发性呼吸困难、烦躁和青紫加重,出现昏厥,其原因是什么? 如何处理?

答:其原因是缺氧发作。

处理:① 立即给予胸膝卧位;② 给予高浓度氧吸入、镇静;③ 皮下或肌内注射吗啡每次 0.1～0.2 mg/kg;④ 心率增快者应用普萘洛尔(心得安)或艾司洛尔缓慢静脉注射,必须在心电监护下进行;⑤ 对于低血压患儿可间断给予肾上腺素,维持血压高于正常水平 10～20 mmHg;⑥ 对于酸中毒患儿给予碱性药物纠正代谢性酸中毒;⑦ 严重者意识丧失可尽早气管插管、人工呼吸。

13. TOF 根治术后最常见的并发症是低心排综合征(LCOS),应如何及时发现并配合处理?

答:术后进行循环系统功能、呼吸和出血的监测并评估:

(1) 当低心排出量一般临床征象未出现时,如有下列情况应怀疑 LCOS:① 血压下降;② 左房压增高;③ 末梢灌注不足;④ 代谢性酸中毒。

(2) 出现下述两项或两项以上事件时,可诊断为术后 LCOS:① 收缩压下降超过术前基础血压 20%,持续 2 小时或以上;② 尿量每小时<0.5 ml/kg,持续 2 小时或 2 小时以上;③ 中心静脉压>1.73 kPa,持续 2 小时或 2 小时以上;④ 中心体温与体表体温之差>5℃,持续 2 小时或以上,导致四肢发凉。

配合处理:

(1) LCOS 合并低氧血症的通气治疗:机械通气治疗低氧血症必须在补足血容量、增强心肌收缩力和降低外周血管阻力的基础上进行。对部分主要因肺功能差(中～重度肺动脉高压、呼吸衰竭、呼吸窘迫综合征等)所致顽固性低氧血症的 LCOS 患者,可在严密监护下给予适当压力与时间的呼气末正压通气(PEEP)治疗。

(2) 补充血容量,提高中心静脉压到 1.5～1.6 kPa。

(3) 经超声心动图证实如心内畸形矫正不满意,应再次手术。

(4) 有心脏压塞时,争取术后 6 小时内开胸止血;有胸腔和腹腔积液者,应及时穿刺或引流。

(5) 适当使用正性肌力药物和扩血管药物。

（6）应用强心剂和利尿药。

（7）纠正酸中毒、保持水和电解质平衡。

（8）术后动态监测动脉压、中心静脉压（CVP）、气道阻力、血氧饱和度，定时行血气分析，维持心率在 100 次/分左右，小儿应在 120 次/分左右，使 CVP 维持在 1.5～2.0 kPa，尿量＞1 ml/(kg·h)，血压维持在 12/8 kPa 左右。

二十一、发育性髋关节发育不良患儿的护理

【知识要点】

1. 了解发育性髋关节发育不良的类型。

2. 了解非手术治疗与手术治疗方法。

3. 掌握临床症状和体征。

4. 掌握术后并发症及预防。

5. 掌握牵引与石膏或支架固定的护理。

6. 掌握发育性髋关节发育不良康复锻炼。

7. 掌握关节功能训练机（CPM）装置的应用。

【案例分析】

患儿，女，1 岁 6 月。因"发现站立困难三月余"入院。患儿三月余前被发现站立困难，不能走路。

体格检查：患儿站立困难，不会行走，会阴部增宽，双髋外展稍受限，股动脉搏动不明显。

家庭评估：患儿家长对双下肢外展支架固定护理及康复锻炼等技能缺乏。

辅助检查：骨盆 X 线片：双侧发育性髋关节脱位。

入院当天行双下肢皮牵引。入院第 7 天在全麻下行右内收肌松解＋右髋关节切开复位＋右 Slater 骨盆截骨术，并双下肢外展支架固定。术后第一天体温正常，切口敷料清洁，右大腿肿痛，末梢血运好，尿量正常。术后第二天复查 X 线：右侧股骨头在髋白内，沈通氏线连续，髂骨截骨处对位对线可，金属内固定在位。术后第 9 天出院。

☑️ **选择题**

1. 下述关于发育性髋关节发育不良的症状和体征，不正确的是：(B)

A. Allis 征只适用于单侧发病

B. Trendelenburg 试验在婴幼儿往往阳性

C. 股三角空虚、会阴部增宽

D. Ortolani 试验常被用作 3 周以内患儿的检查

E. 双侧髋脱位时呈摇摆步态

2. 发育性髋关节发育不良的分型中,不包括:(E)

A. 髋关节半脱位　　　　　　　　B. 髋臼发育不良

C. 髋关节全脱位　　　　　　　　D. Ⅰ、Ⅱ、Ⅲ度脱位

E. 畸形性髋脱位

3. 为达到患儿牵引效能,下列描述正确的是:(ABCD)

A. 应密切观察肢端血循环

B. 保持正确的牵引体位

C. 皮牵引重量约 1 kg/岁,骨牵引约为患儿体重的 1/8～1/7

D. 牵引重锤保持悬空,床尾抬高 15～20 cm

4. 下列关于 CPM 装置的作用,描述正确的有:(ABCDE)

A. 减轻损伤或术后疼痛

B. 减轻手术部位或关节的肿胀

C. 促进伤口愈合

D. 消除关节粘连,改善关节活动度

E. 促进关节软骨损伤的修复

5. 发育性髋关节发育不良非手术治疗复位后维持髋关节稳定的必要条件有:(ABCDE)

A. 选择一个维持髋关节稳定的姿势

B. 根据不同年龄选择固定支具

C. 固定要求稳定、舒适、方便,并使髋关节保持适当活动。

D. 选择髋关节发育的最适宜年龄

E. 复位维持一定的时间,使关节关节囊回缩接近正常,要求3～6 个月。

6. 发育性髋关节发育不良患儿常见的护理诊断有:(ABCD)

A. 躯体活动障碍与髋关节脱位有关

B. 体像紊乱与步态异常和体态改变有关

C. 知识缺乏:患儿家长缺乏相应的育儿知识及外固定的护理知识

D. 焦虑(家长)与患儿活动障碍有关

简述题

7. 如何保持发育性髋关节发育不良外固定的有效性?

答:① 复位后,无论选择何种器具进行固定,均应保证髋关节屈曲 90°,外

展外旋位;② 不可随意去除固定装置;③ 更换石膏时注意保持髋关节稳定,变换固定体位时注意保护髋关节,防止发生过多移动而发生再脱位。

8. 发育性髋关节发育不良复位后最严重的并发症是什么? 其主要原因和影响因素?

答:(1) 最严重的并发症:股骨头缺血性坏死。

(2) 主要原因:股骨头持续过高压力。

(3) 影响因素:① 年龄越大,坏死率越高;② 整复前牵引与内收肌切断,股骨头下降越低,坏死率也越低;③ 术中操作、损伤股骨头血运程度;④ 术后运动持重时间。

9. 如何预防发育性髋关节发育不良患儿使用外固定器具时发生皮肤损伤?

答:① 对各种外固定器具,一经固定稳妥后及时检查对皮肤、肢体有无摩擦、卡压等现象,发现异常,及时通知医生予以纠正。② 注意倾听患儿啼哭及幼儿主诉,发现异常时注意观察血液循环,检查外固定装置,预防压疮发生。③ 注意患儿皮肤清洁,定期为患儿擦浴,并观察是否有皮肤破损发生。

? 思考题

10. 该患儿行右内收肌松解＋右髋关节切开复位＋右 Slater 骨盆截骨术,并用双下肢外展支架固定,护理时如何预防髋关节僵硬的发生?

答:(1) 被动功能锻炼:① 麻醉清醒后即进行踝、趾关节活动。同时,指导家长对患儿进行等长肌肉收缩锻炼。② 术后 3 日,可用超短波等对患肢进行理疗,以促进局部炎症吸收,一般每天 2 次,每次 15 分钟。③ 术后 6 周拆除固定后,在床上锻炼髋、膝关节,这一时期可允许患儿在床上练习爬、坐等活动,但不允许患儿站立。家长每天抱起患儿,具体姿势是使患儿双髋关节外展,双下肢跨在家长的腹部,这样可使髋关节得到充分的外展和屈曲。④ 此期可用 CPM 机被动锻炼。使用时先将患肢放在 CPM 机上,上好固定带,再接通电源,打开开关。CPM 机应放置于与躯体呈 20°角的外展位,从小角度逐渐增加,以后逐日增加至最大范围。每次活动 0.5~1 小时,每天 3~5 次,匀速运动,期间以被动锻炼为主,一般应用 10 日左右即停,以免产生 CPM 机依赖。

(2) 主动功能锻炼:术后 7~8 周根据患儿年龄,指导其进行主动功能锻炼。患儿可先通过练习坐起加强屈髋运动,在患儿能独立完成髋关节的屈伸主动活动后,再渐进指导患儿进行适当的外展、外旋、内收、内旋,直至下蹲活动,每天 3～4 次,每次 20～30 下,使髋关节恢复到最佳功能状态。

（3）综合康复期:术后 11 周即进入此期。应将功能锻炼的方法作为出院指导的重要内容。① 术后 2～3 个月在床上或床旁活动,进行主动或被动屈伸、收展或旋转活动,每天 3～4 次,每次30～50 下。② 第 4 个月起可行空蹬自行车活动,每天 2～3 小时。③ 半年后复查 X 线片示髋关节正常后逐渐负重行走。此期锻炼注意循序渐进,且防止摔倒致外伤。

第六章　重症监护

一、心跳呼吸骤停患者的护理

【知识要点】

1. 成人心肺复苏,包括基础生命支持、高级生命支持要点。

2. 心跳呼吸骤停后的 ICU 常用综合救治措施。

3. 人工气道的建立禁忌证。

4. 人工气道吸痰指征。

5. 人工气道湿化评价指标。

【案例分析】

案例第一部分:

患者,女性,44 岁,因车祸至昏迷,5 分钟后神志转清,感头昏、恶心、胸痛,无喷射性呕吐、无四肢抽搐,入附近医院查头颅 CT 和胸片均未见明显异常,生命体征平稳,建议继续观察,随时复诊。当日晚间 10 时左右,患者在家中反复出现发作性晕厥,共 3 次,每次持续时间 10~20 分钟不等,同时伴有四肢肌张力增高,大小便失禁,能自行缓解后苏醒,应答正确,在等待"120"过程中患者再次发生晕厥,"120"到场后发现其心跳呼吸停止、瞳孔散大,立即予以心肺复苏术。

☑ **选择题**

1. 判断心搏骤停的早期体征包括:(ABCE)

A. 意识消失 　　　　　　　　　 B. 大动脉搏动消失

C. 无自主呼吸 　　　　　　　　 D. 心电图呈平线

E. 瞳孔散大

2. 心脏骤停时,心电图的表现有:(ACD)

A. 室颤 　　　　　　 B. 房颤 　　　　　　 C. 电一机械分离

D. 心室静止 　　　　 E. 室上性心动过速

3. 抢救心脏骤停者的生存链包括有:(ABCDE)

A. 立即识别心搏骤停并启动急救系统

B. 尽早进行心肺复苏,着重于胸外按压

C. 快速除颤

D. 有效的高级生命支持

E. 综合的心搏骤停后治疗

简述题

4. 对于可以除颤恢复心脏节律的心跳停止患者,处理的优先顺序是什么?

答:① 除颤;② 胸外心脏按压;③ 开放气道;④ 寻找并确定原因。

【案例分析】

案例第二部分:

"120"运送 10 分钟后将该患者送至××医院急诊,心电监护示:室颤,立即给予电除颤、胸外按压、紧急气管插管、呼吸机辅助通气,7 分钟后患者恢复自主心律,收住 ICU 进一步治疗,曾予多巴胺升压治疗,后循环逐渐稳定撤离多巴胺,行心脏彩超未见明显病理改变。

选择题

5. 高级生命支持主要技术有:(ABCDEFG)

A. 脑复苏、药物治疗、温度控制　　　　B. 维持循环功能

C. 维持呼吸功能　　　　　　　　　　　D. 纠正酸中毒和电解质紊乱

E. 抗感染治疗　　　　　　　　　　　　F. 防治肾衰竭

G. 严密观察患者的症状和体征

6. 气管插管前护士应该:(ABCE)

A. 检查吸痰装置、呼吸囊及吸氧装置,确保功能正常

B. 呼吸机连接至气体源头,确保呼吸机功能正常

C. 患者静脉通道已经开放,随时可以使用药物

D. 患者体位:枕骨下垫一枕头的仰卧位

E. 紧急插管时,防止胃内容物反流误吸

7. 该患者紧急气管插管机械通气后,CPR 时应该注意(C)

A. 按压:呼吸＝30:2

B. 按压:呼吸＝15:2

C. 按照 100 次/分以上的频率心脏按压,呼吸机控制呼吸

D. 呼吸机送气时暂停按压

E. 呼吸频率设定为 5～10 次/分

8. 气管插管机械通气患者的主要护理目标包括:(ABCDE)

A. 保持人工气道通畅在位

B. 使用肢体加压治疗,预防深静脉血栓形成

C. 充分湿化

D. 口腔护理,保持口腔清洁

E. 抬高床头 30°以上

9. 出现以下哪些指标时应气道内吸引?(ABCDEF)

A. 无其他原因指脉氧饱和度下降 2%及以上

B. 容量控制模式时气道峰压增加或压力控制模式时潮气量明显减少

C. 听诊有痰鸣音

D. 气道内明显有分泌物

E. 怀疑胃内容物或上气道分泌物的误吸(患者呕吐或人工气道气囊测压前)

F. 8 小时内无吸痰指征应吸痰一次

10. 该患者紧急机械通气,给予热湿交换器(人工鼻)湿化,出现下列哪些指标说明湿化效果不满意:(ABE)

A. 气管插管出口至人工鼻段清洁透明

B. 气管插管出口至人工鼻段清洁透明与朦胧交替

C. 气管插管出口至人工鼻段清洁透明可见到有水珠

D. 吸痰后吸痰管有痰液附着,清水 1 次冲洗干净

E. 吸痰后吸痰管有痰液或痰痂附着,清水 2 次及以上冲洗干净

11. 为了预防该患者 VAP 发生,下列措施中可能有效的有:(ACDEF)

A. 接触病人前后要洗手　　　　　B. 使用密闭式吸痰管

C. 预防 DVT　　　　　　　　　　D. 持续声门下吸引

E. 床头抬高 30°～45°

F. 持续监测气囊压力或每天调整气囊压力 3 次以上

12. 给该患者多巴胺治疗时,以下护理措施正确的有:(ADE)

A. 密切监测血压,开始时 5～15 分钟监测一次,稳定后减少监测频率,必要时监测有创动脉血压。

B. 最好外周建立专用静脉通道输入

C. 为了避免低血压对病人的危害,首先设置较大的速度,然后根据血压,逐渐调整至适当剂量。

D. 匀速输注

E. 在充分扩容的前提下

简述题

13. 简述护士在接诊该患者时,在安排床位时要考虑的问题。

答:按照接触隔离,最好安排单间,如果没有单人间,床间距大于 1 米,搬运病人可能会接触体液,应穿隔离衣、戴手套。患者可能随时面临抢救,尽量不要安置在有其他清醒病人的房间。

【案例分析】

案例第三部分:

经过上述治疗与护理,入院第四天(2 月 26 日)行气管切开术,并于 28 日脱机,氧合维持尚可,但神志仍然未转清。

选择题

14. 该患者气管切开口后期清洁护理常规有:(CE)

A. 每天 2 次　　　　　　　　B. 每 8 小时一次

C. 每天 1 次　　　　　　　　D. 污染时才更换

E. 常规更换,污染时立即更换

15. 在气管切开后早期,下列护理措施中适合该患者的有:(ABD)

A. 观察切开局部出血量

B. 保护局部皮肤,每 8 小时用无菌纱布换药一次,保持局部切口清洁

C. 定时吸痰,清理呼吸道

D. 床边准备呼吸囊相同或较小型号的气管切开管及气管切开包,以便意外拔管事件后开放气道。

E. 使用人工鼻湿化气道

简述题

16. 患者呼吸机脱机时护士应关注哪些指标?

答:心率、血压、呼吸频率、节律、呼吸类型、脉搏氧饱和度,气道湿化效果、脱机后 30 分钟查动脉血气,血气分析结果中氧分压、氧合指数、二氧化碳分压、血氧饱和度、pH 及乳酸等。

【案例分析】

案例四部分:

入院后于 2 月 27 号复查头颅及颈髓 MRI 提示:大脑皮层弥漫性水肿,颈髓未见异常,给予大剂量激素冲击、脱水和营养脑细胞等治疗,患者仍然昏

迷。经过治疗与护理,1个月后该患者生命体征渐趋平稳,并拔除气管切开管,患者鼻导管吸氧 2～3 L/min,饱和度 95% 以上。3 月 3 日患者出现氧合下降,查胸部 CT 示:双肺渗出阴影、左肺明显,痰培养示:白色念珠菌、MRSA、鲍氏不动杆菌(仅对舒普深中度敏感),考虑肺水肿合并感染,给予脱水减轻肺水肿,并予美平、替考拉宁和伏立康唑抗感染治疗,复查胸片有明显好转。

简述题

17. 患者氧合下降的主要原因可能是什么?

答:肺水肿、感染

18. 患者化验检查发现 MRSA 及鲍氏不动杆菌,护理应注意哪些事项?

答:消毒隔离措施,操作前后,接触患者前后要洗手。有条件安排单间,隔离标识。无单间接触隔离,床间距 1 米以上,护理多人时安排在最后,接触患者伤口、分泌物、引流液、体液血液等应戴手套,必要时穿隔离衣,操作后及时脱手套和隔离衣并进行手卫生措施,转运或外出诊疗应先通知对方科室做好隔离准备。使用过的物品如袖带含氯消毒液 1000 mg/L 消毒。

思考题

19. 本案例中哪些措施有利于该患者的脑复苏? 你认为还有哪些措施可能有效但病程中没有体现?

答:① 高质量的心肺复苏;② 人工气道的建立保证充分的氧供;③ 维持人工气道通畅;④ 维持循环稳定维持脑灌注;⑤ 防止抽搐;⑥ 亚低温治疗;⑦ 晚期行高压氧治疗。

20. 回顾你最近护理的一个确定为"不要尝试复苏 DNR"的患者。你认为该病人或家属作出这个决定的原因是什么? 还有什么其他原因可能会导致这个决定?

答:① 病人有 DNR 意愿;② 心肺复苏不可能有效;③ 复苏过来无生活质量,预后不好,且需要大量的经济支撑等;④ 经济因素;⑤ 高龄。

二、创伤后感染性休克患者的护理

【知识要点】

1. 创伤病人伤情评估及观察重点。

2. 感染性休克病情观察内容及液体复苏目标。

3. 人工气道湿化及其效果评价方法。

4. 血管活性药物使用注意事项。

5. 呼吸机脱机试验过程中观察重点。

6. 创伤患者肠内营养观察重点。

7. 多重耐药的隔离措施。

8. 预防院内感染的非抗生素策略。

9. 创伤病人深静脉血栓的预防。

10. 预防血管内导管相关感染的集束化策略。

【案例分析】

案例第一部分：

患者 2013 年 4 月 24 日从高处(七楼)坠落,全身多处出血当即昏迷,急至当地医院就诊,查头胸腹 CT:① 左侧硬膜下出血,脑挫裂伤,脑肿胀,蛛网膜下腔出血,脑室系统,两侧上颌窦积血;② 颅底多发骨折,右侧枕骨及左侧额骨骨折;③ 两肺挫伤,右侧液气胸,右肺压缩 30%,右侧肋骨及胸骨多发骨折;④ 右侧髋臼及耻骨下支,骶骨右侧见透亮线影。急收住院给脱水降颅压,气管插管接呼吸机辅助,胸腔闭式引流,输血补液抗休克,维持血流动力学稳定,营养心脑细胞,抗感染等治疗。

简述题

1. 搬运和收治该患者时除关注胸腹 CT 已经发现的创伤外还应注意哪些其他创伤,并在移动患者时做好相应防护?

答:① 颈椎损伤,注意保护颈椎。② 骨盆、四肢骨折,移动时注意平移,四肢有无畸形,稳定好四肢。

2. 简述全身伤情评估之 CRASHPLAN 方案主要包含的项目。

答:C:cardiac(心脏)　　R:respiration(呼吸)　　A:abdomen(腹部)

S:spine(脊柱)　　H:head(颅脑)　　P:pelvis(骨盆)

L:limbs(肢体)　　A:arteries(脉管)　　N:nerves(神经)

【案例分析】

案例第二部分：

患者四肢骨折,均予石膏固定,同时左下肢踝关节及以下创面接持续负压,6 天后患者仍处于昏迷状态,神志无明显好转,左足开放性创面渗液增加,体温高达 39℃左右,血管活性药物维持血压在正常水平,抗生素抗感染治疗一周,为进一步治疗,转入我院。入院查体:T 39.2℃,P 110 次/分,R 26 次/分,BP 90/70 mmHg,中度昏迷状态,双瞳孔不等大,左侧直径 4 mm,椭圆形,光反射消失,右侧瞳孔直径 3 mm,光反射存在,左颜面部皮肤损伤,面积约 5 cm×5 cm,抬入病房,被动体位,营养一般,颈软无抵抗,气管切开呼吸机辅助呼吸,听诊双肺呼吸音粗,可闻及痰鸣音及少许湿啰音,右侧胸腔闭式引流管一根接引流瓶,可见淡血性引流液,双上肢骨折处石膏固定,左下肢骨折石膏固定并接持续负压吸引,右跟骨持续牵引。

☑️ **选择题**

3. 交接该患者时,接班护士需要追问的病史包括:(ABCDE)

A. 气管切开的日期　　　　　B. 是否有抽搐的病史

C. 血管活性药物的剂量　　　D. 受伤情形及平时健康状态

E. 尿量

4. 使用血管活性药物,下列措施正确的有:(ABCD)

A. 使用微量泵持续泵入

B. 在充分补液的前提下,使用血管活性药物

C. 密切监测血压,根据血压调整药物剂量

D. 优先深静脉通道输入

E. 与扩容液体同一通道输入

【案例分析】

案例第三部分:

入院诊断:① 高空坠落伤多发伤;② 感染性休克;③ 重度颅脑损伤,继发性癫痫;④ 胸外伤;⑤ 四肢骨折:右下肢骨折伴感染,左跟骨开放性骨折伴感染;⑥ 骨盆骨折;⑦ 左颜面毁损伤;⑧ 肾挫伤。立即于床边 B 超引导下经右侧颈内静脉置入双腔导管,测中心静脉压 0 mmHg。心率渐增快,达 140 次/分,血压 85/50 mmHg。评估容量反应性,考虑该患者有效血容量不足,立即给羟乙基淀粉 500 ml 静脉滴注补充血容量。补液约 300 ml 后,患者血压 85/60 mmHg,心率降至 125 次/分,补液有效,继续扩容。

☑️ **选择题**

5. 该患者可能是：(A)

A. 感染性休克　　　　　　　　B. 低血容量性休克

C. 疼痛引起的病情变化　　　　D. 腹腔内出血

E. 脑疝

6. 此时静脉输液护理措施正确的有：(ACD)

A. 速度宜快，选择深静脉通道或上肢粗直大血管

B. 扩容液体与血管活性药物同一通道

C. 监测 CVP 改变，观察心率、血压值及其变化趋势

D. 关注尿量、呼吸频率的变化

E. 中心静脉导管测压，建立外周静脉输液和泵入血管活性药物

🖊️ **简述题**

7. 感染性休克早期液体复苏主要监测项目及目标有哪些？

答：包括 CVP 8～12 mmHg、MBP≥65 mmHg、$ScvO_2$ 或 SvO_2≥70%、尿量≥0.5 ml/(kg·h)。

【案例分析】

案例第四部分

经过上述处理后，患者体温降至 38.4℃，意识中昏迷，GCS 评分 5 分 ($E_1V_1M_3$)，气管切开呼吸机辅助呼吸，吸氧浓度 45%，经皮指脉氧饱和度 95%～100%，血压在多巴胺 5 μg/(kg·min)、去甲肾上腺素 8 μg/min 下波动在 110～150/65～80 mmHg，心率波动在 88～105 次/分，计划次日起经胃管给予鼻饲饮食。

☑️ **选择题**

8. 确认该患者肠内营养管在位的最可靠方法是：(D)

A. 经胃管注入 20 ml 空气，听气过水声

B. 将胃管远端置于水中，有气泡说明在气道

C. 回抽见液体，证明在胃内

D. 回抽液体，并测试 pH≤3，可以判断导管在胃内

E. X 胸片，可以判断胃管在胃内。

9. 该创伤病人开始肠内营养时，下列护理措施中正确的有：(AC)

A. 开始小量、慢速，持续 24 小时给予，逐渐加量、加速

B. 胃内残留量达 100 ml 时,应减慢速度

C. 出现腹胀暂停

D. 病人腹泻,应改为肠外营养

E. 出现便秘改用肠外营养

【案例分析】

案例第五部分:

入院当天痰涂片结果示:见革兰阳性球菌、革兰阳性杆菌,转诊医院电话通知痰培养结果:鲍氏不动杆菌,为多药耐药菌。患者今日血常规示:血红蛋白 68 g/L,白蛋白 22 g/L,输注红细胞悬液 2U 纠正贫血,继续给人血白蛋白输注,纠正低蛋白血症。

☑ **选择题**

10. 护理多药耐药患者,应落实的隔离类型是:(C)

A. 空气隔离　　　　　B. 飞沫隔离　　　　　C. 接触隔离

D. 保护性隔离　　　　E. 标准预防

【案例分析】

案例第六部分:

患者右下肢骨折伴感染,左跟骨开放性骨折伴感染,左跟骨持续负压吸引,右下肢创面积极清创换药并留取细菌学标本,经骨科医师会诊后,定于5月 10 日在全身麻醉下行双上肢及右下肢骨折切开复位内固定术,分别行左肱骨骨折切开复位内固定、右尺骨鹰嘴骨折切开复位内固定、右胫骨平台骨折切开复位内固定,左跟骨清创、VSD 敷料更换术,手术顺利,出血约 400 ml。18:00 返回病房,18:40 测血压 80/40 mmHg,加快补液速度,给予羟乙基淀粉 500 ml,同时增加去甲肾上腺素至 12 μg/min 持续静脉泵入,19:00,患者血压渐升至 100/55 mmHg。

☑ **选择题**

11. 护士发现术后患者血压下降,首先要做的处理是:(A)

A. 加快补液速度　　　　　　　B. 观察心率、血压的变化

C. 监测尿量　　　　　　　　　D. 汇报医师

E. 汇报医师并等医师下达正式医嘱后再处理

12. 适用于预防该患者深静脉血栓形成的方法有:(AB)

A. 肢体加压治疗　　　　　　　B. 被动运动肢体

C. 皮下注射低分子肝素　　　　　　　D. 穿弹力袜

【案例分析】

案例第七部分：

2013 年 5 月 11 日患者最高体温 37.8℃，意识呈中昏迷，GCS 评分 5 分（$E_1V_1M_3$），气管切开处接呼吸辅助机械通气，经皮指脉氧饱和度维持在 98% 以上，经气道内可吸出中等量黄白黏痰，吸痰管需要 2～3 次方能冲洗干净。术后在去甲肾上腺素 5～10 μg/min 持续静脉泵入干预下血压波动在 100～125/60～90 mmHg，心率波动在 85～105 次/分，左跟骨创面 VSD 通畅，术后共引流出暗色血性液体 830 ml，总平衡－1004.8 ml。无抽搐再发，尝试予以间断脱机。

✅ **选择题**

13. 适合该病人气道湿化的方法是：(D)

A. 雾化　　　　　　　　　　　　　B. 人工气道持续泵入灭菌水

C. 热湿交换器（人工鼻）　　　　　　D. 带加热导丝的加温湿化器

E. 细菌过滤器

🌿 **简述题**

14. 简述呼吸机脱机试验期间监护的主要内容。

答：监护内容：HR、BP、SpO_2、R、PaO_2、$PaCO_2$、有无胸闷、气喘、出汗等。

【案例分析】

案例第八部分：

2013 年 5 月 13 日最高体温 37.4℃，意识呈中昏迷，GCS 评分 5 分（$E_1V_1M_3$），气管切开处吸氧，吸氧浓度：3L/min，经皮指脉氧饱和度 98%，去甲肾上腺素逐渐减停，血压在 100～125/60～90 mmHg，心率在 90～110 次/分。评估患者短时间内难以清醒，计划行经皮胃造瘘，继续给予肠内营养。

至此，该患者感染性休克基本控制，在康复科协助下继续关节功能康复。

❓ **思考题**

15. 护理该患者还有哪些问题需要注意？

答：① 气道管理；② 压疮的预防；③ 肠内营养期间的管理；④ 各导管相关感染的预防等。

16. 预防该患者肺部感染,哪些措施可行?

答:① 抬高床头≥30°;② 气囊管理(囊内压力 25～32 cmH$_2$O);③ 有效清除气囊上分泌物;④ 口腔护理;⑤ 吸痰操作严格执行无菌操作;⑥ 防止误吸;⑦ 加强翻身拍背,有效清除呼吸道分泌物;⑧ 加强手卫生;⑨ 做好肠内营养支持;⑩ 早期活动。

三、急性重症胰腺炎患者的护理

【知识要点】

1. 急性胰腺炎相关危险因素、病史、定义及诊断要点、并发症、治疗原则。

2. 重症胰腺炎的临床观察要点。

3. 生长抑素(思他宁)的用法及注意事项。

4. 重症胰腺炎患者肠内营养的注意事项。

5. 急性重症胰腺炎病人 CRRT 模式及护理要点。

6. MODS 护理:急性胃肠损伤(AGI)、急性肾损伤(AKI)患者护理。

7. 双套管持续冲洗护理。

【案例分析】

案例第一部分:

患者,男性,36 岁,专职拳击教练,每天进行体育训练,日常以高热量、高蛋白饮食为主。2012 年 2 月 12 日与朋友聚会,喝了白酒约 8 两,晚上 11:00 多回到家,入睡好。第二天早晨 6:00 左右突然出现中上腹剧烈疼痛,为持续性胀痛,伴肩背部放射痛,同时伴有恶心、呕吐,呕吐物为清水样液体,约 30 ml。约 8:00 由家人开车送至我院急诊就诊。患者入急诊后查胃镜提示:① 十二指肠球炎;② 慢性浅表性胃炎。腹部 B 超示:① 胰腺体积增大伴回声改变,胰周积液;② 腹腔少许积液;③ 肾周囊肿。上腹部 CT 示:胰腺弥漫性增大,密度下降,轮廓模糊,胰周少量积液,脂肪肝,左肾及肾盂囊肿可能,左肾较小结石。血常规提示:WBC 12.96×10^9/L, N 83.1%,血淀粉酶 1120 U/L。拟以"急性胰腺炎"收治普外科。给予禁食、胃肠减压,抑酶,抗感染,补液治疗。

☑️ **选择题**

1. 急性胰腺炎常见的病因是:(ABCDE)

A. 暴饮暴食　　　　　　　　　　B. 胆石症

C. 过量饮酒　　　　　　　　　　　　　D. 十二指肠液反流

E. ERCP(经内镜逆行性胰胆管造影术)

2. 患者的入院实验室检查中,有助于急性胰腺炎诊断的是:(A)

A. 血淀粉酶　　　　B. 血脂　　　　　　C. 血糖　　　　　D. 血常规

3. 患者因为口干严重,要求喝水,护士应:(CD)

A. 满足病人的要求,给予饮水

B. 不管病人的要求,不给予饮水

C. 棉签蘸水,湿润口腔,缓解口干的感觉,但不能饮水

D. 告诉病人禁食禁水的重要性

简述题

4. 该患者急性胰腺炎的诱因是什么?

答:暴饮暴食和过量饮酒。常见的其他诱因有:梗阻因素(胆道梗阻、胆胰共同通路的梗阻等)、高脂血症、高钙血症、创伤、胰腺缺血,其他如药物、代谢因素等。

【案例分析】

案例第二部分:

该患者入普外科后复查血淀粉酶 225.01U/L,腹部增强 CT 扫描示: ① 胰周大量渗出,腹腔积液;② 双肾多发囊肿。2012 年 2 月 16 日患者腹胀、腹痛有加重趋势,尿量减少,呼吸 30 次/分。ICU 医师会诊后,拟转 ICU 进一步监护治疗。

选择题

5. 患者腹痛加重,可能有效的护理措施包括:(ACD)

A. 有效胃肠减压　　　　　　　　　　　B. 给以镇痛剂如吗啡

C. 改变体位　　　　　　　　　　　　　D. 放松

6. 护理该患者时,下列护理措施中正确的是:(ABCD)

A. 记录 24 小时尿量,必要时留置尿管记录每小时尿量

B. 监测指脉氧饱和度,维持指脉氧饱和度在 90% 以上

C. 监测血压、呼吸频率

E. 检查并保证胃肠减压通畅有效

【案例分析】

案例第三部分:

患者转入 ICU 后,追问病史,患者既往有高血压,血压最高值 180/130 mmHg,口服降压药血压控制尚可,有烟酒嗜好,每日饮酒二两,15 年;否认糖尿病史,否认肝炎、结核等病史。查体:T 39.0℃,P 125 次/分,R 30 次/分,BP 146/92 mmHg,面罩吸氧 5 L/min,SpO$_2$ 100%,全身皮肤无明显黄染,巩膜轻度黄染,气管居中,颈静脉无怒张,双侧瞳孔等大等圆,直径约 3 mm,对光反射灵敏,双肺听诊呼吸音略粗,未闻及明显干湿性啰音。律齐,各瓣膜听诊区未闻及明显杂音。腹膨隆,未见胃肠型蠕动波,有明显压痛、反跳痛,肠鸣音未闻及。脊柱四肢无畸形,双下肢无水肿,生理反射存在,病理反射未引出。入科血气分析:pH 7.492,PaCO$_2$ 30.7mmHg,PaO$_2$ 190.6mmHg,HCO$_3^-$ 23.8mmol/L,PO$_2$/FiO$_2$ 465.0mmHg,Na$^+$ 123.4mmol/L,K$^+$ 3.02 mmol/L,Lac 0.8 mmol/L。入科诊断:① 急性重症胰腺炎＋腹腔间隔综合征;② 脂肪肝;③ 双肾多发囊肿、左肾结石;④ 高血压 3 级(极高危)。

☑ 选择题

7. 关于急性重症胰腺炎的营养支持和给药方式,下列描述不可取的有:(CE)

A. 禁食,胃肠减压、补液,空肠内营养

B. 禁食,全肠外营养

C. 补液,早期经胃管给予肠内营养

D. 禁食、补液,禁止口服给药

E. 禁食、补液,病人无气管插管时口服给药可以经口服用

简述题

8. 该患者应取何体位? 为什么?

答:床头抬高,半卧位。

原因:① 胸腔扩大,呼吸阻力降低,利于呼吸;② 减少腹腔积液对膈肌刺激;③ 减少腹腔内渗液的吸收;④ 降低医院获得性肺炎的发生率。

9. 简述急性胰腺炎患者胃肠减压的重要性。如何保证胃肠减压的有效实施?

答:持续胃肠减压可以有效降低胃内容物下行,减少胰腺分泌,促进胰腺炎的恢复。

方法:① 持续给予有效的胃肠减压,负压球压力维持在 0.5～0.8kPa。

② 必要时(如胃液过于黏稠等),使用生理盐水 5～10 ml 冲洗胃管,保持通畅。③ 避免延长管打折、受压。④ 胃管在位。

10. 患者因病情需要须外出检查,生长抑素使用中,有哪些注意事项?

答:条件允许转运期间持续使用生长抑素,如果暂停后继续使用,应先给以负荷剂量。

? 思考题

11. 患者因清除炎症介质行床边 CRRT,模式为 CVVH,因 ICU 护理人力不够是否可以将患者转运至血透中心行间断血液透析治疗? 为什么?

答:不可以。炎症介质为中分子物质,血液透析不能清除。

12. 简述该患者有可能发生的并发症及其已有症状或体征。

答:① 有 ARDS 的可能,呼吸 30 次/分,但 PO_2/FiO_2 465.0 mmHg,需关注。② 急性肠道功能障碍:腹膨隆,未见胃肠型蠕动波,有明显压痛、反跳痛,肠鸣音未闻及。③ 急性肾功能障碍的可能:腹腔高压可能导致肾脏关注不足,需关注每小时尿量。④ 循环衰竭的可能:患者既往有高血压,血压最高值180/130 mmHg,现 BP146/92 mmHg,P125 次/分,需关注。

【案例分析】

案例第四部分:

由于患者腹腔高压,腹部 CT 增强扫描示:胰周大量渗出,腹腔积液,给予手术治疗。术后予胰头胰尾双套管持续冲洗,继续予禁食、胃肠减压、灌肠通便,床头抬高 30°以上,术后第二天(2010 年 2 月 22 日)开始给予空肠肠内营养,予百普力 200 ml 以 30 ml/h 空肠入。2012 年 2 月 29 日病情好转转普外科继续治疗,并于 2012 年 4 月 20 日康复出院。

简述题

13. 简述双套管持续冲洗护理要点。

答:保持双套管在位、通畅,入量与出量平衡,入量大于出量时及时查因处理。保持局部皮肤干燥、清洁,记录引流液性状及量。观察导管的位置。

14. 患者空肠内营养应如何实施? 护理关注点有哪些?

答:空肠营养应使用肠内营养泵持续匀速输入,避免短时间内大剂量注入。

观察:导管开口于空肠,通畅,营养液输入后有无腹痛、腹胀、腹泻。关注血糖变化,肠道的耐受性,肠内营养的温度、速度和量。

第七章　肿瘤科疾病护理

一、肿瘤患者常见症状的护理

以癌性疼痛患者的护理为例：

【知识要点】

1. 了解常用的疼痛评估工具。

2. 熟悉三阶梯治疗内容、各阶梯常见药物、用药原则。

3. 掌握癌痛评估方法。

4. 掌握阿片类药物常见不良反应的护理。

【案例分析】

患者，男性，57岁，教师。因"贲门癌术后2年余，腹腔广泛转移1个月"入院。一般情况较差，消瘦，乏力，由家人搀扶。主诉右下腹持续胀痛，夜间疼痛加剧，睡眠差。口服奇曼丁100 mg，q8h，止痛效果欠佳，疼痛评分为6分。经阿片类药物滴定后，疼痛评分为3分，夜间能保证6～7小时的睡眠。医嘱将止痛药改为美施康定60 mg，q12h，之后每日疼痛评分在1～2分。患者主诉服用美施康定后1小时头晕、恶心，已3日未解大便，担心止痛药物长期服用上瘾。

☑ **选择题**

1. 简述常用癌痛评估工具有：(ABCD)

A. 数字评分法　　　　　　　　　　B. 视觉模拟评分法

C. 疼痛脸部表情量表　　　　　　　D. 语言描述评分法

E. 长海痛尺

2. 该患者入院时疼痛程度是：(B)

A. 轻度疼痛　　　B. 中度疼痛　　　C. 重度疼痛　　　D. 剧烈疼痛

3. 按阶梯给药的顺序为：(D)

A. 可待因、吗啡、阿司匹林　　　　B. 吗啡、阿司匹林、可待因

C. 吗啡、可待因、阿司匹林　　　　D. 阿司匹林、可待因、吗啡

4. 下列哪种药物不适合癌痛患者的止痛：(C)

A. 可待因　　　　 B. 吗啡　　　　　 C. 哌替啶(杜冷丁)　　　 D. 曲马朵

5. 阿片类止痛药最严重的不良反应是：(D)

A. 便秘　　　　　 B. 恶心呕吐　　　　 C. 镇静、嗜睡　　　　 D. 呼吸抑制

6. 阿片类止痛药最常见的不良反应是：(A)

A. 便秘　　　　　 B. 恶心呕吐　　　　 C. 镇静、嗜睡　　　　 D. 尿潴留

简述题

7. 简述癌痛评估的内容。

答：① 评估疼痛的一般情况，包括疼痛部位、强度、性质、频率、持续时间、加重或缓解因素等。② 评估疼痛对患者功能活动的影响，包括休息、睡眠、自理能力等。③ 评估疼痛对患者心理情绪的影响。④ 评估患者对疼痛治疗的态度和治疗依从性。⑤ 评估社会家庭支持系统在疼痛管理中的作用。⑥ 评估疼痛引起的生理行为反应，如心率快、出汗、烦躁不安等。⑦ 评估疼痛治疗相关的并发症。

8. 简述该患者便秘的护理。

答：① 多饮水、多进富含纤维素的食物、多活动等常规预防便秘的措施。② 在阿片类药物应用的同时，患者应按时服用预防便秘的缓泻剂。③ 如果出现便秘，可增加刺激性泻药的剂量。④ 重度便秘可用强效泻药，如硫酸镁、乳果糖口服，必要时灌肠。

思考题

9. 某日该患者自觉疼痛好转，准备擅自将发放的美施康定切开后口服，当你发现时，你会制止吗？为什么？

答：会制止。因为美施康定是缓释剂。缓释药物如果切开或嚼碎，就会变成即释片，会产生严重的不良反应，如呼吸抑制等；如果疼痛控制良好，应在医生的指导下调整药物剂量。

10. 该患者在服用美施康定后出现恶心、头晕不适，认为药物不良反应大，拒绝用药。请给予指导。

答：恶心、呕吐、头晕等不适是阿片类药物常见的不良反应，大多是暂时性或可耐受的，这些不良反应，一般出现在用药最初几天，数日后症状多自行消失，对这些不良反应只要进行积极预防性治疗，多可减轻或避免发生。

二、肿瘤患者化学治疗的护理

以肺癌合并上腔静脉综合征患者化疗的护理为例：

【知识要点】

1. 了解常见化疗药物的种类、性质。

2. 熟悉化疗药物常见毒副反应的护理。

3. 掌握化疗用药护理流程及观察要点。

4. 掌握化疗防护。

【案例分析】

患者，男性，54岁，退休。因"气喘、颜面部肿胀1月余"入院。主诉胸闷、干咳，晨起时最为明显，活动后加剧。胸部CT示：前上纵隔占位，腔静脉受累。纵隔肿块穿刺活检，诊断为肺小细胞癌。近日患者睡眠饮食一般，易出汗，乏力，体重下降近10斤，感觉病情较重，担心疾病预后，缺乏疾病相关知识。入院后排除化疗禁忌，行股静脉置管术，给予"顺铂40 mg d 1—3＋依托泊苷0.15 d 1—3"化疗，当日出现3～4次恶心呕吐，呕吐量不多，为胃内容物。化疗后查白细胞计数 1.60×10^9/L。

☑️ **选择题**

1. 该患者诊断为肺癌合并上腔静脉综合征的主要依据是：(ABCDE)

A. 胸闷、气喘　　　　　　　　　　B. 颜面部肿胀

C. 晨起时最为明显，活动后加剧　　D. 前上纵隔占位，腔静脉受累

E. 纵隔肿块穿刺活检，诊断为肺小细胞癌

2. 该患者化疗时最适合的静脉通路是：(A)

A. 股静脉置管　　　　　　　　　　B. 颈内静脉置管或锁骨下静脉置管

C. PICC　　　　　　　　　　　　　D. 下肢静脉留置针

3. 在为该患者配置和输注依托泊苷时，以下选项错误的是：(B)

A. 必须用 NS 稀释　　　　　　　　B. 必须用 5%GS 稀释

C. 输注速度要慢，>30 分钟　　　　D. 观察有无低血压

E. 先输注依托泊苷，后输注顺铂

4. 为减少该患者化疗引起的恶心呕吐，饮食上应注意：(ABCDE)

A. 宜选择碱性、易消化固体食物

B. 少量多餐，避免进食油腻辛辣的食物

C. 细嚼慢咽,减少食物在胃内停留的时间

D. 适当饮水

E. 进食自己喜欢的合口食物,注意食物的色、香、味

5. 该患者骨髓抑制的分度是:(C)

A. Ⅰ度　　　　　　　B. Ⅱ度　　　　　　　C. Ⅲ度　　　　　　　D. Ⅳ度

简述题

6. 简述化疗后白细胞减少的护理。

答:① 减少探视,避免外出,预防呼吸道感染。② 保持会阴部清洁,大便后温水清洗,Ⅳ度骨髓抑制者,便后使用1:5000高锰酸钾溶液之后预防肛周脓肿。③ 保持口腔清洁,餐后漱口预防口腔黏膜等。④ 遵医嘱使用升白细胞药物。⑤ 定时监测血象。白细胞 $< 1.0 \times 10^9/L$,实施保护性隔离。⑥ 注意饮食卫生,预防消化道感染。多进食富含蛋白质食物,保证充足睡眠。

7. 简述顺铂的护理要点。

答:① 生理盐水稀释,配制好的液体置于室温中,不可冷藏,以免产生沉淀;② 予以甲氧氯普胺(胃复安)、5-羟色胺受体拮抗剂等药物可防治恶心、呕吐的副作用;③ 输注时要避光,一般先输入其他化疗药物后输入顺铂;④ 大剂量使用时要大量补液,可加用甘露醇或呋塞米加速肾脏的排泄,以减轻肾脏损害;⑤ 询问病人有无耳鸣、听力下降等症状,及时发现耳毒性,一旦出现停药观察;⑥ 定期检查血常规、肝肾功能。

? 思考题

8. 为什么股静脉置管最适合本案例患者的静脉通路?

答:上腔静脉综合征患者,头颈部及上肢静脉回流障碍,出现水肿、发绀,伴有头晕、头胀、呼吸困难等,当从上肢静脉输液时会加重上述症状,且患者下肢静脉血流缓物,化疗药物易导致静脉炎及血栓,所以应选择股静脉。

9. 护士在为患者配置和输注化疗药物时,如何做好自我防护? 一旦化疗药物大量溢出,溅洒患者被服及地面,该如何处理?

答:(1) 自我防护:护理人员应经过专业培训,穿戴防护衣、一次性帽子、双层手套、防护口罩、护目镜等。

(2) 溢出处理:首先评估暴露在有溢出物环境中的每个人,检查有无化疗药物溅洒到人体;溢出地点应立即标明污染范围,避免其他人员接触;打开化疗药物溢出处理箱;专业人员穿戴防护用具后,方可处理污染区。

三、化学治疗的静脉通路管理

以乳癌患者携带 PICC 的护理为例：

【知识要点】

1. 了解化疗患者输液工具的选择。

2. 了解 PICC 的适应证、禁忌证。

3. 熟悉 PICC 常见并发症的处理。

4. 掌握 PICC 的维护方法,指导出院患者 PICC 的自我护理。

【案例分析】

患者,女性,32 岁,农民,左乳癌根治术后。在当地医院初次化疗时,右前臂静脉发生表柔比星外渗,局部皮肤出现 3 cm×4 cm 坏死。转院后经外科清创、植皮后伤口愈合。同方案再次化疗时,在超声引导下从患者右上臂置入 PICC 42 cm,化疗过程顺利。患者出院后,因身体不适,两周未去医院进行导管维护。PICC 脱管 4 cm,导管体外部分可见回血,冲管有阻力;贴膜卷边有污垢,贴膜下方散在皮疹、瘙痒感;穿刺眼周围皮肤发红、压痛、少量脓性分泌物;胸片示导管末端位于上腔静脉上 1/3 。

☑️ 选择题

1. 化疗药物引起的静脉炎属于:(D)

A. 机械性静脉炎　　　　　　　　B. 刺激性静脉炎

C. 细菌性静脉炎　　　　　　　　D. 化学性静脉炎

2. 该患者所用的化疗药物中属于发疱剂的药物是:(A)

A. 表柔比星　　B. 环磷酰胺　　C. 氟尿嘧啶　　D. 顺铂

3. 为该患者输入化疗药物时,下列静脉通道中不适宜的是:(BE)

A. CVC　　　　　B. 留置针　　　　　C. PICC

D. 输液港　　　　E. 中长导管

4. 在该患者输液通道的护理上存在的问题有:(ABD)

A. 第一次化疗时的输液通道选择不合理,表柔比星应从中心静脉输入

B. 化疗时的输液巡视不够,未及时发现药物外渗的征象

C. 右上臂在超声引导下置入 PICC

D. 对出院患者的 PICC 教育欠缺,患者未按期进行 PICC 维护

E. 摄胸片,确定导管末端位置

5. PICC 导管末端的最佳位置是：(D)

A. 上腔静脉上 1/3　　　　　　　　B. 心房

C. 头臂静脉　　　　　　　　　　　D. 上腔静脉中下 1/3

6. PICC 换药时，碘伏消毒后待干时间为：(B)

A. 1 分钟　　　　B. 2 分钟　　　　C. 3 分钟　　　　D. 5 分钟

简述题

7. 简述 PICC 的禁用范围。

答：① 上腔静脉综合征患者。② 乳癌根治术后患侧。③ 动静脉瘘及埋藏起搏器侧肢体。④ 预插管途径有放射治疗史、静脉血栓形成史、外伤史或血管外科手术史。⑤ 穿刺局部皮肤损伤或感染。⑥ 严重的出凝血障碍。

8. 针对该患者，应该如何做好有关出院后 PICC 的健康指导？

答：① 强调做好 PICC 护理的重要性。② 告知患者每周须到医院或医疗卫生机构维护导管一次（更换贴膜、冲管和输液接头）。③ 请勿使用带导管手臂提拿重物、做大幅度动作，避免出现导管脱出、渗血等。④ 洗澡时，用保鲜膜包裹好手臂，避免贴膜进水后发生感染，如有潮湿立即更换贴膜。⑤ 穿刺点处如有红、肿、热、痛等全身发热、不适现象，请及时到医院就诊。

? 思考题

9. 该患者的 PICC 发生了哪些并发症？如何处理？

答：(1) 并发症：脱管、局部感染、皮疹、导管堵塞。

(2) 处理：① 导管堵塞：采用 5000 U/ ml 的尿激酶、三通负压溶栓法溶栓。② 局部感染：加强局部换药，75％乙醇或 50％硫酸镁局部湿敷，必要时口服抗生素或静脉滴注抗生素，注意监测生命体征变化。③ 皮疹：换药时勿用酒精，用纱布或康惠尔透明贴膜固定。④ 脱管：经 X 线摄片，确认导管位置，修剪导管长度，避免导管进一步滑脱。

四、肿瘤患者放射治疗的护理

以鼻咽癌患者放射治疗的护理为例：

【知识要点】

1. 了解放射性皮肤反应及黏膜反应的分级。

2. 熟悉放射性皮肤反应及黏膜反应的护理。

3. 熟悉张口及转颈功能锻炼的方法,正确指导患者进行功能锻炼。

4. 掌握鼻咽冲洗的方法,正确指导患者鼻咽冲洗。

【案例分析】

患者,男性,52岁,农民。因"鼻咽低分化鳞癌伴颈部淋巴结转移2月余"入院。调强放疗,每周照射5次,每次2Gy,总剂量70Gy/35次/7周,同步TP(紫杉醇、顺铂)方案化疗,每周行尼妥珠单抗(泰欣生)治疗,已放疗23次。颈部照射野皮肤轻度色素沉着、瘙痒,局部干性脱皮;口腔片状黏膜炎,咽部充血,张口困难,疼痛评分6分。患者痛苦面容,不愿说话。复查血常规,白细胞1.58×10^9/L,鼻咽部分泌物较多,行鼻咽冲洗时有滴状出血。

☑ 选择题

1. 鼻咽癌放疗最常见的不良反应是:(C)

A. 张口困难　　　　B. 转颈困难　　　　C. 口干　　　　　　D. 耳聋

2. 按RTOG分级,该患者的放射性皮肤反应属于:(A)

A. 1级　　　　　　B. 2级　　　　　　C. 3级　　　　　　D. 4级

3. 按RTOG分级,该患者的放射性口腔黏膜反应属于:(B)

A. 1级　　　　　　B. 2级　　　　　　C. 3级　　　　　　D. 4级

4. 对于该患者的放射性口腔黏膜炎,可用于治疗的是:(ABCD)

A. 比亚芬　　　　　　　　　　　B. 医用射线防护喷剂

C. 复方维生素B_{12}(贯新克)　　　D. 金因肽 E 利多卡因含漱液

5. 每日对该患者从哪些方面进行护理评估?(ABCDE)

A. 一般情况评估,包括饮食、睡眠、自理能力、心理等

B. 疼痛　　　　　　　　　　　　C. 照射野皮肤

D. 口腔黏膜、张口活动　　　　　E. 鼻腔分泌物

6. 下列关于鼻咽冲洗的描述中正确的有哪些?(BCE)

A. 坚持冲洗2～3个月,每日4～5次　B. 坚持终身鼻腔冲洗

C. 冲洗液温度38～40℃　　　　　　D. 从阻塞较轻侧开始冲洗

E. 观察冲洗时有无出血,如有出血停止冲洗

✎ 简述题

7. 简述如何指导该患者做好张口锻炼。

答:① 因有放射性口腔黏膜炎,指导先含漱利多卡因漱口液后再张口锻炼。② 放疗前应记录患者最大张口后上下门齿间的距离。③ 放疗后每周测量门齿距离1次。④ 大幅度张口锻炼:口腔迅速张开,然后闭合。幅度以可

以忍受为限,2～3 次/天,20～30 下/次。⑤ 支撑锻炼:根据开口情况选择不同大小的圆锥形软木塞或木质开口器,置于上、下门齿之间或双侧磨牙区交替支撑锻炼。每次10～20 分钟,每日 2～3 次。⑥ 搓齿及咬合锻炼:活动颞颌关节,锻炼咀嚼肌,每日数次。

8. 简述鼻咽冲洗的目的。

答:① 清除鼻咽腔黏膜表面的分泌物、肿瘤坏死组织以及细菌。② 减少口腔、鼻窦、中耳的感染。③ 减轻黏膜水肿,祛除恶臭,增加舒适度。④ 增加肿瘤含氧细胞的数量,提高放射敏感度。⑤ 减轻放疗黏膜反应。

❓ **思考题**

9. 该患者鼻咽冲洗过程中出现鼻咽部出血,应如何处理?

答:(1) 少量出血:停止冲洗,平卧位头侧向一边,用 3％麻黄碱滴鼻液滴鼻,局部冷敷,轻接压,上述方法无效行局部填塞并应用止血药物。

(2) 大出血:患者侧卧或平卧头侧向一边,迅速清除口腔、鼻腔内血液,建立静脉通路,抗休克、止血,配合医生行后鼻孔充填止血,准备好抢救物品。

五、肿瘤患者生物治疗的护理

以肠癌患者分子靶向治疗的护理为例:

【知识要点】

1. 了解常见肿瘤分子靶向药物的种类、名称。

2. 熟悉常见分子靶向药物不良反应的观察与护理。

3. 掌握常见分子靶向药物的给药方法和注意事项。

【案例分析】

患者,男性,59 岁,退休。因"结肠癌术后 7 年,发现腹股沟淋巴结转移 1 年",诊断:结肠癌术后复发Ⅳ期。已行"西妥昔单抗(爱必妥)800 mg d1,15＋盐酸伊立替康(开普拓)300 mg d1,15＋卡培他滨(希罗达)1.5 g bid d1－14,28 d/cycle"方案化疗二周期,此次住院是为再次治疗。入院时患者面部和背部的皮肤上有广泛的痤疮样皮疹,伴瘙痒感;左手中指、无名指及左脚姆趾的指(趾)甲周围红肿疼痛,影响日常生活。患者不知道如何护理皮疹,担心随着继续治疗,皮疹症状会越来越重。住院期间,患者在输入爱必妥时出现不适反应。

☑️ 选择题

1. 下列不是肿瘤分子靶向药物的有：(CE)

A. 美罗华　　　　　　B. 赫赛汀　　　　　　C. 依托泊苷

D. 恩度　　　　　　　E. 吉西他滨

2. 该病人入院时主要护理问题有：(ABCD)

A. 自我形象的改变　　　　　　B. 舒适的改变：疼痛、瘙痒

C. 焦虑　　　　　　　　　　　D. 知识的缺乏

E. 睡眠形态紊乱

3. 在为该患者输注"爱必妥与开普拓"时，正确的用药顺序是：(B)

A. 爱必妥使用必须在开普拓结束 1 小时之后开始

B. 开普拓使用必须在爱必妥结束 1 小时之后开始

C. 爱必妥使用必须在开普拓结束半小时之后开始

D. 开普拓使用必须在爱必妥结束半小时之后开始

4. 爱必妥最常见的不良反应是：(B)

A. 恶心、呕吐　　　B. 痤疮样皮疹　　　C. 发热　　　　　　D. 过敏反应

5. 分子靶向药物所致的皮肤毒性反应表现为：(ABCE)

A. 痤疮样皮疹　　　　B. 皮肤干燥　　　　　C. 皲裂

D. 溃疡　　　　　　　E. 甲沟炎

🌸 简述题

6. 简述爱必妥输注过程中的注意事项。

答：① 滴注前给予抗组胺药物治疗。② 必须使用单独的输液器，爱必妥在输注前后，使用 0.9% NaCl 冲洗输液器。③ 用药过程中及用药结束后 1 小时内，使用心电监护密切监测。④ 本药滴注结束 1 小时后使用其他化疗药物并更换皮条。⑤ 初次给药时，滴注时间为 120 分钟及以上。

7. 简述分子靶向药物所致皮肤毒性反应的护理措施。

答：① 指导患者保持皮肤清洁，勿搔抓，以免破裂感染。② 用药期间应减少日晒时间，注意避光。③ 指导患者选用温和的洗护用品，皮肤干燥可涂油性护肤品，避免使用化妆品。④ 保持手足皮肤清洁、干燥，穿软底鞋、棉袜，不宜长时间站立。⑤ 遵医嘱局部使用派瑞松、抗生素软膏等药物。⑥ 告知患者此反应可随时间的延长会逐渐减轻、消退。

❓ 思考题

8. 该患者在第三次输注爱必妥约 10ml 时患者突然出现胸闷、气喘、呼吸

困难、脉搏细速、大汗淋漓等症状,对此情况,你是如何判断? 该如何护理?

　　答:属于严重过敏反应。立即停止输注爱必妥,通知医生,予注射盐酸肾上腺素、地塞米松,给氧,保持呼吸道通畅,保暖等抗过敏休克治疗。

第八章　精神科疾病护理

一、偏执型分裂症患者的护理

【知识要点】

1. 熟悉偏执型分裂症患者常见精神症状及其对患者情感、行为的影响。

2. 掌握与偏执型分裂症患者沟通的技巧。

3. 掌握患者幻觉状态和妄想状态的护理。

4. 掌握偏执型分裂症患者常见拒食原因及针对性护理措施。

5. 掌握偏执型分裂症患者睡眠障碍的原因及相应护理措施。

6. 了解常用抗精神病药物的主要作用。

7. 熟悉常见抗精神病药物的不良反应及处理措施。

8. 掌握偏执型分裂症患者健康教育的内容。

【案例分析】

　　患者,男性,41岁,因"敏感多疑,耳闻人语,认为被害、被监视,行为怪异3年,病情加重1个月"由其妻在多人帮助下用尼龙绳捆绑首次送入医院。患者蓬头垢面,头发披肩,满身异味。他否认有病,不愿住院,不时面露恐惧,大叫:"这里有他们的人,我不能在这里!"并冲门踢门:"让我出去,把我关在这里是犯法的!"劝说不听,予上肢约束。接触时患者强调:"那个送我来的女人与我无关!"要求护士:"让我的法定代表人陈东来,打电话叫陈东",他告诉护士:我经常听见有好心人说:"他们要害你,打死他们!"但他说不清楚到底是谁,有多少人要害他。虽然害怕,但他表示:"狗急了还要跳墙呢,我也不是好欺负的!"患者妻子反映:患者经常听到"有人要害你"的声音,不愿出门,听到邻居咳嗽,就认为是针对他的,认为自己走到哪里,警察就跟踪到哪里,他甚至认为妻子与警察串通一气,与妻子分居,有时动手打妻子,经常不洗漱,房间的灯整夜都开着。护理体检:T、P、R、BP正常,双手腕部有红色条索状勒痕。过去史、家族史:无特殊。辅助检查:血常规、心电图、脑电图均正常。医疗诊断:偏执型分裂症。医嘱予喹硫平治疗及心理治疗。

✅ **选择题**

1. 关于幻觉的定义为：(C)

A. 对客观事物的错误感受

B. 对客观事物的胡思乱想

C. 缺乏相应客观刺激时的感知体验

D. 客观刺激作用于感觉器官的感知体验

E. 缺乏客观刺激时的思维过程

2. 下列最危险的幻觉类型是：(D)

A. 视幻觉　　　　　　B. 嗅幻觉　　　　　　C. 议论性听幻

D. 命令性听幻　　　　E. 触幻觉

3. 护士询问患者"工作环境如何？是否舒适安全？单位领导和同事是否好相处？同学和邻居对你态度怎么样？是否有人对你有意见？是否有人故意刁难、非议你？领导是否有不点名地批评过你？群众、报纸、广播、电视有无含沙射影地讲你？是否你的一举一动受到某些人的特别注意……"等问题时，其主要目的是想了解患者有无以下何种症状：(B)

A. 幻觉　　　　　　　　　　B. 关系妄想与被害妄想

C. 思维破裂　　　　　　　　D. 情绪异常

E. 认知功能损害

4. 关于幻觉的护理措施，错误的是：(C)

A. 鼓励患者说出幻觉的内容

B. 接纳患者对幻觉的感受

C. 不能直接和患者提及幻觉的内容

D. 指导患者学会应对幻觉的正确方法

E. 幻觉中断期间，讲解幻觉的基本知识

5. 偏执型分裂症患者服药依从性差的原因，下列错误的是：(E)

A. 无自知力，认为不需要服药

B. 被害妄想，认为护士给他的药是毒药

C. 幻听，有人告诉他"不能吃"

D. 药物副反应不能忍受

E. 以上都不是

6. 抗精神病药物维持治疗可以减少患者复发或症状波动，护士提供的关于药物维持治疗时间的教育，下列正确的是：(D)

A. 服完出院带药后即可停药　　　　B. 医生指导下长期治疗，不能停药

C. 按医嘱坚持服药不少于半年　　　D. 按医嘱坚持服药不少于 2 年

E. 按医嘱坚持服药不少于 5 年

7. 对于患者妄想状态的护理,正确的是:(ACD)

A. 接纳患者,建立良好的护患关系

B. 为了掌握患者的思维内容,可以反复追问妄想的内容

C. 有自杀自伤、出走、暴力行为的患者应安置在重症病室

D. 在有关系妄想的患者面前不低声耳语

E. 告诉患者他的想法是不对的

8. 护士评估患者存在的听幻觉时,要了解:(ABCDE)

A. 听幻觉的类型

B. 听幻觉的内容

C. 听幻觉出现的时间、频率、持续时间

D. 听幻觉对患者情绪的影响

E. 听幻觉对患者行为的影响

9. 关于自知力,正确的是:(ABE)

A. 自知力是指患者对自己精神疾病的认识和判断能力

B. 自知力缺乏是重性精神病常有的表现

C. 精神分裂症患者都没有自知力

D. 患者承认"有精神病",说明自知力已恢复

E. 自知力缺乏常常导致患者拒绝住院、拒绝治疗

10. 下列哪些情况下需要对患者进行危险物品的检查:(ACD)

A. 患者入院时　　　　　　　　B. 治疗后

C. 外出活动返回病室时　　　　D. 探视返回时

E. 以上都对

简述题

11. 该患者的精神症状有哪些?

答:命令性听幻;被害妄想、关系妄想;意志减退;冲动行为;自知力缺乏。

12. 为什么要特别重视患者的幻听?

答:患者幻听的内容是"打死要害你的人!",这种反复出现的"声音"会支配患者的行为,导致其出现暴力行为,从而影响到其"被害妄想"对象的生命安全。

13. 患者可能会出现哪些安全方面的问题? 为什么?

答:① 有冲动伤人的危险:由于存在命令性幻听和被害妄想,患者会出现伤害其"被害妄想"对象的行为。② 有出走的危险:患者存在被害妄想,觉得住院环境不安全,加上自知力缺乏,否认有病,他会想方设法离开医院。

14. 患者拒食,如何保证他的入量?

答:患者拒食是怕饭里有毒,要想办法让他觉得食物无毒。因患者被约束于床,无法让其参与饭菜的分发及挑选,其他所有让他相信食物安全的方法都可以使用,如给其密封包装完好的水和饼干,并让其查看包装的完整性;联系他最信任的"陈东"送饭菜等;必要时遵医嘱给予静脉补液或鼻饲。

? 思考题

15. 患者不合作,不停拉扯约束带,第二天上午床边交接班时,发现其双手腕约束处有条索状皮肤破损。护士认为:患者不合作,不能解除约束,无法避免该不良事件。发生该事件的原因是什么? 如何避免?

答:患者入院时双手腕部因尼龙绳捆绑有红色条索状勒痕,护士忽略了对该部位组织损伤程度的评估,继续用约束带约束,而且没有进行局部皮肤的重点交接。中夜班护士忽略了患者被尼龙绳捆绑入院的信息,在其反复拉扯约束带,局部皮肤不断受摩擦力及剪切力作用的情况下,也没有重视局部皮肤完整性的观察和处理。更换约束部位或使用约束衣可避免。

16. 患者向护士长投诉护士服务态度:有一护士问我有没有病? 我说没有,我有病吗? 但她却说,没病怎么来住院? 她是说我有精神病! 还问我有没有人要害你? 我不想跟她讲话。她还和另外一个上班的人讲悄悄话,不知道是不是在说我。护士为什么被投诉?

答:护士与患者接触时犯了两大沟通上的错误:① 护士与患者争辩是否有病是不恰当的;直接询问妄想的内容也使患者反感。患者被害妄想的对象泛化,这种沟通方式容易被患者泛化到妄想内容中,很危险。② 不能在有关系妄想的患者面前与他人窃窃私语或动作神秘。

17. 入院第三天 6:00 左右,厕所地面干燥,患者起床如厕时突然跌倒,表现面色苍白,脉搏 120 次/分,即测血压 80/50 mmHg,给予头低脚高位,5 分钟后血压 100/70 mmHg。患者跌倒最有可能的原因是什么? 当时该如何处理? 如何预防?

答:(1) 跌倒原因:体位性低血压是喹硫平常见的不良反应,特别是在服药初期。该患者因起床体位突然改变发生体位性低血压致跌倒。

(2) 体位性低血压的处理:就地平卧,头低脚高位;及时报告医生;密切观察生命体征和意识的变化并记录;严重者应立即遵医嘱给予升压药物。

(3) 预防:① 患者变换体位幅度应小,动作宜慢。② 避免突然起床,起床时可分三步完成:醒后先在床上坐 30 秒,然后坐在床边两腿悬垂 30 秒,扶着床边站立 30 秒后再行走。③ 如果患者起床或下蹲时有面色苍白、头晕、眼花、心悸、站立不稳时,应立即搀扶患者并给予平卧。

二、紧张型分裂症患者的护理

【知识要点】

1. 熟悉紧张型分裂症的常见症状。

2. 熟悉紧张型分裂症患者的病室环境要求。

3. 掌握紧张型分裂症患者的饮食护理。

4. 掌握紧张型分裂症患者基础护理的主要内容。

5. 掌握静脉滴注舒必利注意事项。

6. 掌握无抽搐电休克治疗前、后的护理。

7. 熟悉无抽搐电休克治疗常见的不良反应。

【案例分析】

患者,男性,42岁,因"拒食拒药,少语少动加重3天,病程16年"第3次入院。一月前患者迷上佛学,每天到庙里烧香拜佛,常常忘记服药。3天前不再出门,大部分时间卧于床上,洗漱、吃饭均要家人反复督促,大小便不上厕所,小便解于尿壶中。1天前家人发现他开始不吃不喝,卧床一动不动,大汗淋漓,尿壶中无尿液达20小时。入院时患者不语不动,面无表情、双眼凝视,口水不时顺着嘴角流出,大汗淋漓,其四肢可被弯曲成任何不舒适的姿势能保持很久不动。护理体检:T、P、R、BP均正常,全身肌张力高,腹部膨隆,无病理性反射征。护士立即遵医嘱给予导尿1次,导出尿液900 ml。辅助检查:血常规、血生化、心电图、脑电图均正常。个人史、既往史:无特殊。其姑母有精神分裂症史。医疗诊断:紧张型精神分裂症,医嘱予氯氮平、舒必利治疗。

☑ **选择题**

1. 下列哪项是紧张型分裂症患者的典型症状:(B)

A. 妄想　　　　　　　　　　B. 紧张综合征

C. 早期有"神经衰弱"症状　　D. 情感不协调、思维障碍

E. 丰富的幻觉、妄想

2. 紧张型精神分裂症患者丧失活动能力,不语不动不食,其意识状态是:(E)

A. 昏迷　　　　　B. 嗜睡　　　　　C. 意识浑浊

D. 昏睡　　　　　E. 意识清晰

3. 护士做护理体检时，要求张口检查，患者却紧闭嘴唇；当要其闭嘴时，他却张开嘴，这一症状是：(E)

A. 被动违拗　　　　B. 肌张力障碍　　　　C. 刻板动作

D. 意识障碍　　　　E. 主动违拗

4. 将患者四肢抬高并弯曲成不同的角度，患者也能保持很久不动。这是什么症状？(C)

A. 肌张力障碍　　　　B. 违拗症　　　　C. 蜡样屈曲

D. 刻板动作　　　　E. 被动服从

5. 无抽搐电休克治疗后患者正常进食时间：(D)

A. 治疗后回病房即可正常进食

B. 进食时间无严格要求

C. 意识完全清醒后即可正常进食

D. 意识完全清醒后饮水无呛咳方可正常进食

E. 以上都不对

6. 对紧张型分裂症患者的护理不当的是：(D)

A. 做好排泄护理　　　　　　　B. 做好皮肤护理，预防压疮

C. 做好饮食护理　　　　　　　D. 重点患者，进行床边查房和讨论

E. 做好口腔护理

7. 无抽搐电休克治疗常见的并发症，下列正确的有：(ABCD)

A. 头痛头晕　　　　B. 记忆障碍　　　　C. 恶心、呕吐

D. 呼吸暂停延长　　E. 以上都不是

8. 紧张型精神分裂症患者拒食时，有效的护理措施有：(DE)

A. 集体进餐，自行挑选饭菜　　　　B. 饭、菜混杂在一起

C. 说服解释　　　　　　　　　　D. 病情较轻者可耐心喂食

E. 将饭菜置于床头，夜深人静时可自行进食

简述题

9. 护士应将患者安排在什么样的病室？为什么？

答：应将患者安排在单间病室，环境安静，室内无危险物品。患者失去自我保护能力，可以防止其他患者对他的干扰和伤害，同时，也可以防止患者突然转为兴奋而伤及他人。

10. 夜间 2:00 左右患者开始乱喊乱叫，起床将小便解于尿壶后，又将尿壶砸在地上，工作人员只能将其双手约束于床，2:30 左右患者渐安静，解除双手约束。患者为什么会自行起床小便并砸尿壶？

答：患者出现了紧张性兴奋的症状。

11. 给患者提供基础护理时特别要重视哪些方面?

答:保证入量,维持水、电解质平衡;及时清除口腔分泌物,避免发生口腔感染和溃疡;及时处理尿潴留及便秘;定时翻身,防压疮。

12. 静脉滴注舒必利有哪些注意点?

答:用葡萄糖氯化钠溶液稀释后缓慢静脉滴注,滴注时间不少于 4 小时。

? 思考题

13. 患者不语不动,护士每次操作前均与患者轻声解释,你认为有必要吗? 为什么?

答:有必要。患者虽然对外界刺激不能做出反应,但他意识清晰,对外界事物能正确感知,因此,在执行任何治疗、护理操作前都应当给予解释,传达护士的关怀,并给予正性鼓励。

三、情感障碍(躁狂发作)患者的护理

【知识要点】

1. 熟悉躁狂发作患者的典型症状。

2. 掌握躁狂发作患者暴力行为的先兆症状及处理措施。

3. 掌握躁狂发作患者的睡眠护理。

4. 掌握躁狂发作患者的饮食护理。

5. 掌握与躁狂发作患者沟通的技巧。

6. 熟悉躁狂发作患者的病室环境要求。

7. 熟悉躁狂发作患者的活动安排。

8. 掌握碳酸锂的不良反应及处理措施。

【案例分析】

患者,女性,34 岁,因"眠差,兴奋话多,易激惹,伤人毁物二周"入院。二周前患者在单位与同事发生争执并大打出手,回家后表现兴奋话多,情绪不稳定,因小事多次对家人发脾气,砸东西。夜眠减少,有时整夜不眠,但白天仍精力旺盛。经常逛街购物,买了东西又随意送人,近来购物已花费五万多元。自我感觉良好,认为自己本事大,能力强。患者主动与护士打招呼,说自己特别聪明、能干:"脑子特好使"、"工作业绩没人能比得了,赚个几百万轻而易举";说自己与市领导不是一般关系,"有事情找我一定能摆平";炫耀自己身材好,"我最近体重减了 10 斤"。到病室后,她百般挑剔:"条件太差了,我要最好的房间!"因没有得到满足,她拍桌子、骂人,另一患者不小心碰了她一下,她勃然大怒,顺手就一耳光:"敢碰我,知道我是谁?"否认有病,自称:"我是来疗养的。"护理体检:T、P、R、BP 均正常。实验室检查:无特殊。医疗诊断:情感障碍(躁狂发作),医嘱予碳酸锂治疗。

✅ 选择题

1. 躁狂患者典型的睡眠障碍是:(C)

A. 早醒　　　　　　B. 易惊醒　　　　　　C. 睡眠需要量减少

D. 多梦　　　　　　E. 以上都不对

2. 下列哪些不是躁狂发作患者的常见症状?（E）

A. 情感高涨　　　　B. 活动增多　　　　　C. 思维奔逸

D. 随境转移　　　　E. 自知力正常

3. 心境高涨是躁狂发作的核心症状之一,它可能会导致患者出现的安全问题是:(C)

A. 自伤自杀　　　　B. 出走　　　　　　　C. 冲动伤人毁物

D. 藏药,拒绝治疗　　E. 以上都可以

4. 躁狂患者的病室环境要求,错误的是:(E)

A. 陈设简单　　　　B. 安静、安全　　　　C. 无危险物品

D. 色彩淡雅　　　　E. 与其他躁狂患者安置于一室

5. 躁狂患者的睡眠护理,不当的是:(D)

A. 白天鼓励参加活动　　　　　　B. 保证药物服下

C. 安置在小房间　　　　　　　　D. 睡前提供娱乐活动,消耗其精力

E. 遵医嘱给予催眠药物

6. 碳酸锂治疗量和中毒量比较接近,当患者的血锂浓度达到或超过下列哪项时,护士特别要注意,及时与医生联系并停药:(D)

A. 0.6 mmol/L　　　B. 0.8 mmol/L　　　　C. 1.2 mmol/L

D. 1.4 mmol/L　　　E. 2.5 mmol/L

7. 关于躁狂患者的护理措施,正确的是:(ABCD)

A. 提供宽大、安静、刺激少的环境

B. 协助其参与有益的活动,以发泄过剩的精力

C. 严重冲动行为者可隔离、约束

D. 采取少量多餐的方式维持营养供给

E. 直接拒绝患者不合理的要求

8. 减少患者发生暴力行为的措施,包括:(ABCDE)

A. 提高患者的自控能力

B. 将患者与其他兴奋患者分开安置

C. 接触时避免刺激性语言,防止激惹患者

D. 安排有意义的活动,消耗其过剩的精力

E. 尽早发现患者暴力行为的先兆,及时给予干预措施

简述题

9. 患者易激惹,护士应从哪些方面评估她冲动暴力行为的征兆?

答:① 语言方面:质问、挑剔或威胁他人;讲话声调高,强迫他人注意;出现辱骂性语言等。② 行为方面:面部表情紧张;面露凶光;握拳或用拳击物;不能静坐;突然停止正在进行的动作等。③ 情绪方面:愤怒、敌意、易激惹等。

10. 为了消耗患者过剩的精力,减少她的破坏性行为,应如何安排她的活动?

答:可以安排既需要体能又无竞争性的活动,如跑步、健身器运动等。也可鼓励进行一些静态的活动,如"写"或"画"出自己内心的想法和感受等。当她完成每一项活动时,护士要给予肯定和表扬,增加其自尊和自控能力。

11. 如何与患者建立良好的护患关系?

答:① 注意倾听,多听少说,少评论;② 不采取强制性语言和措施;③ 满足她的合理要求,对于不合理、无法满足的要求避免采取简单、直接的方法拒绝。

? 思考题

12. 入院当天午餐,患者母亲送来了红烧鲫鱼,她吃了一口就送给了其他病友,看到另一患者拒食,她马上走上前去,边劝说边喂,全然忘了自己也应该吃饭。如何保证患者的饮食摄入?

答:① 给予单独进食,减少外界环境对其进食的干扰和影响;② 少量多餐,不受常规进餐时间的限制,待其合作时进食;③ 给予高营养且容易进食的食物,避免多骨多刺的食物;④ 注意督促饮水。

13. 入院第 10 天,患者母亲会客离开后,她出现了上腹痛及恶心、呕吐症状。护士追问其母亲给她的食物时,未发现异常,仔细观察患者,发现其双手细颤,她出现了什么问题?护士该做什么?

答:王女士出现了碳酸锂的不良反应。护士应立即报告医生;给淡盐水及含钠高的食物,增加钠的摄入;遵医嘱抽取血标本测血锂浓度。然后根据医嘱

作进一步的处理,如给予生理盐水或高渗钠盐加速锂盐的排泄等。

四、情感障碍(抑郁发作)患者的护理

【知识要点】

1. 熟悉抑郁发作的典型症状。

2. 熟悉无抽搐电休克治疗常见不良反应。

3. 掌握抑郁发作患者自杀征兆评估。

4. 掌握抑郁发作患者自杀行为的预防和处理。

5. 掌握抑郁发作患者的睡眠障碍及护理。

【案例分析】

患者,女性,65岁,大学文化,退休教师。因"情绪低落、对周围事物缺乏兴趣,悲观厌世,有轻生念头"曾先后3次住院。本次因自杀未遂入院。患者由家属陪同自行步入病房,表情不悦,面带愁容,接触时用摇头、点头作答。护理体检:T37.4℃,P118次/分,R18次/分,BP132/80 mmHg,体重55 kg,颈部正中有缝合10针的刀割伤,伤口敷料干燥、无渗液。患者丈夫反映:上次出院后病情稳定,已停药4年。两周前出现做事无兴趣,连饭也不想做;晚上上床后要到半夜才能入睡,晨二、三点就醒;整天少语、不悦,自感乏力、疲劳,尤以晨醒后最严重;说自己没用,对不起家人,活着没意思;食欲差,每餐仅进几口饭菜;3天前在厨房用水果刀刺自己颈部。既往史、个人史、家族史:无特殊。辅助检查:ECG示HR为112次/分,余无异常。医疗诊断:情感障碍(抑郁发作)。医嘱予氟西汀、再普乐、阿普唑仑(佳乐定)治疗。

☑️ **选择题**

1. 对于抑郁发作患者,护士应首先评估的症状是:(D)

A. 饮食障碍　　　　　B. 躯体不适　　　　　C. 睡眠障碍

D. 自杀意念　　　　　E. 注意力、记忆力下降

2. 抑郁发作患者的活动安排,不妥的是:(C)

A. 患者感兴趣的活动　　　　　B. 简单、易完成的活动

C. 让患者单独进行活动　　　　D. 每次活动15~20分钟

E. 户外集体活动

3. 关于抑郁发作患者的护理措施,下列错误的是:(D)

A. 加强危险物品的管理

B. 督促患者料理日常生活和个人卫生

C. 发药时做到"看服下肚"

D. 有自伤、自杀倾向的患者最好单独居住

E. 严格执行安全管理与安全检查制度，加强巡视

4. 增强抑郁发作患者正向评价的方法，错误的是：(E)

A. 阻断负向的想法

B. 帮助病人回顾优点、以前取得的成就

C. 协助完成建设性的工作

D. 协助病人参与社交活动

E. 夸大患者的能力

5. 以下选项是自杀高危因素的是：(ACDE)

A. 有自杀家族史   B. 文化程度低

C. 支持系统差   D. 以往出现过自伤或自杀

E. 与社会隔离，自我价值低

6. 与抑郁发作患者交谈时，以下问话方式不妥的是：(DE)

A. 你是否觉得最近一段时间过得不如以前？你有过轻生的念头吗？

B. 你是否觉得活得很累、很辛苦，甚至有生不如死的感觉吗？

C. 你有了想死的念头，想过怎么死吗？

D. 看你的样子真是够痛苦的，我要换了你，也会一样痛苦，你一直感到这样痛苦吗？

E. 你家条件这么好，你真想死吗？

7. 护士为抑郁发作患者做药物指导，告知内容不正确的是：(BE)

A. 患者所服药物名称   B. 自行保管药物

C. 药物常见的不良反应   D. 遵医嘱服药

E. 服药后如有不适可以自行减药或停药

8. 下列哪项是抑郁发作患者正确的饮食护理措施？（ABCD）

A. 督促、鼓励患者进食，必要时鼻饲或输液

B. 采用少量多餐的方式

C. 为自责、自罪患者提供混在一起的饭菜

D. 观察患者的饮食，保证患者的营养供给

E. 为自责、自罪患者提供色香味俱全的食物

简述题

9. 如何评估患者的自杀征兆？

答：患者有自杀行为史，是自杀的高危者，护士可以从患者的语言、行为

及情绪三方面进行评估。

（1）语言信息：如患者可能会说"活着没意思""我不配活着""做人真累""我再也受不了了"；反复叮嘱重要的问题如银行存款、账号、财产放置地点等。

（2）行为信息：如无缘无故清理物品，将自己的珍爱之物送人；写遗嘱或绝笔信；藏匿刀、剪、绳子、药物等可以用来自杀的物品；收集与自杀方式有关资料等。

（3）情绪信息：如患者情绪一反常态；回避社交活动，独处；悲观、失望、无助等。

10. 该患者睡眠障碍的表现形式是什么？如何做好该患者的睡眠护理？

答：（1）表现形式：早醒、入睡困难。

（2）护理措施：① 白天安排其进行短暂多次、简单容易的活动，减少卧床时间。② 推迟晚药服用时间，早醒时加强监护，防自杀。③ 可给予促进睡眠的措施，如睡前温水泡脚、喝热牛奶，教会其深呼吸、渐进式肌肉放松技术等，必要时遵嘱使用药物。

11. 该患者有哪些抑郁发作的典型症状？

答：（1）核心症状：情绪低落、兴趣缺乏和乐趣丧失。

（2）心理症状群：焦虑，自责，自杀观念和行为，思维迟缓、动作缓慢，自知力部分存在。

（3）躯体症状群：早醒、入睡困难，食欲下降，疲乏、无力，晨重夜轻。

? 思考题

12. 住院第 10 天，患者主动与护士、护士长打招呼，主动要求参加集体活动，与其他病友一起唱卡拉 OK，打乒乓球等，主诉："我现在全好了"。这时护士是否需要加强防自杀措施？为什么？

答：需要。因为通过 10 天的抗抑郁治疗，患者的精神运动性抑制会逐步减轻，导致她有动力去实现自杀计划。其表现出来的积极情绪，可能想蒙蔽工作人员，达到实现自杀的目的。

13. 住院第 11 天，患者开始接受无抽搐电休克治疗，6 次治疗后患者情绪好转，睡眠、饮食改善。周末家属要求请假，根据医生的请假医嘱护士评估时，发现患者记不住自己当天所吃的早餐，患者可能发生了什么问题？护士除了做好常规的请假指导外，还需要重点指导家属什么？

答：患者可能出现了无抽搐电休克治疗的不良反应：记忆障碍。记忆障碍是可逆的，一般在终止治疗后数周内恢复。护士要重点指导家属：陪伴患者，特别是不能让患者独自一人外出，防走失。

五、酒依赖患者的护理

【知识要点】

1. 熟悉酒依赖患者的主要症状。

2. 掌握酒精戒断综合征的躯体症状和精神症状。

3. 熟悉酒依赖患者常见的躯体并发症。

4. 掌握患者戒酒过程中的观察要点。

5. 掌握震颤谵妄状态的护理措施。

【案例分析】

患者,男性,57 岁,从 17 岁开始喝酒,渐渐越喝越多,一日三餐均要饮酒,每日喝白酒达 1 斤以上,酒后脾气暴躁,时有冲动、伤人行为,因酒后肇事多次受到单位处罚,也曾因酒后跌倒致头枕部外伤,他逐渐认识到喝酒危害,多次想戒酒,但均未成功。近三年来喝酒次数增多,随身带酒,想到就要喝,酒量增加至每天 2 斤以上。他情绪易激惹,喝了酒就骂人、打人,常常威胁家人:"我要杀掉你们"。经常失眠,夜间睡不着就起床喝酒,渐出现双手发抖,手脚发麻,心慌、头晕等症状,有时坐立不安,烦躁,尤以清晨为甚,喝酒后消失。患者满身酒气来到医院,主动要求戒酒,称:"喝酒喝得手发抖,身体像针刺一样,有时感到骨头里有虫子在咬,身上有虫子在爬,早上一起来就想喝,喝过人就舒服了""胃口不好,不想吃饭"。护理体检:P115 次/分,BP170/118 mmHg,T、P 正常,身高 173 cm,体重 51 kg。实验室检查:甘油三酯 2.14 mmol/L,AST、GGT、ALT 轻度异常,血镁、磷、钾、钠均正常。心电图检查:心动过速。既往史、个人史:无特殊。医疗诊断:酒依赖。治疗:补液支持、补充维生素 B 族、小剂量抗精神病药物富马酸奎硫平(启维)治疗。

☑ 选择题

1. 戒断症状是指:(D)

A. 一次摄入大量精神活性物质后产生的症状

B. 由于依赖,表现为情绪上、行为上、生理上对所依赖物质的强烈需求

C. 使用精神活性物质过程中引起的损害

D. 对精神活性物质产生依赖后,一旦停用所产生的症状

E. 反复使用某种精神活性物质后,其效应逐渐降低

2. 下列不属于酒依赖患者特点的是：(B)

A. 渴望饮酒或努力觅酒　　　　　B. 可以控制饮酒量

C. 多次宣称断酒而不能中断　　　D. 缺乏责任感

E. 常在清晨饮酒，或随身带酒频繁饮用

3. 酒依赖患者停饮后最严重的戒断症状是：(C)

A. 幻觉、妄想　　　　B. 共济失调　　　　C. 震颤谵妄

D. 恶心、呕吐　　　　E. 抑郁情绪

4. 酒依赖患者饮食中特别需要补充的维生素是：(B)

A. 维生素 A　　　　B. 维生素 B_1　　　　C. 维生素 C

D. 维生素 E　　　　E. 维生素 D

5. 酒依赖患者常见的躯体并发症是：(ABCD)

A. 营养不良　　　　B. 心源性猝死　　　　C. 肝脏疾患

D. 消化道疾病　　　　E. 神经系统疾病

6. 关于酒依赖患者的心理护理，下列正确的是：(BCDE)

A. 接纳患者的一切行为

B. 耐心听取患者的不适感受

C. 设法提高患者的自尊

D. 尊重、接纳患者

E. 帮助患者学会和运用正确的应对方式

简述题

7. 患者经常出现戒断症状，表现在哪些方面？

答：① 精神方面：焦虑，内感性不适，睡眠障碍。② 躯体方面：双手震颤，食欲下降，心悸，脉速，高血压。

8. 在戒酒过程中，护士重点观察的内容是什么？

答：① 观察生命体征及意识的变化，发现异常情况及时报告医生，并做好抢救准备；② 观察戒断症状的严重程度，防止患者因不能忍受而出走；③ 观察有无觅酒行为，做好家属教育，防止酒随意带入病房。

9. 入院当晚，患者坐立不安，赤脚在病室内徘徊，大声叫骂，要求喝酒或让他出院，并威胁："没酒喝我就撞墙"。此时护士该做什么？

答：患者因戒断症状而不择手段觅酒。① 限制其活动范围，必要时给予保护性约束，防自伤。② 接纳患者，耐心倾听其不适主诉，告诉其躯体不适是暂时的，只要坚持并配合治疗，症状很快会消失。③ 观察戒断症状的严重程度，必要时遵医嘱少量给酒以减轻症状。

？思考题

10. 入院第三天,患者1:30 即醒,醒后表现紧张,躁动不安,行为紊乱,乱吐口水,虽然四肢已被约束于床,他仍将床单全部拉掉。接触时不能正确作答,时有自语,躯体、四肢粗大震颤,大汗淋漓,脉搏120 次/分,口中大喊:抓虫子,抓虫子……大小便均解于床上。此时护士该做什么?

答:患者戒断症状加重,处于震颤谵妄状态。

护理措施:① 将患者安置在抢救室,立即汇报医生。② 观察意识、T、P、R、BP 的变化,准确记录 24 小时出入量,做好抢救准备工作。③ 遵医嘱给予镇静处理,保证其安静休息。④ 病室开灯,保持适当的亮度。⑤ 继续使用约束保护措施,避免其出现自伤、伤人、出走、毁物等行为。

六、癔症患者的护理

【知识要点】

1. 了解癔症的病因与发病机制。

2. 熟悉癔症分离性障碍和转换性障碍的主要症状。

3. 熟悉诱发癔症发作的常见原因。

4. 熟悉暗示技巧在护理中的应用。

5. 掌握癔症发作时的护理要点。

【案例分析】

患者,女性,34 岁,初中文化,已婚。因阵发性说唱、附体体验、冲动、伤人3 年,频发倒地、过度通气、兴奋乱语加剧 3 天而入院。患者由数人强制入室,表现大声喊叫,过度通气,手舞足蹈,踢打工作人员,遵嘱予双手约束,肌注氟哌啶醇 10 mg。护理体检:T 36.2℃,P 94 次/分,R 20 次/分,BP 120/80 mmHg,体重51 kg。患者丈夫反映:3 年前和婆婆吵架后出现阵发性哭闹,摔东西、打人,并模仿已故公公说话,1 小时后表现如常人,事后不能完全回忆。此后,每次争吵或遇到不开心的事均有类似发作。3 天前,因与丈夫发生争执又出现阵发性哭笑、附体体验,打人、咬人,不停吹气,摔倒于地,四肢抖动。既往史、个人史、家族史:无特殊。辅助检查:无异常。医疗诊断:癔症。医嘱予氟哌啶醇肌内注射。

☑选择题

1. 某女士,25 岁,初小文化,因被人怀疑偷了同事 100 元钱后,突然大声尖叫,哭泣,手舞足蹈,在地上打滚,捶胸顿足,撕衣毁物,用头撞墙,骂人,有人劝说或围观时更为剧烈。这是下列哪种症状?（C）

    A. 情感脆弱   B. 病理性激情   C. 情感爆发

    D. 情感易激惹   E. 情感幼稚

2. 癔症治疗最有效的方法是:（D）

    A. 行为治疗   B. 镇静药物   C. 抗精神病药物

    D. 暗示治疗   E. 抗抑郁药物治疗

3. 下列哪项是癔症患者的人格特征:（ADE）

    A. 情感丰富、富于幻想   B. 被动、依赖

    C. 追求完美、优柔寡断   D. 容易暗示和自我暗示

    E. 自我为中心

4. 关于癔症性抽搐发作,以下说法不正确的是:（AC）

    A. 意识丧失   B. 缓慢倒地,无摔伤

    C. 常出现口舌咬伤、二便失禁   D. 掰开眼睑时有明显阻抗

    E. 发作前有明显精神因素,暗示有效

5. 护理癔症患者时,下列措施中错误的是:（ADE）

    A. 对患者非适应性行为予以迁就或强化

    B. 不过分关心患者的症状

    C. 将患者与家属隔离,避免围观和过分照顾

    D. 长期住院或居家休养

    E. 安慰患者时说:"没有关系,你的病不重,请放心"

6. 下列哪项属于癔症的转换型障碍?（CE）

    A. 童样痴呆   B. 朦胧状态   C. 感觉缺失

    D. 身份障碍   E. 癔症性失音

7. 癔症患者换气过度时,下列措施中正确的是:（ABCD）

    A. 肌注维生素 B 类药物时告知患者这是治疗该病的特效药

    B. 嘱患者全身放松,均匀呼吸

    C. 不在患者面前流露出紧张、焦虑情绪,必要时遵医嘱给予镇静药物

    D. 用硬纸片围成喇叭状罩在患者的口鼻处

    E. 吸入氧气

8. 下列哪项是暗示性护理技巧?（ABCE）

    A. 语言暗示,如"某某医生技术可好了""你放心,他看好了好多像你一样的病人"

    B. 药物暗示,如使用安慰剂时告诉患者是特效新药,价格很贵,疗效神奇

    C. 使用"同类康复患者"现身说法。

D. 告知家属癔症是一种功能性疾病,是完全可以治愈的

E. 暗示护理干预贯穿于护理全过程

简述题

9. 该患者的主要症状有哪些?

答:① 分离性障碍:情感爆发、附体体验。② 转换性障碍:痉挛发作。

10. 氟哌啶醇常见的不良反应?

答:氟哌啶醇最常见的不良反应是锥体外系反应,主要表现为:① 类帕金森综合征。② 急性肌张力障碍。③ 静坐不能。④ 迟发性运动障碍。

11. 如何做好癔症病人的健康教育?

答:对患者:① 教育患者正确对待致病的精神因素。② 不断完善自己的个性不足。③ 改善自己与周围人之间的关系,正确处理各种不愉快的问题。④ 教会患者用可控制和接受的方式表达自己内心真实的想法。

对家属:① 讲解发病特点。② 癔症发作时避免围观。③ 避免紧张或过分关心而造成不良暗示。④ 协助解决一些实际问题。

思考题

12. 一天患者丈夫来院探视,患者要求回家,其丈夫没有答应,患者突然大声哭闹、叫喊,并躺倒地上打滚,咬打丈夫。此时护士该采取哪些措施?

答:① 让其丈夫离开,并疏散其他家属和患者。② 将患者安置于单独病室,专人看护。③ 倾听患者主诉,接纳其症状,鼓励其使用可接受、可控制的方式表达内心感受。④ 运用语言进行暗示,语言既要有威慑力,又不对患者心理构成恶性刺激。⑤ 必要时遵嘱给予约束,使用镇静药物。

第九章　传染科疾病护理

一、病毒性肝炎患者的护理

【知识要点】

1. 了解病毒性肝炎分型、传播途径。

2. 熟悉病毒性肝炎的饮食护理。

3. 熟悉慢性乙型肝炎复发的主要因素及家庭自我管理要点。

4. 掌握病毒性肝炎的临床表现及护理措施。

5. 掌握重症肝炎的临床表现、主要并发症及护理措施。

【案例分析】

患者,女性,43 岁,下岗工人。因"反复乏力两年,纳差、眼黄、尿黄一周"入院。两年前无明显诱因出现全身乏力,食欲下降,查肝功能异常,乙肝两对半示"大三阳",诊断为"慢性乙肝"住院,给予护肝降酶及抗病毒治疗,症状好转后出院,医嘱予持续抗病毒治疗。患者一直间断打工,半年前自行停药,近一周来又自觉乏力,四肢酸软,尤以双下肢为甚,食欲下降,伴恶心,无呕吐,尿黄如浓茶,再次来院就诊。查体:慢性病容,皮肤巩膜轻度黄染,肝功能检查示 TB 71.2 μmol/L,DB 49.7 μmol/L,ALT 2020 U/L,ALB 33 g/L,凝血酶原时间 16 秒,凝血酶原活动度 60%。

选择题

1. 乙型肝炎的主要传播途径有:(ABE)

A. 血液传播　　　　　B. 体液传播　　　　　C. 接触传播

D. 虫媒传播　　　　　E. 母婴垂直传播

2. 慢性乙型肝炎"大三阳"是指何种病毒标志物阳性?（ADE）

A. HBsAg　　　　　B. 抗 HBs　　　　　C. HBcAg

D. HBeAg　　　　　E. 抗 HBC

3. 慢性肝炎的体征有:(BCD)

A. 贫血　　　　　B. 肝掌　　　　　C. 蜘蛛痣

D. 肝脾肿大　　　　　E. 淋巴结肿大

4. 慢性乙型肝炎复发的主要诱因有：(ABCDE)

A. 过度劳累　　　　　　　　　B. 不合理用药

C. 不良情绪　　　　　　　　　D. 饮酒与饮食紊乱

E. 感染

5. 下列哪些因素可能诱发重症肝炎？（ABCDE）

A. 病后未适当休息　　　　　　B. 并发各种感染

C. 长期大量嗜酒或在病后嗜酒　D. 服用对肝脏有损害的药物

E. 合并妊娠

6. 慢性重症肝炎的主要并发症有：(CD)

A. 肝癌　　　　　　B. 肝硬化　　　　　　C. 消化道出血

D. 肝性脑病　　　　E. 肝衰竭

简述题

7. 简述病毒性肝炎患者的饮食原则。

答：① 避免长期摄入高糖、高热量、高脂饮食,禁饮酒。② 急性肝炎进食清淡、易消化饮食。③ 慢性肝炎适当增加蛋白质饮食,以优质蛋白为主。④ 合并有肝性脑病者应限制蛋白质摄入。⑤ 有腹水患者限制水钠的摄入。

8. 慢性肝炎患者如何进行家庭自我管理？

答：① 正确对待疾病,保持乐观的情绪。② 生活有规律,劳逸结合,避免过度劳累。③ 适当增加营养,避免长期高热量、高脂肪食物,戒烟酒。④ 遵医嘱用药,使用抗病毒药物时切忌擅自停药,避免使用损肝药物,以免加重肝损害。⑤ 养成良好的卫生习惯,避免自身血液、体液污染周围环境。⑥ 遵医嘱定期复查肝功能。⑦ 实施适当的家庭隔离,家中密切接触者可行预防接种。

思考题

9. 该患者病情复发的主要诱因是什么？患者进行抗病毒治疗时,应如何进行护理干预？

答：(1) 该患者病情复发的主要诱因是不合理用药,擅自停用抗病毒药物。

(2) 护理干预要点：① 加强健康教育：进行肝病相关知识及抗病毒治疗的健康教育,包括肝病的饮食、休息、治疗及转归、抗病毒治疗的必要性和重要意义。② 心理干预：抗病毒治疗疗程长、费用高,对患者精神和经济均造成压力,因此在确定治疗之前要让患者及其家属做好足够的心理准备,给予必要的心理和社会支持,帮助患者树立信心。③ 用药干预:指导患者按时、按量服药,强调擅自停药、漏服等不依从行为的危害,引导患者养成良好的依从性,严密观察服药情况并及时记录,定期复查,遵医嘱及时调整。

10. 该案例患者住院一周以后,出现黄疸持续加深,肝功能复查示 TB: 288 μmol/L,ALT:680 U/L,ALB:26 g/L,凝血酶原时间 24 秒,凝血酶原活动度 38%,应警惕什么? 护理观察重点是什么? 应采取哪些护理措施?

答:(1) 患者黄疸迅速上升,胆酶分离,凝血酶原活动度下降迅速,应警惕重症肝炎的发生。

(2) 护理观察重点为:① 出血倾向:有无牙龈出血、皮下出血、消化道出血等。② 腹水、中毒性鼓肠、肠鸣音、腹围,有无纳差、恶心与呕吐等。③ 肝性脑病倾向:神志改变、行为异常、定向力障碍、计算力下降、扑翼样震颤等。④ 肝肾综合征倾向:少尿、无尿、电解质紊乱、酸碱失衡等。⑤ 皮肤:黄疸程度,有无皮肤瘙痒等。

(3) 应采取的护理措施:① 活动与休息:活动期应卧床休息,肝功能改善后逐渐增加活动量,自觉不疲劳为宜。卧床期间做好生活护理,加强安全指导,防止意外损伤。② 饮食护理:给予清淡、易消化、含维生素丰富软食,少食多餐,禁饮酒,不宜高糖高热量饮食,控制牛奶、豆制品的摄入,注意食物的色香味,增进食欲,保持口腔清洁。③ 皮肤护理:保持皮肤清洁,内衣应柔软、宽松,以纯棉织物为佳,协助患者剪短指甲,皮肤瘙痒者避免搔抓,局部可使用炉甘石洗剂温水擦洗。④ 并发症护理:严密观察病情变化,及时发现并发症的出现倾向,如牙龈出血、皮下出血、鼻出血、黑便等出血倾向;行为异常、定向力障碍、计算力下降、扑翼样震颤等肝性脑病倾向。⑤ 健康教育:指导患者保持口鼻腔湿润,使用软毛牙刷,避免外力碰撞,避免进食过硬、粗糙食物,避免高蛋白饮食,控制感染,避免大量放腹水、快速利尿等。

二、流行性腮腺炎患者的护理

【知识要点】

1. 了解流行性腮腺炎的传播途径及隔离措施。

2. 熟悉流行性腮腺炎的常见并发症。

3. 掌握流行性腮腺炎的临床表现及护理措施。

【案例分析】

患者,男性,14 岁,学生。因"双耳下肿痛三天,发热呕吐两天,头昏一天"入院。患者三天前无明显诱因先后出现双耳下肿大、疼痛,次日起发热,热峰

38.5℃,呕吐胃内容物数次,非喷射性,一天前患者出现头痛、头昏,呕吐较前加重,无腹痛。近期同学中有流行性腮腺炎患者。查体:T 38.80℃,P 82 次/分,R 20 次/分,BP 100/70 mmHg,双侧腮腺以耳垂为中心向前、下、后方肿大,边界欠清,质韧,触痛阳性,颈软,克氏征可疑阳性。入院后给予抗病毒及对症处理。

☑ 选择题

1. 流行性腮腺炎的传播途径是:(B)

A. 消化道传播 　　　　B. 呼吸道传播 　　　　C. 血液传播

D. 虫媒传播 　　　　　E. 垂直传播

2. 流行性腮腺炎的典型临床表现:(A)

A. 腮腺非化脓性肿大、疼痛,多伴有发热和咀嚼受限

B. 腮腺化脓性肿大、疼痛,多伴有发热和咀嚼受限

C. 腮腺化脓性肿大、疼痛,表面灼热但不红

D. 腮腺化脓性肿大、疼痛,表面发红

E. 腮腺不肿大,但疼痛,表面发红

3. 患者出现头昏、头痛、呕吐,可能是腮腺炎并发:(A)

A. 脑膜脑炎 　　　　　B. 心肌炎 　　　　　　C. 肝炎

D. 肾炎 　　　　　　　E. 睾丸炎

4. 为进一步诊断上述并发症,应立即协助医生做的检查是(D)

A. 尿常规 　　　　　　B. 血常规 　　　　　　C. 血、尿淀粉酶

D. 脑脊液 　　　　　　E. 尿素氮

5. 对于该患儿的健康指导中,不正确的是:(E)

A. 鼓励患儿多饮水

B. 忌酸、辣、硬而干燥的食物

C. 保持口腔清洁,勤漱口

D. 为自限性疾病,如无并发症可在家中观察

E. 如患儿能耐受病情,可继续到校学习

🔖 简述题

6. 如何预防流行性腮腺炎感染的传播?

答:① 管理好传染源:对患儿进行呼吸道隔离,隔离至腮肿完全消退为止。对有接触史的易感者应观察 21 天。② 切断传播途径:居室空气流通,污染物品经消毒处理再接触健康者。流行期间患者应避免去公共场所,外出戴

口罩。③ 保护易感人群:对易感者预防性应用腮腺炎减毒活疫苗。

7. 流行性腮腺炎有哪些并发症? 其主要表现如何?

答:① 脑膜脑炎:患者出现呕吐、头痛、嗜睡和脑膜刺激征。② 睾丸炎:患者出现发热、睾丸明显肿胀和疼痛。③ 急性胰腺炎:患者可出现恶心、呕吐、中上腹疼痛和压痛。④ 其他:心肌炎、乳腺炎、卵巢炎、耳聋和甲状腺炎等。

? 思考题

8. 患者入院后经治疗,腮肿开始消退,但又出现体温上升,睾丸肿胀和疼痛,原因是什么? 如何处理?

答:患者并发睾丸炎,应卧床休息,保持局部清洁,可用丁字带或棉垫托起阴囊,疼痛剧烈时局部间歇冷敷,以减轻疼痛。

三、麻疹患者的护理

【知识要点】

1. 了解麻疹的传播途径及隔离措施。

2. 熟悉麻疹的健康教育措施。

3. 掌握麻疹的出疹顺序、典型皮疹的临床表现、常见并发症及护理措施。

【案例分析】

患儿,女性,7 个月,因"发热六天,皮疹、咳嗽两天"入院。患儿六天前无明显诱因出现发热,热峰 38.2℃,两天前出现皮疹,为红色斑丘疹,始于颜面部,渐延至躯干,伴眼、鼻分泌物增多,有咳嗽咳痰。查体:T 38.5℃,P 140 次/分,R 30 次/分,神志清楚,烦躁,急性病容,双眼结膜充血,分泌物增加,口腔柯氏斑阳性,咽红,扁桃体无肿大,口唇不绀。面部、躯干可见密集红色皮疹,压之褪色,疹间皮肤正常,双下肢未见皮疹。双肺呼吸音粗,未闻及明显干湿啰音。

☑ 选择题

1. 关于麻疹的流行病学,下列正确的是:(A)

A. 患者是唯一的传染源　　　　　B. 以消化道传播为主

C. 病后可获暂时性免疫力　　　　D. 恢复期患者存在携带病毒现象

E. 以接触传播为主

2. 麻疹前驱期的特征性表现为:(C)

A. 发热　　　　　　　　B. 结膜炎　　　　　　　　C. Koplik's 斑

D. 耳后及枕部淋巴结肿大　　　　　　　　E. 以上全对

3. 患儿体温 38.9℃,护士可采取以下哪项护理措施? (D)

A. 乙醇擦浴　　　　　B. 冰盐水灌肠降温　　　　C. 阿司匹林口服

D. 让患儿卧床休息,多饮温开水　　　　　E. 冷水擦浴

4. 护士告诉家长患儿疹退后的皮肤改变,正确的是:(D)

A. 无色素沉着,无脱屑　　　　　　B. 有色素沉着,无脱屑

C. 无色素沉着,有脱屑　　　　　　D. 有色素沉着,有脱屑

E. 无色素沉着,有瘢痕

5. 关于麻疹的护理,错误的是:(A)

A. 高热时为防止惊厥给予药物降温,使体温下降至正常

B. 注意保持皮肤黏膜清洁

C. 保护眼睛

D. 预防呼吸道感染

E. 卧床休息,多饮温开水

简述题

6. 麻疹的出疹顺序是什么? 典型皮疹的临床表现有哪些?

答:麻疹的出疹顺序:从耳后、发际开始,渐至前额、面部、颈部、躯干及四肢,最后达到手掌和足心。

典型皮疹为淡红色斑丘疹,压之褪色,疹间皮肤正常。

7. 麻疹的并发症有哪些?

答:麻疹常见并发症有支气管肺炎、喉炎、心肌炎及脑炎。

? 思考题

8. 患儿出疹期体温 39℃,是否应立即采取药物降温? 为什么? 应该怎样处理?

答:出疹期体温在 39℃ 以下一般不主张用退热药进行降温。

因为在出疹期体温可上升到 40～40.5℃,过早降温会影响皮疹的出透。而且降温过快,也可导致大汗淋漓,甚至虚脱。

处理方法:密切监测体温变化,当体温超过 39℃,可以遵医嘱使用少量退热剂或行物理降温,如温水擦浴,但切忌冷敷或乙醇擦浴,以免毛孔闭合,毛细血管收缩,影响透疹,导致并发症。降温后一般维持体温在 38～38.5℃ 即可。

四、艾滋病患者的护理

【知识要点】

1. 了解艾滋病的传播途径。

2. 熟悉艾滋病的常见机会性感染及治疗手段。

3. 掌握艾滋病的临床表现及护理措施。

4. 掌握职业暴露的防护措施。

【案例分析】

患者,男性,45 岁,职员。因"发热、咳嗽三周,胸闷、气促十天"入院。神志清,精神差,呼吸促,消瘦,浅表淋巴结未触及。口腔黏膜未见白斑。颈软,双肺呼吸音粗,无明显干湿性啰音,心律齐,无病理性杂音。腹平软,无压痛,肝脾肋下未及,移动性浊音阴性。有婚外性行为经历。体格检查:T 38.9℃,P 94 次/分,R 36 次/分,BP 124/80 mmHg,血氧饱和度88%。实验室检查:HIV 抗体阳性,胸部 CT 示两肺间质性肺炎。入院后抗感染;调节免疫及抗病毒治疗。

☑ 选择题

1. 你认为该患者的传播途径是:(A)

　A. 性接触传播　　　　　　　　B. 注射途径传播

　C. 母婴途径传播　　　　　　　D. 粪口途径传播

　E. 经输血和血制品途径传播

2. 该病人入院后应采取的隔离方式是:(E)

　A. 严密隔离　　　　B. 呼吸道隔离　　　　C. 消化道隔离

　D. 接触隔离　　　　E. 血液/体液隔离

3. 艾滋病主要损害人体的:(A)

　A. 免疫系统　　　　B. 造血系统　　　　C. 消化系统

　D. 神经系统　　　　E. 呼吸系统

4. 下列途径中,会传播艾滋病病毒的是:(C)

　A. 蚊虫叮咬　　　　　　　　　B. 共同办公

　C. 刺破皮肤的手术器械　　　　D. 礼节性接吻

　E. 握手

5. 对待艾滋病病人的处理不正确是:(B)

　A. 在行血液/体液隔离的同时还要实施保护性隔离

B. 抗病毒治疗期间如出现副作用可暂停治疗

C. 病人使用过的物品可用含氯消毒剂浸泡消毒

D. 加强口腔护理和皮肤护理,预防并发症

E. 关怀、同情病人,给予精神上的支持

简述题

6. 根据临床表现,你认为该病人出现了哪种合并症?如何护理?

答:(1) 该病人合并了肺孢子菌肺炎。

(2) 护理措施:① 密切观察生命体征的变化,注意呼吸频率、节律的改变。② 采取半卧位,改善呼吸状态。③ 给予氧气吸入 6～8L/min,监测血氧饱和度,观察氧疗效果。④ 必要时给予无创呼吸机辅助呼吸或气管插管呼吸机辅助呼吸,做好相关护理。⑤ 密切观察有无头痛、骨髓抑制、恶心、皮疹等药物的毒副反应。⑥ 做好口腔护理,预防和控制口腔感染。⑦ 给予高热量、高蛋白、高维生素、易消化的饮食。⑧ 尊重患者,保护隐私,为病人提供心理支持。

7. 护理该病人时,如不慎发生职业暴露,应如何处理?

答:① 用肥皂液和流动水清洗污染的皮肤,用生理盐水冲洗黏膜。② 如有伤口,应当在伤口旁端轻轻挤压,尽可能挤出损伤处的血液,用肥皂液清洗后再用生理盐水或流动水进行冲洗;禁止进行伤口的局部挤压。③ 受伤部位的伤口冲洗后,应当用消毒液,如 75% 乙醇或者 0.5% 碘伏进行消毒,并包扎伤口;被暴露的黏膜,应当反复用生理盐水冲洗干净。④ 对其暴露的级别和暴露源的病毒载量水平进行评估,确定预防性用药方案。最好在暴露后 2 小时内实施,最迟不得超过 24 小时。⑤ 填写职业暴露登记表,并向院感科及相关科室报告。⑥ 随访:在暴露后的第 4 周、第 8 周、第 12 周及 6 个月时对艾滋病病毒抗体进行检测。

思考题

8. 根据病情,医嘱给予抗病毒治疗。请说出艾滋病抗病毒药物的分类?并为该病人进行用药指导和健康教育。

答:(1) 目前艾滋病抗病毒药物分为三类:一是核苷类似物反转录酶抑制剂;二是非核苷类似物反转录酶抑制剂;三是蛋白酶抑制剂。

(2) 抗病毒药物指导:① 抗病毒治疗是终生治疗,病人需要长期按要求服药。② 抗病毒治疗虽不能治愈艾滋病,但如果规范治疗,可以延长寿命,提高生活质量。③ 抗病毒治疗有可能产生药物不良反应,如恶心、头痛、骨髓抑

制等,但大部分是可以处理的,并且随用药时间延长而逐渐减轻和消失,用药过程中需要随访以便监测药物的毒副反应,不能因药物的不良反应而停服。

（3）对病人进行依从性教育：① 强调依从性应大于95%才能保证治疗的成功。② 正确地进行抗病毒治疗,只有长期按时、按量服药才可保证治疗的有效性。③ 不规范服药会导致耐药性出现,会对将来的有效治疗产生严重不良影响。④ 不要将自己抗病毒药物给他人服用,因为每个病人都有自己的个案治疗方案和治疗剂量。⑤ 漏服、停药和擅自换药都会导致治疗的失败。

五、百日咳患者的护理

【知识要点】

1. 了解百日咳的流行特点和防控措施。

2. 熟悉百日咳主要并发症的观察与护理。

3. 掌握百日咳的临床表现及护理措施。

【案例分析】

患儿,男性,2个月。因"咳嗽两周,痉咳、憋气一周"入院。患儿两周前出现咳嗽,初为单声咳嗽,痰量较少,偶有低热,近一周咳嗽加重,出现连续阵发性咳嗽,每次10余声,严重时出现憋气,面色青紫,以夜间为甚伴鸡鸣样回声。患儿起病以来精神、食欲尚可,大、小便正常,家中近期有人"咳嗽"。查体：T 37.20℃,P 130次/分,R 33次/分,神志清,双肺呼吸音粗,未闻及干湿啰音。辅助检查：血常规 WBC $26.18×10^9/L$,L0.65。胸片示"支气管炎"。

☑️ **选择题**

1. 百日咳的传播途径是：(B)

A. 消化道传播　　　　B. 呼吸道传播　　　　C. 接触传播

D. 血液传播　　　　　E. 虫媒传播

2. 下列百日咳的流行特点选项中,错误的是：(E)

A. 患者、隐性感染者和带菌者是传染源

B. 经呼吸道飞沫传播

C. 人群普遍易感,学龄前儿童易感性高

D. 全球性疾病,四季散发,冬春季节多见

E. 保护性抗体可由母体胎盘传给胎儿,6月以下婴儿发病率低

3. 百日咳特征性的临床表现是：(A)

A. 阵发性痉挛性咳嗽   B. 发热

C. 颜面水肿   D. 咳嗽日轻夜重

E. 抽搐

4. 百日咳患者不恰当的护理措施是：(D)

A. 保持室内空气新鲜   B. 避免寒冷的刺激

C. 保持呼吸道通畅   D. 尽量让患儿多进食

E. 保持口腔清洁

5. 预防百日咳最重要的措施是：(B)

A. 及时隔离治疗百日咳患者 B. 接种百日咳菌苗

C. 疫源地消毒   D. 接触者注射高效价免疫球蛋白

E. 流行期不去公共场所

简述题

6. 患儿痉咳发作时的护理措施有哪些？

答：① 将患儿取侧卧位或头低位,轻叩患儿背部,促进排痰。② 痰液黏稠时予超声雾化吸入,湿润呼吸道,稀释痰液,必要时可吸痰。③ 痉咳频繁剧烈者按医嘱给予苯巴比妥钠、地西泮等镇静剂,并注意观察疗效与不良反应。④ 注意痉咳后长吸气或呕吐时,分泌物及呕吐物易呛入气道发生吸入性肺炎甚至窒息,应立即吸痰,保持呼吸道通畅。

思考题

7. 病程中患儿出现抽搐、惊厥,应考虑何种并发症的发生？如何进一步观察与护理？

答：患儿可能出现百日咳脑病的严重并发症。① 密切观察患儿生命体征、瞳孔、意识的变化。② 保持呼吸道通畅,必要时给予吸痰、吸氧。③ 保持病室安静,减少刺激,避免诱发抽搐、惊厥。④ 遵医嘱给予镇静、脱水治疗。

六、疟疾患者的护理

【知识要点】

1. 了解疟疾的流行特点及防控措施。

2. 熟悉疟疾的治疗原则及用药注意事项。

3. 掌握疟疾的临床表现、并发症及护理措施。

【案例分析】

患者,男性,23岁,职员。因"反复发热三天伴寒战一天"入院。患者10天前由非洲加纳归国,有蚊虫叮咬史,3天前自觉发热,后自行下降;次日再次发热,体温39.3℃,自服退热药物后好转,无寒战、出汗;昨日再次出现高热,测体温39.0℃,伴头痛、寒战、出汗,血涂片染色找到疟原虫。体格检查:T 38.60℃,P 99次/分,R 18次/分,BP 115/70 mmHg,食纳差,尿色稍黄,腹软,肝脏肋下未及,脾脏肋下一指。入院后给予青蒿琥酯、伯氨喹抗疟及支持治疗。

✅ 选择题

1. 疟疾的传播途径是:(B)

A. 消化道传播 　　　　B. 虫媒传播 　　　　C. 接触传播

D. 血液传播 　　　　E. 呼吸道传播

2. 下列哪个时期血涂片查找疟原虫阳性率最高?(A)

A. 寒战发热期 　　　　B. 高热期 　　　　C. 大汗期

D. 抽搐期 　　　　E. 间歇期

3. 疟疾发作的典型症状有:(ABC)

A. 突发性寒战 　　　　B. 高热 　　　　C. 大量出汗

D. 剧烈头痛、呕吐 　　　　E. 腹痛、腹泻

4. 疟疾凶险发作的常见类型有:(ABCD)

A. 脑型 　　　　B. 过高热型 　　　　C. 厥冷型

D. 胃肠型 　　　　E. 输血型

5. 用于控制疟疾临床发作的药物有:(AD)

A. 磷酸氯喹 　　　　B. 伯氨喹 　　　　C. 乙胺嘧啶

D. 青蒿琥酯 　　　　E. 氢化可的松

✎ 简述题

6. 患者入院后使用青蒿琥酯等抗疟治疗控制疟疾发作,在使用抗疟药物治疗时应注意些什么?

答:① 药物加入液体后应轻轻摇动2~3分钟,直到完全溶解。② 应静脉注射,速度为30~40 mg/min。③ 注射过程中注意药物不良反应,如食欲减退、恶心呕吐、腹痛等,若发生严重反应应立即停止用药。

? 思考题

7. 病程中患者出现头痛加剧、进行性贫血、黄疸、腰痛、尿色加深似酱油色,应警惕何种并发症的发生? 观察护理重点是什么?

答:应警惕黑尿热的发生。

观察护理重点:① 密切观察患者生命体征、意识、瞳孔变化;观察患者24小时尿量、尿色的变化。② 及时停用奎宁、伯氨喹等诱发溶血反应的抗疟药物。③ 绝对卧床休息,减少不必要的搬动,避免诱发心衰。④ 持续吸氧。⑤ 遵医嘱给予镇静、碱化尿液,维持内环境稳定等对症处理,保持每天3000～4000 ml 液体入量,尿量 1500 ml 以上。⑥ 贫血严重者,遵医嘱配血,少量多次输新鲜全血。⑦ 必要时血液净化治疗。

参 考 文 献

1. 沈洪. 急诊医学. 北京:人民卫生出版社,2008

2. 陈小杭. 急救护理学. 北京:北京大学医学出版社,2009

3. 林贵满. 实用急症护理学. 台北:华杏出版股份有限公司,2010

4. 陈维恭. 急诊经营与管理. 台北:合记图书出版社,2011

5. 刘莹,韩雅玲,刘玉莹.心脏病介入治疗护理.北京:化学工业出版社,2006

6. 王吉耀.内科学.2 版.北京:人民卫生出版社,2011

7. 王晓军,许翠萍.临床急危重症护理.北京:中国医药科技出版社,2011

8. 周丽娟,梁英.心血管病专科护士工作指南.北京:人民军医出版社,2013

9. 尤黎明,吴瑛.内科护理学.第 5 版.北京:人民卫生出版社,2012

10. 陆再英,钟南山.内科学.第 7 版. 北京:人民卫生出版社,2008

11. 刘绍辉,张学军.实用专科护士丛书(心血管内科分册).长沙:湖南科学技术出版社,2004

12. 陈新.临床心律失常学.第 2 版.北京:人民卫生出版社,2009

13. 罗健.消化内科临床护理思维与实践.北京:人民卫生出版社,2013

14. 叶任高,陆再英.内科学.第 6 版.北京:人民卫生出版社,2006

15. 陈湘玉,李国宏.护士安全用药手册.南京:东南大学出版社,2012

16. 李乐之.外科护理学.第 5 版.北京:人民卫生出版社,2012

17. 专家编写组.护理学专业副主任护师及主任护师考试复习指导.北京:北京科学技术出版社,2013

18. 中华人民共和国卫生部编写.临床护理实践指南(2011 版).北京:人民军医出版社,2011

19. 曹伟新,等.外科学.第 7 版.北京:人民卫生出版社,2006

20. 黄人健,李秀华.外科护理学高级教程.北京:人民军医出版社,2012

21. 陈孝平.外科学.北京:人民卫生出版社,2002

22. 赵群.外科护理学.上海:上海科学技术出版社,2010

23. 郭加强,吴清玉.心脏外科护理学.北京:人民卫生出版社,2003

24. 胥少汀,葛宝丰,徐印坎.实用骨科学.第 3 版.北京:人民军医出版社,2011

25. 陶天遵.新编实用骨科学.第2版.北京：军事医学科学出版社,2008

26. 田伟,陈安民.骨科学.北京：人民卫生出版社,2009

27. 罗凯燕,喻娇花.骨科护理学.北京：中国协和医科大学出版社,2005

28. 宁宁.骨科康复护理学.北京：人民军医出版社,2005

29. 李连红.临床骨科护理细节.北京：人民卫生出版社,2008

30. 霍孝蓉.实用临床护理"三基"应知应会.南京：东南大学出版社,2012

31. 郑修霞.妇产科护理学.第5版.北京：人民卫生出版社,2012

32. 郑修霞.妇产科护理学习题集.北京：中国中医药出版社,2009

33. 王玉琼.妇科护理手册.北京：科学出版社,2011

34. 黄美凌.妇产科护理学笔记.北京：科学出版社,2010

35. 顾炜.妇产科护理学学习指导及习题集.北京：人民卫生出版社,2006

36. 江景芝.妇产科护理学题库.北京：北京科学技术出版社,2000

37. 韩新宏.妇产科使用护理手册.北京：第二军医大学出版社,2010

38. 施诚仁,金先庆,李仲智.小儿外科学.第4版.北京：人民卫生出版社,2010

39. 崔焱.儿科护理学.第5版.北京：人民卫生出版社,2012

40. 王莉莉.实用小儿外科护理.天津：天津科学技术出版社,2011

41. 胡爱玲,郑美春,李伟娟.现代伤口与肠造口临床护理实践.北京：中国协和医科大学出版社,2010

42. 莫绪明,刘迎龙.小儿心脏外科术后监护手册.北京：科学出版社,2011

43. 吴本清.新生儿危重症监护诊疗与护理.北京：人民卫生出版社,2009

44. 张巍,王丹华,等主译.新生儿监护手册.北京：人民卫生出版社,2006.1

45. 陶红.儿科护理查房.上海：上海科学技术出版社,2011

46. 胡雁,陆箴琦.实用肿瘤护理.上海：上海科学技术出版社,2007

47. 闻曲.新编肿瘤护理学.北京：人民卫生出版社,2011

48. 徐波.肿瘤护理学.北京：人民卫生出版社,2008

49. 沈渔邨.精神病学.第5版.北京：人民卫生出版社,2009

50. 刘哲宁.精神科护理学.第3版.北京：人民卫生出版社,2012

51. 王丽红.蒙脱石散加中药合剂在百草枯中毒口腔与消化道护理中的应用.江西医药,2010,7(45)

52. 胡萍.急性百草枯口服中毒患者口腔的早期护理干预.基层医学论坛,2011,24

53. 陈薇.百草枯中毒的护理.现代实用医学,2011,11(23)

54. 王晓娟.预见性护理在脑出血急性期病人护理中的应用.全科护理,

2012,2(10)

55. 刘发芝.群体性亚硝酸盐中毒的抢救及护理体会.吉林医学,2013,4(34)

56. 刘腊根,周志燕.31例经瘘口置管引流治疗胸内食管－胃吻合口瘘的护理.中华护理杂志,2011,7(46):715－716

57. 孙燕,田洋.心胸外科病人各种管道的护理.家庭护士,2007(24)

58. 姜丽霞.老年冠状动脉搭桥术48例临床护理.齐鲁护理杂志,2008(2)

59. 岳秀芳.非体外循环冠状动脉搭桥术患者的围手术期护理.实用医技杂志,2008(14)

60. 徐炳吉,赵玥.全机器人操作下非体外循环冠状动脉搭桥术患者的护理.护理学杂志,2009(8)

61. 何文霞.70岁以上冠状动脉搭桥术患者围手术期的护理.护理实践与研究,2008(19)

后　记

　　《实用临床护理"三基"》系列丛书的第二册——《个案护理》终于与各位读者见面了。为了让临床护士更好地理解本书编写的宗旨和思想,引导大家更好地学习应用本书的案例,特作以下说明,供大家参考。

　　1. 注重护理,贴近病人

　　本次选取的护理案例的描述有别于以往医疗案例中"四史"的描述,增加了护理专属的信息。包括患者的饮食、两便、休息、症状与体征,以及管路问题、皮肤问题、并发症风险、知识和信念、心理变化等等多维度的健康相关信息。有的描述了个案在接受诊治和护理之后不同时间点的病情变化,有的涉及在个案救治过程中医护、护护、护患的角色定位话题。总之,通过各个专科个案丰富多样、各不相同的案例表述,希望引导读者进一步明确护理与医疗在共同照护患者时所关注的不同视角,进而引导护理人员正确地辨析患者的病症表象及存在的护理问题,纠正照抄医疗病程录的现状。

　　2. 逐级深入,启动思维

　　本书由个案导引出的知识是循序渐进、步步深入的。自测题考查读者是否掌握该案例中涉及的知识点,包括病因诱因、临床症状、阳性体征、实验室检查及相关护理问题。简述题考查读者是否掌握案例中涉及的常见的护理问题与措施、关键技术及流程、常见并发症的风险评估与防范、能否根据案例资料鉴别同一临床现象背后不同的根源。而思考题是开放性的,旨在引导读者透过案例去熟读相关的指南和规范,复习相关的教材与课本,将知识点进行延伸和拓展。

　　3. 举一反三,融会贯通

　　因为本书容量有限,每个系统和专科,我们只能选取少数的个案样本供大家学习,因此,单纯掌握本书的案例是远远不够的。同样,个案是单一的,不可重复的。同样的疾病在每个患者身上所表现的护理问题也是千姿百态的。因此,读者应该由该案例作为线索,学习护理评估的方法,提高捕捉临床信息的能力,培养评判性思维的能力,引入合作式、延续式的护理思维和方法。

　　本书的适用人群是在临床工作 5～15 年的护士,恳望护理人员能够扎根临床一线,从理论到实践,不断体会护理的真谛,和我们一起探索临床护理人员培训的有效途径。

编者
2014 年 7 月